〈口絵1〉

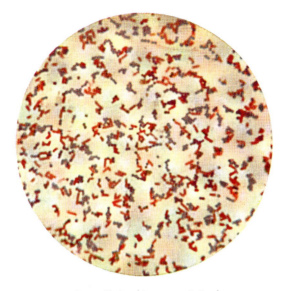

グラム染色（Gram staining）
濃紫色はグラム陽性のブドウ球菌，赤色はグラム陰性の大腸菌

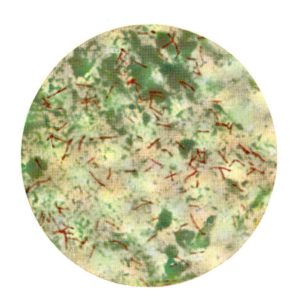

抗酸菌染色
喀痰中の結核菌（赤色の桿菌）

〈口絵2〉

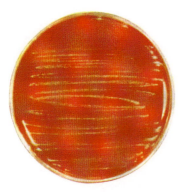

百日咳菌
（ボルデー・ジャング培地）

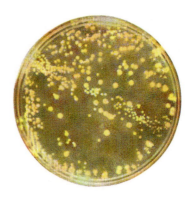

ブドウ球菌
（スタフィロコッカス No. 110 培地）

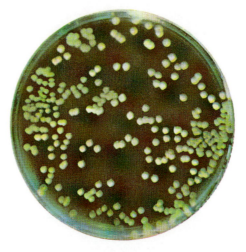

肺炎桿菌
（ドリガルスキー（BTB）寒天培地）

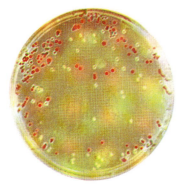

サルモネラ属菌（無色コロニー）と
大腸菌（赤色コロニー）（SS 寒天培地）

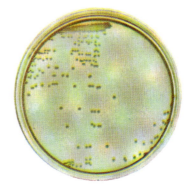

腸炎ビブリオ
（TCBS 寒天培地）

〈口絵3〉

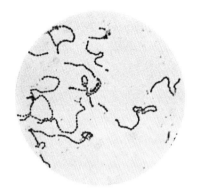
レンサ球菌　×1,000

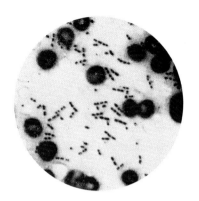
肺炎球菌　×1,000

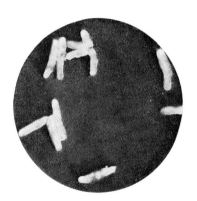
ジフテリア菌　×10,000

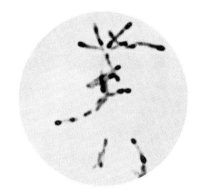
ジフテリア菌（異染小体）　×4,000

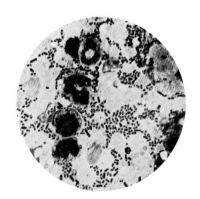
ペスト菌　×1,000

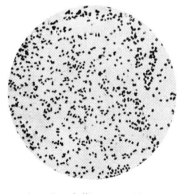
百日咳菌　×1,000

〈口絵4〉

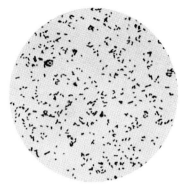
緑膿菌　×1,000

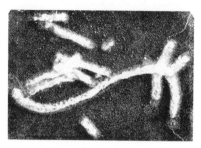
軟性下疳菌　×7,000

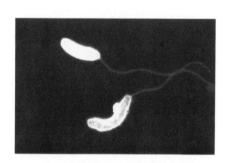
コレラ菌　×12,000

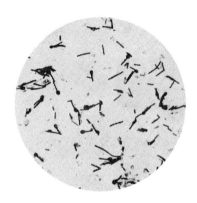
破傷風菌（芽胞）　×1,000

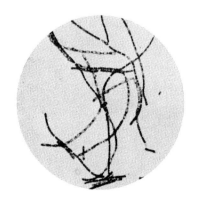
炭疽菌（芽胞）　×1,200

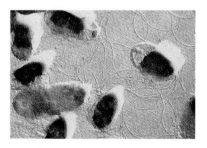
プロテウス属菌　×10,000

〈口絵5〉

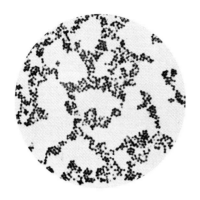

ブドウ球菌　×1,000

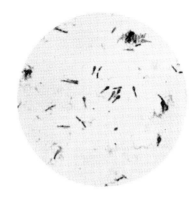

ボツリヌス菌（芽胞）　×1,100

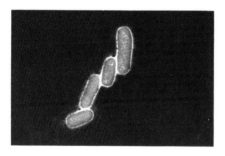

腸チフス菌　×12,000

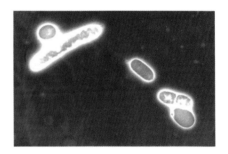

赤痢菌（分裂像）　×12,000

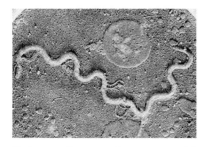

梅毒トレポネーマ（スピロヘータ）
×7,000

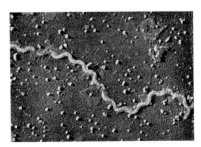

黄疸出血性レプトスピラ
×7,000

〈口絵6〉

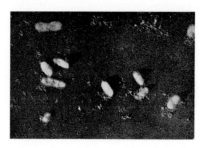

発疹チフスリケッチア ×10,000

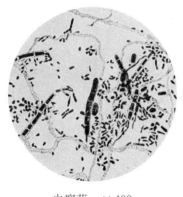

白癬菌 ×400

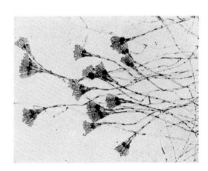

ペニシリウム ×150

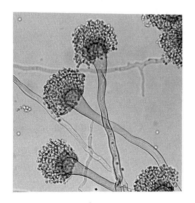

アスペルギルス ×300

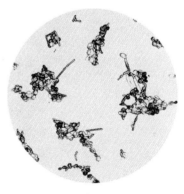

カンジダ ×1,000

〈口絵7〉

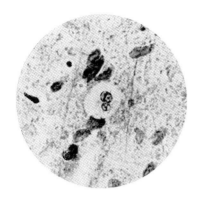
赤痢アメーバ　×800

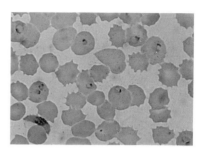
熱帯熱マラリア　×330

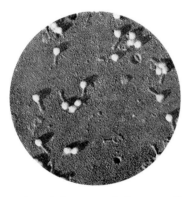
バクテリオファージ（ファージ）
×15,000

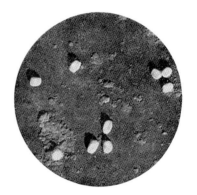
天然痘ウイルス　×20,000

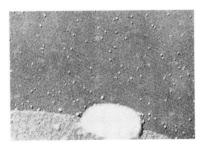
日本脳炎ウイルス　×30,000

〈口絵8〉

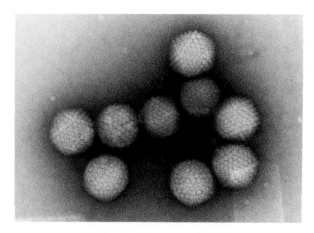

アデノウイルス　×175,000

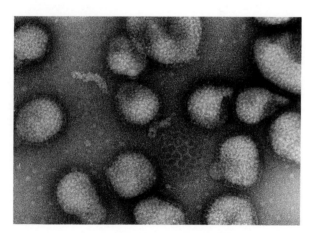

インフルエンザウイルス　×100,000

写真提供：北里研究所
　　　　　慶應義塾大学医学部熱帯医学寄生虫学教室
　　　　　神戸環境保健研究所細菌部

薬学領域の
微生物学・免疫学

［第2版］

城西大学客員教授　辻　　　勉　編　集

神戸薬科大学名誉教授　黒　田　久　寅　顧　問

東京　廣川書店　発行

---------- 執筆者一覧 (50音順) ----------

扇	和 子	星薬科大学名誉教授
小 川	由起子	長崎国際大学薬学部教授
小 西	守 周	神戸薬科大学教授
小 林	秀 光	長崎国際大学薬学部教授
小宮山	寛 機	(一財)北里環境科学センター顧問
築 地	信	星薬科大学准教授
辻	勉	城西大学客員教授
難 波	宏 彰	鹿児島大学大学院医学部客員教授 神戸薬科大学名誉教授
野 口	雅 久	東京薬科大学名誉教授
村 山	琮 明	前日本大学薬学部教授
渡 部	一 仁	摂南大学名誉教授

薬学領域の微生物学・免疫学［第2版］

編集 辻 勉(つじ つとむ)

平成12年 4月25日 初版発行Ⓒ
平成27年 5月20日 第2版1刷発行
令和 3年 8月30日 第2版2刷発行

発行所 株式会社 廣川書店

〒113-0033 東京都文京区本郷3丁目27番14号
電話 03(3815)3651 FAX 03(3815)3650

改訂にあたって

　平成18年度より開始された新薬学教育制度もだいぶ定着してきた感があります．そのなかで微生物学に関連する内容は増加の一途をたどり，また高度化を続けています．天然痘のように征圧された感染症がある一方で，マラリア，結核，エイズなどは依然として世界的な保健衛生上の大きな問題となっています．昨年から今年にかけては，西アフリカでエボラ出血熱が猛威を振るっていたり，東京の代々木公園で採取された蚊の体内にデング熱ウイルスが検出されたりして，感染症の話題がマスメディアを賑わせています．微生物による感染症は医学薬学領域において，ますますその重要性が高まってきています．

　本書は，長年にわたり薬学教育のスタンダードな教科書として実績のあった「薬学生のための微生物学」（金子太郎監修）の流れを汲むものです．ちょうど30年前の1985年（昭和60年）に初版が発刊されました．そして2000年（平成12年）には，「薬学領域の微生物学・免疫学」（入江昌親・黒田久寅編）と書名が変更になりました．この間の分子生物学・分子遺伝学の進展は目覚ましく，さまざまな生命現象の神秘が分子の言葉で解き明かされてきた30年でもありました．このような生命科学の進歩に微生物学が大きく貢献してきたことは誰もが認めるところです．この潮流は現在もスピードアップを続けており，これからも止まることはないように思えます．

　今回の改訂にあたり，旧版までの「微生物学の基礎から応用に至るまでを平易に解説する」という特徴を維持しながら，薬学領域で特に重要な「感染症」，およびこれに関連する「化学療法」，「免疫」の分野をより充実させ，新しい薬学教育カリキュラムにも対応するよう編集したつもりです．医療人としての薬剤師あるいは創薬研究者を養成するためには，医療薬学・臨床薬学を支える基礎教育がどれほど大切かを痛感する毎日です．そのような学生諸君が微生物学・免疫学を理解するために本書が役立つことを祈っています．本書がよりよいものとなりますように読者の皆様から忌憚のないご意見をお寄せいただければ幸甚です．最後になりましたが，本書の刊行に際しまして多大なご尽力をいただきました(株)廣川書店の花田康博氏および荻原弘子氏に心よりの感謝を申し上げます．

平成27年4月

編　者

まえがき

　伝染病，食中毒，そしてこれらに対抗する手段としてワクチンによる予防，抗生物質の急速な開発など，微生物に起因する種々の問題が薬学教育の中で大きな位置を占めるようになり，本書の2世代前の前身となる「微生物学」が金子，黒田によって1968年に発刊されました．その後，抗生物質が頻繁に使われることにより，薬剤耐性菌がたくさんみられるようになりました．緑膿菌による院内感染症，メチシリン耐性黄色ブドウ球菌（MRSA）の出現に代表される日和見感染症，世界的なAIDSの流行など，多くの問題が起こってきました．一方では免疫学，微生物遺伝学，遺伝子組換え技術の急激な発展がみられるようになりました．これらの学問の発展も取り入れ，1985年に改訂版を出してきました．

　「薬学生のための微生物学」の初版が発刊されてから現在に至る15年間の微生物学の進歩の早さもさることながら，一世を風靡した抗生物質の開発で制圧されたかにみえた感染症においても，老人性結核の増大，病原性大腸菌O-157の流行，バンコマイシン耐性腸球菌の出現，アフリカでのエボラ熱など，感染症の新たな傾向がみいだされてきています．また，おりしも感染症予防法の改正もあり，教科書改訂の時期だと感じていました．

　一方，薬学教育も激動のただ中にあり，臨床薬学教育の強化が叫ばれており，各学校で新たなカリキュラムが組まれています．抗生物質一つをとっても，今までの内容に加え，感染症に対する抗生物質の選択などの医療面からの知識も要求されてきております．新たな食中毒に対する公衆衛生上の対応においても，遺伝子を利用した菌の鑑定が行われてきているなど，多くの新知識や，あるいは今までと異なる観点からの教育も必要とされるようになってきています．当然，このために必要な基礎知識も増大してきています．しかしながら多くの薬科大学では，臨床薬学の導入のための新カリキュラムでは微生物学の授業時間の減少の傾向がみられているのが現状です．今回我々は，これらの矛盾をなんとか克服するための試みとして，教科内容をできるだけスリムにし，かつ必要な知識を盛り込んだ教科書を目指そうとしてこの教科書を作りました．また，この教科書を十分学習すれば国家試験への対応が容易になることも念じ，本書を作成しました．書名を改めて，この決意を示した次第です．この本をより使いやすくするため，先生方，学生諸君，どうか御批判，御意見をお寄せ下さいますよう．

　本書の出版に当たり便宜をはかって頂いた廣川書店社長廣川節男氏，並びに編集部の皆様に心から感謝の意を表します．

平成12年3月

著 者 一 同

目次

1 序論　*1*
(辻　勉)

1.1 微生物学を学ぶにあたって ……………………………………… 1
1.2 微生物の起源 ……………………………………………………… 2
1.3 疾病と微生物 ……………………………………………………… 4
1.4 分子生物学の発展と微生物学 …………………………………… 6

2 微生物の分類　*9*
(野口雅久，村山琮明)

2.1 生物界における微生物の位置 …………………………………… 9
2.2 生物分類法 ………………………………………………………… 11
  2.2.1 系統分類　11
  2.2.2 数値分類　11
  2.2.3 分子生物学的分類　11
2.3 微生物の種類 ……………………………………………………… 12
  2.3.1 原虫　12
  2.3.2 真菌　17
  2.3.3 放線菌　19
  2.3.4 細菌類　19
  2.3.5 ウイルス　21

3 細菌の構造と機能　*25*
(渡部一仁)

3.1 細菌の形態 ………………………………………………………… 25
  3.1.1 形，大きさ，配列　25
  3.1.2 細菌の観察　27
  3.1.3 細菌細胞の構造　29
  3.1.4 細胞壁　31

- 3.1.5 細胞膜　38
- 3.1.6 細胞質　43
- 3.1.7 外部構造　43
- 3.2 芽胞（内生胞子）……………………………………………………45
  - 3.2.1 芽胞の形成と構造　46
  - 3.2.2 芽胞の抵抗性　48
  - 3.2.3 細菌の芽胞形成　49
  - 3.2.4 発芽　50

4　微生物の増殖と培養　51

(野口雅久)

- 4.1 微生物の発育と増殖……………………………………………………51
- 4.2 栄養素……………………………………………………………………51
  - 4.2.1 炭素源　51
  - 4.2.2 窒素源　52
  - 4.2.3 無機塩類　52
  - 4.2.4 発育因子　52
- 4.3 増殖因子…………………………………………………………………53
  - 4.3.1 水　分　53
  - 4.3.2 温　度　53
  - 4.3.3 水素イオン濃度（pH）　53
  - 4.3.4 酸　素　53
  - 4.3.5 二酸化炭素　54
  - 4.3.6 浸透圧と塩濃度　54
- 4.4 培養と培地………………………………………………………………55
  - 4.4.1 液体培地での増殖　55
  - 4.4.2 固形培地での増殖　56

5　微生物の代謝　57

(小西守周，難波宏彰)

- 5.1 光合成……………………………………………………………………57
- 5.2 化学合成無機物利用菌…………………………………………………58
- 5.3 糖質代謝…………………………………………………………………58

5. 3. 1　Embden-Meyerhof-Parnas（EMP）経路（解糖系）　58
5. 3. 2　五炭糖リン酸経路（ペントースリン酸経路）　61
5. 3. 3　エントナー–ドウドロフ経路　62
5. 3. 4　ホスホケトラーゼ経路　63
5. 3. 5　酢酸-乳酸生成経路　64
5. 3. 6　クエン酸回路（TCA 回路）　65
5. 3. 7　呼吸鎖（電子伝達系）　66
5. 3. 8　グリオキシル酸回路　67

5. 4　脂肪酸の酸化 68
5. 5　糖質および脂質の生合成 68
5. 5. 1　光合成微生物による糖質の合成　68
5. 5. 2　糖質の合成　70
5. 5. 3　脂質の合成　71

5. 6　無機窒素化合物の利用 74
5. 7　アミノ酸の生合成 75
5. 8　アミノ酸の分解 84
5. 8. 1　アミノ酸の分解　84
5. 8. 2　嫌気性菌によるアミノ酸の発酵　85

5. 9　ヌクレオチドの合成 89
5. 10　核酸の生合成 93
5. 10. 1　DNA の生合成　93
5. 10. 2　RNA の生合成　95

5. 11　タンパク質の生合成 97
5. 12　細胞壁構成物質の生合成 99

6　細菌の遺伝および変異　*103*

（野口雅久）

6. 1　遺伝子とゲノム 103
6. 1. 1　遺伝子　103
6. 1. 2　ゲノム　104
6. 1. 3　プラスミド　104

6. 2　遺伝的変異 104
6. 2. 1　突然変異　104
6. 2. 2　誘導変異　108

6.2.3 　細菌の主要変異現象　109
6.3 　特殊な遺伝形質の伝達 ……………………………………………… 114
　6.3.1 　細菌の接合　114
　6.3.2 　接合の機構　115
　6.3.3 　形質転換　118
　6.3.4 　形質導入　118
　6.3.5 　遺伝子操作　119
　6.3.6 　遺伝子組換えに関する法的規制　122

7　化学療法　*123*

（小宮山寛機，小林秀光，村山琮明，小川由起子）

7.1 　抗菌薬 …………………………………………………………………… 123
7.2 　抗菌薬の歴史 …………………………………………………………… 123
7.3 　抗微生物薬の探索（スクリーニング） ……………………………… 125
7.4 　新規抗菌薬の開発 ……………………………………………………… 126
7.5 　病原菌の抗菌薬感受性試験 …………………………………………… 127
7.6 　抗菌薬（抗微生物薬）の種類 ………………………………………… 130
　7.6.1 　抗細菌薬　131
　7.6.2 　抗真菌薬　132
　7.6.3 　抗ウイルス薬　132
　7.6.4 　抗寄生虫薬　133
7.7 　抗菌薬の作用機序による分類 ………………………………………… 134
　7.7.1 　細胞壁合成阻害薬　134
　7.7.2 　タンパク質合成阻害薬　137
　7.7.3 　核酸合成阻害薬　140
　7.7.4 　膜障害作用薬　142
7.8 　薬剤耐性 ………………………………………………………………… 143
　7.8.1 　薬剤耐性の機序　143
　7.8.2 　耐性菌はどのように出現するか　150
　7.8.3 　耐性菌の広がる仕組みとその予防　151
7.9 　抗微生物薬各論 ………………………………………………………… 153
　7.9.1 　β-ラクタム系抗菌薬　153
　7.9.2 　グリコペプチド系抗菌薬　164
　7.9.3 　ホスホマイシン　166

7.9.4　アミノグリコシド系抗菌薬　166
7.9.5　マクロライド系抗菌薬　169
7.9.6　ピリドンカルボン酸系（キノロン系）抗菌薬　172
7.9.7　テトラサイクリン系抗菌薬　176
7.9.8　クロラムフェニコール系抗菌薬　177
7.9.9　サルファ薬とトリメトプリム　178
7.9.10　抗結核薬　179
7.9.11　抗真菌薬　181
7.9.12　抗ウイルス薬　190
7.9.13　抗原虫薬　201
7.9.14　抗蠕虫薬（駆虫薬）　203

8　感染と予防　*207*

(辻　勉)

8.1　感　染　207
　8.1.1　微生物の病原性　208
　8.1.2　微生物の侵襲性　208
　8.1.3　細菌毒素　211
　8.1.4　微生物侵襲に対する宿主の抵抗性　218
　8.1.5　感染症の感染経路　223
8.2　感染症の予防　225
　8.2.1　病原体対策　227
　8.2.2　感染経路対策　228
　8.2.3　感染の予防と治療　229
8.3　消　毒　231
　8.3.1　消毒薬の効力検定　231
　8.3.2　消毒薬　233
8.4　食中毒原因菌　239

9　免　疫　*241*

(辻　勉)

9.1　免疫系のあらまし　241
9.2　免疫を担当する細胞と器官　243

         9.2.1　免疫担当細胞　243
         9.2.2　免疫担当細胞の分化　247
         9.2.3　免疫細胞の体内移行とリンパ組織　250
   9.3　免疫応答の概要……………………………………………………………254
         9.3.1　食細胞のはたらき　254
         9.3.2　体液性免疫と細胞性免疫　255
         9.3.3　サイトカインによる免疫調節　257
   9.4　抗原：免疫反応により認識される分子…………………………………261
         9.4.1　抗原と免疫原　261
         9.4.2　抗原決定基　263
         9.4.3　血液型抗原　263
         9.4.4　主要組織適合抗原　265
   9.5　抗体：抗原認識分子………………………………………………………267
         9.5.1　抗体の種類と構造　267
         9.5.2　抗体の働き　271
         9.5.3　クローン選択　274
         9.5.4　抗体の多様性ができるしくみ　276
         9.5.5　モノクローナル抗体　280
   9.6　補体：抗体の協力分子……………………………………………………282
         9.6.1　補体とは　282
         9.6.2　補体成分と活性化機構　283
         9.6.3　補体系の働き　286
   9.7　リンパ球の活性化…………………………………………………………287
         9.7.1　リンパ球の抗原受容体　287
         9.7.2　B細胞の活性化：抗体産生細胞への分化　291
         9.7.3　T細胞の活性化：細胞性免疫応答　298
   9.8　抗原抗体反応：分析への応用……………………………………………304
         9.8.1　凝集反応　304
         9.8.2　沈降反応　305
         9.8.3　補体結合反応　307
         9.8.4　酵素免疫測定法　307
         9.8.5　フローサイトメトリー　308
   9.9　過敏症………………………………………………………………………310
         9.9.1　I型アレルギー：アナフィラキシー反応　311
         9.9.2　II型アレルギー：細胞傷害反応　312

9.9.3　Ⅲ型アレルギー：免疫複合体反応　313
　9.9.4　Ⅳ型アレルギー：遅延型過敏症　315
9.10　移植と拒絶反応 …………………………………………………………………… 316
　9.10.1　移植抗原　317
　9.10.2　拒絶反応の機序　317
　9.10.3　移植片対宿主反応（GVH反応）　318
9.11　腫瘍免疫 ……………………………………………………………………………… 319
　9.11.1　腫瘍抗原（がん抗原）　320
　9.11.2　腫瘍免疫に関わる細胞　321
　9.11.3　がんの免疫治療　323
9.12　免疫調節薬 …………………………………………………………………………… 324
　9.12.1　免疫抑制薬　325
　9.12.2　免疫賦活薬　332

10　細菌学的検査法　*335*

（扇　和子，築地　信）

10.1　滅菌法 ……………………………………………………………………………… 336
10.2　培地の調製 ………………………………………………………………………… 338
10.3　培養法 ……………………………………………………………………………… 342
　10.3.1　分離培養　342
　10.3.2　純粋培養　343
10.4　形態的検査法 ……………………………………………………………………… 345
　10.4.1　顕微鏡と顕微鏡観察法　345
　10.4.2　微生物の染色法　347
10.5　血清学的性状検査 ………………………………………………………………… 350
　10.5.1　凝集反応　350
　10.5.2　補体結合反応　350
10.6　腸内細菌の検査法 ………………………………………………………………… 351
　10.6.1　大腸菌の同定　351
　10.6.2　サルモネラ属菌の分離　352
10.7　微生物を用いた変異原性物質の検出法 ……………………………………… 353
　10.7.1　DNA修復感受性試験（Rec assay）　353
　10.7.2　エームス試験（Ames test）　354

11 病原微生物各論 *357*

(扇 和子, 築地 信, 辻 勉, 村山琮明)

- 11.1 細菌類···357
  - 11.1.1 グラム陽性球菌　357
  - 11.1.2 グラム陽性芽胞形成菌　363
  - 11.1.3 グラム陽性芽胞非形成菌　368
  - 11.1.4 グラム陽性芽胞非形成不規則性桿菌　369
  - 11.1.5 抗酸菌　371
  - 11.1.6 ノカルジア型放線菌　374
  - 11.1.7 グラム陰性好気性球菌および桿菌　374
  - 11.1.8 グラム陰性通性嫌気性桿菌　380
  - 11.1.9 グラム陰性嫌気性桿菌　392
  - 11.1.10 グラム陰性らせん菌　392
  - 11.1.11 スピロヘータ　393
  - 11.1.12 マイコプラズマ　395
  - 11.1.13 リケッチアとクラミジア　396
- 11.2 真 菌···400
- 11.3 ウイルス···406
  - 11.3.1 ウイルスの増殖　406
  - 11.3.2 バクテリオファージの増殖　414
  - 11.3.3 DNAウイルス　419
  - 11.3.4 RNAウイルス　426
  - 11.3.5 肝炎ウイルス　438
  - 11.3.6 腫瘍ウイルス　440
- 11.4 原 虫···441
- 11.5 プリオン···445

索 引···447

1 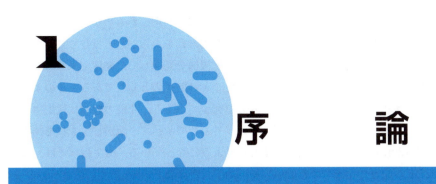 序　　論

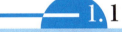 微生物学を学ぶにあたって

　人類はその長い歴史の中で微生物と共存してきた．古くから微生物の力を巧みに利用して，酒類，調味料，乳製品などの発酵食品をつくり，食生活を豊かにしてきた．その一方で，細菌やウイルスなどの微生物による感染症との戦いも経験している．第二次世界大戦の頃までは，わが国でも多くの人が結核をはじめとする感染症で亡くなっていたが，その後感染症による死者数は減少し，現在では肺炎を除き死因の上位から姿を消している．社会の発展に伴う衛生環境の改善，予防接種の普及，優れた抗生物質の開発などがその大きな理由であると考えられている．

　「もう感染症は怖くない」という意見もよく聞かれるが，世界的に見れば，現在でも死因の約4分の1が感染症であり，最近では，高齢者の肺炎が増加している．一方で，後天性免疫不全症候群（AIDS）やエボラ出血熱などの新興感染症といわれる新たな感染症の脅威にさらされている．また，一時期は減少していた患者が再び増加している結核，マラリア，狂犬病などは再興感染症ともいわれている．抗微生物薬の発達により征圧されたかに見えた感染症も薬剤耐性菌の出現や地球温暖化による生態系の変化などの原因により再び医療の重要課題となっている．さらには，今まで感染症とは無関係と考えられていた疾患についても微生物感染が発症に関わることが明らかにされている．ピロリ菌感染による胃潰瘍・十二指腸潰瘍の発症やヒトパピローマウイルス感染による子宮頸がんの発症などが代表例である．これからも微生物感染への対策は医療においてますます重要視されるものと考えられる．

　ヒトや動物などの宿主は，微生物感染に対抗する防御の機構をもっている．この機構を一般に「免疫」と呼んでいる．もともと免疫は，「疫（感染症）」を「免れる」という意味で名付けられ，感染性微生物から身体を防御する生体反応を表す用語として使用されてきた．私たちは，いつも病原性の細菌やウイルスに取り囲まれて生活している．それでもすべての人が感染症に罹るわけではないのは，免疫のしくみが働いているからである．免疫反応は，初めて出会った外敵に対してより，2度目，3

度目の敵に対して，より強く攻撃するという特徴がある．この特徴を利用したものが予防接種（ワクチン）である．病原性を弱めた微生物あるいは毒性を低下させた毒素をあらかじめ投与しておき，その後，本物の微生物感染が起こったときに迅速かつ強力な防御機構を発揮して，発症を未然に防ぐ方策である．予防接種の普及により，感染症の脅威が低下したことは前述のとおりである．このような背景で微生物学から免疫学が派生したが，免疫のしくみを追究していくと，免疫の標的は微生物のみならず，異種のタンパク質や他人の血液や臓器など，自己以外のものすべてを識別し，これを排除するしくみであることが明らかになり，より広範な対象を扱うようになっている．微生物学では，微生物そのものに加え，宿主との相互作用を含めた幅広い領域の学習が必要である．

　ヒトの身体を構成する細胞の数は約60兆個といわれるが，腸管には100兆個を超える細菌が存在するといわれる．腸管以外にも，皮膚の表面，口腔内，鼻腔内，泌尿生殖器等に微生物が定着している．これらは，一般に常在菌と総称されており，ヒトと共生関係を維持している．腸内細菌は，ヒトが合成できないビタミン類を合成したり，ヒトが消化できない食物繊維を分解したりするのでヒトもその恩恵を受けている．腸内では，多くの細菌が種類および数のバランスを保ちながら腸内細菌叢（腸内フローラ）と呼ばれる一種の生態系を構成している．腸内細菌叢は，外界から侵入した病原菌の増殖を防ぎ，宿主の感染防御にも貢献している．例えば，ビフィズス菌やカゼイ菌は「善玉菌」といわれ，食中毒の原因となる「悪玉菌」の増殖を防いでいる．腸内細菌叢のバランスの乱れが下痢症や便秘症の原因になることも明らかになっている．また最近では，消化器とそれほど深い関係があるように思えないアレルギー，がん，心臓病などのような疾患と腸内細菌叢の関連を示唆する研究結果も報告され，腸内細菌叢がヒトの健康維持に重要であると考えられるようになっている．

1.2 微生物の起源

　微生物を初めて発見したのは，オランダのレーベンフック Antonie van Leeuwenhoek（1632～1723）である．彼は顕微鏡を創製し，肉眼では見えづらいさまざまな物を観察記録しているが，唾液を観察したときに，微細な桿状物質を発見し，微小動物 animalcules と命名した．これが微生物の発見とされるが，その起源についてはその後種々の議論が重ねられたのである．

　古代から生物の起源については，次の2つの考え方が存在した．
(i) 無生物から自然に発生する（生物の自然発生説）．
(ii) seed または germ が空中に存在し，これが侵入増殖することによって発生する．

　古代人は一般に自然発生説を支持して，カエルやネズミは川や泥の汚物より自然に発生するものと信じていた．その後，大型動物について自然発生説は否定されたが，微生物についてはそのまま信じられ，それから長い間，微生物の起源をめぐって2つの説の間で論争が続いたのである．

　干し草の浸出液や肉汁は特殊の力をもっており，この力によって2～3日のうちに自然に微生物が発生し，腐敗が起こると考えられたが，フランスのジョブロ Louis Joblot（1970）は，この干し草の浸出液を加熱し，密栓貯蔵すると微生物は発生せず，開栓すると間もなく微生物の発生を見ることから，浸出液そのものには特殊な力は存在せず，空中のgermにより発生することを主張した（自然発

生説の否定).しかし英国のニーダム John Needham（1749）はジョブロの実験を追試し，密栓したものからも微生物が発生するとして，再び自然発生説を主張したが，これはイタリアのスパランツァーニ Lazzaro Spallanzani の加熱時間を長くした実験により否定された．これに対しニーダムは，長い時間の加熱によって浸出液中の特殊な生命力が破壊されたと主張し，一方スパランツァーニは，開栓によって微生物が発生することから，加熱による特殊な生命力の破壊によるものではないと反論した．その後，ラボアジェ Antoine-Laurent de Lavoisier（1775）は酸素を発見し，これが動物の生存に不可欠であることを示した．これに基づき，スパランツァーニの実験は，germ を加熱によって破壊したのではなく，空気中の酸素を追い出したため微生物が発育できなかったのではないかという考えがでてきた．これに対しドイツのシュワン Theodor Schwann（1837）は，図 1.1 の装置によって，加熱コイルを通して空気中の酸素を導入しても増殖しないことを示した．

　しかし反対者達は，空気の加熱によって空気が変質し，生命賦与力が破壊された結果であると主張した．したがって，加熱処理をしない空気を与える実験を行う必要がでてきたが，これはシュレーダー Heinrich Schröder らが考案した図 1.2 の装置により達成された．綿栓でろ過されただけの加熱されていない空気が浸出液に接しても微生物は発生せず，これによって自然発生説は否定されることになった．しかし，これまでの実験では空気中に微生物 germ が本当に存在しているということは説明されていない．

　パスツール Louis Pasteur（1860）は，シュレーダーらの実験で使用した綿栓を浸出液に投入すると，微生物の発育速度が促進されることをみて，空気中の微生物が綿栓の綿に付着していたため，その発育が促進されるものと考えた．そこで，空気中に浮遊する germ はその重力によって上から下方に向かってのみ移動すると考えられることから，図 1.3 のような下方を向いた長首をもつフラスコ（「白鳥の首フラスコ」という）を作り浸出液を入れておいたところ，管口が開放のままであるのにもかかわらず浸出液中に微生物が発生せず，またこの管を折って上方に向いた開口部を作るとすぐに発生することを証明した．

　さらに加熱後密封した肉汁入りフラスコを各種の場所で一定時間開栓し，すぐに密封したところ，

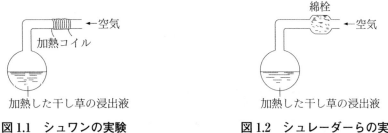

図 1.1　シュワンの実験　　　　　　　　図 1.2　シュレーダーらの実験

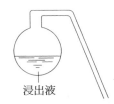

図 1.3　パスツールの実験

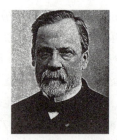

図1.4　ルイ・パスツール（1822-1895）

フランスの生化学・細菌学者．ワクチンの開発をはじめとして化学および医学の広範囲の分野で輝かしい業績をあげた．R.コッホとともに「近代細菌学の父」と呼ばれる．

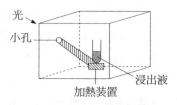

図1.5　チンダルの実験

開栓場所によって微生物増殖の速度が異なることをみた．空気の清浄な高山山頂などで開栓すると発生速度は遅く，町の中で開栓すると発生速度が速かったのである．このことから空気中の微生物は場所によって異なっていることが推定された．

チンダル John Tyndall（1865）は，いわゆるチンダル現象で空気中の微細な塵を検出できることを発見したが，この現象を利用して，図1.5の装置を長時間静置し，箱内に塵が認められなくなってから内部の試験管に浸出液を入れ加熱したところ，このまま放置しても微生物が発生しないことを確かめ，空気中では微生物が塵と一緒に浮遊していることを証明した．

また浸出液を作る材料の干し草の中に耐熱性の菌（芽胞）が混ざっていることを発見し，これを完全に滅菌するため，100℃で30分間加熱する処理を24時間毎に3回繰り返すいわゆる間欠滅菌法 discontinuous sterilization を考案した（この方法をチンダリゼーションともいう）．

これらパスツールやチンダルらの実験によって，微生物に関する自然発生説は完全に否定されることになった．

疾病と微生物

古代エジプト人やユダヤ人は，人々が病気になるのは神罰の結果であろうと考えていた．ギリシャのヒポクラテスはこの神罰説を否定し，ミアズマ（miasm ＝ bad air）説を提唱し，地震や洪水，火山の噴火などの後に悪疫が流行するのは，これらの地変によって，空気が害されるためであるとした．

その後，近世になって，ヨーロッパ各地は幾たびも天然痘，コレラ，ペストなどの流行に見舞われ，次第にこれらの疾病が目に見えない一種の生物によって起こされるものであろうと考えられ始め，

フラカストロ Girolamo Fracastoro（1546）は，これに「セミナリア seminaria」（living germ または seed）と命名した．前述のように，その後レーベンフック（1674）が微生物を発見したが，彼は自己の発見した肉眼では見えない微細な生物を疾病と結び付けて考えようとはしなかった．

　1867年に至って，複雑骨折の手術後，敗血症を起こして死亡したり，出産後，産褥熱により死亡したりする人が多いことに注目した英国の外科医リスター Joseph Lister は，これら化膿，炎症がパスツールらの発見した発酵 fermentation に似ていることから，手術中に空中から微生物が侵入して起こるものであろうと考え，石炭酸を噴霧して，傷口と空気を殺菌して非常な好成績を得た（これをリスターの殺菌手術という）．

　コッホ Robert Koch（1876）は，ウシやヒツジに流行していた感染症である炭疽病の病原体が細菌の一種 *Bacillus anthracis*（炭疽菌）であることを実証し，ここに初めて病原体説（germ theory）が直接的に証明された．コッホはこの実験に際し，特定の菌が病気の原因菌であることを証明するには次の4段階を経る必要があるとしており，これは現在でも「コッホの原則」（Koch's laws または Koch's postulates）と称し，病原体を特定するための基準となっている．

　1) 菌が罹患したヒトまたは動物すべてに存在し，健康体からは発見されないこと．
　2) それを罹患個体から分離し，純培養できなければならない．
　3) 純培養した菌を健康な個体に接種したとき，その病気が発症しなければならない．
　4) 実験的に発症した個体から菌が分離され，再び純培養として回収されなければならない．*

　コッホは，*B. anthracis* が炭疽病の病原体であることを証明したが，さらに各種の感染症にはそれぞれ特異的な病原体があることを明らかにし，またゼラチンや寒天を加えて（コッホの弟子ヘッセ Hesse の夫人の提案により寒天が採用されたという）固型培地を作成し，画線法（ストリーク法），希釈法などによって，細菌を独立したコロニーとして純粋に分離することに成功した．さらにコッホの弟子ペトリ Petri により，今日実験室で常用されているペトリ皿が発明され，病原菌の純粋分離法が確立され，以後，種々の菌が発見されるようになった．このような病原菌発見に関するコッホ一門の華々しい業績の間に，フランスのパスツール一派は感染症予防に関する研究を行っていた．

　1880年，彼らはニワトリコレラ菌について研究し，古い培養菌をニワトリに接種すると，症状が軽くて生き残り，この生き残ったニワトリは新鮮な病原菌を接種してもほとんど発症しないことを知った．そこで強毒病原体を弱毒病原体に変化させて予め接種しておけば，感染症を防ぐことが可能で

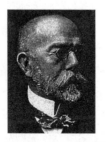

図 1.6　ロベルト・コッホ（1843-1910）
ドイツの医師，細菌学者．炭疽菌，結核菌，コレラ菌の発見，ツベルクリンの創製など微生物学の発展に大きな貢献をした．L. パスツールとともに「近代細菌学の父」と呼ばれる．

---

* 4) についてはしばしば省略される．1)～3) を「ヘレンの原則」と呼ぶこともある．

あろうと考えた．1881年，彼は強毒炭疽病原菌を高温（42〜43℃）で長時間培養して弱毒化することに成功し，この弱毒生菌ワクチンを使用してヒツジの炭疽病を防ぎうることを公開実験によって証明した．さらに翌年から，パスツールはルー Emile Roux，シャンベルラン Charles Chamberland らと狂犬病ワクチンの研究を開始した．

狂犬病に罹患させたウサギの脊髄をKOH上で乾燥すると2週間目には無害となること（弱毒化）を知った彼らは，1日乾燥したものを1日苗，2日のものを2日苗，同様にして3，4，5，6……14日苗と称した．これをイヌに14日苗（無毒）から毎日順次1日苗まで14回皮下注射すると，そのイヌは強力病原体に対して完全に抵抗性を示すようになることを明らかにした．このようにして得たワクチンは1885年7月，狂犬に嚙まれた9歳の子供に初めて使用され，見事にその子供を発病から救うことができた．

このようにして，コッホ（病原菌に関する学問の確立），パスツール（自然発生説の否定，発酵と腐敗の原因の発見，免疫学の確立）らの業績のあとを継いで，20世紀に入るとドマーク Gerhard Domagk ら（1939）の化学療法剤（サルファ剤）の発見，フレミング Alexander Fleming らによる抗生物質の開発など治療面について急速な進展をみた．またスタンレー Wendell M. Stanley ら（1946）によるウイルス結晶化やウイルスの精製に関する研究は，エンダーズ John F. Enders ら（1954）によるポリオウイルスの組織培養，さらに生ワクチンの製造へと進んだ．一方，細菌の染色体が半数体であり，2分裂で速やかに増殖することを利用し，レダーバーグ Joshua Lederberg ら（1958）の業績を始めとする微生物遺伝学も短期間に長足の進歩を遂げた．

1.4 分子生物学の発展と微生物学

ワトソン James D. Watson とクリック Francis H. C. Crick（1953）による DNA の二重らせん構造の解明は20世紀の生物学における最大の発見とされているが，この発見は分子レベルの遺伝学研究を飛躍的に発展させ，「分子生物学」という新たな生物学の領域を拓いた（表1.1）．コーンバーグ Arthur Kornberg ら（1959）の DNA の生合成研究，次いで RNA 生合成，タンパク質の生合成機構の骨格が真核細胞に先立って大腸菌を中心とした原核細胞で明らかにされたのは1960年以降のわずか20数年の出来事である．この間には，細菌の遺伝子地図の解析が進み，薬剤耐性やその他の形質の変異・伝達機構についても多くの知見が得られた．一方，ニーレンバーグ Marshall W. Nirenberg ら（1961）による遺伝暗号（DNA の塩基配列とこれに支配され生合成されるタンパク質のアミノ酸配列の対応関係）の解明も同時期に行われている．サンガー Frederick Sanger らによって推進された核酸生化学の進歩は，ウイルス遺伝子の塩基配列の決定を可能とし，バーグ Paul Berg（1972）による遺伝子組換え技術に発展した．このような先駆的な遺伝子操作技術は，コーエン Stanley N. Cohen，ボイヤー Herbert W. Boyer（1972）によって確立された．その後も絶え間ない進歩が続き，特定の遺伝子を人為的に変異させる部位特異的突然変異導入法（スミス Michael Smith, 1978），遺伝子増幅法であるポリメラーゼ連鎖反応（PCR）法（マリス Kary B. Mullis, 1985）など多くの有用な技術が開発されている．そして，ヒトの遺伝子の全塩基配列を決定する国際的なプロジェクト（ヒト

表1.1 分子生物学およびバイオテクノロジーの発展の歴史

1953	DNAの二重らせん構造の発見	ワトソン, クリック
1956	DNAポリメラーゼの単離	コーンバーグ
1958	DNAの半保存的複製機構の証明	メセルソン, スタール
1961	遺伝暗号の解読	ニーレンバーグ, ホリー, コラーナ
1967	DNA複製機構の解明	岡崎
1968	制限酵素の発見	アーバー, スミス
1970	ウイルスの逆転写酵素の発見	テミン, ボルチモア
1972	DNA組換えによる人工DNAの作製	バーグ
1973	遺伝子組換え技術の確立	コーエン, ボイヤー
1975	DNA塩基配列決定法の開発	サンガー, マキサム, ギルバート
	モノクローナル抗体作製法の開発	ケーラー, ミルスタイン
1977	ヒトソマトスタチンを大腸菌で発現	板倉
1978	部位特異的突然変異導入法の開発	スミス
1982	組換え型ヒトインスリン認可	イーライリリー社
1985	ポリメラーゼ連鎖反応（PCR）法の開発	マリス
1987	抗体遺伝子の再構成の発見	利根川
1989	遺伝子ノックアウトマウスの作製	カペッキ
1996	クローン羊ドリーの誕生	ウィルムット
1998	RNA干渉の発見	ファイアー, メロー
	ヒトES細胞（胚性幹細胞）の作製	トムソン
2003	ヒトゲノム計画の完了	国際プロジェクト
2006	iPS細胞（人工多能性幹細胞）の開発	山中

ゲノム計画）へと続き，二重らせんの発見から50年目にあたる2003年にプロジェクトがほぼ完了した．

現代の生命科学の発展のために組換えDNA技術は大きな貢献をしてきたし，今後も不可欠の技術となり続けるに違いない．大腸菌をはじめとする微生物学のサポートなくしてはこの技術の発展はなかったであろう．今では多くの生物科学系の研究室では，あたりまえのように微生物の培養が行われている．微生物遺伝学に端を発した分子生物学および組換えDNA技術は，細胞生物学の発展と相まって，バイオテクノロジーと総称される技術革新をもたらした．医薬品の開発においても，1982年に大腸菌で作製されたヒトのインスリンが認可されたのをはじめ，遺伝子組換え技術を利用して，インターフェロンなどのバイオ医薬品が次々と開発されている．また，再生医療において大きな期待が寄せられている人工多能性幹細胞（iPS細胞）の開発にも組換えDNA技術が応用されている．

免疫学の発展のためにも分子生物学の技法が広く用いられている．1950年代にバーネット Frank M. Burnet が，多様な抗体が生成するしくみを説明するために提唱した「クローン選択説」は，1980年代の利根川 Susumu Tonegawa らの組換えDNA技術を駆使した研究により分子レベルで証明された．また，細胞融合法を用いて作製されるモノクローナル抗体（ケーラー Georges J. F. Köhler, ミルスタイン César Milstein, 1975）や特定の遺伝子を欠損したノックアウトマウス（カペッキ Mario R. Capecchi, 1989）などの新しい手法により，現在も研究が急速に進展している．

このように，微生物の遺伝学や生化学の進歩は，医学，薬学を含めた生物科学全般に大きな貢献をしており，微生物学を学ぶ意義はきわめて大きい．

2 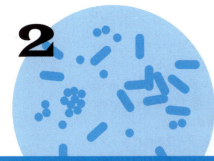 微生物の分類

2.1 生物界における微生物の位置

　生物の構成単位である細胞は基本的には，細胞膜 cell membrane（原形質膜 plasma membrane あるいは細胞質膜 cytoplasmic membrane と呼ばれることもある）で囲まれた細胞質 cytoplasm をもち，そこには核 nucleus，あるいは核様体 nucleoid が存在し，さらに単細胞微生物の多くは細胞膜の外側に固い細胞壁 cell wall をもっている．

　生物界は，遺伝情報の担い手である染色体 chromosome の細胞内での存在形態により大きく2つに分類される．その1つは染色体が核膜 nuclear membrane に取り囲まれている真核生物 eukaryote であり，他は核膜をもたない原核生物 prokaryote である．真核生物を構成する細胞を真核細胞，原核生物を構成する細胞を原核細胞とそれぞれ呼ぶ．

　生物は，Whittaker（1959）の提唱した5界説に基づき，5界すなわち動物界，植物界，菌界，原生生物界，モネラ界（原核生物界）に分類される．この中で，モネラ界のみが原核生物であり，他はすべて真核生物である．1994年には，リボソーム RNA の配列を解析し，Woese ら（1990）が界よりも上位の階級としてドメインを提唱した（3ドメイン説）．生物は，真核生物ドメイン Domain Eucarya と真正細菌ドメイン Domain Bacteria，古細菌ドメイン Domain Archaea に分類されるというものである（図 2.1）．

　微生物は，微小で肉眼では観察できないような生物に対する便宜的な総称であり，本来分類学上の用語ではない．微生物学は，すべての原核生物（細菌・古細菌）と，真核生物の一部（糸状菌・酵母・変形菌・担子菌および原生動物）を対象としている．また，ウイルスは厳密には生物の定義に当てはまらないが便宜上含めている．細胞学的に区別できる原核生物（原核細胞）と真核生物（真核細胞）の主な相違点を表 2.1 に示す．

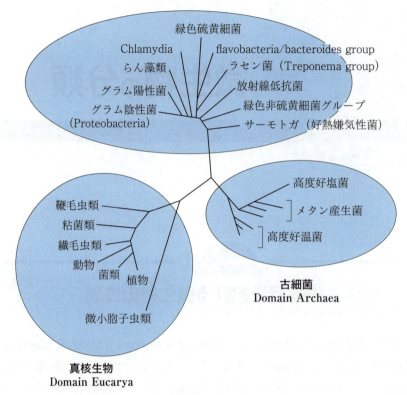

図 2.1　16S および 18S リボソーム RNA の塩基配列を比較して作成した生物の系統樹（radial tree による表現法）
（吉田眞一，柳　雄介編（2002）戸田細菌学 改訂 32 版，p.21，図Ⅱ-1-1，南山堂）

表 2.1　原核細胞と真核細胞の比較

	原核細胞	真核細胞
大きさ[*1]	$0.2 \sim 10\,\mu m$	$2 \sim 100\,\mu m$
核膜	なし	あり
細胞小器官 （ミトコンドリア，葉緑体など）	なし	あり
細胞分裂	非有糸分裂	有糸分裂
染色体	環状 DNA[*2]	線状 DNA
細胞壁	あり	なし（動物細胞，原虫），あり（植物細胞，真菌）
細胞壁主成分	ペプチドグリカン	キチン，マンナン，グルカン，セルロースなど
リボソーム	70S（30S + 50S）	80S（40S + 60S）

[*1] 細胞の種類や環境条件により変動するのでおおよその数値を示す．
[*2] 放線菌では線状 DNA をもつものもある．

生物分類法

　生物の分類法には，系統分類，数値分類，分子生物学的分類などがある．微生物（細菌）の場合には，形態学的性状，染色性，生理学・生化学的性状，遺伝学的性状，血清学的性状，病原性，抗原構造，バクテリオファージ（細菌に感染するウイルス）感受性などの性質を相互に比較して分類基準としている．

2.2.1　系統分類 phylogenetic classification

　相互に類似あるいは共通の性質を進化の経路をたどりながら系統発生学的に類縁関係を明確にして分類する方法である．この体系はリンネ Carl von Linné によるもので，自然分類とも呼ばれる．**種** Species, **属** Genus, **科** Family, **目** Order, **綱** Class, **門** Division, **界** Kingdom へと上部の分類群にまとめて体系化する．

2.2.2　数値分類 numerical taxonomy

　形態，染色性，生化学的，生理学的特徴など多くの性状をすべて平等に評価し，統計的に比較検討して**相似度** similarity を求めて分類する方法である．現在では，コンピュータの普及で容易に分類できるようになった．研究者の主観が排除されているため，客観的であるとされているが，選んだ性状により結果が変わりうるため，補助的に用いられている．

2.2.3　分子生物学的分類

　細胞の形質を決定している本体が遺伝子 DNA であることが解明されて以来，分子遺伝学や分子生物学の成果が蓄積され，これらの情報に基づく系統分類がなされるようになった．特に，最近では以下のC, Dに示す方法が広く応用されるようになっている．

A　DNA の塩基組成

　遺伝子の本体である DNA は 4 種類の塩基，アデニン（A），チミン（T），グアニン（G），シトシン（C）から構成されている．DNA の塩基組成（G＋C 量）は菌種により固有の値をもつので，総塩基に対する G＋C の含量比を百分率で表し，そのモル％（G＋C％）で比較し，菌相互の類縁関係を推定する．

B 定量的 DNA-DNA ハイブリダイゼーション

相補的な DNA 鎖が結合する性質を利用した方法である．比較したい菌種から染色体を抽出しハイブリダイゼーション hybridization を行う．その形成率から両菌株間の DNA の相同性 homology，すなわち類縁関係を推定する．相同性 70％以上かつ融解温度の差が 5℃以内の場合は同一種と判定できる．この相同性は，あくまでハイブリダーゼーションの結果に基づくもので，実際の塩基配列を決定しその相同性を求めた値とは異なる．

C リボソーム RNA の塩基配列

リボソーム RNA（rRNA）は細胞内のタンパク質合成装置の構成成分の 1 つであり，あらゆる生物に普遍的に存在している．各種の生物のリボソーム RNA の塩基配列を比較すると，生物の進化上の類縁関係が時代をさかのぼって追跡することが可能となる．この方法により原核生物から真核生物までの系統樹 phylogenetic tree を作成することが可能である（図 2.1）．系統樹の中で 2 種類の生物を結ぶ線の長さは，各 rRNA の塩基配列を比べたときの相違数に比例しており，この違いが大きいほど線は長くなり，類縁関係は遠くなる．

古細菌は，温泉などの高温の場所，高塩濃度の環境，イオウなどが高濃度に存在する土壌など，常識では生物の生息が不可能と思われる環境に生息する細菌のグループが属している．これらの条件は太古の地球環境を反映していると予測し，現在の細菌よりも古いという意味で古細菌と命名された．しかし，最新の基準による検討で，この予想は正しくないとされ，むしろ真正細菌よりも真核生物に近いとされている．

rRNA の塩基配列は，データベース化されインターネット上で公開されているため，近年では菌種の同定など微生物の分類において汎用されている．

D 全ゲノム配列に基づく分類

次世代型シークエンサーの普及に伴い，近年多くの細菌で全遺伝子（ゲノム）の塩基配列が解読されている．現在では，この塩基配列を基に，菌株の DNA 塩基配列を直接比較することで類縁関係を決定することが可能となってきた．

2.3 微生物の種類

微生物とされる生物は多種多様であるが，ここでは薬学領域，特に医療および環境衛生に関連する微生物に限定してその種類別に特徴を簡単に説明する．

2.3.1 原虫 protozoa

原虫 protozoa は単細胞の原生動物である．細菌に比べてはるかに大型で，細胞膜，原形質，核，

ミトコンドリアなどの動物細胞の特性を備えている．有性生殖と無性生殖により増殖するものがある．
　原虫による疾病は，熱帯・亜熱帯地方に広く分布・蔓延しているが，近年は海外在住者や海外渡航者が感染し，国内へと持ち込まれることによる発症例が報告されている．代表的な病原性原虫を表2.2 に示し，図 2.2 にはそれらの模式図を示す．下記には，治療薬として使用される薬剤を示したが，原虫病の多くは輸入感染症であり，わが国では希少疾患であることから，一部保険適応外使用や輸入され厚生労働科学研究費補助金医療技術実用化総合研究事業 熱帯病治療薬研究班で保管されている薬が含まれる．これらの詳細は，同研究班のウェブサイト（http://trop-parasit.jp）に記載されている．

A　赤痢アメーバ *Entamoeba histolytica*（図 2.2(1)）

　アメーバ赤痢（5類感染症 全数把握疾患）の病原体である．熱帯・亜熱帯地域に特に多く分布する．環境中では抵抗性の強い囊子（シスト）として生存している．ヒトへの感染は，シストに汚染された飲料水や野菜の摂取で成立する．感染したシストは腸管内で脱囊し，栄養型となって腸管組織に侵入・増殖する．その後，一部は再びシストとなり糞便中に排泄され，また，一部は血行性に転移し，体内の各所で病巣をつくる．
　腸管での発症をアメーバ赤痢（腸アメーバ症）と呼び，回腸，回盲部，結腸などを病巣好発部位とし，組織に侵入して潰瘍を形成する．食欲不振，悪心，嘔吐とともに粘血性下痢を呈する．治療薬としてパロモマイシンやメトロニダゾール，チニダゾールが使用される．

B　ランブル鞭毛虫 *Giardia lamblia*（図 2.2(2)）

　特徴のある脂肪性下痢を起こすジアルジア症（5類感染症 全数把握疾患）の病原体である．世界各地に分布し，わが国では輸入感染症として注目されている．シストの経口摂取により感染し，小腸

表 2.2　病原性原虫の分類

分　類	原虫名	病　名	媒介動物
根足虫類	赤痢アメーバ *Entamoeba histolytica* アカントアメーバ *Acanthamoeba castellanii, A. polyphaga*	アメーバ赤痢 アカントアメーバ角膜炎	
鞭毛虫類	ランブル鞭毛虫 *Giardia lamblia* トリコモナス 　腟トリコモナス *Trichomonas vaginalis* トリパノソーマ 　ガンビア トリパノソーマ *Trypanosoma gambiense* 　ローデシア トリパノソーマ *Trypanosoma rhodesiense* 　クルーズ トリパノソーマ *Trypanosoma cruzi* リーシュマニア 　ドノバン リーシュマニア *Leishmania donovani* 　熱帯リーシュマニア *Leishmania toropica*	ジアルジア症 トリコモナス腟炎 アフリカ睡眠病 アフリカ睡眠病 シャーガス病 カラアザール 東洋瘤腫	 ツェツェバエ ツェツェバエ サシガメ サシチョウバエ サシチョウバエ
胞子虫類	マラリア 　三日熱マラリア原虫 *Plasmodium vivax* 　四日熱マラリア原虫 *Plasmodium malariae* 　熱帯マラリア原虫 *Plasmodium falciparum* 　卵形マラリア原虫 *Plasmodium ovale* トキソプラズマ原虫 *Toxoplasma gondii*	 三日熱マラリア 四日熱マラリア 熱帯熱マラリア 三日熱様軽症マラリア トキソプラズマ症	 ハマダラカ ハマダラカ ハマダラカ ハマダラカ
繊毛虫類	大腸バランチジウム *Balantidium coli*	バランチジウム症	

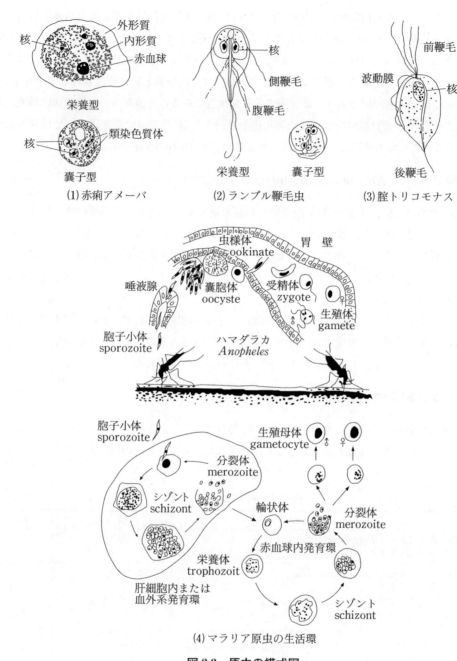

図2.2 原虫の模式図

((1)〜(4) 柳原保武著（1998）微生物学 改訂第3版, 南江堂)

上部から胆管・胆嚢に寄生する．感染したシストは胆嚢内などで栄養型となり増殖して消化管障害を起こす．

治療薬としてメトロニダゾール，チニダゾール，アルベンダゾール（適応外），パロモマイシン（適応外）が使用される．

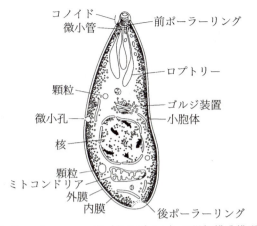

(5) 原虫 *Toxoplasma gondii*（タキゾイト）の微細構造模型図

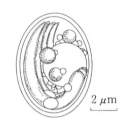

Cryptosporidium parvum のオーシスト

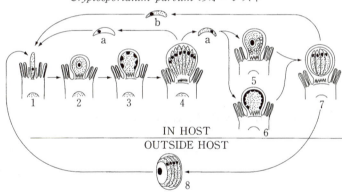

(6) クリプトスポリジウムの生活環

1〜4：schizogony, 5, 6：gametogony（5は雌性生殖母体，6は雄性生殖母体），
7：オーシスト形成，8：糞便中に排出されたオーシスト

図 2.2 つづき

((5) G. L. Mandel 他編集（1995）感染症の原理と実際 4版，p.2456, Churchill Livingstone；(6) 竹内謹（1993）NEW 寄生虫病学，小島荘明編，p.215, 南江堂)

C 腟トリコモナス *Trichomonas vaginalis*（図2.2(3)）

　世界各地に分布し，成人女性の腟や尿道に寄生する．女性では腟炎，尿道炎，膀胱炎を起こす．男性では無症候である場合が多い．シストは形成せず栄養型のみであるという特徴がある．治療にはメトロニダゾールやチニダゾールが使用される．

D マラリア原虫 *Plasmodium*（図 2.2(4)）

マラリア（4 類感染症）の病原体である．マラリアは熱帯地域に流行する熱性疾患で，年間 50 万人以上が死亡している．現在，薬剤耐性のマラリア原虫の発生が増加している．わが国では渡航先で感染し，帰国後に発症する輸入マラリアが問題となっている．ハマダラカ *Anopheles* により感染が媒介される．典型的な症状として，10～30 日の潜伏期のあと，ふるえ，悪心，頭痛，嘔吐に続いて，急に 40 ℃を超える熱が出て 3～4 時間続き，発汗を伴って解熱する．この熱発作を 3～4 日ごとに繰り返す．

予防として蚊の徹底的な駆除が必要である．治療にはアトバコン・プログアニル，メフロキン，キニーネ，アーテメター・ルメファントリン（研究班保管），クロロキン（研究班保管），プリマキン（研究班保管）などが使用される．

E トキソプラズマ原虫 *Toxoplasma gondii*（図 2.2(5)）

トキソプラズマ症の病原体で，ネコ科動物の小腸上皮細胞で有性生殖を行い，ヒトおよび各種哺乳動物内では無性生殖で増殖する．発育環で栄養型，嚢子型，オーシスト型が見られる．

ヒトにおけるトキソプラズマ感染症は先天性と後天性に分けられる．後天性トキソプラズマ症はネコ糞便中のオーシストやブタなどの食肉中の嚢子型を経口摂取して感染する．多くは不顕性感染である．

先天性トキソプラズマ症は母親から胎児への胎盤感染によるもので，死産や新生児の脳水腫，知能障害などを引き起こす．予防には生肉からの感染が考えられるので，食肉の調理に注意する．他にも，土壌を介してネコなどの糞便に含まれるオーシストの感染が起こることがあるため，土壌に接触する際やペットの世話を行う際にも注意が必要である．治療薬としてピリメタミン，スピラマイシン，スルファジアジンなどが使用される．

F クリプトスポリジウム *Cryptosporidium parvum*（図 2.2(6)）

クリプトスポリジウムの原虫は多くの動物とヒトに感染する人畜共通原虫で，腸管系に寄生する．環境中ではオーシストと呼ばれる嚢包体の形で存在し，増殖はしない．オーシストがヒトや哺乳類に経口的に摂取されると，消化管の細胞に寄生して増殖し，そこで形成されたオーシストが糞便とともに体外に排出され感染源となる．オーシストは塩素に対して極めて強い抵抗性がある．感染すると，腹痛を伴う水様性下痢が 3 日から 1 週間程度続く．健康なヒトの場合は免疫機構が働き自然治癒するが，感染に対する抵抗力が低下している患者などでは重篤となる．特に，エイズ患者の日和見感染症として重要であり，コレラ様症状を呈し，下痢が止まらず死に至ることがある．このような免疫不全患者には，ニタゾキサニド（研究班保管）が用いられる．

ヒトの感染例は，1976 年にアメリカで最初に報告された．日本では 1994 年に神奈川県平塚市の雑居ビルの受水槽がクリプトスポリジウムで汚染され，約 460 人の集団感染が発生した．また，1996 年に埼玉県越生町で，水道水が原因となった集団感染が発生し，住民の 7 割に相当する約 8,800 人が発症した．クリプトスポリジウムのオーシストは，通常の上水道で行っている塩素殺菌に対して抵抗性を示すので，上水の衛生管理上深刻な問題になっている．

2.3.2 真菌 fungi

真菌 fungus（複数形 fungi）は，一般に**カビ** mold，**酵母** yeast，キノコ mushroom の総称であり，真核生物 Eukaryota の Opisthokonta（オピストコンタ）の**菌界** Fungi に属する．病原真菌は，有性胞子の形によって子嚢菌門，担子菌門，接合菌門およびツボカビ門に分類されてきた（表 2.3）．以前，有性世代が見つからず不完全菌といわれていた菌は，核酸の塩基配列による分子系統的分類からいずれかの門に属することになった．さらに，2007 年の Hibbett らの分類（表 2.4）では，接合菌という分類名がなくなり，接合菌症はムーコル目菌種による感染症であることから，ムーコル症といわれるようになった．4 つの門の旧分類は便利なため，現在でも多くの人により使用されている．

真菌は，原核微生物 prokaryote の細菌と比べて大きく，高等でより分化した複雑な細胞構造を有する．真核生物なので，少なくとも 1 個の核，小胞体，ミトコンドリアなどの細胞小器官をもつ．光合成色素をもたず，従属栄養性である．ヒトや動物，植物に感染症を引き起こす菌種もある．真菌による疾病として，真菌感染症，真菌の二次代謝物（マイコトキシン）による中毒症，真菌によるアレルギー反応，キノコによる食中毒などがある．表 2.3 に各種の病原性真菌を示す．

A 形態的分類

真菌の形態と特徴を以下に示す（図 2.3）．酵母形をとる**酵母**，菌糸形をとる**糸状菌**（菌糸状真菌），そして両方の形態をとる**二形性真菌**に分けられる．

① 菌糸状真菌：長い 1 本の菌糸 hypha が分岐しながら増殖し，菌糸体 mycelium を形成する．増殖は分節胞子 arthrospore，厚膜胞子 chlamydospore，分生子 conidium などによる（図 2.3（1））．*Aspergillus* spp. や皮膚糸状菌などである．

表 2.3 伝統的な真菌の四大分類

門（有性胞子）	病原菌種例	疾患名
子嚢菌門 （子嚢胞子）	*Aspergillus* *Candida* *Trichophyton* *Microsporum* *Epidermophyton* *Histoplasma* *Coccidioides* *Sporothrix* *Fonsecaea* *Pneumocystis*	アスペルギルス症 カンジダ症 皮膚糸状菌症 皮膚糸状菌症 皮膚糸状菌症 ヒストプラスマ症 コクシジオイデス症 スポロトリコーシス クロモミコーシス ニューモシスチス症
担子菌門 （担子胞子）	*Cryptococcus* *Trichosporon* *Malassezia*	クリプトコックス症 トリコスポロン症 マラセチア症
接合菌門 （接合胞子）	*Mucor* *Rhyzopus* *Rhyzomucor* *Cuninghamella* *Absidia*	ムーコル症
ツボカビ門		非病原性

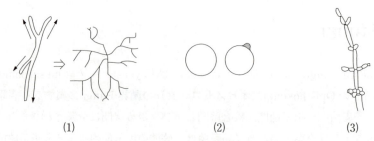

図 2.3 真菌の形態
真菌の特徴的な形態を示す.
(1) 菌糸状真菌,(2) 酵母,(3) 二形性真菌

表 2.4 新しい菌界の分類

亜界 Subkingdom	門 Phylum	亜門 Subphylum
ディカリア亜界 Dikarya	**子嚢菌門** Ascomycota	
	担子菌門 Basidiomycota	
所属不明 incertae sedis	ツボカビ門 Chytridiomycota	
	ネオカリマスティクス菌門 Neocallimastigomycota	
	コウマクノウキン門 Blastocladiomycota	
	微胞子虫門 Microsporidia	
	グロムス菌門 Glomeromycota	
	所属不明 incertae sedis	**ケカビ亜門** Mucoromycotina(旧接合菌門)
		ハエカビ亜門 Entomophthoromycotina(旧接合菌門)
		トリモチカビ亜門 Zoopagomycotina
		キックセラ亜門 Kickxellomycotina

病原真菌が含まれる門,亜門を太字にした.

② 酵母:球形の単細胞性の真菌で,出芽(分芽)あるいは分裂により増殖する(図 2.3 (2))。*Cryptococcus neoformans* などである.

③ 二形性真菌:酵母の分芽している細胞と,それが長く伸びて菌糸様に見える仮性菌糸を伸長する真菌であり,*Candida* 属,*Histoplasma capsulatum*, *Blastomyces dermatitidis*, *Paracoccidioides brasiliensis*, *Sporothrix schenckii* などがあげられる(図 2.3 (3))。

B 形態の特徴

真菌の基本的な形態は糸状をした菌糸体と,細菌のような酵母様の細胞であり,増殖に際して無性胞子(分生子)あるいは有性胞子を形成する.代表的な病原性真菌の胞子の着生様式を図 2.4 に示す.

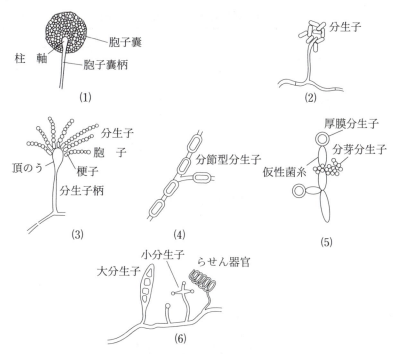

図 2.4 代表的な病原真菌に見られる胞子の着生様式
(1) *Mucor* の胞子嚢胞子　　(2) *Cephalosporium* の分生子
(3) *Aspergillus* の分生子　　(4) *Coccidioides* の分節型分生子
(5) *Candida* の厚膜分生子と仮性菌糸
(6) *Trichophyton* の大分生子，小分生子とらせん器官

2.3.3　放線菌 actinomycetes

放線菌は原核生物であり，分類上は真正細菌とされるが，一般的な細菌類と比較すると形態的に多様性をもつ．その多くは土壌中に生息している．寒天培地中に栄養菌糸，空気中に気菌糸を形成し，胞子や胞子嚢を着生するものが多く，真菌に類似した特徴を持っている．放線菌は，二次代謝産物として種々の生理活性物質を産生し，その中から多くの医薬品が開発されている．*Streptomyces* 属菌や *Nocardia* 属菌，*Micromonospora* 属菌などが属するが，それぞれストレプトマイシン，リファマイシン，ゲンタマイシンといった抗生物質が見つかっている．

2.3.4　細菌類 bacteria

単細胞の原核生物であり，小さく，比較的単純な形態をとる．細胞壁を有し（マイコプラズマは除く），大きさは 5 μm 程度以下で，二分裂により細胞は増殖する．核酸として DNA と RNA の 2 種類をもち，ほとんどの細菌は従属栄養生物で光合成をしない．細菌類は，グラム染色（3.1.2 参照）による染色性の違いで，グラム陽性菌とグラム陰性菌に分けることができる．また，形態の違いで，桿菌と球菌，らせん菌に，酸素要求性の違いで，好気性，微好気性，通性嫌気性，偏性嫌気性に分けられる．また，他の細菌類と比較すると微小であったり，細胞壁を欠いていたりと異なる特徴をもつが，

表 2.5 医学薬学領域で重要な細菌

区分	主な属	菌種	和名	疾患など
スピロヘータ	*Treponema*	*T. pallidum*	梅毒トレポネーマ	梅毒
	Borrelia	*B. recurrentis*	回帰熱ボレリア	回帰熱
		B. burgdorferi	ライム病ボレリア	ライム病
	Leptospira	*L. interrogans*	ワイル病レプトスピラ	ワイル病
微好気性で運動性のあるらせんまたはビブリオ型のグラム陰性菌	*Campylobacter*	*C. jejuni*		消化管感染や泌尿生殖器感染
		C. coli		消化管感染や泌尿生殖器感染
	Helicobacter	*H. pylori*	ピロリ菌	消化性潰瘍など
グラム陰性の好気性桿菌および球菌	*Pseudomonas*	*P. aeruginosa*	緑膿菌	尿路感染, 日和見感染
	Legionella	*L. pneumophila*	レジオネラ属菌*2	在郷軍人肺炎
	Bordetella	*B. pertussis*	百日咳菌	百日咳
	Neisseria	*N. gonorrhoeae*	淋菌	淋病
		N. meningitidis	髄膜炎菌	髄膜炎
	Moraxella	*M. catarrhalis*		市中肺炎
	Francisella	*F. tularensis*	野兎病菌	野兎病
	Brucella	*B. melitensis*	マルタ熱菌	マルタ熱（ブルセラ症）
	Coxiella	*C. burnetii*		Q熱
通性嫌気性グラム陰性桿菌	*Escherichia*	*E. coli*	大腸菌	常在菌, 下痢症など
	Shigella	*S. dysenteriae*	赤痢菌	細菌性赤痢
	Salmonella*1	*S.* Typhi	チフス菌	腸チフス
		S. Paratyphi	パラチフス菌	パラチフス
		S. Enteritidis	腸炎菌	腸炎
		S. Typhimurium	ネズミチフス菌	食中毒
	Klebsiella	*K. pneumoniae*	肺炎桿菌	呼吸器, 尿路感染症
	Citrobacter	*C. freundii*		日和見感染
	Enterobacter	*E. cloacae*		日和見感染
	Serratia	*S. marcescens*		日和見感染
	Proteus	*P. mirabilis*		尿路感染症
	Yersinia	*Y. pestis*	ペスト菌	ペスト
	Vibrio	*V. cholerae*	コレラ菌	コレラ
		V. parahaemolyticus	腸炎ビブリオ	腸炎ビブリオ食中毒
	Haemophilus	*H. influenzae*	インフルエンザ菌	市中肺炎, 髄膜炎
嫌気性グラム陰性, 直線状, 湾曲状, らせん状菌	*Bacteroides*	*B. fragilis*		腹腔内感染, 日和見感染
	Fusobacterium	*F. nucleatum*		日和見感染
嫌気性グラム陰性球菌	*Veillonella*	*V. alcalescens*		口腔細菌叢
リケッチアとクラミジア	*Rickettsia*	*R. prowazekii*	発疹チフスリケッチア	発疹チフス
		R. rickettsii	ロッキー山紅斑熱リケッチア	ロッキー山紅斑熱
	Orientia	*O. tsutsugamushi*	ツツガムシ病リケッチア	ツツガムシ病
	Chlamydia	*C. trachomatis*	トラコーマクラミジア	性器クラミジア
	Chlamydophila	*C. pneumoniae*	肺炎クラミドフィラ	クラミジア肺炎
		C. psittaci	オウム病クラミドフィラ	オウム病
グラム陽性球菌	*Staphylococcus*	*S. aureus*	黄色ブドウ球菌	皮膚感染症
		S. epidermidis	表皮ブドウ球菌	皮膚常在菌叢
	Streptococcus	*S. pneumoniae*	肺炎球菌	市中肺炎, 髄膜炎
		S. pyogenes	化膿レンサ球菌	咽頭炎, 劇症型感染症
	Enterococcus	*E. faecalis*	腸球菌	日和見感染

表 2.5 つづき

区 分	主な属	菌 種	和 名	疾患など
芽胞形成グラム陽性球菌および桿菌	Bacillus	B. anthracis	炭疽菌	炭疽
		B. subtilis	枯草菌	非病原性
	Clostridium	C. tetani	破傷風菌	破傷風
		C. perfringens	ウェルシュ菌	食中毒
		C. botulinum	ボツリヌス菌	食中毒
		C. difficile	ディフィシレ菌	偽膜性大腸炎
芽胞非形成グラム陽性桿菌	Lactobacillus	L. casei	乳酸桿菌	腸管常在細菌叢
		L. acidophilus		腟常在細菌叢
	Listeria	L. monocytogenes	リステリア属菌[*2]	リステリア症
不定形芽胞非形成グラム陽性桿菌	Corynebacterium	C. diphtheriae	ジフテリア菌	ジフテリア
	Propionibacterium	P. acnes	アクネ菌	ニキビ増悪因子
マイコバクテリア	Mycobacterium	M. tuberculosis	結核菌	結核
		M. laprae	らい菌	ハンセン病
マイコプラズマ	Mycoplasma	M. pneumoniae	肺炎マイコプラズマ	マイコプラズマ肺炎

[*1] *Salmonella* 属菌は，WHO サルモネラセンターの表記に従い略称とした．
[*2] 単一の菌を指す名称ではないが，多くが当該菌を指すため記載した．

自律増殖を行うマイコプラズマ *Mycoplasma*，リケッチア *Rickettsia*，クラミジア *Chlamydia* なども含まれる．

細菌の分類は，Bergey's manual で提唱されており，上述した形態，性状を基に体系化されている．これらのうち，医学薬学領域で重要な細菌と病原細菌を表 2.5 に示す．

2.3.5 ウイルス virus

ウイルスは，感染症の病原因子として細菌ろ過器を通過できるため，ろ過性病原体と呼ばれていた．ウイルスの特徴として，

① サイズが直径約 20～450 nm で，細菌類に比べ小さな感染性因子であり，光学顕微鏡では観察できず，電子顕微鏡で観察できる．
② 遺伝子として DNA または RNA のいずれかの核酸を含んでいる．
③ 核酸はタンパク質の殻に包まれ，ウイルス粒子（ビリオン virion）を形成する．
④ ウイルスは自身では増殖できず，必ず生細胞に感染してその中でのみ増殖する（偏性細胞内寄生性）．ウイルスは宿主特異性を示し，その増殖は感染宿主細胞内の諸機能を必要とする．

ウイルスは，核酸とタンパク質から構成されるコア core をカプシド capsid が包み込み，ヌクレオカプシド nucleocapsid を形成している．形態的には正二十面体やらせん状を呈する（図 2.5）．ウイルスの種類によっては，脂質を主成分とするエンベロープ envelope がヌクレオカプシドを包む．エンベロープの表面にある糖タンパク質は，スパイク spike と呼ばれる突起として存在する．

ヒトをはじめ，動物に感染するウイルスは核酸型，カプシド対称性，およびエンベロープの存在の有無などにより表 2.6 のように分類される．また，各科ウイルスの形態の特徴を図 2.6 に示す．

(1) 無エンベロープ正二十面体ビリオン

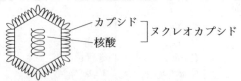

(2) 無エンベロープらせん型ビリオン

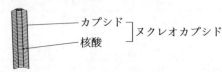

(3) 有エンベロープ正二十面体ビリオン

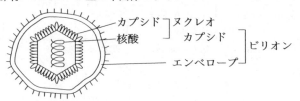

(4) 有エンベロープらせん型ビリオン

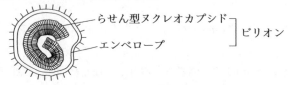

図2.5　ウイルスの基本形態

表 2.6 ウイルスの分類

核酸型	ウイルス科名	カプシド	エンベロープ	核酸の鎖	大きさ (nm)	主なウイルス
DNA 型	ポックスウイルス	不明	+	2	100〜300	痘瘡ウイルス
	ヘルペスウイルス	正20面体立方対称	+	2	120〜200	単純ヘルペスウイルス
						水痘・帯状疱疹ウイルス
						サイトメガロウイルス
	アデノウイルス	正20面体立方対称	−	2	70〜90	ヒトアデノウイルス
	パピローマウイルス	正20面体立方対称	−	2	45	ヒトパピローマウイルス
	ポリオーマウイルス	正20面体立方対称	−	2	52〜55	JC ウイルス
	パルボウイルス	正20面体立方対称	−	1	18〜26	ヒトパルボウイルス
	ヘパドナウイルス	正20面体立方対称	+	2	42	B 型肝炎ウイルス
RNA 型	ピコルナウイルス	正20面体立方対称	−	1(+)	20〜30	ポリオウイルス
						コクサッキーウイルス
						ライノウイルス
						A 型肝炎ウイルス
	カリシウイルス	正20面体立方対称	−	1(+)	35〜40	ノロウイルス
	レオウイルス	正20面体立方対称	−	2(10〜12分節)	60〜80	レオウイルス
						ロタウイルス
	トガウイルス	正20面体立方対称	+	1(+)	40〜70	風疹ウイルス
	フラビウイルス	正20面体立方対称	+	1(+)	40〜70	日本脳炎ウイルス
						C 型肝炎ウイルス
						デングウイルス
	ブニヤウイルス	らせん対称	+	1(−, 3分節)	80〜100	ハンタウイルス
	コロナウイルス	らせん対称	+	1(+)	80〜130	コロナウイルス
	ラブドウイルス	らせん対称	+	1(−)	60〜180	狂犬病ウイルス
	フィロウイルス	らせん対称	+	1(−)	800〜1000	エボラウイルス
	オルソミクソウイルス	らせん対称	+	1(−, 7〜8分節)	80〜120	インフルエンザウイルス
	パラミクソウイルス	らせん対称	+	1(−)	150〜300	ムンプスウイルス
						麻疹ウイルス
	アレナウイルス	らせん対称	+	1(±, 2分節)	50〜300	ラッサウイルス
	レトロウイルス	正20面体立方対称	+	1(+)	100〜120	ヒト免疫不全ウイルス
						ヒト成人 T 細胞白血病ウイルス

(1) DNA ウイルス

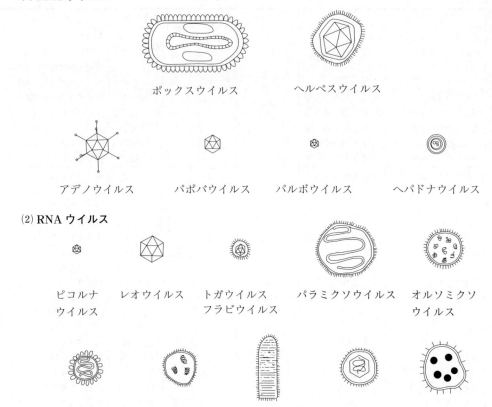

図 2.6 各科ウイルスの形態

ウイルスはその形態や核酸型などからポックスウイルス科，ヘルペスウイルス科，ピコルナウイルス科，レオウイルス科などの各種の科に分類される．

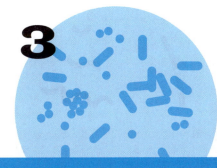

3 細菌の構造と機能

3.1 細菌の形態

3.1.1 形，大きさ，配列

　細菌は極めて微細な生物であり，顕微鏡を用いて初めて観察ができる．大きさの単位として一般にマイクロメーター μm，ナノメーター nm が用いられ，ウイルスの場合はオングストローム Å を用いることもある（ 1 μm = 10^{-3} mm，1 nm = 10^{-6} mm，1 Å = 0.1 nm ）．表 3.1 に真核細胞，原核細胞，ウイルスの大きさを比較した．

　細菌の外形は **球形** spherical，**桿状** rod，**らせん形** spiral の 3 つの基本型に分けられる．細菌の重さ

表 3.1　真核細胞，原核細胞，ウイルスの大きさの比較

微生物	大きさ（μm）
真核細胞	
ヒト赤血球	7.5
酵母	$(3 \sim 5) \times (5 \sim 8)$
原核細胞	
ブドウ球菌	$0.8 \sim 1.0$
淋菌	$0.6 \sim 1.0$
大腸菌	$(0.4 \sim 0.7) \times (1.0 \sim 3.0)$
炭疽菌	$(1.0 \sim 1.2) \times (3.0 \sim 5.0)$
リケッチア	$0.3 \times (0.5 \sim 2.0)$
肺炎マイコプラズマ	$0.12 \sim 0.25$
ウイルス	
痘瘡ウイルス	$(0.2 \sim 0.25) \times (0.25 \sim 0.35)$
インフルエンザウイルス	0.08×0.12
ポリオウイルス	0.028
口蹄疫ウイルス	$0.022 \sim 0.025$

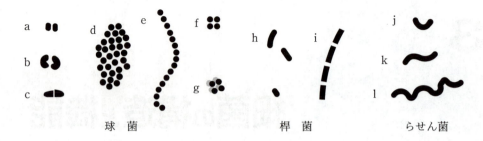

図 3.1　細菌の形と配列

と容積は，コレラ菌で 3.3×10^{-13} g，2.5×10^{-13} mL，チフス菌で 8.6×10^{-13} g，7.7×10^{-13} mL，枯草菌で 2.6×10^{-13} g，1.6×10^{-13} mL といわれている．

　細菌の大きさは生育環境によっても変化するので注意を要する．また，ある種の細菌では同じ培養液でも形態が大きく変化する**多型性** pleomorphism という現象が知られている．

A 球菌 coccus

　球状の細菌であり，その大きさは直径約 1 μm である．必ずしも完全な球形のものばかりではなく，楕円形（図 3.1，a），腎臓形（図 3.1，b），三角形（ランセット形，図 3.1，c）の細菌もある．細菌が分裂増殖するときの方向と分裂後の付着性の違いにより菌は特徴的な配列を示す．

1) ブドウ球菌　Staphylococcus
　ブドウの房状に配列する球菌（図 3.1，d）［例］黄色ブドウ球菌　*Staphylococcus aureus*

2) レンサ球菌　Streptococcus
　連鎖状に一直線に配列している球菌（図 3.1，e）［例］化膿レンサ球菌　*Streptococcus pyrogenes*

3) 双球菌　Diplococcus
　球菌が 2 個ずつ組をなして配列している菌（図 3.1，b，c）
　　［例］腎臓形：淋菌　*Neisseria gonorrhoeae*（小桿菌と呼ばれることもある）
　　　　ランセット形：肺炎レンサ球菌　*Streptococcus pneumoniae*

4) 四連球菌　Tetrad　および八連球菌　Sarcina
　球菌が 4 個ずつ配列している菌（図 3.1，f），あるいは 4 連球菌が 2 つ重なりあって，立体的に配列している菌（図 3.1，g）

B 桿菌 bacillus

　短径 0.5～1 μm，長径 3～10 μm の桿状あるいは棒状の形をした細菌．
a. 両端が円い形　［例］大腸菌　*Escherichia coli*（図 3.1，h）
b. 両端が鋭く切れた形　［例］炭疽菌　*Bacillus anthracis*（図 3.1，i）

C　らせん菌 spirillum

わん曲した形の細菌

a. わん曲が少なくバナナ状の細菌

　　［例］コレラ菌　*Vibrio cholerae*（図 3.1, j）（口絵 4 ページ）

　　なお，コレラ菌は通常桿菌に分類されるが，典型的な形ではバナナ状と形容される形をとる．腸炎ビブリオ *Vibrio parahaemolyticus* も桿菌に分類される．

b. わん曲が多く，S 字状，コルク抜き状の形のもの

　　［例］回帰熱ボレリア　*Borrelia recurrentis*，梅毒トレポネーマ *Treponema pallidum*

　　　（図 3.1, k, l）（口絵 5 ページ）

3.1.2　細菌の観察

　ヒトの肉眼の解像力は 0.2 mm 程度なので，細菌を観察するためには顕微鏡が必要である．生きた細胞はそのままでは通常の光学顕微鏡では観察できないので，染色して観察する．種々の色素で染め分けができるので細菌の同定に応用できる．グラム染色は細菌を 2 群に染め分ける方法で最も重要な鑑別染色法であり，細菌の分類・同定作業の第一歩として有益な情報を提供する．

A　染色法

1) 単染色法

　単一の色素を用いて 1 回の操作で染色を行う．メチレンブルー，クリスタル紫，サフラニン（またはフクシン）などの塩基性色素が用いられる．

2) グラム染色法　Gram stain（ハッカー Hucker 変法）

　細菌を 2 群に染め分ける方法で，最も重要な染色法である．その手順は，

　(i) 細菌をスライド上に塗抹，乾燥，固定

　(ii) クリスタル紫で染色し，ルゴール液（ヨウ素・ヨウ化カリウム水溶液）で媒染

　(iii) アルコールで脱色し，水洗

　(iv) サフラニンで後染色する．

クリスタル紫で染色されて暗紫色を呈するグラム陽性菌 Gram-positive bacteria と，アルコール脱色後のサフラニンで染色されて赤色を呈するグラム陰性菌 Gram-negative bacteria とに識別される（口絵 1 ページ）．グラム陽性菌と陰性菌の染色性の相違は，細胞壁の構造の差異によるといわれている．

3) 特殊染色法

① 抗酸菌染色法（チール・ネールセン Ziel-Neelsen 染色法）

　結核菌などの脂質に富んだ細胞壁をもつ細菌は，通常の色素では染色されにくい．しかし，いったん染色されると，酸やアルコールによって脱色されにくい性質をもっている．本法はこの性質を利用して抗酸菌と非抗酸菌を染め分ける方法である．スライドに塗布して固定した菌体を石炭酸フクシン液で加温染色し，水洗後に 95％エタノールに溶かした 3％塩酸アルコールで脱色する．結核菌などの抗酸菌は脱色されずに赤く染まる．抗酸菌以外はアルコールで染色されるので Löffler のメチレン

ブルー液で後染色すると青色に染まる（口絵1ページ）．

② 異染小体染色法など

ジフテリア菌は細胞内に1〜2個の異染小体という染色的に特有の顆粒をもつ．これを染色する方法であり，咽頭の偽膜などを検査してジフテリアの診断に利用されている．

その他，鞭毛染色，莢膜染色，芽胞染色などの特殊な染色法がある．

B 顕微鏡

微生物は主に光学顕微鏡と電子顕微鏡で観察される．その原理を図3.2に示す．

1) 光学顕微鏡　light microscope

基本構造として，集光器（コンデンサー），対物レンズ，接眼レンズから成る．細菌は数 μm の大きさなので，これを観察するには500〜1000倍に拡大する必要がある．通常，10倍の接眼レンズと100倍の対物油浸系レンズを用い，試料と対物レンズとの間にレンズと屈折率の等しい油浸オイル（ツェーデル油）をおき検鏡する．

2) 特殊顕微鏡

① 暗視野顕微鏡　dark-field microscope

暗色を背景にして目的物が光り輝いているように工夫された顕微鏡で，細胞を染色せずに生きたまま観察できる．集光器に特徴があり，集められた光は対物レンズに入らずにスライドグラスを斜めに通過して外側に出る．光は細菌に当たると乱反射して対物レンズに入り，黒い背景に光った菌体が観察される．梅毒トレポネーマやカンピロバクター属菌の観察によく用いられる．

② 位相差顕微鏡　phase contrast microscope

染色せずに生きたまま細胞を観察できる．光が通過する際に菌体と周囲の液体との屈折率が異なる

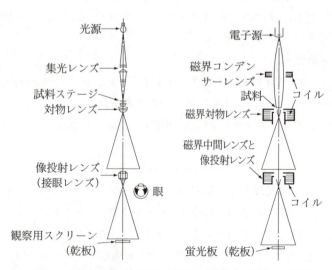

図3.2　光学顕微鏡（左）と電子顕微鏡（右）の原理

ので，光の通過速度が異なり，光波の位相にずれが生じる．この差を明暗の差に変えて観察する．枯草菌やセレウス菌などの芽胞形成菌を位相差顕微鏡で観察すると，栄養細胞は桿状の暗黒色を呈するが，芽胞形成期細胞では，栄養細胞の内部にラケット状に輝き光屈折性を示す細胞（前芽胞）が出現し，最終的に楕円形の光屈折性を示す成熟芽胞が観察される（図3.3）．

③ **蛍光顕微鏡** fluorescence microscope

試料に紫外線を照射して分子を励起させ，照射した光源よりも長い波長の光を放出させて可視化する方法である．光源として紫外線のみが入射できるフィルターを装着する顕微鏡であり，蛍光色素（ローダミンやオーラミン）で試料を染色し，紫外線を当てて発する蛍光を観察する．抗体をフルオレセインなどの蛍光色素で標識して行う蛍光抗体法にも用いられ，その観察結果から細胞や組織内の抗原の局在部位が推定できる．

④ **共焦点レーザースキャン顕微鏡** confocal laser scanning microscope

試料の1点に一定の波長と位相をもつレーザー光を当て，その点から出る蛍光だけをピンホール（共焦点ピンホール）を通過させ検出器で捕らえる．全体像を撮るためにレーザー光をx軸，y軸方向に走査し二次元の蛍光像を得る．焦点深度が極めて浅いため0.5〜1.0 μmの断層像が得られる．この方法により同一細胞の異なる分子や構成成分の分布，相互作用を高い精度で解析できる．

⑤ **電子顕微鏡** electron microscope

電子線を可視光線の代わりに用い，電子線を屈折させる電磁場をレンズの代わりに用いた顕微鏡である．分解能が2〜3Åなので，細菌やウイルスの微細構造が観察できる．電子顕微鏡には**透過型電子顕微鏡**と**走査型電子顕微鏡**があり，前者は微細な内部構造の観察に優れており，後者は細胞表面の観察に優れている．

透過型電子顕微鏡は，適当な樹脂に包埋した試料をダイヤモンド製ナイフできわめて薄く切り超薄切片を作成し，重金属塩で処理して密度差のコントラストをつけ，あるいはネガティブ染色やポジティブ染色を行い検鏡する．走査型電子顕微鏡では，電子線で試料の表面を走査し，試料表面の凹凸を観察する．走査型電子顕微鏡によるブドウ球菌とレンサ球菌の観察像を図3.3に，透過型電子顕微鏡による大腸菌の観察像を図3.4に示す．

3.1.3 細菌細胞の構造

図3.5に典型的な細菌細胞の構造を模式的に示した．細菌細胞は外側に**細胞壁** cell wall があり，内側に**細胞膜** cell membrane（細胞質膜 cytoplasmic membrane）に覆われた**細胞質** cytoplasm がある．細胞質内には**染色体** chromosome，**リボソーム** ribosome，**封入体** inclusion や種々の**顆粒** granule が認められる．また，細胞質性DNAの**プラスミド** plasmid をもつものがある．マイコプラズマは細胞壁を欠く．

菌の種類によっては**莢膜** capsule や**粘液層** slime layer，**鞭毛** flagella や**線毛** pili などの繊維構造をもつものもある．

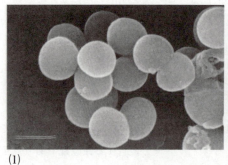 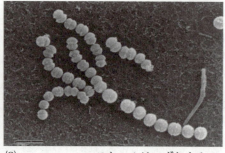

スケールはいずれも 1 μm

図 3.3 走査型電子顕微鏡による細菌の観察像
(1) ブドウ球菌：ブドウ状の房状に球菌が配列している．細胞分裂終了直後の菌体も観察される．
(2) レンサ球菌：鎖状に長くつながって配列している．
(天児和暢著（1998）写真で語る細菌学，p.11, 九州大学出版会)

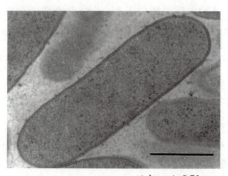

スケール 0.51 μm

図 3.4 透過型電子顕微鏡による大腸菌の観察像
ダイヤモンド製のナイフで厚さ 40 μm に薄く試料を切っている．大腸菌の表層の膜構造がよく観察される．
(天児和暢著（1998）写真で語る細菌学，p.2, 九州大学出版会)

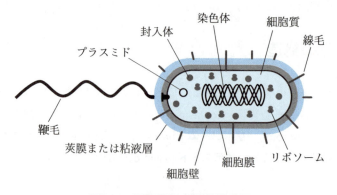

図 3.5 細菌細胞の構造模式図
(池澤宏郎編（2007）21 世紀の考える薬学微生物 第 3 版，p.20, 図 1-8, 廣川書店)

3.1.4 細胞壁

　細胞壁は強固な構造体であり，その役割として細胞の固有の形態の維持と浸透圧作用に対する防御があげられる．細胞壁の主な構成成分は**ペプチドグリカン** peptidoglycan（ムコペプチド mucopeptide あるいはムレイン murein ともいう）であり，多糖とアミノ酸の複合ポリマーから成る．細胞壁の構造と構成はグラム陽性菌とグラム陰性菌で大きく異なっているが，その基本構造はいずれもペプチドグリカンを含んでいる（図3.6，図3.7，表3.2）．

　ペプチドグリカンは，グラム陽性菌とグラム陰性菌で共通する成分である．グラム陽性菌の細胞壁は厚く（20〜80 nm），その50〜60％（多いものでは80〜90％）をペプチドグリカンが占めている．一方，グラム陰性菌の細胞壁は薄く（5〜10 nm），ペプチドグリカンは数％を含むのみであり，全体として複雑な構造を示す3〜5層の多重層として観察される．

　グラム陰性菌には，最外層に**外膜** outer membrane と呼ぶ膜構造が存在する．また，内部には細胞膜（外膜に対してこれを**内膜** inner membrane とも呼ばれる）が存在する．外膜と内膜（細胞膜）の間にペプチドグリカン層と**ペリプラスム** periplasm（またはペリプラスム間隙）と呼ばれるスペースが存在する．

A　ペプチドグリカン

　ペプチドグリカンは，横糸に相当する糖鎖部分（glycan）と縦糸に相当するペプチド鎖部分（peptide）が共有結合でつなぎ合わされた高次の網目構造を構築している（図3.8）．

　ペプチドグリカンの糖鎖は，**N-アセチルグルコサミン**（GlcNAc）と**N-アセチルムラミン酸**（MurNAc）がβ-1,4 グリコシド結合で結ばれた長い多糖体バックボーン(GlcNAc − MurNAc)$_n$から構成される．そして N-アセチルムラミン酸に4つのアミノ酸からなるテトラペプチドが結合している．テトラペプチドを構成するアミノ酸の種類と数は菌種により異なるが，その基本構造は各細菌でかなり共通し，ブドウ球菌では L-アラニン-D-グルタミン-L-リシン-D-アラニンの順で並んでいる．さらに，テトラペプチドの3番目の L-リシンと隣接するテトラペプチドの4番目の D-アラニンが，5分子のグリシンからなるペンタグリシンを介して**架橋結合** cross linking により連結されている．菌により架橋度は異なるが，ブドウ球菌の場合はほぼ100％架橋されている．

　グラム陰性菌の大部分では，テトラペプチドは L-アラニン-D-グルタミン酸-m-ジアミノピメリン酸-D-アラニンから構成され，m-ジアミノピメリン酸が隣接するテトラペプチドの4番目の D-アラニンと直接結合して架橋構造を形成している．グラム陰性菌では架橋は不完全であり，大腸菌では約50％といわれている．

　架橋形成によりペプチドグリカンは高次の網目構造を形成し，細菌細胞がもつ大きな浸透圧から細胞を保護する働きをしている．この網目構造は，溶菌酵素の**リゾチーム** lysozyme により分解される．また，ペニシリンに代表される β-ラクタム系抗生物質は架橋形成を阻害し，細胞壁の合成を阻害する作用がある．

　細菌の内部は高い浸透圧（グラム陽性菌は約20気圧，グラム陰性菌は約5気圧）にあるが，菌体をリゾチーム処理すると（その作用点は糖鎖間の β-1,4 結合）細胞壁が溶解除去されて細胞膜だけ

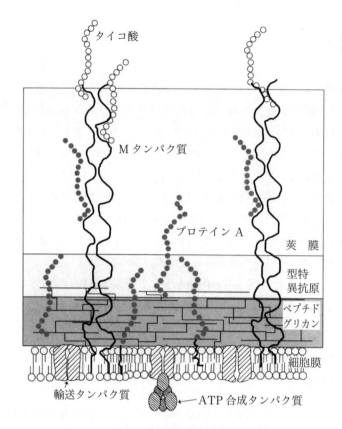

図 3.6　グラム陽性菌細胞表層の模式図

グラム陽性菌は，細胞膜の外側に厚いペプチドグリカン層，型特異抗原および莢膜を有する．レンサ球菌の場合は，細胞膜からMタンパク質が細胞外に突出しており，このMタンパク質にタイコ酸が非共有結合で付着している．この複合体は，感染に重要な役割をしている．この他にも細胞壁に存在するタンパク質が知られているが，その役割が明らかなものは少ない．ブドウ球菌の細胞壁にはプロテインAが存在する．タイコ酸は膜結合型，Mタンパク質結合型，ペプチドグリカン結合型などがある．

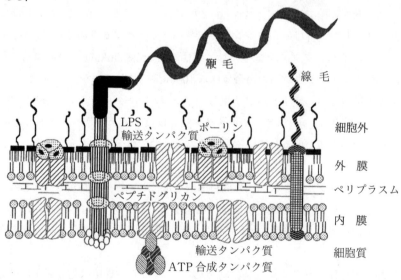

図 3.7　グラム陰性菌細胞表層の模式図

グラム陰性菌の表層は外膜と内膜（細胞膜）から構成され，両者の間に薄いペプチドグリカン層を含むペリプラスムが存在する．外膜にはリポ多糖（LPS，糖脂質）が含まれる．外膜と内膜には膜輸送に関わるタンパク質などが存在する．

表 3.2　グラム陽性菌とグラム陰性菌の細胞壁の比較

	グラム陽性菌	グラム陰性菌
ペプチドグリカン	多重層	単層もしくは薄層
タイコ酸	あり	なし
リポ多糖	なし	あり
リポタンパク質	一般になし	多くの場合ある
外　膜	なし	あり
ペリプラスム	なし	あり
リン脂質	なし	あり

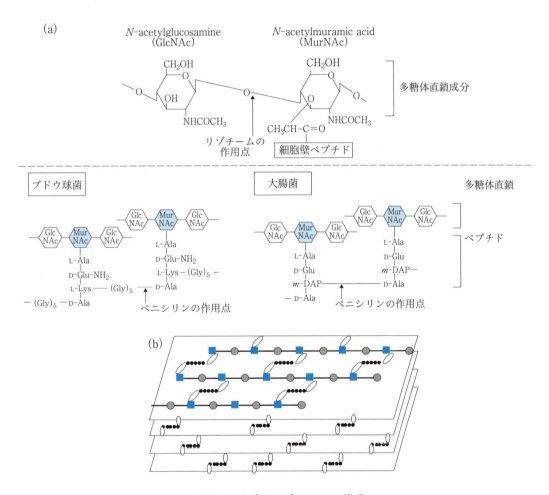

図 3.8　ペプチドグリカンの構造

(a) ブドウ球菌（グラム陽性菌）と大腸菌（グラム陰性菌）のペプチドグリカンの構造を模式的に示す．
　L-Ala：L-アラニン，D-Glu-NH$_2$：D-グルタミン，D-Glu：D-グルタミン酸，
　L-Lys：L-リシン，D-Ala：D-アラニン，Gly：グリシン，m-DAP：ジアミノピメリン酸
　細菌を溶解する酵素リゾチームおよび抗生物質ペニシリンの作用点を矢印で示す．
(b) ペプチドグリカンの高次構造模式図
　グラム陽性菌はペプチドグリカンネットワークを幾重にも重ねて，厚い細胞壁を形成する．
　●-■：糖鎖，○：テトラペプチド，●●●●●：ペンタグリシン
(a：池澤宏郎編 (2007) 21 世紀の考える薬学微生物 第 3 版，p.22，図 1-10，廣川書店)

で包まれた細胞である**プロトプラスト** protoplast となる．これは等張または高張液中（例えば15〜30％ショ糖液）では安定であるが，低張液に移すと水分が浸入して菌体は破裂して溶菌する（**浸透圧溶解** osmotic lysis）．グラム陰性桿菌の大腸菌や赤痢菌ではリゾチーム処理すると細胞膜と外膜の一部をもつ細胞である**スフェロプラスト** spheroplast となる．これを低張液に移すと溶菌する．これらの現象から菌体の強度保持という細胞壁の生理的役割が想像できる．

B　グラム陽性菌細胞壁

グラム陽性菌の細胞壁は電子密度の高い厚い層として観察される．ペプチドグリカンが50〜60％を占め，その他にタイコ酸やリポタイコ酸，タンパク質などを含む．

タイコ酸 teichoic acid はリビトールやグリセロールがホスホジエステル結合で連結したポリマーで，これに糖や D-アラニンが結合している（図3.9）．タイコ酸には，その一端がペプチドグリカンの N-アセチルムラミン酸に結合しているペプチドグリカン結合型などがある（図3.9）．**リポタイコ酸** lipoteichoic acid はタイコ酸の類似体であるが，末端に脂溶性の脂肪酸をもつため，細胞膜に結合して細胞壁を貫通している（図3.6，図3.9）．タイコ酸やリポタイコ酸の機能は不明である．

細胞壁に結合するタンパク質として **M タンパク質**や**プロテイン A** が存在している（図3.6）．M タンパク質 M protein は化膿レンサ球菌の型特異的タンパク質であり，ペプチドグリカンに共有結合して細胞壁の一部を構成している．病原因子の1つであり，M タンパク質は菌株ごとの抗原性が違うので，化膿レンサ球菌の血清型別に利用される．

プロテイン A　protein A は細胞壁に存在するタンパク質で，黄色ブドウ球菌の表層に存在して抗原性を示し，免疫グロブリンの Fc 領域と結合して抗体のもつ生物活性を抑制することにより，菌が免疫系により排除されるのを防ぐ働きをもつ．

結核菌などの抗酸菌の細胞壁には超高級脂肪酸を含む**ミコール酸** mycolic acid が存在する．

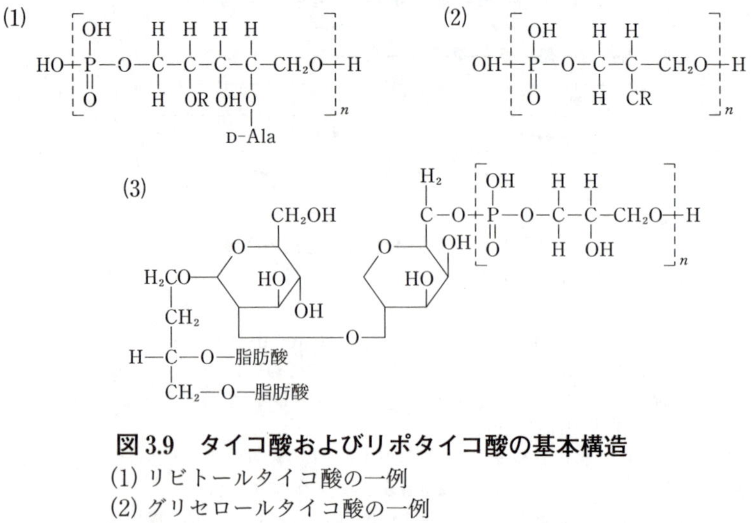

図3.9　タイコ酸およびリポタイコ酸の基本構造
(1) リビトールタイコ酸の一例
(2) グリセロールタイコ酸の一例
(3) リポタイコ酸の一例

C グラム陰性菌細胞壁

グラム陰性菌の細胞壁は最外層に**外膜**outer membrane，細胞質の外側に**内膜**inner membrane（細胞膜とも呼ばれる）が存在する．外膜には**リポタンパク質**lipoproteinや**リポ多糖**lipopolysaccharide（LPS）が存在する．外膜と内膜の間にペプチドグリカンを含む空間が存在し，これをペリプラスムという．

グラム陰性菌のペプチドグリカンの基本構造はグラム陽性菌と共通しているが，テトラペプチドのL-リシンがm-ジアミノピメリン酸 m-diaminopimelic acid に変化しており，これが隣接するテトラペプチドのD-アラニンと直接結合して架橋構造を形成している．グラム陰性菌では架橋は不完全であり，大腸菌では約50％といわれている．

外膜はペプチドグリカン層の外側に位置し，脂質二重層とタンパク質から成る．その構成成分はリン脂質，リポ多糖，リポタンパク質，物質の輸送や透過に関与するタンパク質などである．

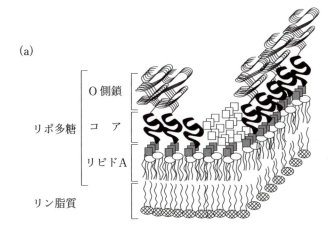

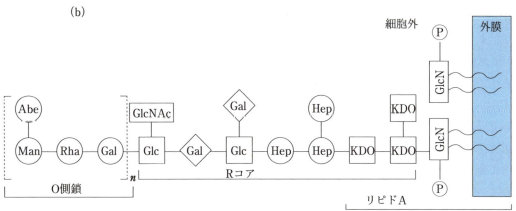

図3.10 グラム陰性菌細胞壁（外膜）のリポ多糖の模式図
(a) リポ多糖（LPS）の模式図．脂肪酸の部分は外膜に貫入している．リピドAの部分は多くの生物活性を担っている．コアの部分は比較的決まった構造をしているが，菌種によっては多少異なる．O側鎖の部分は菌種により，また血清型により異なる．
(b) サルモネラのリポ多糖の構造，～（波状）：脂肪酸，Ⓟ：リン酸，GlcN：グルコサミン，KDO：2-ケト-3-デオキシオクトン酸，Hep：ヘプトース，Gal：ガラクトース，Glc：グルコース，GlcNAc：N-アセチルグルコサミン，Rha：ラムノース，Abe：アベコース，Man：マンノース，n は30〜40．

リポ多糖は，構造的には外膜近くに位置し高分子の脂質より成るリピドA，遠くに存在する糖鎖（O側鎖）とこれらを連結する糖鎖（Rコア）の3部分から構成されている（図3.10）．リピドA部分は複数の脂肪酸を外膜の疎水性領域に挿入している．O側鎖は4〜5種類の糖のくり返し構造をとり，菌表面の抗原性（O抗原）を担っている．O側鎖を有する病原性細菌は宿主の貪食作用による食菌をまぬがれやすいので，病原性を発揮しやすい．

リポ多糖は細菌の内毒素（エンドトキシン endotoxin）であり，その毒性の本体はリピドAである．リピドAは熱に極めて安定である．リポ多糖は宿主に対して発熱性，血管拡張作用による血圧降下，血管内血液凝固作用，免疫賦活作用，抗腫瘍作用などを示す．グラム陰性菌は菌血症や敗血症の原因菌となるが，これらの患者に抗生物質などを多量に投与すると生体内で菌体が破壊されてリポ多糖が遊離され，発熱や血圧降下などを引き起こすことがある．また，注射剤や滅菌精製水の製造過程でグラム陰性菌が混入した場合，菌の生死に関わらずリピドAが発熱などの重篤な被害を起こすことがある．注射剤や滅菌精製水中の発熱性物質の存在を確認する方法として日本薬局方では「発熱性物質試験法」と「エンドトキシン試験法」が定められている．

外膜に存在するタンパク質としてポーリン porin がある．これは3分子のポーリンタンパク質が会合し，その中心に小孔を形成している．アミノ酸や糖類などの親水性の高い小分子がこの小孔を通って細胞内に取り込まれる．

ペリプラスムはグラム陰性菌の外膜と内膜の間に存在する間隙で，このスペース部分には多くの加水分解酵素や，外膜を通過してきた物質を細胞質に輸送する働きをする輸送タンパク質が局在している．また，走化性や能動輸送に関わる各種の結合タンパク質も存在する．

D 細胞壁ペプチドグリカンの生合成

細菌が分裂する際に，菌体の伸長と分裂に同調してペプチドグリカンが合成される（図3.11）．ブドウ球菌の場合，ペプチドグリカンの合成は細胞質内で UDP-N-アセチルグルコサミンから始まり，UDP-N-アセチルムラミルペンタペプチドが生成する．この中間体から UDP が脱離して，細胞膜に存在するリピド担体（ウンデカプレニルピロリン酸 undecaprenyl pyrophosphate）に移されてリピドⅠとなる．細胞膜上でこれに N-アセチルグルコサミンが付加してリピドⅡとなり，ついで，ペンタペプチドの3位のアミノ酸にグリシンが合計5分子結合してリピドⅡ-Gly_5が生成する．リピドⅡ-Gly_5は細胞膜を通過して細胞壁側に運ばれ，すでに存在するペプチドグリカン鎖に糖転移反応 transglycosylation とペプチド転移反応 transpeptidation を経て組み込まれる．この過程は，細胞膜外面に埋め込まれている一群の細胞壁合成酵素の働きで進行する．これらの酵素はトランスグリコシラーゼ活性，トランスペプチダーゼ活性，カルボキシペプチダーゼ活性のいずれか1種あるいは2種の活性を有する．細胞壁合成酵素はいずれもペニシリンと特異的に結合（共有結合）するので，ペニシリン結合タンパク質 penicillin-binding protein（PBP）と呼ばれている．

ペニシリンなどのβ-ラクタム系抗生物質はこの前駆体の一部（D-アラニン-D-アラニン）と構造が類似しているため，上述の前駆体と拮抗してトランスペプチダーゼと結合して酵素活性を不活性化し，細胞壁の正常な合成を阻害する．

黄色ブドウ球菌と大腸菌のペニシリン結合タンパク質の種類を図3.12に示す．黄色ブドウ球菌では4種類の PBP（PBP1〜4）が細胞膜に存在しており，PBP2 と PBP3 が β-ラクタム系抗生物質

の主要な作用点と考えられている．抗生物質のメチシリンに感受性を示す菌を**メチシリン感受性黄色ブドウ球菌** methicillin-sensitive *Staphylococcus aureus*（**MSSA**），耐性菌を**メチシリン耐性黄色ブドウ球菌** methicillin-resistant *Staphylococcus aureus*（**MRSA**）という．MRSA ではこれらの PBP のほかに，分子量 78000 の PBP 2′ が生産されている（図 3.12）．PBP 2′ はメチシリンをはじめとして，すべての β-ラクタム系抗生物質に極めて低い親和性しか示さないため，これらの薬剤によっては不活性化されない．したがって，他の PBP が薬剤で阻害されても，細胞壁の合成が可能となる．

　大腸菌では 7 種類の PBP が細胞膜に存在している（図 3.12，表 3.3）．PBP 1A と PBP 1Bs は，菌

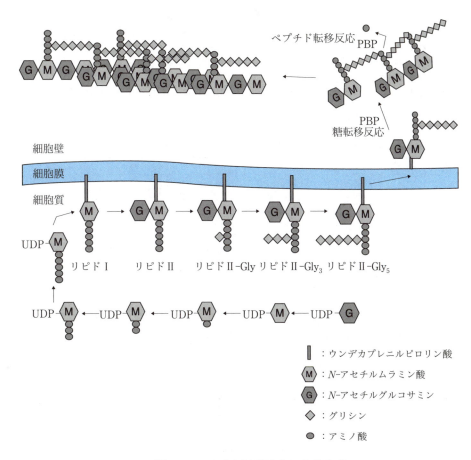

図 3.11　ペプチドグリカンの生合成

図はブドウ球菌の細胞壁ペプチドグリカンの生合成経路を模式的に示す．
<u>ステップ 1</u>（細胞質で進行）
　UDP-GlcNAc から出発して UDP-MurNAc が生成する．これに，1 分子ずつアミノ酸が合計 5 分子結合して（UDP-MurNAc）-ペンタペプチドが生成する．
<u>ステップ 2</u>（細胞膜で進行）
　（UDP-MurNAc）-ペンタペプチドが細胞膜に存在するリピド担体（ウンデカプレニルピロリン酸）に結合してリピド I となる．この糖部分に UDP-GlcNAc が結合してリピド II が生成され，この 3 番目のアミノ酸部分に順次グリシンが計 5 分子結合しリピド II-Gly$_5$ が生成される．
<u>ステップ 3</u>（細胞壁での架橋形成反応）
　リピド II-Gly$_5$ は，膜に存在する酵素の作用で細胞膜を通過して外側の細胞壁側に移動する．PBP の働きで糖転移反応により，すでに部分的に合成途上にあるペプチドグリカンの糖鎖部分に結合する．さらに，PBP のペプチド転移反応により既存のペプチドグリカンのペプチド鎖部分と架橋を形成する（架橋形成反応）．

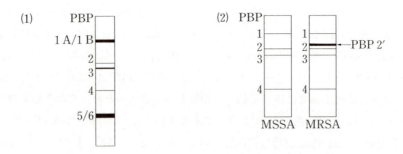

図 3.12 ペニシリン結合タンパク質の電気泳動像
細菌細胞壁ペプチドグリカンの生合成に関与する一群の酵素類は細胞膜に存在し，これらは膜画分の電気泳動により確認できる．これらはペニシリンに高い親和性を示して結合するので，ペニシリン結合タンパク質（PBP）と呼ばれている．
(1) 大腸菌の PBP
(2) 黄色ブドウ球菌の MSSA と MRSA の PBP．MRSA は新たに PBP 2′ が出現している．

表 3.3 大腸菌のペニシリン結合タンパク質（PBP）の種類と性質

PBP	分子量	酵素活性	役割
1 A	91 000	トランスグリコシラーゼ トランスペプチダーゼ	細胞壁の伸張（1 Bs の代替酵素）
1 Bs	90 000	トランスグリコシラーゼ トランスペプチダーゼ	細胞壁の伸張
2	66 000	トランスグリコシラーゼ トランスペプチダーゼ	形態形成（阻害されると桿菌が卵形化）
3	60 000	トランスグリコシラーゼ トランスペプチダーゼ	隔壁の合成
4	49 000	カルボキシペプチダーゼ エンドペプチダーゼ	細胞壁合成の補助的役割
5	42 000	カルボキシペプチダーゼ	細胞壁合成の補助的役割
6	40 000	カルボキシペプチダーゼ	細胞壁合成の補助的役割

が伸長する際のペプチドグリカンの合成に関与している．PBP 2 は形態形成に関与し，その作用が阻害されると桿菌から卵形に変化する．PBP 3 は菌が分裂する際の隔壁ペプチドグリカンを合成する．大腸菌の場合，PBP 1Bs と PBP 3 が阻害されると最も致命的な傷害を受ける．

バンコマイシン vancomycin はグリコペプチド系抗生物質で，細胞壁の生合成過程で前駆体のムレインモノマー murein monomer 中の D-アラニン-D-アラニン部分に結合し，モノマーが細胞壁の一部として取り込まれる段階（transglycosylation）を阻害する．その結果，正常なペプチドグリカンの合成が阻害され，細菌は浸透圧に耐えきれなくなり溶菌して死滅する．

3.1.5 細胞膜

細菌の**細胞膜** cell membrane（細胞質膜 cytoplasmic membrane）は，動物細胞の細胞膜と同様に，主としてリン脂質とタンパク質の二重層で構成されており，親水性物質の透過性は極めて低い．
細胞膜には菌の正常な活動に必要な種々のタンパク質が局在し，膜表面に存在するものやリピド

中に埋没するもの，膜を貫通するものなどがある．膜の主な働きは，(i) 酸化的リン酸化や膜ポテンシャルの形成によるエネルギーの産生，(ii) 栄養物の細胞内への輸送・濃縮，細胞内代謝産物の排出，(iii) 各種の刺激に対する受容体，などである．真核生物では，酸化的リン酸化はミトコンドリアで行われているが，細菌ではミトコンドリアではなく細胞膜で行われており，細胞膜にはシトクロムやユビキノンから成る電子伝達系が存在する．

A 物質の細胞内透過における膜の機能

イオンを含む種々の物質が細胞膜を通過して内部に取り込まれる機構には**受動輸送** passive transport と**能動輸送** active transport の2種類がある．受動輸送は，物質の電気化学ポテンシャル差に従ったもので，拡散による膜透過である．この場合，細胞内外の電気化学ポテンシャル差（非電荷物質では濃度差）がゼロに到達すると，それ以上の輸送は起こらない．

能動輸送は，物質の電気化学ポテンシャル差に逆らった輸送であり，自由エネルギーを供給する必要がある．そのエネルギー源として，主に自由エネルギーを介した膜ポテンシャル（ΔpH），ATP，ホスホエノールピルビン酸（PEP）がある．細菌は内膜に存在する能動輸送機構を働かせて，外界に希釈された状態で存在する栄養分を効率よく細胞内に取り込み濃縮する．

1) 基質のリン酸化を伴う能動輸送系

環境中にグルコースやマンノースなどの糖が存在すると，細菌はホスホトランスフェラーゼシステム（PTS系）を利用してリン酸化を伴う能動輸送によりこれらを細胞内に取り込む（図 3.13）．このシステムでは，ホスホエノールピルピン酸（PEP）の高エネルギーリン酸がPTS酵素Ⅰにより Hpr タンパク質（Hpr）に転移されてリン酸化 Hpr（Hpr-P）となる．グルコースが存在する場合は，Hpr-Pのリン酸はPTS酵素Ⅲに転移して，リン酸化PTS酵素Ⅲ（酵素Ⅲ-P）となる．酵素Ⅲ-Pは細胞膜に存在するグルコース輸送タンパク質と共役してグルコースをリン酸化して細胞内に取り込む．

また，Hpr-Pは細胞膜に存在するマンノースやフルクトースなどの輸送タンパク質と共役してこれらをリン酸化して細胞内に取り込む．

2) 水素イオンの濃度勾配をエネルギー源とする能動輸送

細菌は電子伝達系を介してH^+（プロトン）を細胞外に排出して細胞内のpHを約7.8に保持している．このプロトンの膜外への排出により細胞膜の内外にプロトン電気ポテンシャル差（ΔpH，またはプロトン駆動力）が形成される．このポテンシャル差（水素イオン濃度勾配）を利用してプロトンが膜内に再流入する際に細胞外の物質が内部に輸送される（図 3.13）．この輸送系を介して運搬される物質として，ラクトース，アラビノース，グルタミン酸などの多くの糖やアミノ酸がある．

3) ATPをエネルギー源とする能動輸送

大腸菌やサルモネラなどのグラム陰性菌は，培地中のマルトースやヒスチジンなどと結合するタンパク質（マルトース結合タンパク質，ヒスチジン結合タンパク質）がペリプラスムに存在し，細胞質内のATPをエネルギー源としてこれらの物質を細胞内に取り込む（図 3.13）．

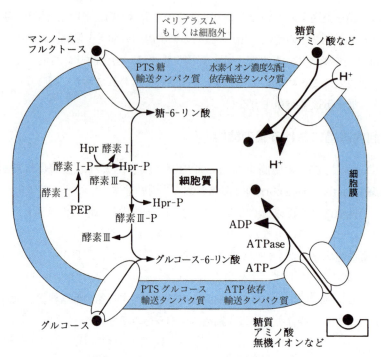

図 3.13 細胞の主な能動輸送タンパク質
細菌の能動輸送は，利用するエネルギーの形態により 3 グループに分けられる．
(1) ホスホエノールピルビン酸をエネルギー源とする輸送．グルコース，マンノース，フルクトースなどの糖が輸送される．
(2) 水素イオンの濃度勾配をエネルギー源とする輸送．ラクトース，アラビノース，アミノ酸などが輸送される．
(3) ATP をエネルギー源とする輸送．マルトース，ヒスチジンなどが輸送される．

B　タンパク質の分泌

　細菌は，外毒素や病原因子を含む種々のタンパク質を細胞外に分泌する．そのために様々なタイプの分泌装置をもっている．代表的な分泌装置は **Sec 分泌系**（Sec 膜透過装置）と呼ばれるものである．一般に分泌タンパク質は，まずリボソーム上で N 末端側に余分のペプチド（シグナルペプチド signal peptide）が連結した状態で合成される．タンパク質の膜透過に関与する装置は数種類のタンパク質から構成されており，その 1 つの SecB タンパク質がこのシグナルペプチドをもつ分泌タンパクを認識して膜表面に移行する．さらに，SecA，SecY，SecE などの膜結合タンパク質の働きでシグナルペプチド部分が切断を受けながら分泌タンパク質本体は膜を通過して細胞外へ押し出されて分泌される（図 3.14）．

　Sec 分泌系以外にも，細菌の種類により特有の分泌装置があり，I 型から IV 型の 4 つのタイプに分類されている．III 型や IV 型の分泌装置は針状の構造を有し，病原因子などを直接に宿主細胞に注入することができる．

C　薬剤排泄

　細菌の示す薬剤抵抗性の機構の 1 つに，菌体内に取り込んだ薬剤を体外に排出する機構があり，特

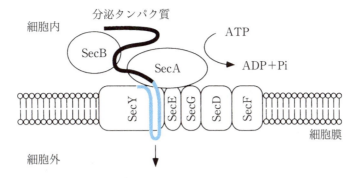

図 3.14　細菌のタンパク質膜透過装置

細菌のタンパク質膜透過装置は，グラム陽性菌と陰性菌で多少の違いがあるものの，基本的なシステムはほとんど違いがなく，膜タンパク質の SecD，SecE，SecF，SecG，SecY と ATPase 活性をもつ SecA タンパク質から構成される．膜透過シグナルをもつタンパク質は，SecB などの分子シャペロン*により膜透過に適した高次構造に保たれ，SecA により膜チャンネルの外へ押し出される．図中の分泌タンパク質の黒線部分は分泌タンパク質の本体領域，青線部分はシグナル配列領域を示す．

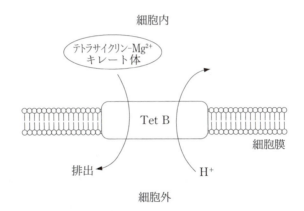

図 3.15　テトラサイクリン輸送機構

テトラサイクリンは，Mg^{2+}，Mn^{2+} などのキレート体として，H^+ とのアンチポートにより能動的に排出される．細胞膜に局在している特定のタンパク質が輸送に関与しており，例えばテトラサイクリン系薬剤の排出には TetB が働いている．

定の薬剤に特異的な単剤排出と，多種類の薬剤を排出する多剤排出が知られている．大腸菌や枯草菌で想像されているテトラサイクリン排出ポンプの模式図を図 3.15 に示す．テトラサイクリンは Mg^{2+}，Mn^{2+} などに対するキレート体として作用し，H^+（プロトン）とのアンチポーターにより能動的に排出される．アンチポーター（対向輸送）とは，ある物質（イオンを含む）が生体膜を通して輸送される際に，それと共役した他の物質（イオンを含む）が同一の担体により逆向きに輸送されることをいう．

---

*分子シャペロン：熱ショックタンパク質の一群に属するタンパク質のうち，他のタンパク質の高次構造や生体膜の構造の形成や修復に関与するタンパク質．

D 走化性 chemotaxis

　細菌が生息している環境が常に好ましい状況とは限らず，栄養分が極めて希薄なために餌を求めて泳ぐ必要もあり，また有害な物質からは逃避行動をとる必要がある．これらの運動はすべて細菌の鞭毛運動によりもたらされ，これを**走化性**という．細菌は鞭毛の回転方向を変え，smoothing（反時計回り）と tumbling（時計回り）をくり返して**誘引物質** attractant に接近したり，**忌避物質** repellent から遠ざかる行動をとる．

　生育環境中の情報を細胞内に伝える機構として，シグナル伝達が知られている．細胞膜には MCP (methyl-accepting chemotaxis protein) と呼ばれる各種の物質に対する受容体が存在する．大腸菌では4つの MCP が2量体として存在する．この2量体に誘引物質が結合すると，メチル転移酵素によりメチル化される．メチルのシグナルが続いている間は，細菌は鞭毛を反時計回りに回転させて直線的に泳ぎ，その誘引物質に接近していく．一方，誘引物質の濃度が低下したり忌避物質の存在を感知すると，MCP のメチル基は除かれ，細菌は鞭毛を時計回りに回転させて旋回運動を行う．走化性にかかわるシグナル伝達の様式を図 3.16 に示す．

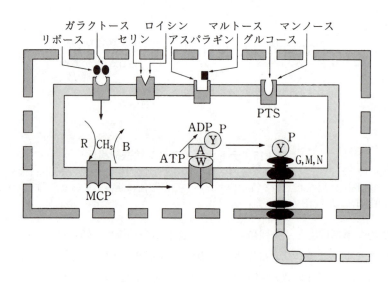

図 3.16　走化性にかかわるシグナル伝達の様式

化学物質はペリプラスムに存在する結合タンパク質や内膜の受容タンパク質で感知され，それは細胞内にシグナルとして伝達される．図中の大文字の1文字アルファベットはシグナル伝達に関与する Che タンパク質を表す．例えば大腸菌の場合，ガラクトースが誘引物質としてペリプラスム内膜に存在するガラクトース結合タンパク質と結合すると，この情報が MCP に伝達される．その結果，MCP はメチル化され，シグナル伝達系におけるそれ以後のシグナルの伝達が遮断される．この状態では鞭毛は反時計回りに回転し続ける．誘引物質の濃度が低下したり忌避物質の存在を感知すると，MCP のメチル基は脱メチル化される．この情報は CheW を介して CheA に伝達され，CheA はこのシグナルを CheY に伝えこれをリン酸化する．リン酸化された CheY は MCP 複合体から遊離して鞭毛のローター部に達し，鞭毛の反時計回りの回転を制御する．

3.1.6 細胞質 cytoplasm

細菌の細胞質には 染色体（核様体と表示されることもある），プラスミド，リボソーム，顆粒などが存在する．

A 核様体

核様体 nucleoid は DNA が本体であり，真核細胞との対応上から染色体 chromosome と呼ばれることもある．細菌では厳密には染色体を形成しないが，通常は染色体または染色体 DNA と呼ばれている．一般に環状構造をとっている場合が多い．DNA の大きさは数千 kb（キロ塩基対）で，大腸菌では約 4600 kb，長さは約 1.3 mm である．

B プラスミド

プラスミド plasmid は，染色体 DNA とは別個に，自律的複製機能をもつ小さな DNA（数 kb 〜数百 kb）として細胞質内に存在する場合がある．プラスミドには種々の遺伝情報が存在しているが，菌の増殖には必須ではない．性決定因子（F プラスミド），薬剤耐性を支配する因子，コリシン産生因子などがある．

C リボソームと顆粒

リボソーム ribosome は細胞質に多数存在する顆粒で，沈降係数が 70S の粒子であり，30S と 50S サブユニットから構成されている．菌体内タンパク質の合成が営まれている．リボソームは RNA とタンパク質からなり，50S サブユニットは 23S RNA と 5S RNA を含み，30S サブユニットは 16S RNA をもつ．

細胞膜は，ところどころで細胞質内に入り込み**メソソーム** mesosome を形成する．また，**ポリリン酸**からなる顆粒（**異染小体**），**ポリ-β-ヒドロキシ酪酸顆粒**，**グリコーゲン顆粒**，**硫黄顆粒**などがあり，エネルギーの貯蔵源と考えられている．

3.1.7 外部構造

細菌の外部構造として，細胞壁から突出したり細胞壁を取り囲む特殊な構造が存在するものがある．

A 鞭毛 flagella

運動性を示す細菌では，細胞膜から細胞壁を貫通して菌体外に鞭毛が存在する．鞭毛の有無や数，存在部位は菌種により一定なので，O 抗原と同様に細菌同定の基準の１つになっている．鞭毛の菌体への付着の様子から無毛性，単毛性，両毛性，叢毛性，周毛性または側毛性の菌などに分けられる．腸炎ビブリオは同一菌体に極単毛と側毛を有する．

鞭毛は構造的には，細胞表面に突出した**フィラメント** filament および**フック** hook，細胞への付着部位の**基部** basal structure から構成される（図 3.17）．フィラメントは幅 13 〜 30 nm のらせん構造

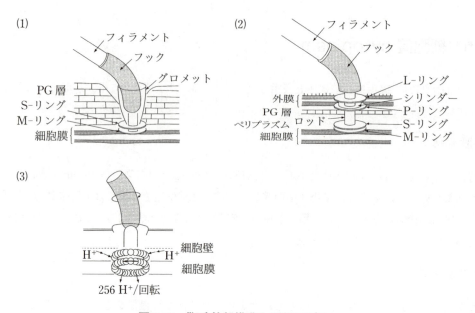

図 3.17 鞭毛基部構造と回転モデル
(1) グラム陽性菌　(2) グラム陰性菌　(3) 鞭毛の回転モデル

を有する長い線維で，長さは 10 μm の場合もあり，単一タンパク質の**フラジェリン** flagellin（分子量 4～5万程度）がらせん状に配列した円筒状の重合体である．

細菌の運動は鞭毛の回転により生じるが，この回転は 16 個のサブユニットから成る M-リングへの H^+ の流入で起こり，鞭毛モーターは毎秒 100 回転以上の速さで回る．

フィラメントを構成するタンパク質成分が**鞭毛抗原**（H 抗原ともいう）となり，そのタンパク質の種類は菌種により異なる．例えば，腸管出血性大腸菌 O157：H7 は，O 抗原で分類したとき 157 番目に相当し，鞭毛抗原で分類したとき 7 番目に相当することを意味する．

> O 抗原：グラム陰性菌の外膜に存在するリポ多糖を構成する成分の 1 つである O 側鎖は，4～5 種類の多糖の繰り返し構造をとっている．この O 側鎖の多糖構造の相違により異なる抗原性を示し，これを O 抗原という．大腸菌の O 抗原は O1 から O181 まで存在する（O31，O47，O67，O72，O93，O94，O122 は現在欠番）．サルモネラ属では 64 の O 抗原に分けられている．O 抗原合成能が欠落すると SR 変異が起こり，R 変異株は食作用を受けやすく，毒力が低下し起病性を失う．
>
> H 抗原：鞭毛を構成するタンパク質の構造や組成の違いにより異なる抗原性を示し，これを H 抗原という．大腸菌では，H1 から H56（H13，H22 は欠番）に分類されている．H 抗原は易熱性を示す．運動性細菌のみが H 抗原をもつ．

B　線毛 pili　（繊毛 fimbriae）

一般にグラム陰性菌にみられ，直径約 7.5～10 nm，長さ 2～3 μm の中空の線維状構造物である．数十～数百本が菌体表面に着生する．**ピリン** pilin（またはフィンブリリン fimbrillin）と呼ばれる分子量 17000 の球状タンパク質がらせん型に配列している．線毛は機能的に大きく 2 種に分けられ，細

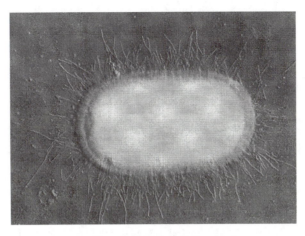

図 3.18　毒素原性大腸菌の線毛
(出典：日本細菌学会教育資料集)

菌の接合に働く**接合線毛** conjugative pili（または性線毛 sex pili）と細菌の宿主の細胞表層への付着に関与する**付着線毛**がある．図 3.18 に毒素原性大腸菌の線毛を示した．

C　莢膜と粘液層

細胞壁の外側に多糖体から成る高分子の粘稠な層が存在し，細胞壁に強固に結合し境界が明瞭なものを**莢膜** capsule といい，無定型で不明瞭なものを**粘液層** slime layer と呼ぶ．いずれも菌にとって不可欠の構造ではない．多くの場合，莢膜または粘液層を構成する物質はグルクロン酸などのウロン酸を含む多糖体であり，細胞壁や菌体成分には見られない糖を含むことが多い．莢膜を持つ細菌は感染の際に白血球の食菌作用に抵抗性を示す．

3.2　芽胞（内生胞子）spore (endospore)

バシラス（*Bacillus*）属やクロストリジウム（*Clostridium*）属のグラム陽性菌は**芽胞形成菌**であり，生育環境の劣悪化に応じて**芽胞**（**内生胞子** endospore）を形成する．芽胞は他の細菌に比べて極めて高い抵抗性を示し，芽胞形成菌は病原性を有するものが多い．「感染症の予防及び感染症の患者に対する医療に関する法律」において，**炭疽菌**（*B. anthrasis*）や**ボツリヌス菌**（*C. botulinum*）が原因となる感染症は 4 類感染症に指定されている．炭疽菌は耐久性の強い芽胞を形成するので，バイオテロの対策上十分な取締りと管理が求められている．また，ボツリヌス菌は死亡率の高い食中毒原因菌でもあり，**セレウス菌**（*B. cereus*）は食中毒原因菌と同時に医療用寝具などの汚染による院内感染の原因菌としても注目されている．**ウエルシュ菌**（*C. perfringens*）は食中毒の原因菌でもあり，ガス壊疽症の起因菌でもある．**破傷風菌**（*C. tetani*）は，特に土壌中に広く存在しているため，外傷部位に菌が深く入り込むような感染を受けると，菌の増殖による組織の壊死などを引き起こす．芽胞形成菌による食品製造過程や医薬品製造過程で汚染が生じた場合には，通常の消毒では除菌が極めて困

難である．したがって，芽胞形成菌に対する汚染防御は医療領域や食品衛生の分野における重要な課題である．

3.2.1 芽胞の形成と構造

一般に細菌は，生育環境中に十分な栄養分が存在すると二分裂して増殖を続けるが，栄養源を消費しつくすと増殖を停止して，最終的には溶菌を起こして死滅する．一方，芽胞形成菌は栄養分が存在する間は増殖をくり返すが（この時期の増殖を栄養増殖と呼び，菌体を栄養細胞という），栄養分が枯渇すると極めて強い耐久性を示す芽胞を形成して生存を計る．代表的な芽胞形成菌の**枯草菌**（*B. subtilis*）の栄養増殖と芽胞形成および発芽（これらの過程を生活環という）を位相差顕微鏡で観察した様子を図 3.19 に示す．一様に暗黒色の桿状を示す栄養細胞，細胞の内部に光屈折性を示す米粒状の細胞（フォアスポアという）を形成している芽胞形成期細胞，光屈折性を示す成熟した芽胞が認められる．また，芽胞は栄養分と接触すると発芽が誘導され，芽胞の一部を破り暗黒色の形態を示す栄養細胞が出現する．

電子顕微鏡による芽胞の形態観察像を図 3.20 に示し，芽胞を構成する主な成分を表 3.4 に示す．芽胞はその最外層から**エキソスポリウム** exosporium，**芽胞殻** spore coat，フォアスポア外膜 outer forespore membrane，**コルテックス** cortex，**芽胞細胞壁** germ cell wall，フォアスポア内膜 inner

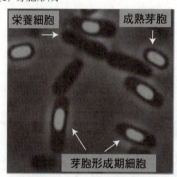

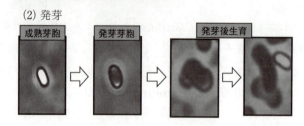

図 3.19　芽胞形成菌の生活環

(1) 栄養細胞から芽胞への変化
　位相差顕微鏡観察で栄養細胞は一様に暗黒色の桿状像を示す．芽胞形成期細胞では栄養細胞の中に光屈折性を示す米粒状の細胞が出現し（これをフォアスポアと呼ぶ），さらに成熟して光屈折性を示す芽胞が形成される．
(2) 発芽
　芽胞は栄養分と接触すると発芽が誘導され，光屈折性を失い暗黒色を示す細胞に変化し，母細胞の一部を破り栄養細胞が出現する．

forespore membrane および**コア** core から構築されている．

　芽胞殻は芽胞乾燥重量の 30 〜 60％を占める主要成分であり，主にタンパク質から構成され，形態的には外層の電子密度の高いアウターコートと内層のラメラ構造を呈するインナーコートから構成されている．枯草菌では芽胞殻を構成するタンパク質は 70 種類以上が同定されている．その多くの機能は不明であるが，芽胞殻の構築において各々のタンパク質が集合する過程に関与しているタンパク質も知られている．

　コルテックスは，基本的には栄養細胞の細胞壁ペプチドグリカンの構造と類似しているが，一部独特の構造も含まれている．芽胞細胞壁は基本的には栄養細胞と同様なペプチドグリカンから構成され，発芽後に生育する細胞の細胞壁になる．エキソスポリウムは，枯草菌などの多くの芽胞では存在していないか，あるいは存在していても薄膜状に観察されるのみである．

　細胞の中心のコア core は細胞質に相当し，核酸や種々の酵素などが含まれている．コアの水分含量は極めて低い状態にあるが，コルテックスが水分含量の低下に重要な働きをしている．芽胞の特徴的な成分として**ジピコリン酸** dipicolinic acid（DPA）や低分子酸可溶性芽胞タンパク質（SASP）が

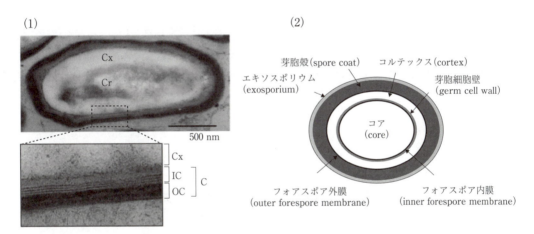

図 3.20　芽胞の構造
(1) 枯草菌芽胞の電子顕微鏡観察像
　　C：芽胞殻，OC：アウターコート，IC：インナーコート，Cx：コルテックス，Cr：コア
(2) 一般的な芽胞の構造模式図

表 3.4　芽胞の主な構成成分

芽胞構成成分	組　成
芽胞殻（スポアコート）	
アウターコート	主にタンパク質
インナーコート	主にタンパク質
コルテックス	主にペプチドグリカン
コ　ア	DNA，RNA，ジピコリン酸，SASP など

SASP：低分子酸可溶性芽胞タンパク質

存在している．また，多くの芽胞ではコア内の Ca 含量が高いので，ジピコリン酸は Ca とキレートを形成して存在していると考えられている．

3.2.2　芽胞の抵抗性

芽胞は極めて高い抵抗性を示す（表3.5）．栄養細胞は 85 ℃，30 分の加熱でほとんど死滅するが，芽胞では生存可能である．さらに，各種の消毒剤や化学薬品，乾燥，紫外線，放射線などの化学的・物理的処理に対してはるかに高い抵抗性を示す．したがって，医療現場における消毒・滅菌操作による細菌感染の管理と制御に十分な注意を払う必要がある．

芽胞のコアの水分含量は極めて低く脱水に近い状態にあり，これがコア内の各種の酵素や生体高分子の安定化に寄与していると考えられている．また，紫外線照射で栄養細胞では，同一 DNA 鎖上の隣接するチミン間でシクロブタン型チミン二量体が生成するが，芽胞の場合は主に**芽胞光生成物** spore photoproduct が生じる（図3.21）．これらの紫外線照射生成物が存在すると，DNA の正常な複製は阻害されるので菌は死滅する．芽胞には特異的な修復酵素系が存在し，発芽時に芽胞光生成物を元の状態に戻す機構が動いているため，紫外線抵抗性を示すと考えられている．また，コア内の低分子酸可溶性芽胞タンパク質が DNA と特異的に結合してその安定化に寄与していると考えられている．芽胞殻は化学薬品や分解酵素に対する抵抗性に関与するが，熱抵抗性や放射線抵抗性には関与していない．

表3.5　枯草菌芽胞の各種処理に対する抵抗性

処　理	生存率（%）	
	栄養細胞	芽　胞
加熱（85 ℃，30 分）	$< 10^{-4}$	79
過酸化水素（4M, 20 分）	$< 10^{-6}$	64
凍結乾燥（1 回）	2	100
UV 照射（100 J/m^2）	0.3	50
γ 線照射（100 krads）	1	28

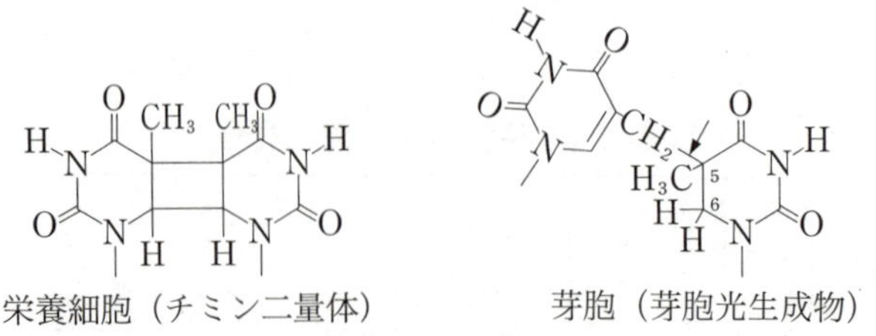

栄養細胞（チミン二量体）　　　　芽胞（芽胞光生成物）

図3.21　UV 照射生成物の構造
UV 照射により DNA 上でチミン二量体が形成される．芽胞の場合には芽胞光生成物が形成される．矢印は芽胞中に特異的に存在する DNA 修復酵素の作用点を示し，この酵素の働きで発芽の際に芽胞光生成物の二量体結合部位が切断されチミンに戻る．

3.2.3　細菌の芽胞形成

　栄養増殖と芽胞形成 sporulation の過程を模式的に図3.22に示す．芽胞形成は栄養成分の枯渇がシグナルとなり誘導され，(i) 栄養細胞の不等分裂に伴う母細胞とプレスポアと呼ばれる2つの細胞画分の生成，(ii) 母細胞に由来する原形質膜でプレスポアが取り囲まれる過程（エンガルフメントという）によるフォアスポアの形成，(iii) フォアスポアの外側でのコルテックスと芽胞殻の形成，(iv) 芽胞の成熟と母細胞の自己溶解による芽胞の放出，の段階を経て進行する．不等分裂の際に生じるプレスポアと母細胞の両画分には全く同質の遺伝情報が配分される．

　芽胞形成には種々の遺伝子が関与し，転写レベルで厳密に制御されている．芽胞形成の特定の時期に特定の細胞画分（母細胞，プレスポア／フォアスポア）で特定の遺伝情報が発現されている（図

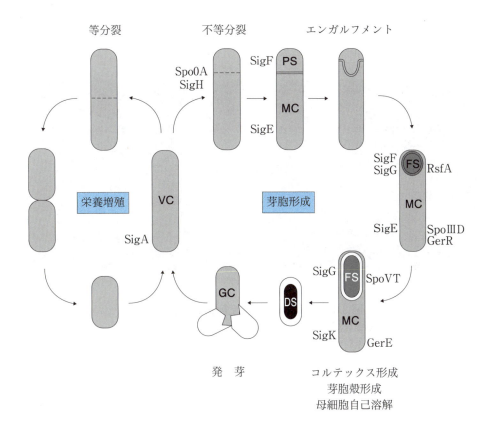

図3.22　枯草菌の栄養増殖と芽胞形成

栄養細胞（VC）は栄養分が存在する限り等分裂を繰り返して増殖を行う（栄養増殖）．栄養分の枯渇により芽胞形成が誘導されると，不等分裂によりプレスポア（PS）と母細胞（MC）が形成され，プレスポアは母細胞に由来する原形質膜で取り囲まれる過程（エンガルフメント）を経て母細胞に包み込まれてフォアスポア（FS）となる．フォアスポアは，その外側に芽胞殻とコルテックスが形成され，最終的に母細胞が自己溶解して成熟芽胞（DS）が放出される．芽胞は栄養分と接触すると芽胞の殻を破って発芽芽胞（GC）が出現する．
栄養増殖期に機能する主要シグマ因子はSigAである．一方，芽胞形成期に特異的に機能する遺伝子の発現は種々のシグマ因子（SigH, SigF, SigE, SigG, SigK）とその他の転写調節因子（Spo0A, RsfA, SpoIIID, GerR, SpoVT, GerE）により時間的・空間的に制御されている．

3.22).このとき,RNA ポリメラーゼ（RPase）が中心的な役割を果たしている.RPase は α,β,β′,σ の 4 種類のタンパク質成分から構成される複合体であり,シグマ（σ）因子は RPase の DNA 転写調節に重要な働きをしている.栄養増殖期に機能するシグマ因子は SigA である.他方,芽胞形成期には各段階で種々のシグマ因子（SigH, SigF, SigE, SigG, SigK）が順次置換することにより転写が調節され,芽胞形成の開始や進行に必要な情報が発現される.また,この時他の転写調節因子（Spo0A, RsfA, GerE など）も協調的に働いている.このように芽胞形成は時間的・空間的に厳密に制御されて進行する.

3.2.4 発 芽

劣悪な環境に耐えて休眠状態を長期間維持できる芽胞は,栄養分やグルコース,L-アラニンなどと接触すると速やかに発芽 germination して抵抗性などの特性を一挙に失い,栄養細胞に戻り再び増殖を開始する.図 3.19 (2) に位相差顕微鏡観察による枯草菌芽胞の発芽過程を示す.また,図 3.23 は,走査型電子顕微鏡観察による発芽の様子を観察したものである.

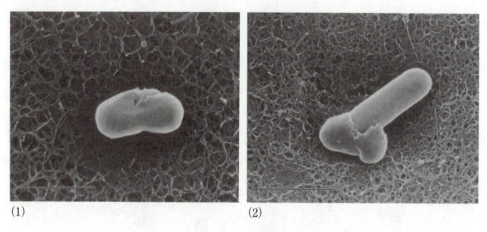

図 3.23　枯草菌発芽の走査型電子顕微鏡像
(1) 枯草菌芽胞は発芽初期に細胞の一部に亀裂が入る.
(2) さらに時間が経過すると亀裂から新しい菌の成長が始まる.
（天児和暢（1998）写真で語る細菌学,九州大学出版会）

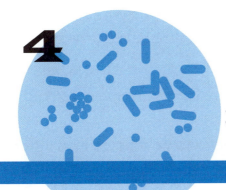

4 微生物の増殖と培養

4.1 微生物の発育と増殖

　一般に細菌の構成成分の合成に伴い菌体の大きさが増すことを発育といい，個体の数が増すことを増殖という．細菌は一定の周期で1個の細胞が同じ2個の細胞に分裂を繰り返して増殖する．このような増殖様式を<u>二分裂</u>という．細胞の分裂に伴い，遺伝子であるDNAが正確に複製され両細胞に分け与えられる．また，細胞膜，細胞壁，鞭毛や線毛などの付属器官も同時に合成され，同様の特徴をもつ2個の細胞が生まれる．

4.2 栄養素

　細菌は，栄養素として無機物のみで増殖できる<u>独立栄養菌</u> autotrophic bacteria と，無機物のほかになんらかの有機物を必要とする<u>従属栄養菌</u> heterotrophic bacteria がある．病原細菌はすべて従属栄養菌である．

4.2.1 炭素源

　炭素は，生体構成成分やエネルギー源のための必須因子である．多くの細菌は，生体中や培地中に含まれる糖類を炭素源として利用する．単糖，特にグルコースが優先的に利用されるが，二糖類，多糖類，脂肪酸，アルコールなどの有機物も利用される．
　特定の条件下で，特定の糖を利用する性質を利用して細菌の鑑別が可能である．例えば，同じ腸内細菌科に属するサルモネラ属菌と大腸菌とでは，ラクトースの利用能が異なっており，前者はラクト

ースを利用できない．そこで，ラクトースとpH指示薬を添加した培地を用いることで，利用能がある大腸菌は，ラクトースの分解により生じた有機酸でpH指示薬が呈色し，呈色しないサルモネラ属菌と見分けることができる．

4.2.2 窒素源

窒素はアミノ酸，タンパク質，核酸塩基などの菌体成分の合成のための必須因子である．多くの細菌はアンモニウム塩，亜硝酸塩，硝酸塩などの無機化合物やタンパク質，ペプトン，アミノ酸などを窒素源とするが，分子状の窒素を利用する細菌もいる．

多くの病原性細菌は従属栄養菌で，増殖のために各種のアミノ酸を栄養源として要求する．実際の培養には動物から抽出した肉エキス，ミルクカゼイン，大豆タンパク質などをタンパク質分解酵素で加水分解したペプトンなどを培地に加える．ペプトンは，ポリペプチド，ジペプチドおよびアミノ酸を含んでいる．

4.2.3 無機塩類

細菌の生存と増殖に多種類の無機塩類が必要である．これらは細胞成分として，またpHや浸透圧の調節，酵素の活性調節に不可欠である．

リンは，ATP，核酸，リン脂質，補酵素などの構成成分として必須である．イオウは含硫アミノ酸（メチオニン，システイン）としてタンパク質に多く含まれている．その他，Mg，K，Na，Ca，Feを必要とし，Mn，Co，Zn，Cu，Moなどが微量元素として必須である．

4.2.4 発育因子 growth factor

細菌の中には，自身では合成できない補酵素またはその前駆体を発育に必要な因子として要求する場合がある．チアミン（ビタミンB_1），リボフラビン（ビタミンB_2），ピリドキシン（ビタミンB_6），ビオチン，ニコチン酸，パントテン酸，葉酸などのビタミン類や各種のアミノ酸，プリンやピリミジンなどの核酸塩基がある．

酵母には各種のビタミン，ミネラル，アミノ酸が極めて豊富に含まれているので，その抽出液の酵母エキスを発育因子の供給源として培地に添加することも多い．

また，発育のために特殊な因子を必要とする細菌も存在する．例えば，インフルエンザ菌 *Haemophilus influenzae* は，発育のために血色素の成分であるヘミンhemin（X因子）とニコチンアミドアデニンジヌクレオチドnicotinamide adenine dinucleotide（NAD）（V因子）を要求し，人工培地で発育させるためにはこれらを培地に添加する必要がある．

4.3 増殖因子

4.3.1 水　分

　細菌細胞の75～85％は水が占めている．水は細胞内の代謝や化学反応の溶媒として必要であり，また，物質の取り込みと老廃物排泄の媒体でもある．一般に細菌は，水分不足の状態では十分な栄養分が存在しても生育できない．このことから，乾燥は細菌類の発育を抑える方法として重要であることがわかる．しかし，真菌類は細菌に比べて水分が少ない乾燥状態でも生育できる．

4.3.2 温　度

　増殖に最も適した温度（<u>至適温度</u> optimal temperature）は菌種により異なり，一般に表4.1に示すように3群に大別される．

　病原細菌の至適温度は体温に近い37℃付近である．増殖可能温度も菌種により異なるが，淋菌では30～38.5℃と狭く，ブドウ球菌では7～46℃，エルシニアでは4～42℃，リステリア属菌では0～42℃と極めて広い．低温で増殖可能な細菌は，冷蔵庫などで低温保存中の輸血用血液を変質させたり，低温保存食品を腐敗させて食中毒を起こしたりする原因となるので，低温保存は細菌の増殖阻止に万能ではないことに留意すべきである．

表 4.1　増殖温度による細菌の分類

細菌の種類	増殖至適温度	増殖可能温度
低温菌 Psychrophile	12～18 ℃	0～25 ℃
中温菌 Mesophile	30～38 ℃	10～45 ℃
高温菌 Thermophile	55～65 ℃	25～75 ℃

4.3.3 水素イオン濃度（pH）

　増殖に最も適したpH（<u>至適pH</u> optimal pH）は6.0～8.0の範囲にある．ほとんどの病原菌の至適pHは宿主の体液のpHとほぼ同じ7.2～7.6であるが，コレラ菌ではややアルカリ側（pH 7.8～8.0），結核菌ではやや酸性側（pH 6.4～7.0）である．

4.3.4 酸　素

　細菌は酸素の存在下でのみ増殖可能なものから，酸素が有害に作用するため酸素の存在を全く必要

としないものなど多様である．細菌は酸素の影響により次の3種類に分類される．

A 偏性好気性菌 obligate aerobe

増殖に酸素を必要とする細菌のグループであり，シトクロム系酵素やカタラーゼを保持し，好気的にエネルギーを獲得する（呼吸）．病原菌の代表例として，ジフテリア菌，結核菌，緑膿菌，百日咳菌などがある．

また，大気中の酸素分圧より低い分圧のときに最も良く増殖するものがあり，これらは微好気性菌と呼ばれ，カンピロバクターやヘリコバクターがこのグループに属する．

B 偏性嫌気性菌 obligate anaerobe

酸素がない状態でのみ増殖できる細菌のグループであり，細胞内に生じる有害な過酸化物を処理する能力を欠いているため，酸素の存在下では死滅するか，増殖できない．嫌気的にエネルギーを獲得する（発酵）．このグループに属する主な病原菌としてクロストリジウム属菌（破傷風菌，ボツリヌス菌，ウエルシュ菌）やバクテロイデス属菌などがある．

C 通性嫌気性菌 facultive anaerobe

酸素の有無にかかわらず増殖できる細菌である．酸素の存在下では好気的呼吸によりエネルギーを獲得し，無酸素状態では嫌気的な発酵によりエネルギーを獲得する．多くの細菌はこのグループに属する．一般的に，好気呼吸の方が発酵と比較し，エネルギー産生効率が高いため，好気条件の方が菌の発育が早い．

4.3.5 二酸化炭素

細菌は有機酸の代謝過程で二酸化炭素を産生するので，その量で増殖には十分である．しかし，高濃度の二酸化炭素を必要とする細菌として淋菌，髄膜炎菌，ジフテリア菌，カンピロバクター，ヘリコバクターなどがあり，増殖には5〜10％の二酸化炭素を必要とする．

4.3.6 浸透圧と塩濃度

一般的な細菌は，浸透圧が等張の塩濃度の培地で増殖させる．しかし，腸炎ビブリオなどの海洋細菌は3％前後の塩化ナトリウムの存在が必要であり，無塩状態では菌は増殖できず溶菌する．このような菌を好塩菌という．また，ブドウ球菌は耐塩性を示し，高い塩濃度（7〜10％）でも増殖できる．一般細菌は塩濃度が高い条件で発育が抑えられるため，塩濃度が高い培地は，好塩菌および耐塩菌を選択的に増殖させる選択培地として用いられている．

4.4 培養と培地

　適当な栄養素や増殖因子などを加えて環境を整えて細菌を増殖させることを**培養** cultivation といい，そのように調整したものを**培地** culture medium という．

　培地は性状により**液体培地**と**固形培地**に分けられる．固形培地は，液体培地に 1.5％前後の寒天を加えて固化させたものである．培地をシャーレに入れて固化させたものを寒天平板培地，試験管に入れて固化した高層培地や斜面培地，半高層培地などがある（10.2 節参照）．また，細菌の運動性を調べる目的には，寒天濃度を 0.3～0.5％程度に減じた半流動培地を用いる．

　液体培地は，高密度に培養することが可能である．そのため，大量培養や代謝産物を得る目的に適している．固形培地では，菌は集落（**コロニー** colony）を形成する．1 つのコロニーは 1 つの菌体に由来するため，複数の菌から単一の菌のみを選択することができる．そこで，臨床検体などからの分離培養に用いられている．

　普通ブイヨン，普通寒天，血液寒天培地などは多くの細菌の発育に必要な栄養素を含んでおり，非選択的に多種の細菌が増殖するので，一般増殖培地と呼ばれている．特殊な培地としては，特定の細菌の分離を目的として使用される分離培地，目的の細菌のみを増殖させる選択培地，分離した細菌の同定に用いる確認培地などがあり，これらの目的にかなうように培地成分に種々の工夫がなされている．

　好気性菌を培養する場合は，インキュベーター（ふ卵器）に入れて培養する．嫌気性菌の培養では，培地の酸化還元電位 redox potential を下げるためにシステイン，チオグリコール酸などの還元剤を培地に添加する．また，無酸素の環境をつくるために嫌気ジャーが用いられ，内部の空気を除去するために炭酸ガスや窒素ガスで置換する方法（ガス置換法），触媒により容器内部の酸素を消費する方法（ガスパック法）などが用いられる．

4.4.1　液体培地での増殖

　細菌を適当な液体培地で培養したときの培養時間と生菌数との関係をグラフに表したものを**増殖曲線** growth curve といい，次の 4 段階に分けられる（図 4.1）．

① **誘導期** lag phase

　細菌が培地に適応して分裂増殖を開始するまでの時期に相当する．生菌数に変化は認められないが，細胞内では核酸やタンパク質などの菌体成分の生合成が行われている．

② **対数増殖期** logarithmic phase, exponential phase

　細菌が一定の速度で二分裂して盛んに増殖する時期に相当する．生菌数を対数で，時間を普通目盛りで表すと図 4.1 に示すように直線になる．この時期の菌数が 2 倍になるのに要する時間を**世代時間** generation time という．

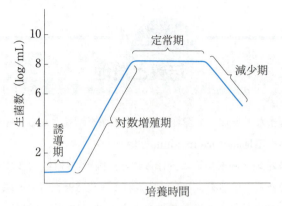

図 4.1 細菌の増殖曲線

③ 定常期 stationary phase，または静止期

栄養素が消費され，また有害な代謝物が培地内に蓄積してくるため，細菌の増殖速度は低下し，分裂する細胞と死滅する細胞が平衡の状態になり，見かけ上菌数は一定となる．静止期ともいう．

④ 減少期 declining phase，または衰退期

新生する菌よりも死滅する菌が多くなり，生菌数は減少する．

★世代時間は，次のようにして求められる．

t_1 時における菌数を b_1，t_2 時における菌数を b_2 とし，この間の菌の分裂回数を n とすると，1回分裂するたびに菌数は 2 倍となるので

$$b_2 = b_1 \times 2^n \quad \text{すなわち，} \log b_2 = \log b_1 + n \log 2 \quad \text{となる．}$$

世代時間 G は $\dfrac{(t_2 - t_1)}{n}$ なので

$$\log b_2 = \log b_1 + \frac{(t_2 - t_1) \log 2}{G} \quad \text{となる．}$$

したがって，

$$G = \frac{(t_2 - t_1) \log 2}{(\log b_2 - \log b_1)} \quad \text{となる．}$$

最適な培養条件下での世代時間は，大腸菌，チフス菌，赤痢菌，黄色ブドウ球菌，枯草菌などの多くの細菌では 15～30 分であるが，腸炎ビブリオでは約 8 分と極めて短い．一方，結核菌は 13～15 時間，梅毒トレポネーマは約 30 時間と極めて長い．

4.4.2 固形培地での増殖

固形培地での細菌の増殖も液体培地での増殖とほぼ同じであるが，固形培地では前述のように菌体は塊として増殖し，1 個の菌体は最終的には肉眼的に観察できるコロニーとなる．大腸菌の場合，1 個の細菌のサイズは約 1 μm であるため，直径約 1 mm の大きさの 1 個のコロニーには約 $10^8 \sim 10^9$ 個の細菌が存在することになる．コロニーの形態や色調は，菌種によって異なる．

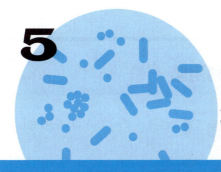

5 微生物の代謝

　外部から栄養源となる物質を取り込み，微生物が自己構成成分の合成に用いる反応を同化 anabolism という．一方，有機化合物を酸化，分解して生体に必要なエネルギーのために利用し，その後，この産物を排泄していく反応を異化 catabolism という．このような生体内での物質変化や外界との物質交換を総称して代謝 metabolism という．

　微生物の代謝は個々によって異なる点があるが，基本的な代謝に関しては動植物と共通の経路をもつ．ただし，一般には動植物の細胞の代謝よりも速度が速いことが知られている．

5.1 光合成

　光エネルギーを利用する光合成微生物 phototroph，無機物の酸化によりエネルギーを獲得する化学合成細菌 chemotroph，有機物を酸化してエネルギーを得る化学合成有機物利用菌 chemoorganotroph が存在する．光合成を行う微生物は，クロマトフォア chromatophore という細胞内器官にクロロフィル，カロチノイドなど光を吸収する色素や電子の伝達に必要なユビキノン，フラビンタンパク質，フェレドキシン ferredoxin などをもっている．光合成細菌のクロロフィルはバクテリオクロロフィルと呼ばれ，真核細胞生物のクロロフィルとは吸収する光の波長が異なり，一般に高等植物，緑藻などより長波長の光を利用する．高等植物，藻類，藍藻は光合成反応の結果，H_2O 分子を電子供与体として CO_2 を還元し分子状酸素を放出するが，光合成細菌による CO_2 の還元反応には H_2O 分子が電子供与体ではないため酸素の発生がみられない（酸素非発生型）．緑色硫黄細菌 green sulfur bacteria や紅色硫黄細菌 purple sulfur bacteria は H_2S を電子供与体として分子状硫黄を生成するか，あるいはこれを電子供与体として CO_2 を還元し，硫酸イオンを生成する反応を行う．これに対し，紅色非硫黄細菌 purple non-sulfur bacteria は有機化合物を電子供与体として CO_2 を還元する．

5.2 化学合成無機物利用菌

化学合成でエネルギーを獲得するが，無機物の酸化によって得たエネルギーでATPを産生して糖質の合成を行う（chemolithotroph）．

1) **好気的酸化**

$2 NH_4^+ + 3 O_2 \longrightarrow 2 NO_2^-$　　　亜硝酸菌 Nitrosomonas
$2 NO_2^- + O_2 \longrightarrow 2 NO_3^-$　　　硝酸菌 Nitrobacter
$2 H_2S + O_2 \longrightarrow 2 S + 2 H_2O$　　　硫黄細菌
$2 S + 2 H_2O + 3 O_2 \longrightarrow 2 SO_4^{2-} + 4 H^+$
$2 H_2 + O_2 \longrightarrow 2 H_2O$　　　水素細菌 Hydrogenomonas
$4 Fe^{2+} + 4 H^+ + O_2 \longrightarrow 4 Fe^{3+} + 2 H_2O$　　　鉄細菌 Iron bacteria

2) **嫌気的酸化（NO_3^- が酸化剤）**

$5 H_2S + 8 KNO_3 \longrightarrow 3 K_2SO_4 + 2 KHSO_4 + 4 N_2 + 4 H_2O$
　　　　　　　　　　　　　　　　　　　　　Thiobacillus denitrificans

5.3 糖質代謝

微生物の大部分は**化学合成有機物利用菌** chemoorganotroph であり，生体で必要とするエネルギーを有機化合物の分解反応によって得ている．微生物が糖を分解しエネルギーを獲得する経路は，好気的微生物であるか，嫌気的微生物であるかで異なる．

5.3.1 Embden-Meyerhof-Parnas (EMP) 経路（解糖系）

グルコースの分解により，ピルビン酸を生成する経路は，**Embden-Meyerhof-Parnas (EMP) 経路**，あるいは**解糖系** glycolysis という．解糖系はグルコースの代謝経路の基本であり，好気的および嫌気的微生物は，ほとんどこの経路によって代謝を行う．解糖系およびそれに接続する乳酸発酵およびエタノール発酵について，概略を図5.1 に示す．

この代謝経路は，(a) グルコースがATP 1分子を消費してグルコース 6-リン酸になり，さらにグルコース 6-リン酸イソメラーゼ，ホスホフルクトキナーゼの作用によってフルクトース 1,6-ビスリン酸になったのち，アルドラーゼ aldolase により2種の三炭糖（グリセルアルデヒド 3-リン酸とジヒドロキシアセトンリン酸）を形成する過程と，(b) グリセルアルデヒド 3-リン酸がADP のリン

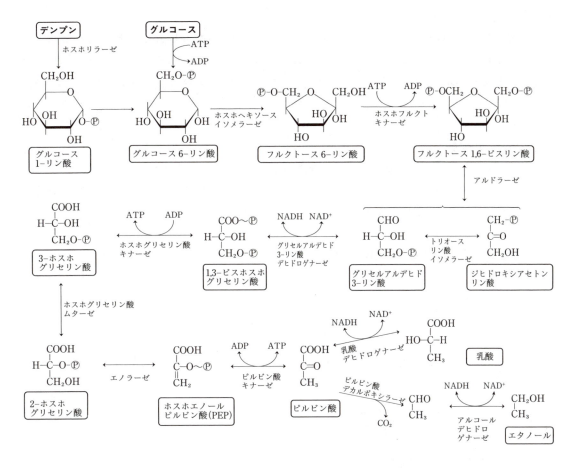

図5.1 Embden-Meyerhof-Parnas 経路（解糖系）
—Ⓟ：リン酸エステル，〜Ⓟ：高エネルギーリン酸

酸化反応と共役するような酸化還元反応を経て，2分子の乳酸（あるいはエタノール）を形成する過程とからなる．すなわちグリセルアルデヒド3-リン酸はNAD⁺により酸化的にリン酸化され1,3-ビスホスホグリセリン酸となる．図ではこのリン酸の1つは〜Ⓟの記号で記している．これは通常のリン酸エステルより結合のエネルギーが大きい．この高いエネルギーをもったリン酸はADPに転位されATP1分子を生成すると同時に3-ホスホグリセリン酸を経てホスホエノールピルビン酸（PEP）になる．この化合物のリン酸エステルもエノールリン酸エステルである．高いエネルギー準位にあるPEPのリン酸は，ピルビン酸キナーゼの触媒によってADPにリン酸を与え，1分子のATPを生成し，自らは炭素3つのピルビン酸を生成する．したがって，この一連の反応を通してグルコース1分子あたり4分子のATPができるが，経路の初期で2分子のATPを消費しているため，結局**2分子のATPを生成した**ことになる．ADPから1分子のATPができることは，標準状態であるpH 7.0でも1モルあたり7.3 kcalのエネルギーを蓄積することになる．このようにして生成したピルビン酸は各種の代謝反応に重要な化合物となる．

1) 乳酸発酵

Lactobacillus, *Leuconostoc* などは，ピルビン酸を乳酸脱水素酵素 lactate dehydrogenase によって乳酸を生成する．このとき還元剤として働く補酵素 NADH はグリセルアルデヒド 3-リン酸の酸化反応で生じた NADH を利用する．したがってグルコース→乳酸の反応では NAD^+ あるいは NADH の出入りはない．

2) アルコール発酵

Saccharomyces や *Zymomonas* はピルビン酸の脱炭酸で生じたアセトアルデヒドをアルコール脱水素酵素（アルコールデヒドロゲナーゼ）で還元し，アルコール（エタノール）を生成する．なお，この場合も乳酸発酵の場合と同じように NAD^+ あるいは NADH の出入りはない．

3) ピルビン酸を経由するその他の発酵

各種の微生物はピルビン酸を経由し，さまざまな産物を生成する．これらのうち代表的なものを図 5.2 および表 5.1 に示す．

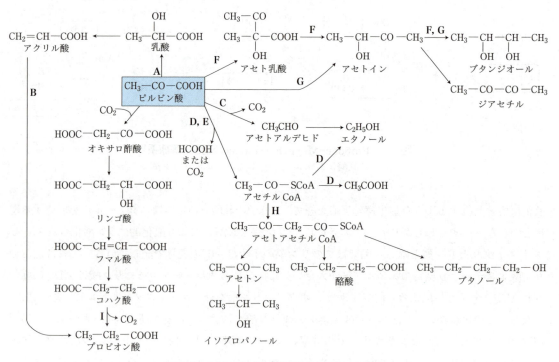

図 5.2 ピルビン酸を経由する種々の発酵

A *Lactobacillus*　　B *Clostridium*　　C Yeast, *Acetobacter*
D *Enterobacter*（*E. coli*）　　E *Clostridium*　　F *Klebsiella*
G Yeast　　H *Clostridium butyricum*　　I *Propionibacterium*

(Biochemistny of Bacterial Growth (ed. J. Mandelstam, K. McQuillen & I. Dawes) より改変)

表5.1 ピルビン酸を経由する主な発酵

主要発酵名	生成物	微生物名
乳酸発酵	乳酸	*Lactobacillus*, *Streptococcus*
アルコール発酵	エタノール，CO_2	Yeast
混合酸発酵	酢酸，エタノール，ギ酸，CO_2 など	*E. coli*, *Acetobacter*
酪酸発酵	酪酸	*Clostridium butyricum*
アセトン-ブタノール発酵	アセトン，ブタノール，イソプロパノール，CO_2 など	*Clostridium acetobutyricum*
プロピオン酸発酵	プロピオン酸，CO_2 など	*Propionibacterium*
2,3-ブタンジオール発酵	2,3-ブタンジオール	*Klebsiella*, *Bacillus*, *Enterobacter*
クエン酸発酵	クエン酸	*Aspergillus*
グルタミン酸発酵	グルタミン酸	*Corynebacterium*
イノシン酸発酵	イノシン酸	*Bacillus*

5.3.2 五炭糖リン酸経路（ペントースリン酸経路）

　グルコースの代謝は，ピルビン酸を経由するものだけではなく，動植物，微生物には五炭糖リン酸経路（ペントースリン酸経路）を使用するものがある（図5.3）．この経路はヘキソースやペントースなどの発酵に用いられるが，この代謝を利用する目的は，還元力としてのNADPHを形成することや，ヌクレオチド合成用のリボース5-リン酸をつくること，さらにはペントースを解糖系にのせることである．

　6分子のグルコース6-リン酸は6分子の$NADP^+$によって6-ホスホグルコン酸に酸化されたのち$NADP^+$を利用し，酸化的に脱炭酸されてリブロース5-リン酸になる．これはキシルロース5-リン酸とリボース5-リン酸に変換される．キシルロース5-リン酸のC1，C2炭素は酵素的にリボース5-リン酸のC1炭素と結合しセドヘプツロース7-リン酸（七炭糖）になる．残りの3炭素はグリセルアルデヒド3-リン酸になる．七炭糖のC1～C3はトランスアルドラーゼの作用によりグリセルアルデヒドのC1に結合してフルクトース6-リン酸となり，残りの4炭素はエリトロース4-リン酸になる．このエリトロース4-リン酸はキシルロース5-リン酸と反応して，グリセルアルデヒド3-リン酸とフルクトース6-リン酸になる．2分子のグリセルアルデヒドは解糖経路と同じく六炭糖に縮合されうる．以上をまとめると，6分子のグルコースは，この経路によって5分子の六炭糖（グルコース）に再生されることになる．したがって1分子のグルコースだけが6分子のCO_2になり12分子のNADPHが生成する．

$$6\text{ グルコース 6-リン酸} + 12\text{ NADP}^+ + 6\text{ H}_2\text{O} \longrightarrow 5\text{ グルコース 6-リン酸} + 6CO_2 + 12\text{NADPH}$$

　なお，この経路ではEMP経路と異なり直接的なATPの産生はみられないが，経路の中間体6-ホスホグルコン酸経由する発酵がいくつかの微生物で見出されている．

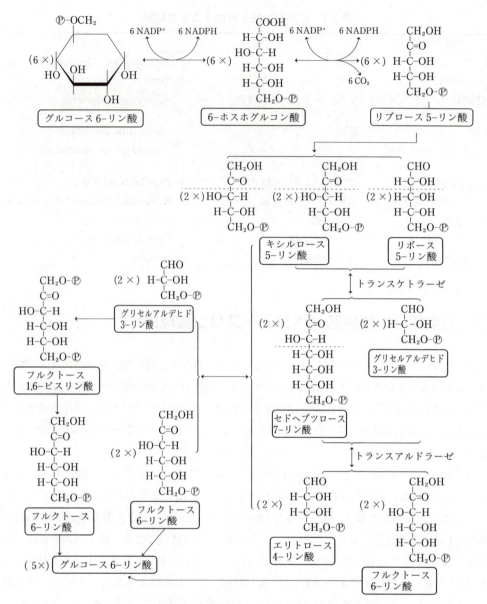

図5.3 五炭糖リン酸経路（ペントースリン酸経路）

5.3.3 エントナー–ドウドロフ Entner–Doudoroff 経路

　この経路は主に *Pseudomonas* 属にみられる．6-ホスホグルコン酸からグリセルアルデヒド 3-リン酸が生成し，さらに解糖系の酵素などにより乳酸やエタノールが生成する（図5.4）．この反応では2分子の ATP が産生されるが，1分子はグルコースのグルコース 6-リン酸への反応で消費されるためグルコース1分子より1分子の ATP が産生されることになる．この開裂反応ではグルコースの1炭素がピルビン酸の COOH 基になる．しかし，これは解糖系での C_6 化合物が C_3 化合物へ変換される開裂反応でみられるグルコースの C3，C4 がピルビン酸の COOH になる反応とは異なっている．

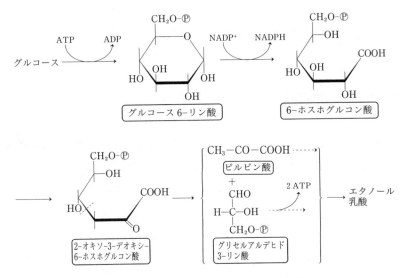

図5.4　エントナー‐ドウドロフ経路

5.3.4　ホスホケトラーゼ phosphoketolase 経路

Leuconostoc mesenteroides 菌は，ホスホフルクトキナーゼ，アルドラーゼ，トリオースリン酸イソメラーゼなどの酵素をもたないので EMP 経路でグルコースを酸化できない．したがってグルコー

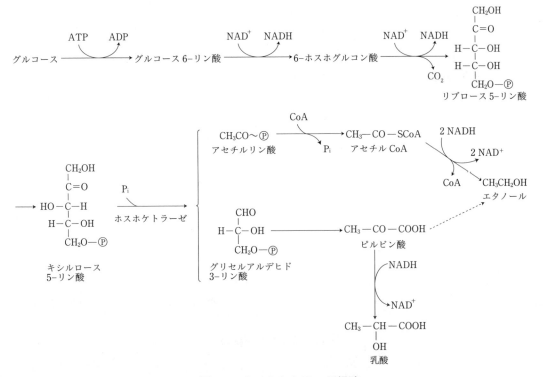

図5.5　ホスホケトラーゼ経路

スを 6-ホスホグルコン酸経由でキシルロース 5-リン酸に変えたのち，ホスホケトラーゼでグリセルアルデヒド 3-リン酸とアセチルリン酸とに開裂させ，乳酸とエタノールを生成する．この反応でも**グルコース 1 分子あたり 1 分子の ATP** が生成される（図 5.5）．

5.3.5 酢酸-乳酸生成経路

ビフィズス菌 *Lactobacillus bifidus* などはホスホケトラーゼ反応と五炭糖リン酸経路を組み合わせた反応経路で，酢酸と乳酸を生成する反応を行う（図 5.6）．理論的には，グルコース 2 分子から酢酸 3 分子と乳酸 2 分子が生成する．

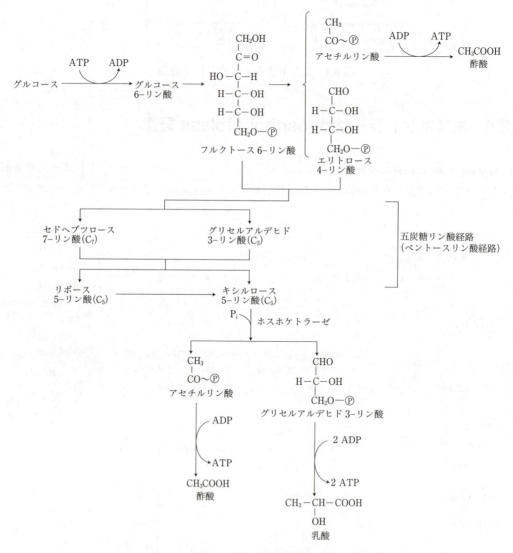

図 5.6　酢酸-乳酸経路

5.3.6 クエン酸回路 citric acid cycle（TCA 回路）

　嫌気的微生物や通性嫌気菌は前述の解糖系などの経路でグルコースを代謝し，エタノール，乳酸，酢酸などを生成し，ATP を産生している．しかし好気的条件で生育する菌は EMP 経路で生成したピルビン酸を完全に酸化する．この経路はクエン酸回路（トリカルボン酸回路 tricarboxylic acid cycle，クレブス回路 Krebs cycle ともいわれる）である（図5.7）．

　ピルビン酸は CoA（補酵素 coenzyme A），チアミンピロリン酸（TPP），リポ酸などの関与でア

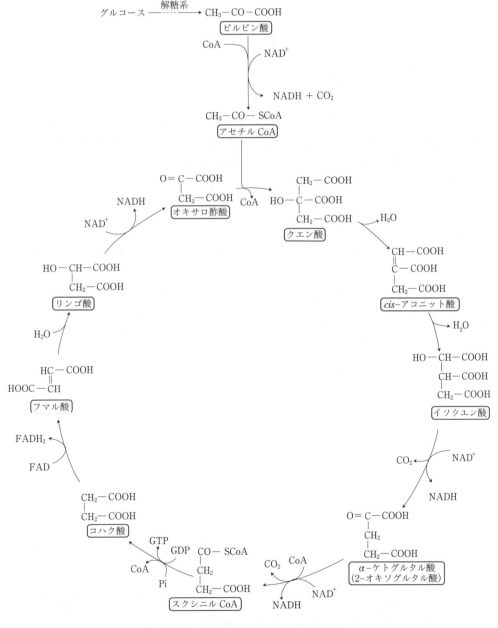

図 5.7　クエン回路（TCA 回路）

セチル CoA acetyl CoA（$CH_3CO \cdot SCoA$）となるが，これはオキサロ酢酸 oxaloacetate と縮合してクエン酸 citric acid となったのちアコニターゼによってイソクエン酸に変わる．その後，イソクエン酸デヒドロゲナーゼによって酸化的に脱炭酸され，α-ケトグルタル酸 α-ketoglutaric acid（2-オキソグルタル酸 2-oxoglutaric acid）が生じ，さらにスクシニル CoA へと，順次脱炭酸が進む．続いて起こるスクシニル CoA からコハク酸への反応に共役して起こる $GDP + P_i$ 反応で GTP を生成する．次いで FAD による酸化によってつくられたフマル酸はリンゴ酸に変換され，リンゴ酸デヒドロゲナーゼのもと NAD^+ で酸化されてもとのオキサロ酢酸になる．この回路を通過すると，ピルビン酸は完全に酸化され，3 分子の CO_2 が放出されることになる．また反応中に 1 分子の GTP，1 分子の $FADH_2$ と 4 分子の NADH が生成する．このようにして生成した $FADH_2$ および NADH は呼吸鎖 respiratory chain と呼ばれる電子伝達系で分子状酸素に電子を渡すことによって酸化される．そして，この反応で生じるエネルギーが ATP として蓄積される．

5.3.7 呼吸鎖（電子伝達系）

真核細胞ではミトコンドリア内膜，細菌では細胞膜に存在する電子を伝達する一連のタンパク質によって，NADH および $FADH_2$ は酸素分子と結合する．すなわち，図 5.8 に示すように，真核細胞のミトコンドリアでは NADH はフラビンタンパク質を還元するが，これがユビキノン ubiquinone（CoQ）を還元する．最終的にシトクロム aa_3（Cyt aa_3）の還元型は分子状酸素によって酸化される．この酸化過程で 3 分子の ATP が生成される．なお $FADH_2$ は直接 CoQ に入るので，O_2 で酸化され 2 分子の ATP を生成する．細菌にもほぼ同じ呼吸鎖が存在するが，その構成成分は一部異なる．いずれにしても，グルコースをピルビン酸に変え，さらにクエン酸回路で完全酸化すると，呼吸鎖による

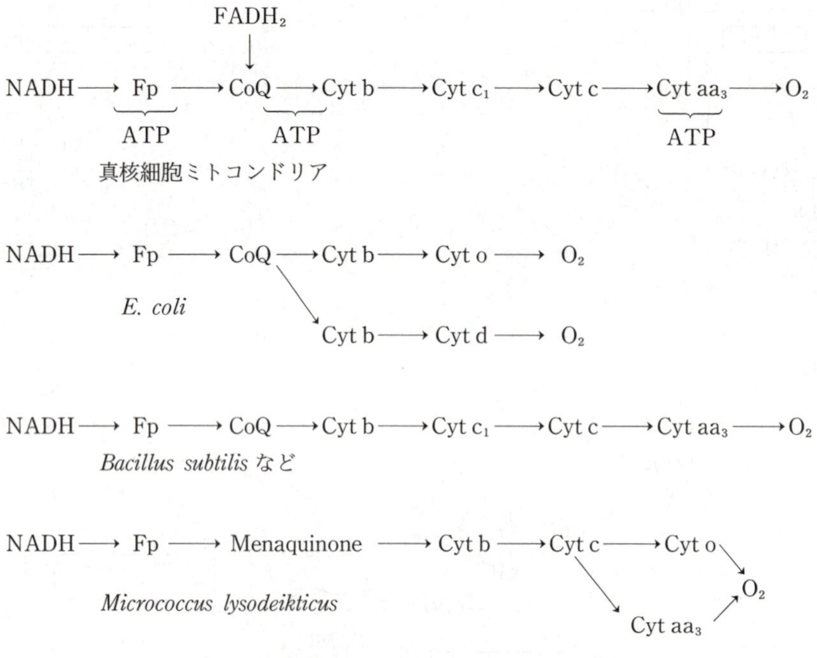

```
                    FADH₂
                      ↓
NADH ──→ Fp ──→ CoQ ──→ Cyt b ──→ Cyt c₁ ──→ Cyt c ──→ Cyt aa₃ ──→ O₂
         └ATP┘  └ATP┘                                  └ATP┘
            真核細胞ミトコンドリア


NADH ──→ Fp ──→ CoQ ──→ Cyt b ──→ Cyt o ──→ O₂
    E. coli            ↓
                    Cyt b ──→ Cyt d ──→ O₂


NADH ──→ Fp ──→ CoQ ──→ Cyt b ──→ Cyt c₁ ──→ Cyt c ──→ Cyt aa₃ ──→ O₂
           Bacillus subtilis など


NADH ──→ Fp ──→ Menaquinone ──→ Cyt b ──→ Cyt c ──→ Cyt o ↘
         Micrococcus lysodeikticus                         O₂
                                              Cyt aa₃ ↗
```

図 5.8 真核細胞および細菌の電子伝達系
Fp：フラビンタンパク質，CoQ：ユビキノン，Cyt：シトクロム

NADHやFADH$_2$の酸化が起こることにより，嫌気性発酵に比べて，より大量のATPが生成されることになる．

5.3.8 グリオキシル酸回路

クエン酸回路の中間体であるオキサロ酢酸，α-ケトグルタル酸などはアミノ酸の前駆体としても利用される．クエン酸回路に入ったアセチルCoAは2分子のCO$_2$に分解されるため，クエン酸回路でオキサロ酢酸が増えることはない．しかし，(i)および(ii)の反応により，ピルビン酸あるいはホスホエノールピルビン酸からオキサロ酢酸が形成される．

(i) ATP + CO$_2$ + CH$_3$-CO-COOH $\xrightarrow{\text{ピルビン酸カルボキシラーゼ}}$ ADP + P$_i$ + COOH-CO-CH$_2$-COOH

(ii) GDP + CO$_2$ + COOH-C(O-Ⓟ)=CH$_2$ $\xrightarrow{\text{カルボキシキナーゼ}}$ GTP + P$_i$ + COOH-CO-CH$_2$-COOH

*Pseudomonas*属は酢酸を利用し，グリオキシル酸回路 glyoxylate cycle（図5.9）でコハク酸やオキサロ酢酸を合成する．この反応はクエン酸回路と類似しているが，イソクエン酸がイソクエン酸リ

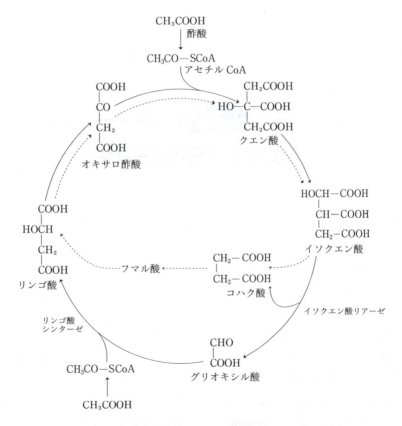

図5.9　グリオキシル酸回路
点線はクエン酸回路

アーゼによってコハク酸とグリオキシル酸に開裂したのち，グリオキシル酸にアセチルCoAが結合することによってリンゴ酸となり，再びクエン酸回路に入る．この反応で2分子のアセチルCoAから1分子のオキサロ酢酸が生成される．生成したオキサロ酢酸は，アミノ酸合成や糖新生に利用される．

5.4 脂肪酸の酸化

脂肪酸の酸化は他の生物と同様にβ酸化と呼ばれる経路で，炭素2個ずつが切断され，アセチルCoAが形成される．アセチルCoAはクエン酸回路に入りエネルギー源となる．

5.5 糖質および脂質の生合成

5.5.1 光合成微生物による糖質の合成

光合成微生物は明反応で獲得したATP，NADPHを利用してCO_2からグルコースを作るが，このときのCO_2固定の主要な反応機構はカルビン-ベンソン経路（Calvin-Benson経路）である（図5.10）．リブロース1,5-ビスリン酸と反応したCO_2は三炭糖（3-ホスホグリセリン酸）を形成するが，これはグリセルアルデヒド3-リン酸を経由してフルクトース6-リン酸になる．このフルクトース6-リン酸は脱リン酸化されグルコースとして利用される．一方，フルクトース6-リン酸の一部はトランスケトラーゼやアルドラーゼの触媒によってグリセルアルデヒド3-リン酸との間で炭素鎖の交換を行って，リブロース5-リン酸となったのち，ATPを使用してリブロース1,5-ビスリン酸となる．この経路は高等植物や*Rhodospirillum rubrum*のような光合成細菌にみられる．

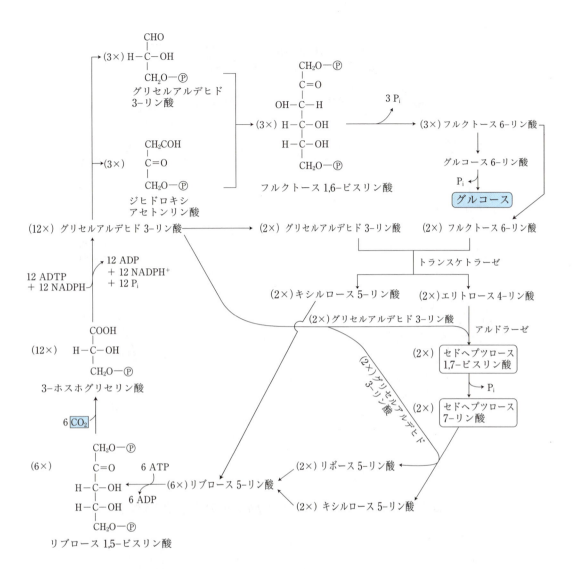

図 5.10　カルビン-ベンソン経路による CO_2 固定反応

　一方，*Chlorobium thiosulfatophilum*（緑色硫黄細菌）は，ATP やフェレドキシンを利用し，クエン酸回路を逆行しながら 4 分子の CO_2 を固定し 1 分子のオキサロ酢酸を合成する（図 5.11）．

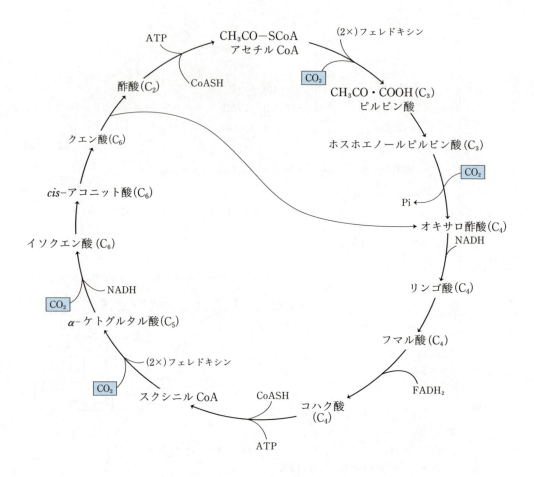

図 5.11 *Chlorobium thiosulfatophilum* の CO_2 固定経路

5.5.2 糖質の合成

大腸菌 *E. coli* は，窒素源が不足して炭素源が十分に供給されると，これをグリコーゲンとして貯蔵する．糖質以外の炭素化合物やアミノ酸，脂肪酸などはクエン酸回路の中間体を経由し，解糖系（EMP 経路）を逆行してグルコースに作り変えられる．

乳酸，ピルビン酸，アミノ酸などの炭素化合物を炭素源としてグルコースを合成する反応を糖新生 gluconeogensis という．図 5.1 のグルコースからグルコース 6-リン酸への経路，フルクトース 6-リン酸からフルクトース 1,6-ビスリン酸への経路，さらにホスホエノールピルビン酸からピルビン酸への経路はいずれも逆反応がないため，次の 3 つの反応で進行する．

（ⅰ）オキサロ酢酸 ＋ GTP $\xrightarrow{\text{ホスホエノールピルビン酸カルボキシキナーゼ}}$ ホスホエノールピルビン酸 ＋ CO_2 ＋ GDP

（ⅱ）フルクトース 1,6-ビスリン酸 $\xrightarrow{\text{フルクトース 1,6-ビスホスファターゼ}}$ フルクトース 6-リン酸 ＋ P_i

（ⅲ）グルコース 6-リン酸 $\xrightarrow{\text{グルコース 6-ホスファターゼ}}$ グルコース ＋ P_i

さらに細菌はグルコース 1-リン酸経由で，グルコースを貯蔵物質である**グリコーゲン**に変換する．この経路は，哺乳類では UDP-グルコース経由であるのに対し，細菌では ADP-グルコースを経由する．

グルコース 1-リン酸 ＋ ATP ⟶ ADP-グルコース ＋ PP_i

ADP-グルコース ＋（グルコース）$_n$ ⟶ ADP ＋（グルコース）$_{n+1}$

5.5.3 脂質の合成

微生物の細胞膜，グラム陰性菌の細胞壁，高等微生物のミトコンドリア膜などには構成成分として脂質が存在するが，脂質を構成する**脂肪酸**，**リン脂質**等の合成経路は次のとおりである．

脂肪酸の生合成は図 5.12 に示すような経路により合成される．まずアセチル CoA と CO_2 からつくられたマロニル CoA が**アシルキャリヤータンパク質**（ACP）の SH 基に転移したのちにアセチル ACP と結合し**アセトアセチル ACP**（CH_3COCH_2CO-S-ACP）を合成する．その後還元と脱水反応で二重結合を生成するが，これがさらに還元されて飽和脂肪酸となる．この過程の繰り返しにより C_2 が各々に付加した脂肪酸が生成される．例えば C_{16} であるパルミチン酸を合成するためには，8 分子のアセチル CoA，7 分子の ATP，14 分子の NADPH が必要である．

8 CH_3CO～S-CoA ＋ 7 ATP ＋ 14 NADPH ＋ 14 H^+ ⟶
$CH_3(CH_2)_{14}COOH$ ＋ 7 ADP ＋ 7 P_i ＋ 8 CoASH ＋ 14 $NADP^+$

一方，真核細胞の**不飽和脂肪酸**は，飽和脂肪酸の酸化により得られる．例えば，オレイン酸は下の反応でステアリン酸から生成する．嫌気性菌では生合成中間体の二重結合をもった脂肪酸を飽和せずに炭素鎖を延ばしてつくる．

ステアロイル CoA ＋ NADH ＋ H^+ ＋ O_2 ⟶ オレオイル CoA ＋ NAD^+ ＋ 2 H_2O

A　トリアシルグリセロールとリン脂質の生合成

グルコースが解糖系（EMP 経路）で代謝されてできる中間物質ジヒドロキシアセトンリン酸は，トリアシルグリセロール triacylglycerol（トリグリセリド triglyceride），リン脂質合成などに用いられる．ジヒドロキシアセトンリン酸からできる L-α-グリセロリン酸はアシル CoA と結合して L-α ホスファチジン酸となるが，このリン酸が取れたのち，さらにアシル CoA と反応してトリアシルグ

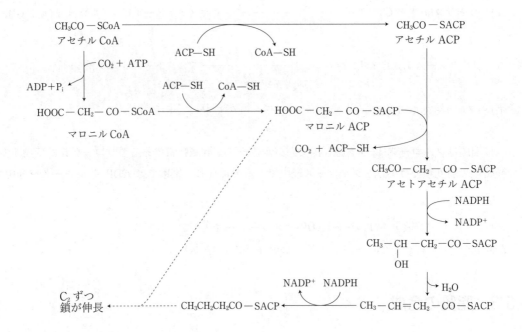

図 5.12　脂肪酸の生合成
ACP：アシルキャリヤータンパク質

リセロールをつくる．一方，L-α-ホスファチジン酸からは，CDP-ジアシルグリセロールを経てリン脂質が合成される（図 5.13）．動物細胞では，ジアシルグリセロールに CDP-エタノールアミンあるいは CDP-コリンが結合し，リン脂質が合成される経路などが知られている（図 5.13 の点線で示した経路）．

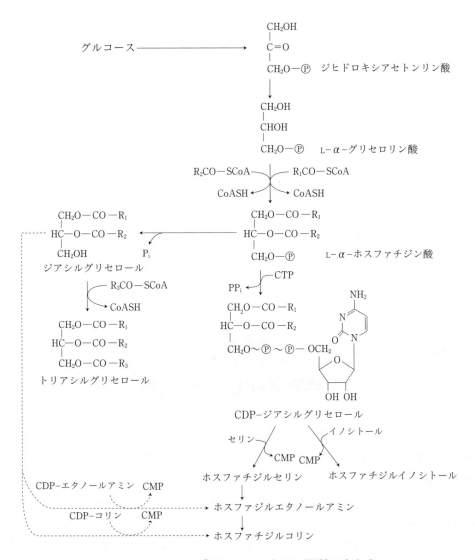

図 5.13　トリアシルグリセロールとリン脂質の生合成

B　ポリヒドロキシ酪酸の生合成

Rhodospirillum（光合成細菌），*Azotobacter*（窒素固定菌），*Rhizobium*（根粒菌），*Zooglea*（活性汚泥菌）などでは，炭素源の貯蔵物として，ポリヒドロキシ酪酸 poly D-β-hydroxybutyrate が蓄積される（図 5.14）．2 分子のアセチル CoA から生成されるアセトアセチル CoA が還元され，3-ヒドロキシブチリル CoA となり，これが重合してポリマーが形成される．

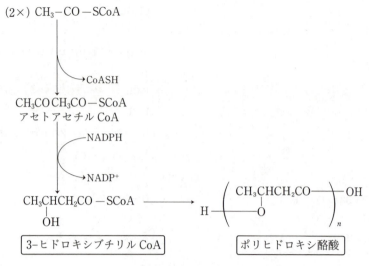

図5.14 ポリヒドロキシ酪酸の生合成

5.6 無機窒素化合物の利用

重要な栄養源となる無機の窒素は，通常 N_2，NO_3^-，NO_2^-，NH_3 である．その中で NH_3 は，無機窒素化合物と核酸，アミノ酸などの有機窒素化合物を結ぶ物質である．

窒素固定 nitrogen fixation として N_2 から NH_3 を生成することのできるのは，*Rhizobium* 属の菌などである．光合成独立栄養菌 *Chlorobium*，*Rhodospirillum rubrum* や従属栄養菌 *Azotobacter vinelandii*，*Clostridium pasteurianum* なども窒素固定を行う．なお，N_2 を NH_3 に変化させる反応は還元型のフェレドキシンか，ATP の存在下でニトロゲナーゼによる酵素の触媒によって進行する．

A NO_3^-，NO_2^- 塩の還元

酵母，真菌類や細菌は嫌気的条件下において硝酸還元酵素で NO_3^- を NO_2^- に還元するが，NO_2^- を NH_3 に還元するものもいれば，*Pseudomonas denitrificans* のように $NO_2^- \to NO \to N_2O \to N_2$ の経路で N_2 を生成し，自然界に窒素を還元する脱窒反応 denitrification を行うものもいる．

微生物における硝酸の還元反応は，嫌気的な条件で酸素の代わりに NO_3^- を最終電子受容体とする一連の呼吸反応として行われることから硝酸呼吸 nitrate respiration と呼ばれる．この反応で電子の伝達反応に共役して起こる嫌気的な酸化的リン酸化反応が進行するためエネルギーの産生が起こる．

B NH_3，NO_2^- の酸化

Nitrosomonas 属は NH_3 を酸化して NO_2^-，NO_3^- を生成するが，これを硝化 nitrification という．硝酸菌は亜硝酸をさらに硝酸に酸化するが，NH_4^+ から NO_2^- への反応で −66,500 カロリー，NO_2^- から NO_3^- への反応で −17,500 カロリーのエネルギーが得られるため，これを利用して CO_2 ガスを還元し，

糖を合成する．

5.7 アミノ酸の生合成

微生物は生体に必要なアミノ酸を培地から得るか，またはアンモニアなどから合成する．アミノ酸合成は

(i) グルタミン酸デヒドロゲナーゼ glutamate dehydrogenase により NH_3 を取り込み，**グルタミン酸を合成**する

(ii) 生成したグルタミン酸の **α-NH_2 基**を**α-ケト酸（2-オキソ酸）に転移**させて種々のアミノ酸を合成する

という2種類の反応で進む．

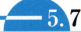

また，グルタミン酸シンターゼ glutamate synthase によって，グルタミンがα-ケトグルタル酸 α-ketoglutarate に窒素を供給する細菌も知られている．

グルタミンはグルタミン酸，NH_3 および ATP から合成される．

一方，グルタミン酸とα-ケト酸の反応はNH₂基の転移反応であり，**トランスアミナーゼ** transaminase で触媒される．

$$\underset{\text{グルタミン酸}}{\begin{array}{c}COOH\\|\\CH_2\\|\\CH_2\\|\\H-C-NH_2\\|\\COOH\end{array}} + \underset{\substack{\alpha-\text{ケト酸}\\(2-\text{オキソ酸})}}{\begin{array}{c}R\\|\\C=O\\|\\COOH\end{array}} \xrightarrow{\text{トランスアミナーゼ}} \underset{\substack{\alpha-\text{ケトグルタル酸}\\(2-\text{オキソグルタル酸})}}{\begin{array}{c}COOH\\|\\CH_2\\|\\CH_2\\|\\C=O\\|\\COOH\end{array}} + \underset{\text{アミノ酸}}{\begin{array}{c}R\\|\\H-C-NH_2\\|\\COOH\end{array}}$$

アミノ酸の生合成は次の6つの経路に分類できる．

(a) 芳香族アミノ酸の生合成

ホスホエノールピルビン酸とエリトロース4-リン酸が縮合してできたC_7の化合物からフェニルアラニン，チロシン，トリプトファンの3種の芳香族アミノ酸が合成される（図5.15）．

(b) アスパラギン酸系列のアミノ酸の生合成

オキサロ酢酸にNH₂基がトランスアミナーゼによって転移し，アスパラギン酸が生成する．アスパラギン酸からアスパラギン，メチオニン，トレオニン，イソロイシン，リジンが合成される（図5.16）．リジンはこの経路では2,6-ジアミノピメリン酸を経由して合成されるが，糸状菌や酵母ではα-アミノアジピン酸を経由する合成経路をとる（図5.17）．

(c) グルタミン酸系列のアミノ酸の生合成

α-ケトグルタル酸からトランスアミナーゼあるいはグルタミン酸デヒドロゲナーゼにより合成されたグルタミン酸を経由して，グルタミン，プロリン，アルギニン，オルニチン，シトルリンが合成される（図5.18）．

(d) セリン系列のアミノ酸の生合成

セリンは解糖系（EMP経路）の中間体である3-ホスホグリセリン酸から合成される．大腸菌などでは3-ホスホグリセリン酸がリン酸基をつけたままホスホセリンになる（図5.19）．セリンの炭素1個をテトラヒドロ葉酸 tetrahydrofolate にわたして 5,10-メチレンテトラヒドロ葉酸をつくるが，これはヌクレオチドの生合成で炭素1個を供給する反応によく用いられる．また，炭素1個を失ったセリンはグリシンを生成する．細菌は，硫化水素からシステイン合成酵素を用いて，含硫アミノ酸であるシステインを合成することが可能である．硫黄原子は図5.19のようにSO_4^{2-}が3'-ホスホアデノシン-5'-ホスホ硫酸（PAPS）に変換され，SO_3^{2-}，H_2Sを経て取り込まれる．

(e) ピルビン酸系列のアミノ酸の生合成

アラニンはトランスアミナーゼによってピルビン酸からつくられる．また，2分子のピルビン酸が縮合してアセト乳酸をつくったのち，バリン，ロイシンのような分枝鎖アミノ酸を合成する（図5.20）．

(f) ヒスチジンの生合成

ヒスチジンはリボース5-リン酸からホスホリボシルピロリン酸（PRPP）を中間体として合成される．この経路は *Salmonella* Typhimurium で認められている（図5.21）．

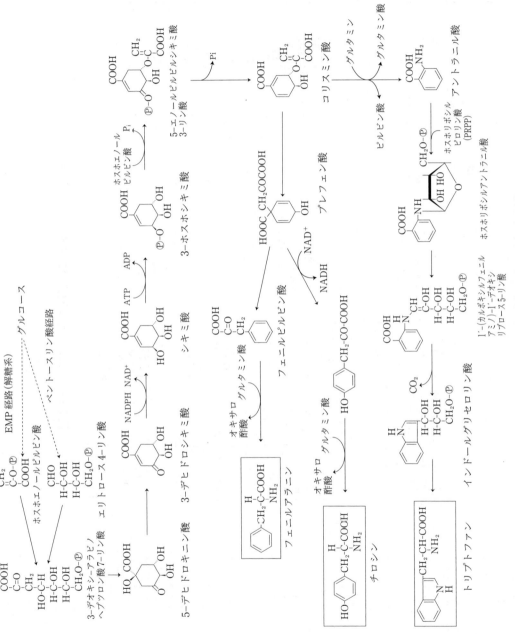

図 5.15 芳香族アミノ酸の生合成

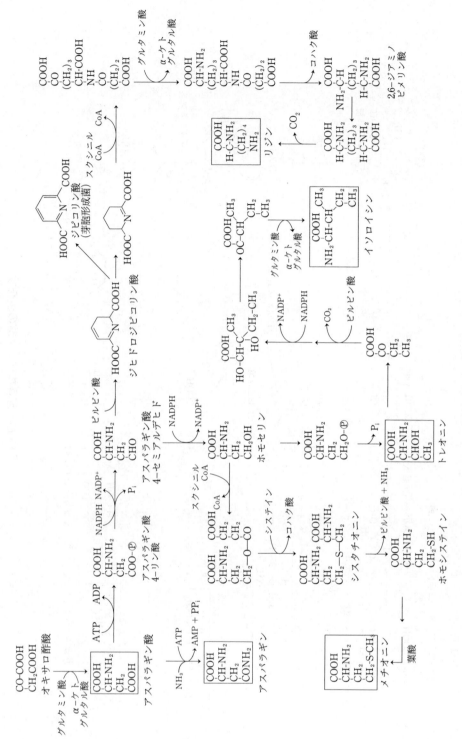

図5.16 アスパラギン酸系列のアミノ酸の生合成

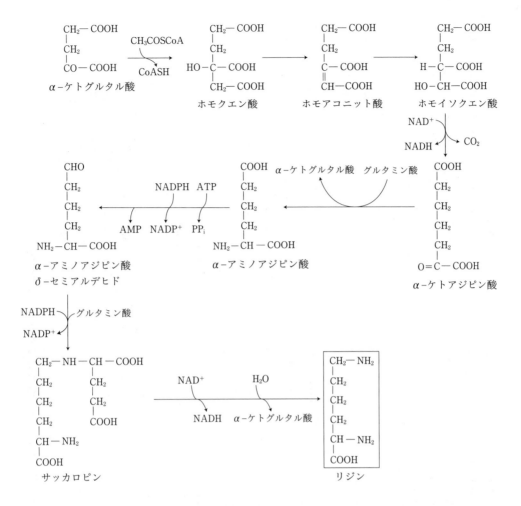

図 5.17　α-アミノアジピン酸経由のリジンの生合成

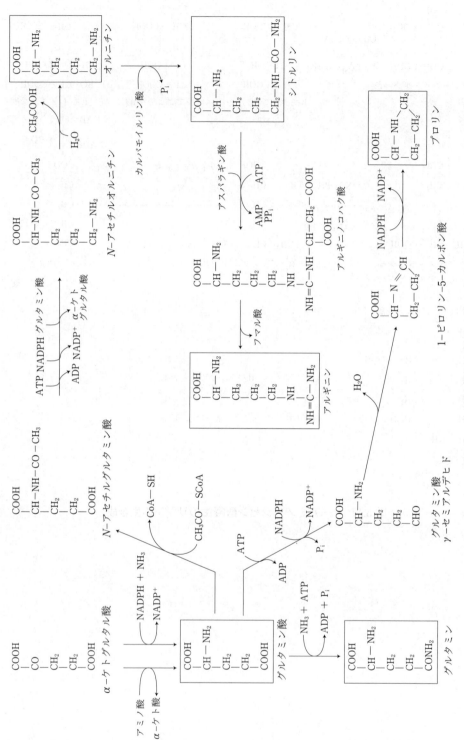

図 5.18 グルタミン酸系列のアミノ酸の生合成

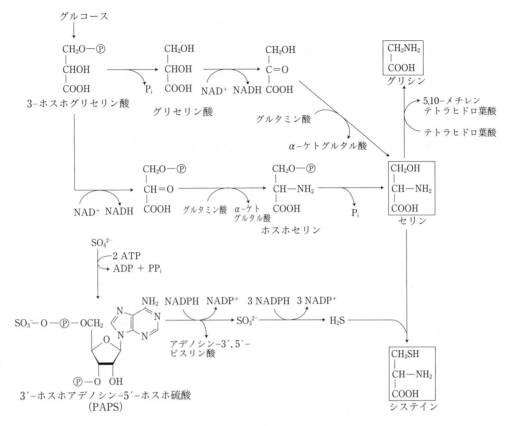

図 5.19 セリン系列のアミノ酸の生合成

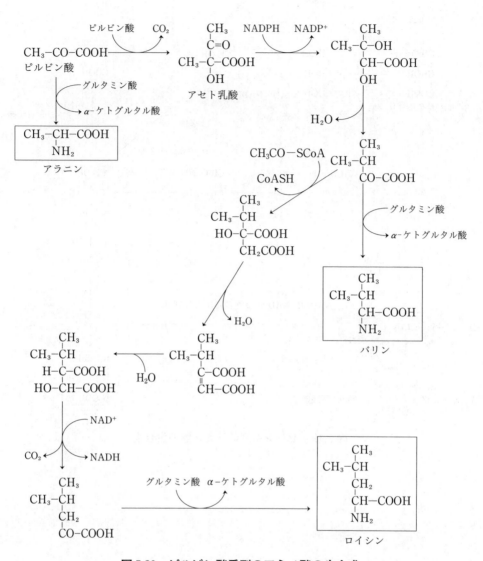

図5.20 ピルビン酸系列のアミノ酸の生合成

第5章 微生物の代謝

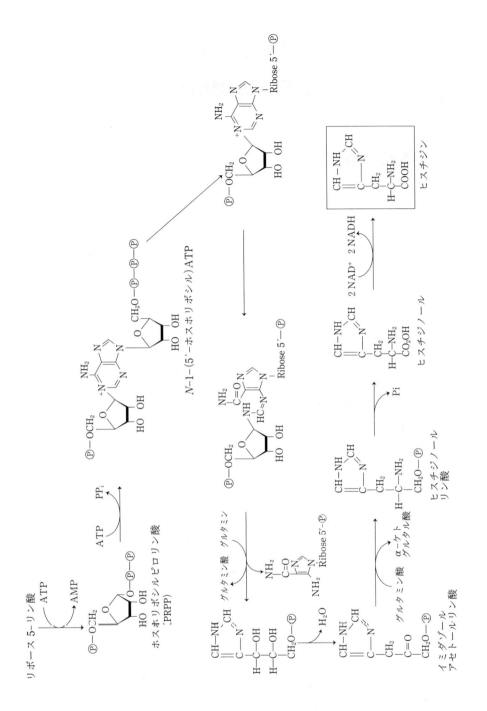

図5.21 ヒスチジンの生合成

5.8 アミノ酸の分解

5.8.1 アミノ酸の分解

微生物は，タンパク質の合成にアミノ酸を利用することに加えて，次に示すような代謝過程でアミノ酸を脱アミノ化し，**ピルビン酸，オキザロ酢酸，α-ケトグルタル酸，コハク酸，フマル酸**などに変換してエネルギー源として利用する（図5.22）．

(a) アミノ酸オキシダーゼ反応

$$\text{R-CH(NH}_2\text{)-COOH} + \frac{1}{2}\text{O}_2 \longrightarrow \text{R-CO-COOH} + \text{NH}_3$$

α-アミノ酸 → α-ケト酸（2-オキソ酸）

(b) デヒドロゲナーゼ反応

$$\text{CH}_3\text{-CH(NH}_2\text{)-COOH} + \text{NAD} + \text{H}_2\text{O} \xrightarrow{\text{アラニンデヒドロゲナーゼ}} \text{CH}_3\text{-CO-COOH} + \text{NADH} + \text{NH}_3$$

アラニン → ピルビン酸

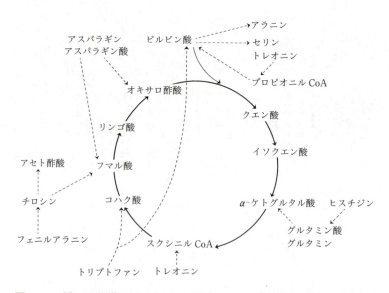

図 5.22　種々の細菌によるアミノ酸のクエン酸回路中間体への代謝

(c) トランスアミナーゼ反応

$$\underset{\text{アミノ酸}}{\text{R-CH(NH}_2\text{)-COOH}} + \underset{\text{}}{\text{CH}_3\text{-CO-COOH}} \longrightarrow \underset{\alpha\text{-ケト酸}}{\text{R-CO-COOH}} + \underset{\text{アラニン}}{\text{CH}_3\text{-CH(NH}_2\text{)-COOH}}$$

このアラニンは(b)の反応でピルビン酸をつくる

(d) デヒドラターゼ反応

$$\underset{\text{}}{\text{CH}_2\text{(OH)-CH(NH}_2\text{)-COOH}} \xrightarrow[\text{セリンデヒドラターゼ}]{\text{NH}_3} \underset{\alpha\text{-ケト酸}}{\text{CH}_3\text{-CO-COOH}}$$

$$\text{CH}_3\text{-CH(OH)-CH(NH}_2\text{)-COOH} \xrightarrow[\text{トレオニンデヒドラターゼ}]{\text{NH}_3} \text{CH}_3\text{-CH}_2\text{-CO-COOH}$$

$$\longrightarrow \underset{\text{プロピオニルCoA}}{\text{CH}_3\text{-CH}_2\text{-CO-S·CoA}}$$

(e) アスパルターゼ反応,ヒスチダーゼ反応

$$\text{アスパラギン酸} \underset{\text{アスパルターゼ}}{\rightleftarrows} \text{フマル酸} + \text{NH}_3$$

ヒスチジン $\xrightarrow[\text{NH}_3]{\text{ヒスチダーゼ}}$ ウロカニン酸

$$\longrightarrow \text{(イミダゾロン)-CH}_2\text{-CH}_2\text{-COOH} \longrightarrow \text{HOOC-CH(NH-CH=NH)-CH}_2\text{-CH}_2\text{-COOH}$$

$$\longrightarrow \text{HCONH}_2 + \underset{\text{グルタミン酸}}{\text{HOOC-CH(NH}_2\text{)-CH}_2\text{-CH}_2\text{-COOH}}$$

以上,5つの反応で生成したα-ケト酸(2-オキソ酸)やフマル酸などは,クエン酸回路を経て代謝され,エネルギー源となる(図5.22).なお,この他に芳香族アミノ酸であるフェニルアラニン,チロシン,トリプトファンなども分解されクエン酸回路の中間体となる(図5.23).

5.8.2 嫌気性菌によるアミノ酸の発酵

嫌気性菌,特に *Clostridium* 属の菌はアスパラギン酸,グルタミン酸などを前述の経路とは異なった分解経路で発酵しエネルギーを得る.以下にいくつかの代謝経路の例を紹介する.

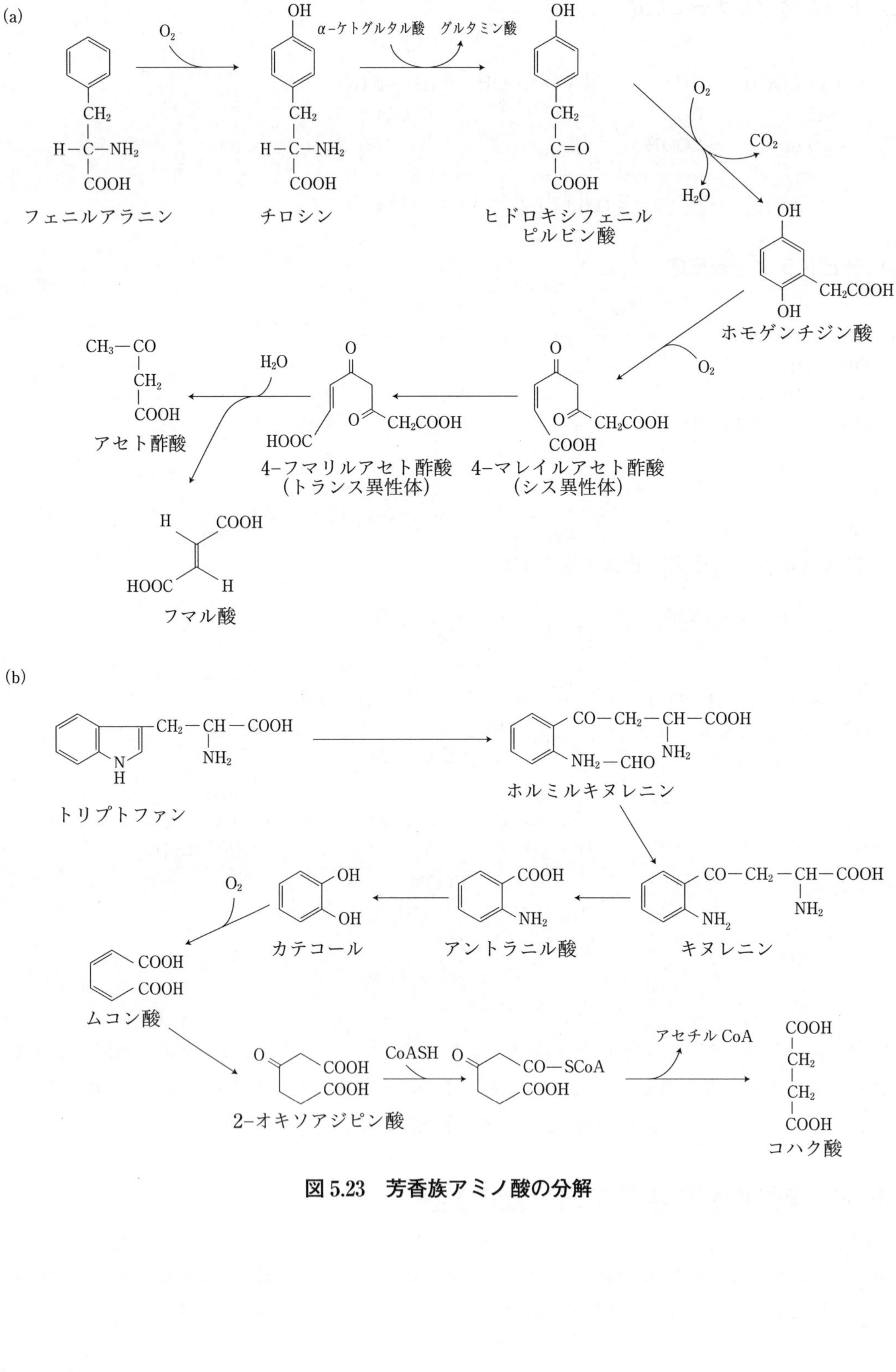

図 5.23 芳香族アミノ酸の分解

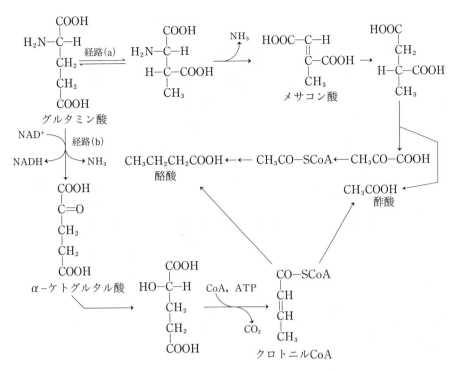

図 5.24 嫌気性菌によるグルタミン酸の発酵
(a) *Clostridium tetanomorphum* (b) *Peptococcus aerogenes*

(a) **アスパラギン酸** 脱アミノ化されたアスパラギン酸は，フマル酸を経由してコハク酸と酢酸を生じる．また *Clostridium* 属の菌はアスパラギン酸を脱炭酸してアラニンを生成する．

$$HOOC-CH_2-CH(NH_2)-COOH \longrightarrow CO_2 + CH_3-CH(NH_2)-COOH$$
アスパラギン酸　　　　　　　　　　　　　　　　アラニン

(b) **グルタミン酸** *Clostridium tetanomorphum* や *Peptococcus aerogenes* はグルタミン酸を分解して酢酸と酪酸を生成する．ただし，その経路はそれぞれの菌で異なる（図 5.24a, b）．

(c) **リジンの発酵** *Clostridium* 属の菌はリジンを酢酸と酪酸に分解する（図 5.25）．

(d) **アラニン** *Clostridium propionicum* は，アラニンを，アクリリル CoA を介してプロピオン酸に変える．

$$CH_3-CH(NH_2)-COOH \xrightarrow{NH_3} CH_2=CH-CO-S \cdot CoA \longrightarrow CH_3-CH_2-CO-S \cdot CoA$$
アラニン　　　　　　　　　　アクリリルCoA　　　　　　プロピオニルCoA

$$\longrightarrow CH_3-CH_2-COOH$$
プロピオン酸

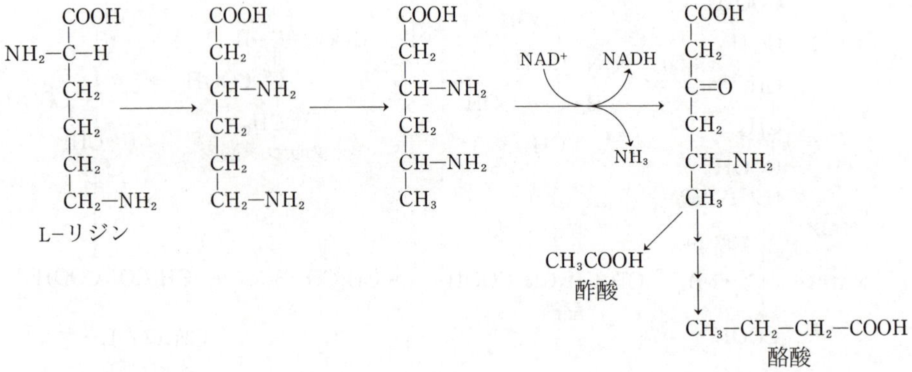

[L-リジンの分解反応式]

図 5.25 *Clostridium sticklandii* によるリジンの分解

(e) **トレオニン** *Clostridium pauteorinum* はトレオニンをトレオニンデヒドラターゼによって代謝し，プロピオン酸に変える．

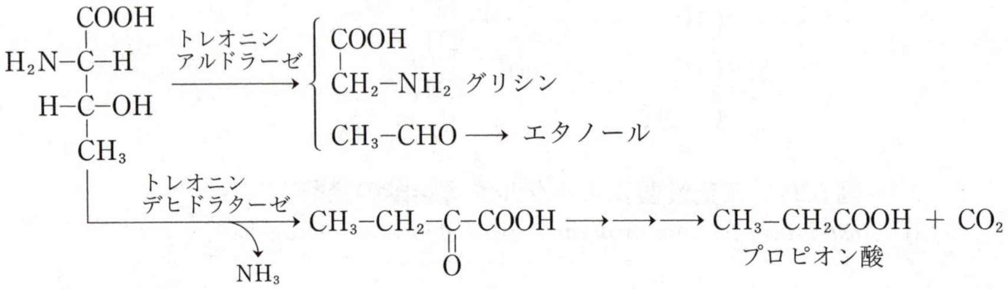

[トレオニンの代謝反応式：トレオニンアルドラーゼによりグリシン＋CH₃-CHO→エタノール、トレオニンデヒドラターゼにより$CH_3-CH_2-CO-COOH \to CH_3-CH_2COOH + CO_2$（プロピオン酸）]

(f) **Stickland 反応** *Clostridium* 属の菌の一部はグリシンなどを電子受容体として酸化的脱アミノ化反応を行って発酵を進行させる（Stickland 反応）．この反応はアミノ酸混合物を発酵するときにみられ，水素受容体となるのはグリシン，アルギニンなどである．一方，水素供与体となるのはアラニン，ロイシンなどである．

$$CH_3-CH(NH_2)-COOH + 2\,H_2O \longrightarrow CH_3-COOH + CO_2 + NH_3 + 4\,H$$

$$2\,NH_2-CH_2-COOH + 4\,H \longrightarrow 2\,NH_3 + 2\,CH_3-COOH$$

Stickland 反応

ヌクレオチドの合成

微生物は NH_3 やグルタミンなどのアミノ酸を用いて，ヌクレオチドを生合成する．ヌクレオチド合成にとって最も重要な物質の1つは**ホスホリボシルピロリン酸（PRPP）**である．

1) プリンヌクレオチドの生合成

プリンヌクレオチドの生合成経路を示す（図5.26）．プリンヌクレオチドの生合成経路では，五炭糖リン酸（PRPP）を土台として，グルタミン，グリシン，アスパラギン酸などのアミノ酸が順次結合し，プリン骨格を形成していく．また，10-ホルミルテトラヒドロ葉酸が炭素1個の付加に重要な役割を果たす．この合成経路に欠損があるため，培地にプリン塩基を加えないと生育できない変異株をプリン要求株という．

2) ピリミジンヌクレオチドの生合成

ピリミジンヌクレオチドの生合成は，カルバモイルアスパラギン酸を中間体として進行し，ピリミジン骨格をもつオロト酸が生成する（図5.27）．ピリミジン骨格が完成した後に五炭糖リン酸（PRPP）と結合する点がプリンヌクレオチドの生合成と異なる．はじめに生成するのはウリジル酸（UMP）であり，UTPになったのちにシチジン三リン酸（CTP）に変換される．DNA合成の原料となるチミンヌクレオチド（dTMP）は次項の反応により合成される．

3) デオキシリボヌクレオチドの生合成

デオキシリボヌクレオチドは，リボヌクレオチド2リン酸を次の反応で還元してつくる．この反応にはチオレドキシンが関与する．

$$\text{チオレドキシン}\begin{matrix}S\\|\\S\end{matrix}\text{（酸化型）} + NADPH + H^+ \xrightarrow{\text{チオレドキシンレダクターゼ}} \text{チオレドキシン}\begin{matrix}SH\\SH\end{matrix}\text{（還元型）} + NADP^+$$

$$\text{チオレドキシン}\begin{matrix}SH\\SH\end{matrix} + NDP \longrightarrow dNDP + \text{チオレドキシン}\begin{matrix}S\\|\\S\end{matrix} + H_2O$$

このようにしてできたdUDPからdUMPがつくられ，dUMPは5,10-メチレンテトラヒドロ葉酸から炭素を1個受けとり，チミンヌクレオチド（dTMP）となる．

$$dUMP + 5{,}10\text{-メチレンテトラヒドロ葉酸} \xrightarrow{\text{チミジル酸シンターゼ}} dTMP + \text{テトラヒドロ葉酸}$$

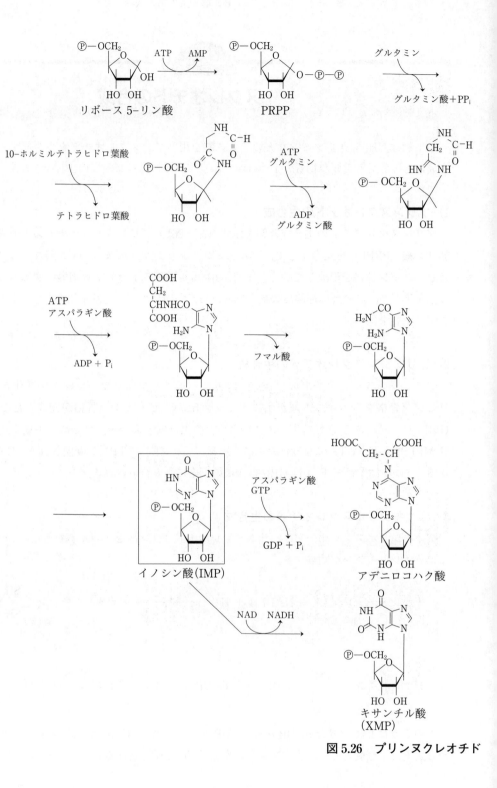

図5.26 プリンヌクレオチド

5-ホスホリボシル-1-アミン

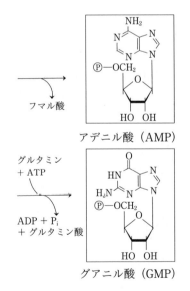

アデニル酸（AMP）

グアニル酸（GMP）

の生合成

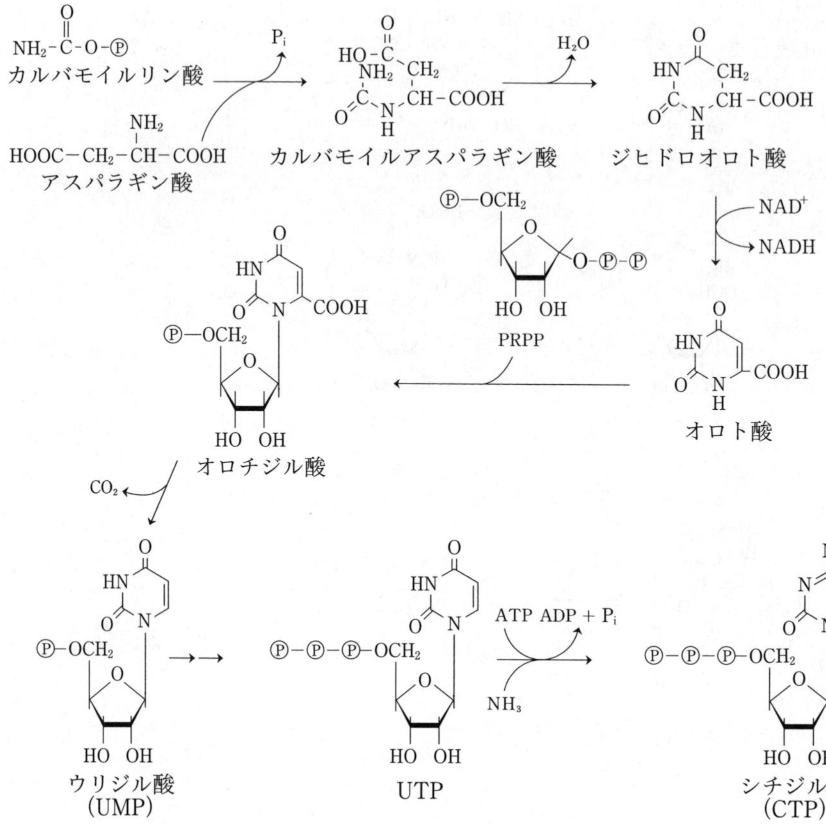

図 5.27　ピリミジンヌクレオチドの生合成

なお大腸菌を宿主とする T_2, T_4, T_6 ファージの DNA に 5-ヒドロキシメチルシトシンが存在する場合には，ヌクレオチドは次の反応で合成される．

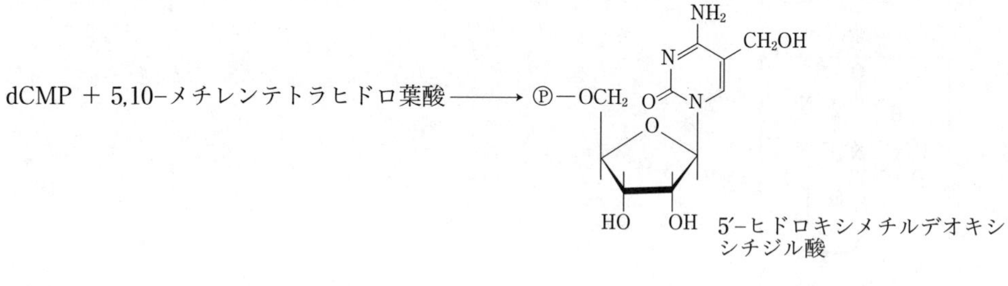

dCMP ＋ 5,10-メチレンテトラヒドロ葉酸 ⟶ 5′-ヒドロキシメチルデオキシシチジル酸

5.10 核酸の生合成

RNA ウイルスのように RNA を遺伝子としてもつものもいるが，ほぼすべての微生物の遺伝子は DNA（deoxyribonucleic acid）である．

5.10.1 DNA の生合成

DNA はデオキシリボヌクレオチド三リン酸（dNTP）から DNA ポリメラーゼによって合成される．鋳型となる一本鎖の DNA の塩基と新しく付加されるヌクレオチドの塩基との間に特異的な水素結合があるため，鋳型 DNA と相補的な塩基配列が合成されることになる．すなわち，相補的な塩基をもつ dNTP（図 5.28）が順次付加することによって，もとの鋳型 DNA と同じ塩基配列をもった DNA が合成される．したがって，この機構に誤りがなければ，生物の種の保存が保証されることになる（図 5.29）．

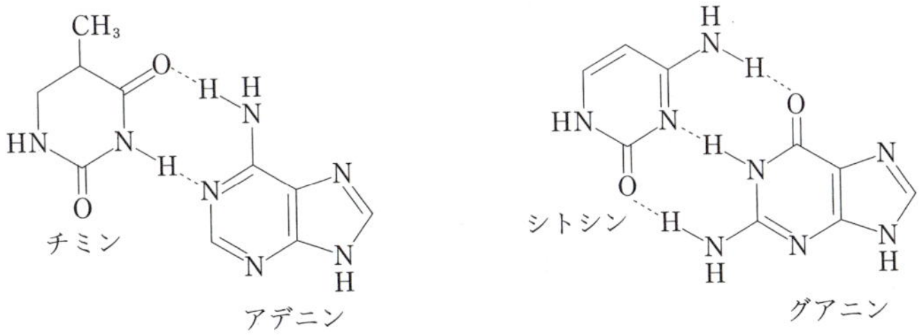

図 5.28　DNA の相補的塩基対
破線は塩基間の水素結合を示す．

大腸菌には，pol Ⅰ から pol Ⅴ まで，5 種類の DNA ポリメラーゼが存在する．そのうち，大腸菌 DNA の複製を主につかさどるのは pol Ⅲ である．二本鎖 DNA が一本鎖に分かれ，その後それぞれの一本鎖 DNA に対し pol Ⅲ が相補的な DNA を合成する（図 5.30）．しかし，pol Ⅲ を含めて DNA ポリメラーゼの反応が常に 5′ 側から 3′ 側へと進行することと，2 本の DNA 鎖の方向性が逆になっていることより，DNA 合成は単純ではない[*1]．

図 5.30 のように，DNA の二本鎖が解かれて各々の鎖に相補的な新しい DNA 鎖をつくる過程で，一方の鎖は鋳型の 3′ 末端から相補的かつ連続的に DNA 鎖が合成される．しかし，他方は鋳型の DNA の向きが逆のため連続的な DNA 合成ができず，途中で一本鎖になっている鎖に対して相補的に 5′ → 3′ 側に短い鎖をつくったのち，DNA リガーゼ DNA ligase[*2] で連結する方式をとる．また，

[*1] DNA の二本鎖は互いに相補的であるが，鎖の向きは逆方向であり，図 5.30 に示すように片方が 5′ → 3′ であるならば，他方は 3′ → 5′ という配向をとる．
[*2] DNA ligase とは，二本鎖の DNA の 1 本が切断されているとき，これを ATP または NAD の消費によって連結する酵素である．

二本鎖のままでは pol III による反応は進まないため，ヘリカーゼ helicase が二本鎖を解く．さらに SSB（single stranded DNA binding protein）と結合することにより，2 本の一本鎖 DNA がもとの二重鎖にはならないようにしている．

DNA 合成のときには，図 5.30 に示すようにプライモソーム粒子が DNA に付き，粒子中の RNA 合成酵素で短い RNA 鎖が DNA に相補的につくられてプライマー primer（反応の開始点）となる．

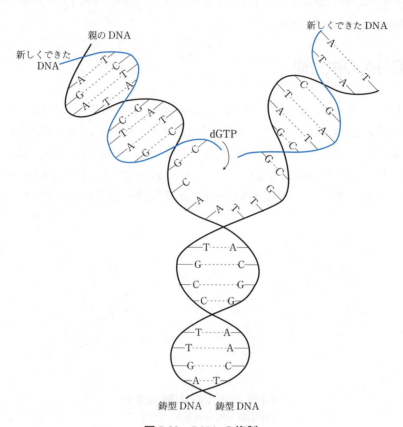

図 5.29　DNA の複製

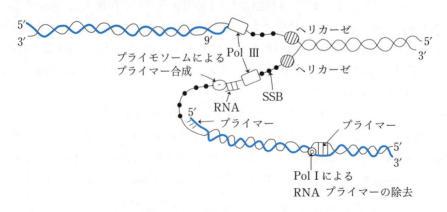

図 5.30　大腸菌の DNA 複製における種々の因子の関係
——鋳型 DNA，——合成された DNA

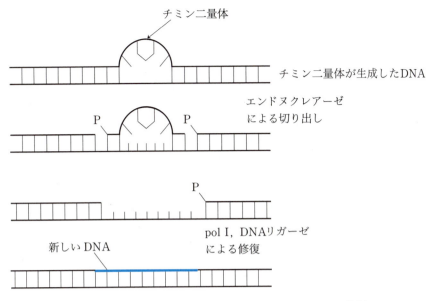

図 5.31　紫外線損傷を受けた DNA の修復と pol I の役割

このRNAにpol IIIが新しいDNA鎖を連結する．RNAプライマーはpol Iのもっているヌクレアーゼ活性によって分解除去される．さらに，この除去された部分は，pol Iの修復作用により修復されたのち，DNAリガーゼによってつながれる．また，pol IはDNAの二本鎖の一部の欠損や紫外線で生じたチミン二量体を含む断片を切り取ったあと，これを修復するときなどにも重要な役割を果たす（図5.31）．

RNAを遺伝子としてもつウイルスのうちレトロウイルス科のウイルスは，RNAを鋳型としてDNAを相補的に合成する逆転写酵素 reverse transcriptase をもつ．この場合は，逆転写酵素により合成された DNA から RNA ポリメラーゼによって RNA を合成する（11.3.1 参照）．

5.10.2　RNA の生合成

RNAの生合成はヌクレオシド三リン酸，ATP，GTP，UTP，CTPを基質として行われる．RNAの塩基配列はDNAによって支配され，DNAの二本鎖の一方の鎖の塩基配列に相補的に合成される（図5.32）．

RNA合成酵素は RNA ポリメラーゼ RNA polymerase であり，RNA合成はDNAの塩基配列上のプロモーター promotor 配列と呼ばれる塩基配列にRNAポリメラーゼが結合し，そこから数残基隔たった場所からRNA合成が始まる．

原核細胞のプロモーター配列は，RNAの読み始め点から10残基程度上流にあるTとAに富むプリブノーボックス* Pribnow box と呼ばれる配列と，これよりさらに25残基上流の配列からなるが，これらを認識することによってRNA合成が開始される．

---

* 真核細胞の場合にも同様の配列が認められ，TATA ボックスと呼ばれる．

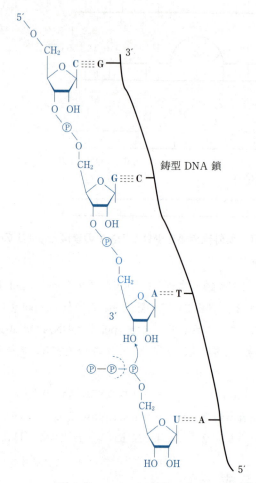

図 5.32　RNA の相補的合成

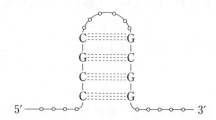

図 5.33　RNA 合成の終止構造

RNA 合成の終止点は G と C の塩基対の多い配列からなり，ヘアピンループをつくる．別にシグマσ因子が終止点を認識して合成を止める場合もある（図 5.33）．

植物や動物ウイルス，バクテリオファージで RNA を遺伝子とするときには，RNA レプリカーゼ RNA replicase（RNA 依存性 RNA ポリメラーゼ）によって RNA を合成するが，このレプリカーゼは自己のウイルスの RNA のみを複製できる．

5.11 タンパク質の生合成

タンパク質のアミノ酸配列を規定する DNA の塩基配列は，メッセンジャー RNA messenger RNA（mRNA）に転写される．mRNA はリボソームに運ばれるが，mRNA 上の連続する 3 つの塩基の配列（コドン codon）によって，1 つのアミノ酸が規定される．したがって，mRNA の 5′ 側から，3 つの塩基ずつでアミノ酸が指定され，ペプチドが形成される．遺伝暗号 genetic code と呼ばれる，塩基配列に対応するアミノ酸の表を表 5.2 に示す．

リボソームは，原核細胞では 30S と 50S，真核細胞では 40S と 60S，それぞれ 2 つのサブユニットからなるが，リボソーム RNA ribosomal RNA（rRNA）とタンパク質を含む．

アミノ酸をリボソームに運び，設計図である mRNA の指示に従って配列させるトランスファー RNA transfer RNA（tRNA）は，各アミノ酸に対応する分子種が存在するため，生物中には少なく

表 5.2 アミノ酸を指定するコドンの塩基配列

第一文字（5′ 末端）	第二文字				第三文字（3′ 末端）
	U	C	A	G	
U	Phe	Ser	Tyr	Cys	U
	Phe	Ser	Tyr	Cys	C
	Leu	Ser	終止	終止	A
	Leu	Ser	終止	Trp	G
C	Leu	Pro	His	Arg	U
	Leu	Pro	His	Arg	C
	Leu	Pro	Gln	Arg	A
	Leu	Pro	Gln	Arg	G
A	Ile	Thr	Asn	Ser	U
	Ile	Thr	Asn	Ser	C
	Ile	Thr	Lys	Arg	A
	Met	Thr	Lys	Arg	G
G	Val	Ala	Asp	Gly	U
	Val	Ala	Asp	Gly	C
	Val	Ala	Glu	Gly	A
	Val	Ala	Glu	Gly	G

終止：UAA, UGA, UGA に対応するアミノ酸（アミノ酸をもった tRNA）が通常ないもの．

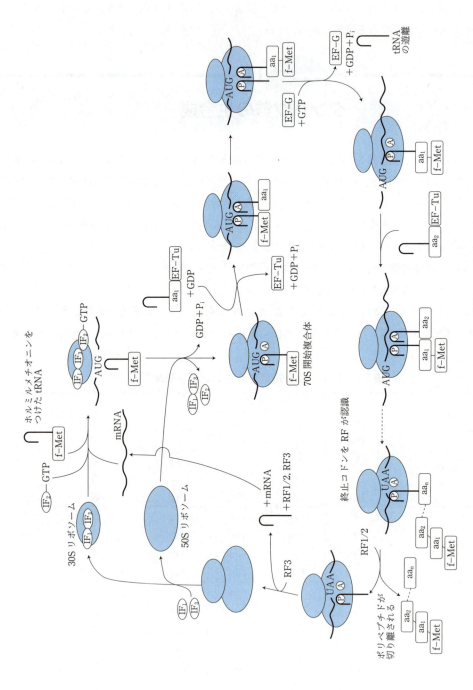

図 5.34 **タンパク質の生合成のサイクル**
EF-Tu：tRNA をリボソームに結合させる因子，IF_1, IF_2, IF_3：合成開始に必要な因子，EF-G：ペプチド鎖延長に必要な因子，RF_1, RF_2, RF_3：ペプチドの遊離因子，aa：アミノ酸，f-Met：ホルミルメチオニン

ともアミノ酸の種類の数以上が存在する．tRNA 分子の 3′ 末端には，共通に CCA という配列が存在する．

アミノ酸は，アミノアシル tRNA 合成酵素 aminoacyl-tRNA synthetase により ATP の存在下で活性化され，tRNA の CCA 末端にアシル化される．すなわち，tRNA に正しくアミノ酸を結合させるのはアミノアシル tRNA 合成酵素になる．

$$\text{R–CH(NH}_2\text{)–COOH} \xrightarrow[\text{PP}_i]{\text{ATP}} \text{R–CH(NH}_2\text{)–CO}\sim\text{P (アデノシン)} \xrightarrow[\text{AMP}]{\text{tRNA}} \text{R–CH(NH}_2\text{)–CO–tRNA}$$

アミノ酸　　　　　　　　　　　　　　　　　　　　　　　　　　　　　　　　アミノアシル tRNA

アミノ酸が遺伝暗号に従ってペプチド結合を形成する過程を図 5.34 に示すが，アミノ酸を配置するのは tRNA である．70S リボソームから IF_1，IF_3 因子の作用で 50S サブユニットが解離する．その後，IF_1，IF_3 結合 30S サブユニットに mRNA が結合し，次いで IF_2 とホルミル Met-tRNA が GTP の存在下に結合する．なお，合成の最初のアミノ酸は原核細胞，真核細胞ともにメチオニン (Met)（またはホルミルメチオニン）であることから，mRNA の読み始めは AUG である．その後，50S リボソームが結合して 70S 開始複合体ができあがる．リボソーム上には A 部位 A site，P 部位 P site があるが，まず P 部位にホルミル Met-tRNA が結合する．次に A 部位に対応するアミノ酸のついた tRNA が結合する．50S リボソームのペプチジルトランスフェラーゼ peptidyltransferase はホルミル Met-tRNA から A 部位のアミノ酸に転移してペプチド結合をつくる．

次いで EF-G（elongation factor，伸長因子）と GTP が結合して mRNA が 5′ 側に移動するため，ホルミル Met を失って tRNA はリボソームから離れる．同時に A 部位にあった tRNA は P 部位に移り，A 部位には新しいコドンが来る．この過程を繰り返すことでペプチドが伸長されるが，mRNA の A 部位に終止コドンがくると，ペプチドの伸長は止まる．

5.12 細胞壁構成物質の生合成

細菌の細胞壁成分ペプチドグリカン peptidoglycan，タイコ酸 teichoic acid などの生合成は以下のように行われる．

(a) **ペプチドグリカンの生合成**　　ペプチドグリカンの生合成過程を黄色ブドウ球菌を例にしてあげる（図 5.35）．UDP-*N*-アセチルグルコサミン（UDP-GlcNAc）および UDP-*N*-アセチルムラミン酸ペンタペプチド（UDP-MurNAc-L-Ala-D-Glu-L-Lys-D-Ala-D-Ala）の合成は，細胞質の酵素によって触媒されるが，GlcNAc と MurNAc を結合する反応は細胞膜に存在する酵素が担う．この過程では，生合成中間体は C_{55} のポリイソプレノール（ウンデカプレノール）担体に結合している．結合した物質は，外膜上においてトランスペプチダーゼで架橋される（3.1.4 参照）．なお，抗生物質の阻害箇所を図中では青線で示す．

(b) **タイコ酸の生合成**　　グラム陽性菌の細胞壁に存在するグリセロールタイコ酸およびリビトー

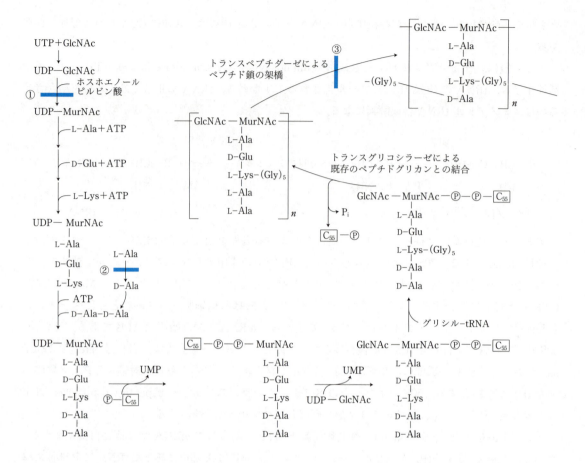

図 5.35　ペプチドグリカンの生合成経路
　① ホスホマイシンの作用点
　② サイクロセリンの作用点
　③ ペニシリンの作用点

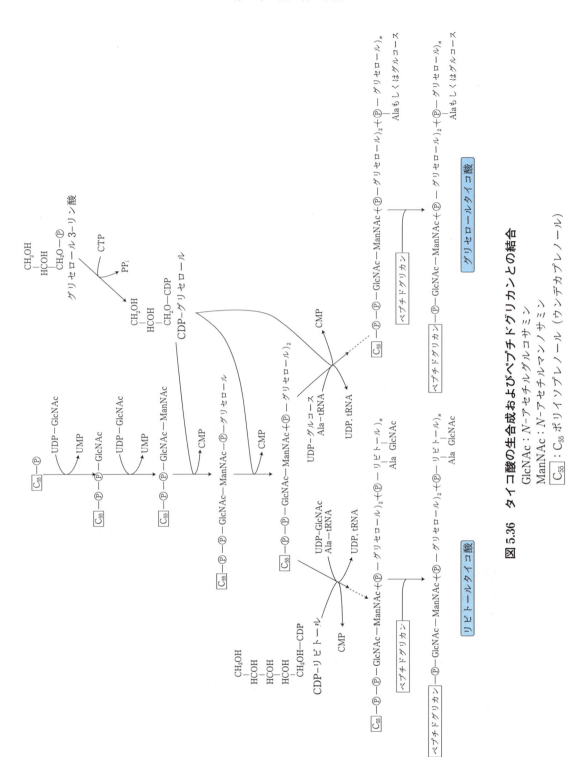

図 5.36 タイコ酸の生合成およびペプチドグリカンとの結合
GlcNAc：N-アセチルグルコサミン
ManNAc：N-アセチルマンノサミン
$\boxed{C_{55}}$：C_{55} ポリイソプレノール（ウンデカプレノール）

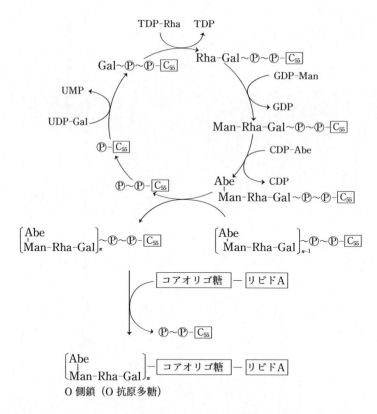

図 5.37 *Salmonella* Typhimurium のリポ多糖体 O 側鎖の生合成

Abe：アベコース，Rha：ラムノース，Gal：ガラクトース，Man：マンノース
C_{55}：C_{55} ポリイソプレノール（ウンデカプレノール）

ルタイコ酸の生合成過程を図5.36に示す．一部のタイコ酸は，糖とグリセロールリン酸を介してペプチドグリカンに共有結合している．

(c) **リポ多糖体の生合成**　免疫学的特性を示すグラム陰性菌リポ多糖体 lipopolysaccharide の生合成を *Salmonella* Typhimurium を例として図5.37に示す．ガラクトース，ラムノース，マンノース，アベコースなどの糖がポリイソプレノールの脂質担体に順次結合しO側鎖（O抗原多糖）が形成される．その後，リピドA-コアオリゴ糖（Rコア）複合体に転移される（図3.10参照）．

(d) **ジピコリン酸，ジアミノピメリン酸の生合成**　ペプチドグリカンの構成成分であるジアミノピメリン酸および芽胞に多く含まれるジピコリン酸は，いずれも図5.16に示すようにアスパラギン酸から生合成される．

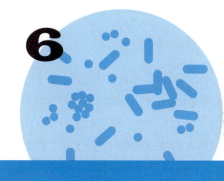

6 細菌の遺伝および変異

　細菌の性状は一般にそのまま子孫 progeny に伝えられていくが，ときによってはその形態，生理，免疫学的性質などが変化することがある．このような現象は病原細菌や有用細菌を取り扱う上で極めて重要な問題であるため，古くから詳しく検討されてきた．また，一般の生物についてこの問題を扱う遺伝学の立場からみても，細菌は研究材料として次のような点で大変便利なものである．

1) 増殖が速い（1個の新生細胞が成熟して2個に分裂するまでの時間は多くの細菌の場合，最適条件下で約25分である）．したがって多数の子孫について調べることができる．
2) 生理的，形態的に均一なものを得やすい．
3) 単細胞で生化学的変化などを研究しやすい．
4) 有性生殖に類似の生殖を行うこともある．

　親の形質が子孫に伝えられる現象を一般に**遺伝** heredity というが，子孫のところで形質が変化した場合にはこれを**変異** mutation, variation と称する．この変異には遺伝子の変化を伴う遺伝的変異 heritable variation, mutation と，遺伝子変化を伴わない非遺伝的変異（環境により生じた個体差 "彷徨変異 fluctuation" など）とがある．

6.1 遺伝子とゲノム

6.1.1 遺伝子

　遺伝子 gene とは，遺伝的形質を支配する単位で，その化学的本体は DNA である．遺伝子には，生物を構成するタンパク質をコードする構造遺伝子，遺伝子の発現を調節する因子をコードする調節遺伝子，リボソーム RNA やトランスファー RNA をコードする遺伝子などがある．

6.1.2 ゲノム

遺伝子は，1つの形質を担っているが，**ゲノム** genome とは，生物のもつ遺伝子全体を指す．ゲノムは，自己複製能をもっており，このような自己複製能をもつ DNA 分子の単位を**レプリコン**という．真核細胞は，核膜に包まれた核の中に**染色体** chromosome をもっているが，細菌のような原核細胞には明確な核は存在せず，染色体に相当するものとしては DNA の長い鎖が核様体として細胞質内に存在するだけである（便宜的にこれを細菌の染色体という）．ゲノムは，狭義には染色体を意味し，広義には後述するプラスミドやウイルス核酸も含む．

6.1.3 プラスミド

細菌や一部の真菌には，染色体とは独立して自己複製できる DNA 分子（レプリコン）が存在することがある．これを**プラスミド** plasmid という．多くの場合，プラスミドは環状構造をなしており，大きさは染色体 DNA と比べるとはるかに小型であるが，数 kbp* から 150 kbp 以上と変化に富んでいる．また，自律複製能の違いから，細胞内での数（コピー数）も様々である．プラスミドも広義にはゲノムであり，プラスミド上の遺伝子が発現し，細菌に遺伝形質が付与される場合もある．生育に必須な遺伝子がプラスミド上にあるのはまれであり，プラスミドを除去しても細菌は生育できる．しかし，薬剤耐性や病原因子の遺伝子を持ったプラスミドもあり，細菌にとって重要な形質を付与していることがある．さらに，プラスミドは自己複製し，持った遺伝子の形質を発現できる特徴を有するため，後述する組換え DNA 技術で用いるベクターとして応用され，遺伝子工学で重要な役割を担っている．

6.2 遺伝的変異

遺伝子の塩基配列に基づいてタンパク質のアミノ酸配列が決定され，その生物に特有のタンパク質が合成される．そのため，何らかの原因により塩基配列に変化が起これば，合成されるタンパク質にも変化が生じる．変化した DNA がそのまま複製され子孫に伝えられると，翻訳されて生産されるタンパク質の変化もまた子孫に伝えられることになる．このように遺伝子に変化が起こることによって生じる形質の変異が**遺伝的変異**である．

6.2.1 突然変異

特定の誘因なしに遺伝子に変化が起こったとき，これを**突然変異** spontaneous mutation という．

---

*bp：塩基対，1 kbp = 1000 bp

突然変異を起こす頻度は遺伝子の種類によって異なるが，細菌細胞1個当たり1回の分裂で特定の遺伝子に特定の変異が起こる確率（変異率）は，一般に $10^{-11} \sim 10^{-7}$ くらいである．また，この変異率は種々の化学物質，放射線などにさらすことによって人為的に高めることが可能であり，これを**誘導変異** induced mutation という．また，突然変異を起こした菌株をその親株である**野生株** wild-type strain に対して（突然）**変異株** mutant という．遺伝的変異は，前述のように DNA レベルでの変化に基づくものであり，下記のような機構で起こる．

A 置換

DNA に含まれている塩基が別の塩基に置き換わるような変異のことを**置換** substitution という．プリン塩基（アデニン，グアニン）またはピリミジン塩基（チミン，シトシン）がそれぞれ異なるプリンまたはピリミジンで置換される場合を transition といい，プリンとピリミジンが相互に置換される場合を transversion と称する．このように単一ヌクレオチドが変化することを**点変異** point mutation というが，これによって次の3通りの影響が生じる（図6.1）．

i) 生成するアミノ酸に全く変化が生じない場合：例）GAA → GAG（Glu → Glu）．遺伝子産物のアミノ酸配列には影響が及ばないので，この変異を**サイレント突然変異** silent mutation という．

ii) 他のアミノ酸に変化する場合：例）GAA → GGA（Glu → Gly）．その遺伝子産物の活性が野生株のときと全く変わらないものから全く消失してしまうものまでいろいろな段階があり，この変異を**ミスセンス突然変異** missense mutation という．

iii) ペプチドの生成がその場所で停止する場合：例）GAA → TAA（Glu → Stop）．変異の結果，終止コドンである TAG，TAA，TGA のいずれかが生じたとき，これらの暗号に相当するアン

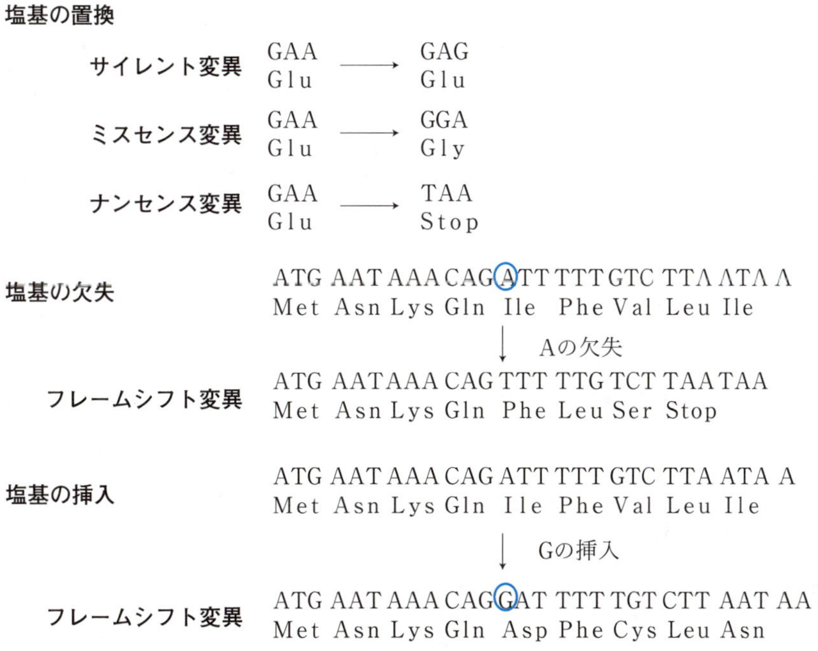

塩基の置換

サイレント変異	GAA Glu	⟶	GAG Glu
ミスセンス変異	GAA Glu	⟶	GGA Gly
ナンセンス変異	GAA Glu	⟶	TAA Stop

塩基の欠失

ATG AAT AAA CAG ATT TTT GTC TTA ATA A
Met Asn Lys Gln Ile Phe Val Leu Ile
         ↓ Aの欠失

フレームシフト変異

ATG AAT AAA CAG TTT TTG TCT TAA TAA
Met Asn Lys Gln Phe Leu Ser Stop

塩基の挿入

ATG AAT AAA CAG ATT TTT GTC TTA ATA A
Met Asn Lys Gln Ile Phe Val Leu Ile
         ↓ Gの挿入

フレームシフト変異

ATG AAT AAA CAG GAT TTT TGT CTT AAT AA
Met Asn Lys Gln Asp Phe Cys Leu Asn

図6.1 変異の種類

チコドン anticodon をもつ tRNA が野生株には存在しないので，タンパク質合成がこの場所で止まり不完全なペプチドとなり，多くの場合，その活性は消失する．このようなアンバー amber (TAG)，オーカー ochre (TAA)，オパール opal (TGA) 突然変異のことを**ナンセンス突然変異** nonsense mutation という．

B　塩基の付加と欠失（図 6.1）

1 つまたはそれ以上の塩基対が DNA 鎖に付加されたり欠失したりすると，mRNA のトリプレットの区切りがずれてそれ以降のアミノ酸配列が全部変わってしまい変異が起こる．このようにして起こる変異を，翻訳過程での「読み取り枠」をずらすという意味で**フレームシフト突然変異** frameshift mutation と称する（3 またはその整数倍の塩基対が付加または欠失したときにはその部位だけに変化が生じ，以後のフレームは野生型と同じになる）．また，ある変異が 2 度起こることによって，外観上（表現系）ではもとの姿に戻ることがある．これには，最初変異が起こった場所の塩基配列が第二の変異で再びもとの配列に戻る単純な復帰変異と，第二の変異が DNA 鎖上の異なった場所で起こることによって回復する場合とがある．後者では，最初の変異が 2 度目の変異で抑制されるという意味から，これを**サプレッサー変異** suppressor mutation という．

C　挿入配列やトランスポゾンによる突然変異

1940 年代後半になって，トウモロコシの遺伝実験から新しい位置に飛び移る遺伝因子の存在が知られるようになったが，このような飛び移り（転移 transposing）が起こるとその因子が挿入された遺伝子は不活性となる．その後，大腸菌でも遺伝子の機能を阻害するランダムな変異の多くが，かなり大きな DNA 断片の挿入によって起こることがわかり，この動く遺伝子の性質が注目を集めた．そして，この DNA 断片は自分と全く同じコピーを別の部位に挿入するような酵素の情報をもつものであることが判明した．細菌では主に 2 種類の動く遺伝因子が同定されている．細菌やプラスミドに本来存在し，別の正常な遺伝子内に転移することによって突然変異を起こさせる約 1,400 bp 以下の長さの DNA ユニット群を**挿入配列** insertion sequence（IS）という．また，挿入された IS がそっくり欠失して野生型に復帰することもある．これは転移に必要な遺伝情報のみをもち（トランスポサーゼ遺伝子という），両端に短い逆方向繰り返し塩基配列（IR）がある（図 6.2）．一方，**トランスポゾン** transposon（Tn）は約 2,500 bp 以上の長さをもつ DNA ユニットで，2 個の IS が薬剤耐性遺伝子などの遺伝情報を挟んだ構造で，この構造全体が転移する（図 6.2）．したがって，薬剤耐性のような特定の遺伝子が Tn に含まれることによって，ある DNA 分子からほかへ，さらにはある細菌から他の細菌へとこれらの形質が容易に転移するようになる．これらの遺伝因子は，まず標的 DNA と融合した中間体を形成し，自己を複製した後，1 つはもとの位置にとどまり，1 つは標的部位に移る（図 6.2）．このようにして，IS や Tn が挿入されることにより，遺伝子の失活や，近傍遺伝子の発現の変化が起こることがある．

D　インテグロン

インテグロンは多剤耐性プラスミドから発見された遺伝因子である．主としてグラム陰性菌に広く分布しており，基本構造は，DNA 断片の挿入と切り出しに関与するインテグラーゼ integrase と転

挿入配列（IS）の構造

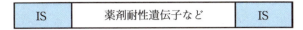

トランスポゾンの構造

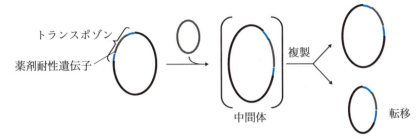

トランスポゾンの転移様式

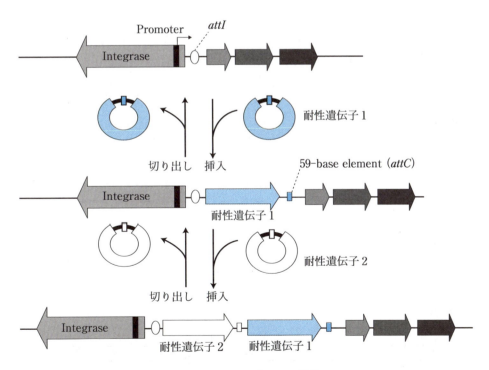

図 6.2　挿入配列（IS）とトランスポゾンの構造
IR：inverted repeat（逆向き反復配列遺伝子）

図 6.3　インテグロンの構造

写のプロモーター promoter，遺伝子の挿入部位 *attI* からなる（図 6.3）．インテグロンは，プロモーター下流の *attI* に薬剤耐性遺伝子カセットを挿入させ，薬剤耐性を発現させる．このカセットの両末端には，繰り返し配列（59-bp element，*attC*）が存在し，切り出されると小型の環状 DNA となりインテグロン間を移動する．インテグロンは，遺伝子カセットを取り込むことができるため，薬剤耐性遺伝子が集積しやすいと言われている．カルバペネム系抗菌薬を分解する β-ラクタマーゼ遺伝子，アミノグリコシド耐性遺伝子，クロラムフェニコール耐性遺伝子などを有するものが知られている．

6.2.2 誘導変異

種々の化学物質や電磁波などの曝露により突然変異の発生率が増加することを **誘導変異** induced mutation という．特定の刺激に応じて特定の変異が誘導されるのではなく，突然変異そのものが特別に高率に起こる．このような誘導作用をもつものを **変異原** mutagen と称し，次のような例がある．

A 化学物質

i) **亜硝酸塩**：シトシンの脱アミノ化反応を起こして，ウラシルを生じ，CG 対を TA 対に変える（図 6.4）．また，アデニンやグアニンのアミノ基にも作用して，ヒポキサンチンやキサンチンを生じさせ，突然変異を誘発させる．

ii) **塩基類似物質**：2-アミノプリン，5-ブロモウラシルなどがあり，正常な塩基の代わりに DNA に取り込まれて塩基対置換突然変異を起こす．

iii) **アルキル化剤**：ナイトロジェンマスタードなど．グアニンやアデニンをアルキル化して GC 対 → アルキル化 GT 対 → AT 対の変異や，脱プリン反応を起こす（図 6.4）．実験室では *N*-メチ

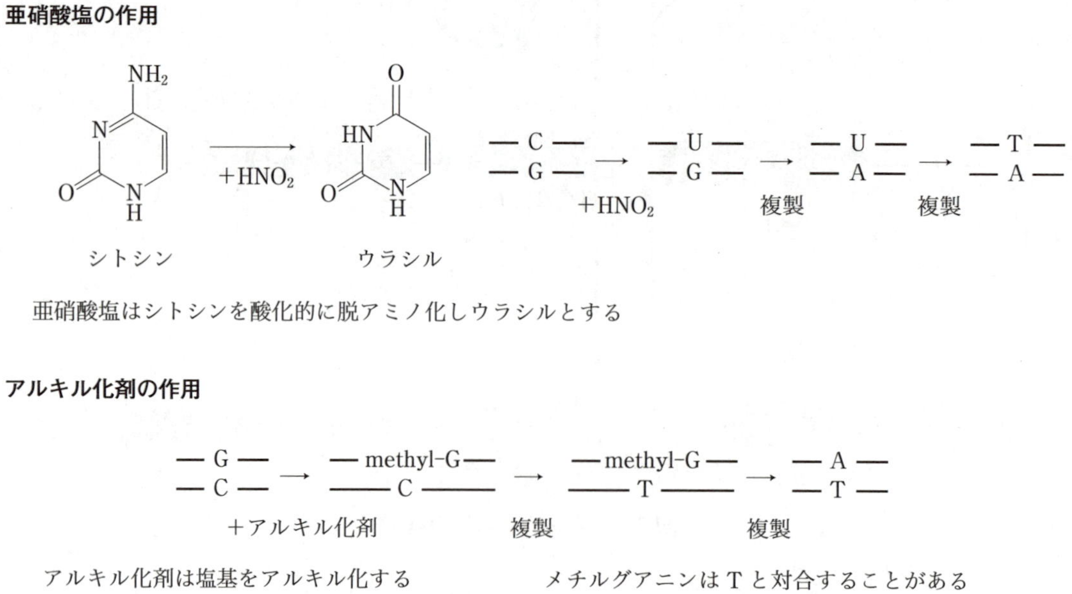

亜硝酸塩の作用

シトシン　→（+HNO₂）→　ウラシル

—C—　→　—U—　→　—U—　→　—T—
—G—　　　—G—　　　—A—　　　—A—
　　　+HNO₂　　　複製　　　　複製

亜硝酸塩はシトシンを酸化的に脱アミノ化しウラシルとする

アルキル化剤の作用

—G—　→　—methyl-G—　→　—methyl-G—　→　—A—
—C—　　　—C—　　　　—T—　　　　—T—
　+アルキル化剤　　　複製　　　　複製

アルキル化剤は塩基をアルキル化する　　メチルグアニンは T と対合することがある

図 6.4　亜硝酸塩およびアルキル化剤の作用

ル-N'-ニトロ-N-ニトロソグアニジン（MNNG）やエチルメタンスルフォン酸（EMS）などが使用される．

iv) **アクリジン色素など**：DNAの塩基間に割り込んで，塩基間距離を変化させることによりフレームシフト突然変異を起こす．

B 電磁波

X線，β線，α線，中性子線などの放射線によっても突然変異が引き起こされる．また，紫外線（核酸の吸収部にあたる2600 Å付近）の曝露によりチミン2分子が重合してチミン2量体 thymine dimer を形成する．

変異原を作用させてから変異した形質が現れるまでの時間を，表現潜伏期 phenotypic lag といい，これがほとんどないときを zero point mutation，数回分裂が起こってから初めて出現するときを end point mutation, delayed mutation と称する．これは変異した遺伝子により新しい酵素などが合成されその影響が現れるまでに，あるいは，変異した遺伝子がもとの遺伝子に対して劣性のとき，数回分裂して変異遺伝子だけをもつ先細胞が出現するまでに時間を要するためである．

6.2.3 細菌の主要変異現象

A 集落（コロニー）の変異

1) S→R型変異

Arkwright（1920〜1925）は，グラム陰性腸内細菌の通常のものは正円形で平滑，均等，湿潤なコロニーをつくるのに対し，突然変異により周辺不整で不均質なコロニーをつくる菌が出現することを発見した．前者をS型（smooth），後者をR型（rough）と呼ぶ．液体培地でもS型は均等に増殖し，R型は顆粒状に発育する．一般にS→R変異は起こりやすく，R→S変異は起こりにくい．これらの変異は菌体表層構造の変化と関連している．例えばグラム陰性菌では，細胞壁リポ多糖中にO抗原性側鎖をもつものはS型で，これを失うとR型になる．また，肺炎球菌や炭疽菌などグラム陽性菌では，莢膜（多糖）をもつものがS型（高病原性）で，これを失うとR型（低病原性）に変化する．

2) M型変異（粘液性変異）

腸内細菌では，ときどきS→R型変異のほかにM型（mucoid）粘液性に変異することがある．M型に対し原型をN型という．インフルエンザ菌，肺炎球菌，溶血性レンサ球菌においてもM→S→Rと変異することがある．

3) ムタビル変異

Massini（1907）は，乳糖非分解性の大腸菌が，培地上でしばしば乳糖分解性の菌に変異することを発見し，この変異菌を *Bact. coli mutabile* と命名した．それ以後，この種の変異をムタビル型変異という．

4) H → O 型変異

Weil-Felix は, Proteus 属菌を寒天上で培養すると, 正常な集落をつくらず, 全面にひろがって曇りを生じる (Hauch bildung, swarming) のが, 変異して鞭毛を失うと孤立した円形集落をつくるようになることを発見した. 前者を H 型 (Hauch), 後者を O 型 (Ohne Hauch) と称する.

B 抗原構造の変異

いままで述べた変異は抗原構造のうえでも変異を伴っている. 第9章免疫の項で詳述するように, 動物は細菌の侵入を受けると免疫応答をして, その細菌に対する抗体 antibody などを産生し抵抗性を示す. このように動物体に免疫応答を起こさせる物質を抗原 antigen というが, 一般に鞭毛の示す抗原性を H 抗原, 菌体表層物質のもつ抗原性を O 抗原, 菌体内物質によるものを Φ (phi) 抗原と称している. サルモネラ属菌などでは O 抗原よりさらに表層に存在する薄い莢膜 (microcapsule) にも抗原があり, これを Vi (virulence) 抗原という. Vi 抗原をもつものを V 型菌といい, これを失ったものを W 型, 中間を VW 型と称する. したがって V → VW → W への変異が認められている.

これら抗原物質の変化には遺伝子構造の変異が伴っているが, 近年, この遺伝子変異の原因としてマイクロサテライト DNA の関与が注目されている. DNA 鎖には様々な塩基配列が幾度も繰り返してつながった構造がみられることがあるが, これをサテライト DNA satellite DNA と称し, とくに繰り返し配列の単位が非常に短いもの (6塩基以下) をマイクロサテライト DNA microsatellite DNA と呼ぶ. これらマイクロサテライト DNA は同じ塩基配列が反復しているため, 複製のたびに反復回数が変化してその長さが変化する傾向がある (スリップ不正対合 slipped-strand mispairing と呼ばれる現象の結果, 繰り返し部分に高い頻度で複製ミスが起こる).

淋菌 *Neisseria gonorrhoeae* は *opa* と称する遺伝子群にコードされる外膜タンパク質をもっているが (この名称は遺伝子にコードされたタンパク質をもつ菌が不透明な opaque コロニーをつくることに由来する), それぞれの *opa* 遺伝子は CTCTT という5塩基からなるマイクロサテライトを含んでいる. 淋菌は非常に高い頻度でこのマイクロサテライト部の繰り返し回数が不正対合により変化し, フレームシフト変異によって正常なタンパク質をつくることができなくなり病原性を失う. しかし, もう一度不正対合が起こり再び正常な Opa タンパク質がつくられて病原性を獲得することもある. このような可逆的変異は, 相変化 phase variation と呼ばれインフルエンザ菌など多くの病原細菌で見つかっているが, 菌表層抗原構造の可逆的な変化は, 宿主の免疫応答を逃れる手段として菌に有利に働いているものと考えられる.

図 6.5 には, ネズミチフス菌 *Salmonella* Typhimurium の鞭毛の相変異 flagellar phase variation について示した. ネズミチフス菌を液体培地で培養していると, 鞭毛抗原 1, 2型の鞭毛をもつ菌が増殖してくる. 前者抗原型を1相, 後者を2相といい, これら抗原型が相互に変換することを鞭毛 (抗原型) の相変異という. 1, 2相の鞭毛タンパク質であるフラジェリンの構造遺伝子をそれぞれ H1, H2 と称するが, H2 遺伝子の下流には H1 遺伝子のレプレッサーの遺伝子が存在する. また, H2 遺伝子の上流には H2 のプロモーター領域を含む逆位可能領域が存在する.

第1相では, H2 遺伝子とレプレッサーが発現せず, H1 遺伝子だけが発現し1型の鞭毛ができる. 上流の逆位が起こると (図 6.5, 6.6), H2 遺伝子とレプレッサー遺伝子が同時に転写翻訳され, H1 は生成されたレプレッサーにより発現できず, H2 遺伝子だけが発現し, 2型の鞭毛ができる. この

第1相発現

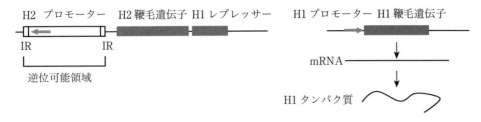

第2相発現

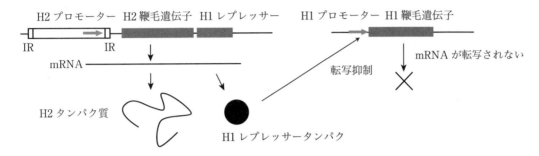

図 6.5　ネズミチフス菌の鞭毛相変異

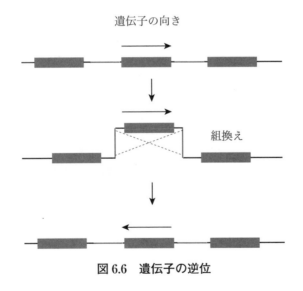

図 6.6　遺伝子の逆位

ような相変異も宿主の免疫を逃れる機構の1つと考えられ，病原的意義が深い（鞭毛の相変異を行う菌を複相菌，大腸菌やチフス菌のように相変異を行わない菌を単相菌という）．

C 耐性変異

1) 抗菌薬耐性変異

抗菌薬耐性に関する突然変異は，Joshua Lederberg と Esther Lederberg ら（1952）によって，感受性菌を特定の抗菌薬含有培地で培養すると耐性菌が出現したことから見いだされた．このような耐性菌は，抗菌薬の作用点である酵素またはその基質をコードする遺伝子に変異が生じたことにより，抗菌薬が結合できなくなり薬剤耐性となったものである．DNA ジャイレースや DNA トポイソメラーゼ IV の薬剤結合部位にミスセンス変異が生じるとキノロン系抗菌薬に対し，また，リボソーム 50S サブユニット内の 23S rRNA に変異が生じるとマクロライド系抗菌薬に対し，それぞれ耐性となることが知られている．

2) バクテリオファージ耐性菌

バクテリオファージ（ファージ）は大腸菌に寄生しこれを溶菌させるが，大腸菌の中にはファージの感染，増殖に対し抵抗性を示すように変異したものが出現することがある．Luria と Delbrück（1943）らは，この現象が変異に起因することを示した（彷徨テスト，ばらつきテスト，fluctuation test）．実験の概要を図6.7に示した．

ファージ感受性大腸菌の培養液を 1 mL ずつ分注した数10本の小試験管（a），および同じ培養液 10 mL を入れた 1 本の中試験管（b）を用意した．これらを 37 ℃で一夜培養後，(a) の各小試験管から 50 μL ずつをとり，それぞれファージを含んだ寒天平板に 1 枚ずつに塗布し，(b) の中試験管（1本）からは 50 μL ずつをファージを含んだ (a) と同じ枚数の寒天平板に塗布した．これらを 37 ℃で一夜培養すると，ファージ耐性菌だけが平板上にコロニーを形成する．もしファージが存在

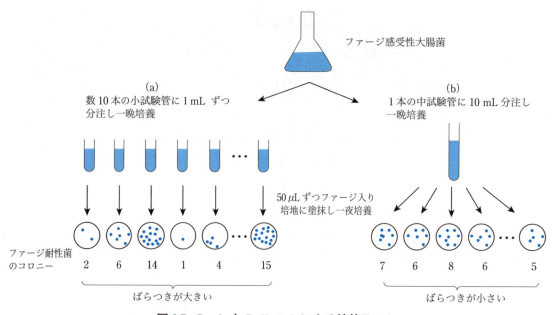

図6.7 Luria と Delbrück による彷徨テスト

する環境によって耐性化変異が誘導されたとすれば，出現するコロニー数は（a）群，（b）群いずれもほぼ等しい誤差範囲内のはずである．しかし実験結果は，（a）群のコロニー数の変動が（b）群のそれより有意に大きかった．このことは，耐性化変異が菌を平板に塗布する以前に多数の小試験管（a）と1本の中試験管（b）内で，ファージの存在とは無関係に発生したことを物語っている．（a）群でのコロニー数の変動が（b）群のそれより高いのは，各小試験内で生じた変異の時期が試験管ごとに異なっていたことにより起こったものと考えられる（変異時期が異なると，平板に塗布されるまでの間に分裂する回数が異なる）．以上の結果から，彼らはファージ耐性菌の出現は突然変異によるものと結論している．同様の現象は，突然変異による薬剤耐性菌の出現においても起こる．

D　微生物の変異を利用した試験

　がん原因物質の80〜90％は化学物質であるといわれており，しかも発がん性と変異原性との間には高い相関がある．したがって，細菌を使用して比較的簡便に行うことができる変異原性物質の検索は，発がん物質検索の一次スクリーニングとして極めて有用である．このためさまざまなシステムが提案されており，DNA修復感受性試験（10.7.1参照）やエームス試験（10.7.2参照）が用いられる．ここではAmesが開発した**エームス試験** Ames test の概要を解説する．

　この試験は，ネズミチフス菌 *Salmonella* Typhimurium のヒスチジン要求性（His⁻）株に検体（変異原）を作用させ，ヒスチジン非要求性（His⁺）に復帰変異するか否かで変異原性を判定するものである（図6.8）．化学物質が直接菌に作用して復帰変異を起こさせた場合は，その化学物質を**直接変異**

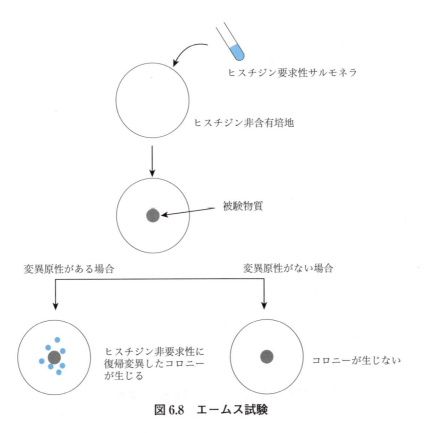

図6.8　エームス試験

原 direct-acting mutagen というが，代謝されてから標的である DNA に作用する場合もある．そこで，ラット肝粗抽出液 S9 画分（9,000 × g 遠心上清）を化学物質と試験菌株とに添加して測定し，化学物質のラット肝酵素代謝産物により復帰変異が起こったときは，その化学物質を **間接変異原** indirect-acting mutagen という．

6.3 特殊な遺伝形質の伝達

6.3.1　細菌の接合

　プラスミドの中には，形質が伝達されうる **伝達性プラスミド** が存在する．受容菌と供与菌の接触により，伝達性プラスミドが移行する伝達方法を **接合** conjugation といい，Lederberg と Tatum ら（1946）によって初めて見いだされた．

　大腸菌は各種アミノ酸や，ビタミンなどを細胞内で合成して生育することができるが，突然変異によってメチオニン（M）やビオチン（B）を合成する能力を失った菌株（M^-B^-），トレオニン（T），ロイシン（L）ビタミン B_1（B_1）合成能を失った菌株（$T^-L^-B_1^-$）などが存在する．Lederberg と Tatum は，M^-B^- 株と $T^-L^-B_1^-$ 株を，メチオニン，トレオニン，ロイシン，ビオチンを欠き，ビタミン B_1 を含む培地へ各々 10^9 個ずつ接種し，発育するコロニー数を測定した．M^-B^- 株，$T^-L^-B_1^-$ 株を各々単独接種したときはコロニーが発生しなかったが，混合接種したときには 10^2 個のコロニーの発生を認めた（図 6.9）．M^-B^- 株および $T^-L^-B_1^-$ 株が各々この培地で生育可能になるためには，M^+B^+ または T^+L^+（B_1 は培地に含まれているので B_1^+ となる必要がない）に変異しなければならない．前述の

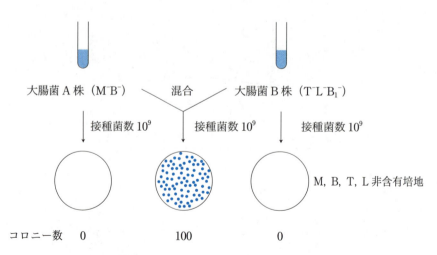

図 6.9　Lederberg と Tatum の実験
M：メチオニン，B：ビオチン，T：トレオニン，L：ロイシン，B_1：ビタミン B_1

ように1つの突然変異が起こる確率は多くて 10^{-7} であり,培地に菌が生育するには2つの変異が独立,無関係に起こる必要がある.その確率は $10^{-7} \times 10^{-7} = 10^{-14}$ のはずであり, 10^9 個の単独接種群でコロニーの発生を見なかったのは当然と考えられる.しかし,混合接種の場合, 10^2 個が生育しているから, $10^2 / 10^9 = 10^{-7}$ の頻度で変異が起こったことになり,これは突然変異によるものとは考えられない.この結果に対して彼らは,2種の菌が遺伝子を交換して野生株に戻ったものと推定した.

6.3.2 接合の機構

A Fプラスミド

Ledergberg らの実験の後,接合には方向性があることが見いだされた.すなわち,大腸菌には,F因子(fertility factor)をもつ F^+ と F^- 菌が存在し, F^+ 菌から F^- 菌にF因子が移ることで遺伝形質が伝達されるということである.F因子とは, F^+ 菌が染色体外に保有しているFプラスミドのことで,このFプラスミド上には20以上の遺伝子群からなる *tra* オペロンが存在しており,F線毛(性線毛,接合線毛)をつくる情報が存在している.このF線毛の中をDNAが通過し, F^- 菌にFプラスミドが伝達される(図6.10).このような F^+ 菌を雄株, F^- 菌を雌株とも呼ぶ. F^+ と F^- 菌の間で接合伝達が起こると, F^- 菌も F^+ 菌となり,接合によるF因子転移は極めて効率よく(5〜95%)起こるので, F^- 菌の中に少量の F^+ 菌を添加して混合培養すると間もなく,ほとんどすべての菌が F^+

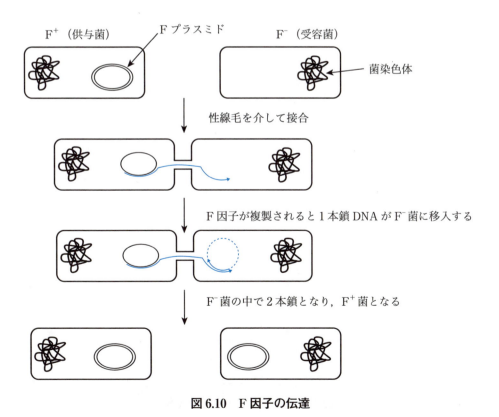

図6.10 F因子の伝達

となってしまう．

広田（1960）は，コバルトイオン，ニッケルイオンやアクリジン色素などを加えると，雄株がF因子を失って雌株になることを発見した．F因子は細菌の染色体の支配を受けない自律性の増殖因子であり，アクリジンの適当量を培地に添加すると，菌体は増殖するがF^+DNAの複製は阻害を受ける．したがって，この状態で培養を続けると，菌は分裂して数が増えるがF因子は複製されないため雌菌（F^-菌）が出現する．これをF因子の除去 curing という．このような現象は，細菌類に広く認められる．

B Hfr 突然変異

F^+菌がF^-菌と接合し，遺伝子が転移してF^-菌の遺伝子と**組換え** recombination が起こって初めて変異が起こるわけであるが，F^+菌によって組換え体ができる頻度は多くて10^{-4}くらいであった．Cavalli-Sforza（1950）は，F^+菌の中から約1,000倍高率の組換え体をつくる菌株を分離し，**Hfr**（High frequency of recombination）と命名した．Hfr菌は高い変異率を示す点で普通のF^+菌と異なっているが，そのほかHfrにはF因子の感染性がないなどの相違点がある．F^-菌とHfrを混合してもF^-からF^+菌への変化は起こらず，変異体もほとんどがF^-菌のままである．また，Hfrはアクリジン処理によってもF因子を失うことなくHfrとして増殖する．以上の事実から，F^+菌ではF因子が細胞質で染色体とは無関係に複製していたが，HfrではF因子が染色体に組み込まれ，染色体と同調して複製化するように変化していることが明らかとなった（図6.11）．なお，F因子の染色体への組み込みはF^+DNA中に存在するISの部分で起こる．

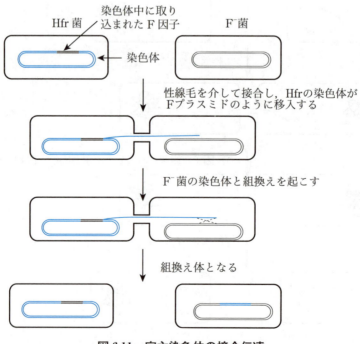

図6.11　宿主染色体の接合伝達

C Rプラスミド

前述のように，細菌は抗生物質などに対し抵抗性を示すように変異することがあり，これは突然変異によるものと考えられていた．しかし，ブドウ球菌，赤痢菌，大腸菌などには耐性菌が極めて多く発見されており，しかもその多くは各種の薬剤に同時に耐性化した，いわゆる多剤耐性菌となっていた．三橋は，テトラサイクリン（TC），クロラムフェニコール（CM），ストレプトマイシン（SM），サルファ剤（SA）耐性赤痢菌感染患者から同様の耐性をもった大腸菌を，また別のCM，SM，SA耐性赤痢菌感染患者から同様パターンの多剤耐性大腸菌を発見した．さらに落合，秋葉ら（1959）は，多剤耐性赤痢菌と大腸菌を混合すると大腸菌に同様パターンの耐性が伝達されることを発見した．つまり，耐性の伝達も，接合によって起きることを意味している．

この多剤耐性因子は**伝達性Rプラスミド**と呼ばれており，腸内細菌科のすべての菌や，緑膿菌などグラム陰性桿菌の間に広い伝播能をもっている．伝達性RプラスミドはF因子のように染色体外に存在する環状二本鎖DNAで，菌染色体の0.1〜6％程度の大きさに当たり，これは2つの部分から構成されている．1つは自律的複製 *rep*，接合伝達 *tra* などに関する遺伝子を含むRTF（resistance transfer factor）と呼ばれる部分であり，他の1つは薬剤耐性に関する部分，r領域（resistance determinant）である．2つの部分はISによって結合しており，さらに薬剤耐性遺伝子もISで挟まれ，それらがTnとして存在していることがある．したがって，耐性遺伝子は同一レプリコンのほかの部位や他のレプリコンに容易に転移する（Tnは相同性を必要としない組換えなので1つのRプラスミドに集合でき，これが多剤耐性化の起こりやすい原因となる）．

自然界から分離されたR1プラスミドは，CMとカナマイシン（KM）耐性遺伝子をもつTnが基本となり，それにSM，SAおよびアンピシリン（AP）耐性を担うTn4が一緒になったものである（AP耐性遺伝子はTn3にあり，これがTn4に挿入されている（図6.12）．また，前述したインテグロンをもつプラスミドも多く，抗菌薬耐性遺伝子の集積による多剤耐性化につながっている．現在でも，腸内細菌科の細菌を中心として，伝達性Rプラスミドによる薬剤耐性菌の出現・拡大が問題となっている．

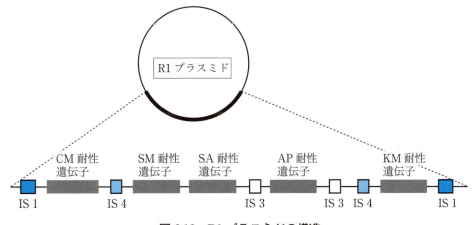

図6.12　R1プラスミドの構造

6.3.3 形質転換

肺炎球菌のS型は莢膜をもち病原性が高いが，R型は莢膜を失い病原性も低くなっている．Griffith（1928）は，R型生菌とS型加熱死菌とを混合しマウスに接種する実験を行った．マウスは肺炎を発症して死亡し，死亡したマウスから多数のS型生菌を検出した．この実験結果は，R型菌がS型死菌存在下でS型菌に変化したことを示している．

Avery（1944）は，死菌に存在するR型からS型への転換を行わせる化学成分を探求し，これがDNAの小片であることを確認した．このように，菌体から抽出したDNAをほかの菌体に接触させることによって遺伝形質が伝達される現象を形質転換 transformation という．形質転換はインフルエンザ菌，枯草菌，*Neisseria* などでも認められる．大腸菌も $CaCl_2$ 処理を行うことよってDNAを取り込むようになる．DNAを受け入れ可能になった菌をコンピテントセル competent cell という．このような細菌に対し人為的にDNAを導入することも形質転換という．

6.3.4 形質導入

バクテリオファージ（ファージ）が細菌に感染し，菌体内で再構成されるときに，宿主細菌のDNAを取り込むことがある．このような外来遺伝子を取り込んだファージが，他の細菌に感染した際，その細菌に外来遺伝子を保持，発現させることがある．このように，ファージを介した遺伝子の伝達様式を形質導入 transduction という．特に，テンペレートファージは菌体内に侵入後，ファー

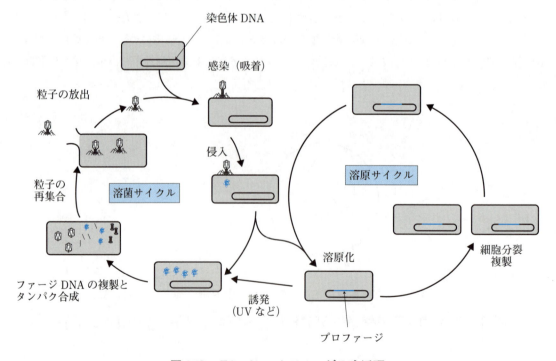

図6.13 テンペレートファージの生活環

ジDNAが変形し，菌染色体に**プロファージ**として組み込まれ，染色体DNAと同調して複製される．しかし，プロファージは紫外線等の要因により，活性化し**増殖型ファージ** vegetative phage となり溶菌を起こす（誘発，図6.13）．

ファージが誘発される時，隣接する菌染色体の一部を取り込んで増殖型となり，これを次の細菌に伝達するわけであるが，プロファージとして染色体のどの位置にでも組み込まれ得るものとしては，サルモネラ属菌ファージP22や大腸菌ファージP1などがある．P1は大腸菌内で増殖時，ファージDNAの代わりに菌DNAを頭部の大きさに相当するだけ取り込む．また，大腸菌のファージλは菌染色体の gal の付近にある att λと相同の塩基配列をもつため，常にこの位置に組み込まれてプロファージとなる．これは誘発時に， gal 遺伝子を取り込んだλdg (al) をつくることがあり， gal^- に感染して gal^- （λdg）菌が生じ Gal^+ の表現型を示す菌が得られる．P1ファージのように菌染色体のどの遺伝子でも導入できるものを**普遍導入** generalized transduction，ファージλのように特定の遺伝子だけを導入するのを**特殊形質導入** specialized transduction ともいう．

ファージによる形質導入は多くの菌で報告されている．例えば，大腸菌O157などの腸管出血性大腸菌は，赤痢の志賀毒素遺伝子（stx）がファージを介して大腸菌に導入されて新たに出現した．同様に，毒素産生性に変換する例が，ブドウ球菌，レンサ球菌，ジフテリア菌，ボツリヌス菌などでも見つかっている．

6.3.5 遺伝子操作

遺伝子操作 gene manipulation とは，細胞外での操作によってウイルスや細菌プラスミドなどのDNA鎖に，他種のDNA鎖断片を結合させることによって，自然界には存在しないような新しい組合せの遺伝子配列鎖を作製し，これを宿主となる生物細胞に移入して増殖させることをいう．

本来，生物は自己のもつ遺伝的組換え能の範囲を超えた新しい形質を獲得することは不可能であるが，Cohen ら（1975）は，遺伝子を細胞外で人為的に操作することによって，生物の遺伝的制限を越えた新種を育成することを可能にした．これが契機となって，以後急速にこの分野の研究が活発となってきた．DNA断片をそのまま宿主細胞に移入しても，それが宿主染色体に組み込まれない限り細胞内で安定に維持されず細胞の増殖とともに失われてしまう．そこで，移入するDNA断片を自律的に増殖できるように，複製起点 origin をもったDNA鎖，すなわちレプリコンの中に組み込んでおくことが必要となる．この目的に使用されるレプリコンを**ベクター** vector またはクローニング用の運搬体 cloning vehicle と呼ぶが，小型のプラスミドやバクテリオファージDNAがベクターとしては最も適している．

異種DNAがベクターに組み込まれた複合分子を神話にでてくる頭がライオンで，胴がヤギ，尾がヘビでできたキメラ Chimaera という生物にたとえて，DNAキメラと呼ぶこともある．実際にこれらの実験を行うには，異なった起原のベクターであるDNA鎖を切断したり，これをつないだりする技術と，このようにして作製したDNA鎖を細菌細胞内に移入する（形質転換）方法を確立することが必要である．

表 6.1　代表的な制限酵素

由来菌種	制限酵素	認識配列と切断位置
Escherichia coli	*Eco*R I	5′-GAATTC-3′ 3′-CTTAAG-5′
Haemophilus influenzae	*Hin*d Ⅲ	5′-AAGCTT-3′ 3′-TTCGAA-5′
Bacillus amyloliquefaciens	*Bam*H I	5′-GGATCC-3′ 3′-CCTAGG-5′
Streptomyces albus	*Sal* I	5′-GTCGAC-3′ 3′-CAGCTG-5′
Serratia marcescens	*Sma* I	5′-CCCGGG-3′ 3′-GGGCCC-5′

A　DNA 鎖の切断と結合

ベクターである DNA 鎖を任意の場所で切断し異種 DNA と結合して新たな**組換え体** recombinant をつくるためには，次のような方法が行われている．

1)　付着末端を生じる制限酵素を利用する方法

バクテリオファージの項で述べるように，細菌は異種 DNA の侵入を防ぐため DNA 鎖の特異的塩基配列部の結合を選択的に切断するエンドヌクレアーゼ（**制限酵素** restriction enzyme）をもっている．表 6.1 に現在分離されている代表的制限酵素の一部を示したが，このうち *Sma* I 以外の酵素をプラスミド DNA に作用させると，切断部位には相補塩基配列をもった突出部分が残る．これを**付着末端** stick end, cohesive end と呼ぶ．

例えば，大腸菌 *E. coli* R 株から得た制限酵素 *Eco*R I は表 6.1 に示した塩基配列を↓の位置で切断する．図 6.14 にプラスミドベクターとして pUC19 を例に挙げ，組換え DNA 作成の手順を示した．pUC19 と異種 DNA 鎖を *Eco*R I で切断すると，図 6.14 のように付着末端を両端にもつ DNA 鎖が生成する．これらを混合して結合酵素（リガーゼ）を作用させれば，DNA 鎖断片は，相補的な 5′ 末端同士で水素結合が形成され接着し，リガーゼにより結合が起こる．このようにして，pUC19 に異種 DNA を組み込んだプラスミドを作成することができる．

制限酵素処理の際，DNA を *Sma* I などで切断すると**平滑末端** flush end DNA ができる．異種 DNA も平滑末端が生じるように処理すれば，こちらもリガーゼ処理で異種 DNA が組み込まれたプラスミドを得ることができる．

また，現在では**ポリメラーゼ連鎖反応** polymerase chain reaction（PCR）を用いて，人工的に制限酵素認識部位を導入したり，任意に変異を導入したりできるようになった．

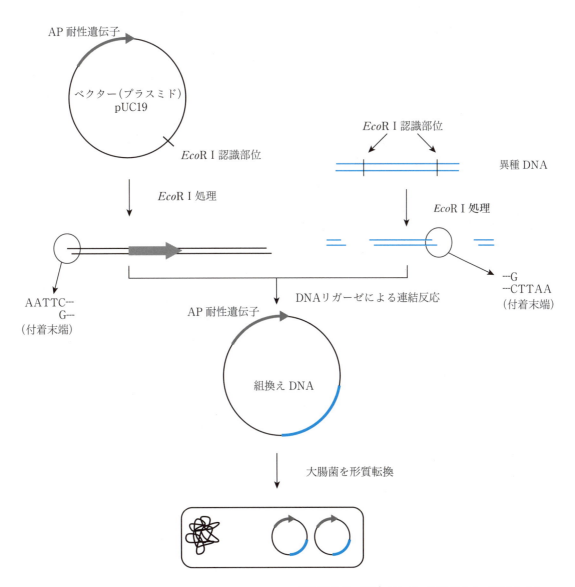

図 6.14　組換え DNA の作成と形質

B 大腸菌の形質転換

　次に組換えたプラスミドを，塩化カルシウム処理でプラスミドを取り込み得る状態 competent state とした大腸菌に導入する（形質転換）．塩化カルシウム処理を受けた大腸菌は，すべてが competent state になるわけでなく，約 99％の菌は依然として形質転換不能の状態で残存するため，形質転換した大腸菌のみを適切な選択培地で培養させる必要がある．図 6.14 の例の場合，アンピシリンを含んだ培地に塗抹することで，形質転換が成功した株を選択することができる．これまでに調

べられたほとんどすべてのグラム陰性菌もまた同様の処理によってDNA鎖を取り込ませることが可能である（*Haemophilus*や*Neisseria*には異種DNAを識別し，細胞内に取り込む役割を果たすタンパク質が見出されており，このためこれらの菌はカルシウム処理を必要としない）．

このような遺伝子操作技術を用い，遺伝子にコードされるタンパク質の合成・量産が可能となった．現在では，ヒトのソマトスタチン，インスリン，インターフェロン，その他のサイトカインなどがつくられている．今後もこの技術はさらに発展を続け，遺伝子の直接支配下にあるタンパク質や核酸だけでなく，その二次的産物の量産にも利用されるようになることが期待されている．また，細菌細胞だけでなく，ヒトを含む高等動植物細胞に対してもこの技術が応用され，既に産業，医療の分野などにおいて実用に供せられつつあることは周知の通りである．

6.3.6　遺伝子組換えに関する法的規制

上述のように，近年では比較的簡単に組換えタンパク質の作成や組換え生物の作成ができるようになった．そこで，バイオテクノロジーにより改変された生物が，生物の多様性の保全及び持続可能な利用に及ぼす可能性のある悪影響を防止するために，「生物の多様性に関する条約のバイオセーフティに関するカルタヘナ議定書」が発効され，わが国も締約しており，議定書に基づく「遺伝子組換え生物等の使用等の規制による生物の多様性の確保に関する法律（カルタヘナ法）」が施行されている．この法律には，遺伝子組換え実験を行う際に守るべき内容が規定されている．遺伝子組換えを伴う実験を行う際は，あらかじめ実験室の設備が適合しているか，実験目的および拡散防止対策が適切かなどの審査を各機関内の所定の委員会で受け，許可を得たうえで実験を行うこととなっている．また，使用する微生物や実験内容によっては文部科学大臣の承認が必要とされている．

7 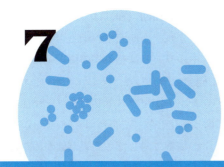化学療法

7.1 抗菌薬

　宿主にはほとんど害を及ぼさず，微生物に直接作用して何らかの機序で細菌の発育阻害あるいは殺菌する物質の総称である．微生物代謝産物，化学合成物質，植物由来物質，半合成物質などあるが，これらのうちで微生物によって産生される抗菌物質を「**抗生物質**」と呼ぶことがワックスマン S. A. Waksman によって定義されている．

　抗微生物薬は，生体に対する安全性，微生物に対する選択性などを考慮して使用目的を分けており，消毒剤，防腐剤，保存剤および抗生物質を主とした治療剤などに分類されている．一般に非生物体に対して用いられる抗菌剤は消毒剤と呼ばれており，設備あるいは非生物環境の殺菌に適している．防腐剤は消毒剤よりも細菌に対して高い選択性を示すが，治療には適していない．保存剤は細菌の増殖を阻害するので，医薬品，食品，化粧品などに添加されている．微生物に対して十分な選択毒性を有する抗生物質および化学合成物質は医薬品としてヒトや動物の感染症の治療に用いられている．

7.2 抗菌薬の歴史

　ヒトに限らず全ての生物は微生物と共存共栄してきているが，一方で微生物と戦ってもきた．人類の歴史が書き留められるようになって以来数千年が経過しているが，その間人類は絶えず疫病の脅威にさらされてきた．感染症を理解できなかった時代であっても，人類は経験的に感染症に対して薬物療法を行っており，例えば中国においては，吐根をアメーバ赤痢の治療に用いていた．その後，この植物より有効成分（エメチン）が単離されている．また，南アメリカおよびヨーロッパで南アメリカ原産のキナ樹皮がマラリアの治療に用いられていたが，有効主成分としてキニンが単離された．

19世紀の終わりごろ，化学療法の創始者であるエールリッヒ P. Ehrlich（独）は，動物の細胞をアニリン系の色素で染色する研究に従事していたところ，メチレンブルーが血液中の細胞よりもマラリア原虫を強く染める色素を見出した．これにヒントを得て，エールリッヒは感染症の原因菌に特異的に作用して殺菌効果を示す物質の存在，すなわち選択毒性の概念を確立した．そして1904年エールリッヒと共同研究者である志賀潔は，アニリン色素のトリパンレッドがマウストリパノソーマ症に有効であることを発見した．1909年エールリッヒと秦佐八郎はヒ素化合物であるサルバルサンがウサギの実験的梅毒に著しい効果を示すことを発見し，さらにヒトの梅毒に対しても効果が確かめられ臨床応用が始まった．

1935年ドマーク G. Domagk（独）によりプロントジルが合成され，実験的マウスレンサ球菌感染症に効果があることが確かめられた．しかし，この化合物は試験管内では抗菌作用を示さなかった．パスツール研究所の研究員がこの現象の解明を試みたところ，プロントジルは生体内でスルファミンに代謝されて抗菌作用を示すことを見出した．これを契機として，多くのスルホンアミド類を修飾した化合物が合成され，**サルファ剤**として臨床応用された．

プロントジルが合成される数年前の1928年，フレミング A. Fleming（英）はブドウ球菌を研究中，青カビが混入してコロニー形成したシャーレの周りにはブドウ球菌が生育できないことを発見し，青カビから増殖抑制物質が分泌されているのではないかと推定した．これを解明するために，青カビを培養し培養液の殺菌活性を調べたところ，グラム陽性菌に有効であることがわかり，有効成分を**ペニシリン**と名付けた．しかし，有効物質の単離を試みたが，当時の知識，技術では単離できなかった．それから約10年後フローリー H. W. Flory とチェイン E. B. Chain（英）は高純度のペニシリンを精製し，ブドウ球菌ならびにレンサ球菌を用いた実験的感染症に応用し優れた効果を確認した．第二次世界大戦中であったことからフローリーはアメリカに渡り研究を続行し，培養法の改良（液体培養），高産生菌株の取得などを行い患者に大量に供給されるようになった．

一方デュボス R. J. Dubos（米）は1939～1941年に土壌から分離した桿菌が生産する殺菌物質グラミシジンおよびチロシジンを，またオックスフォード A. Oxford（英）は青カビの培養液よりグリセオフルビンを分離した．さらに土壌中の細菌を研究していたシャッツ A. Schatz とワックスマン（米）は放線菌の培養液より**ストレプトマイシン**（1943年）を発見した．ストレプトマイシンは広範囲な殺菌効果を示すが，特に結核菌に対する効果が世界の注目を集めた．この優れた抗生物質が土壌細菌から発見されたことから，新しい抗菌薬の開発を目指して世界的な研究が始まり，クロラムフェニコール，クロルテトラサイクリン，エリスロマイシン，ロイコマイシン，カナマイシン，アムホテリシンBなど主要抗生物質が次々と発見された．

抗生物質の使用に伴って，これら抗菌薬に耐性を示す細菌が分離されるようになり，しかも多剤耐性細菌も出現したことから，これら細菌による感染症が問題となってきた．そこで耐性菌に対する抗菌薬の開発が始まった．例えばペニシリンを分解するペニシリナーゼ産生菌が分離されたことから，この酵素に安定なペニシリン誘導体が合成され実用化された（イソキサゾール系半合成ペニシリン，セフェム系β-ラクタム）．その後第二世代，第三世代セフェム系抗生物質，モノバクタム系，カルバペネム系などの新しいβ-ラクタム系抗菌薬が開発された．さらに，合成抗菌薬としてDNAの複製に重要な役割を果たす酵素であるDNAジャイレースを阻害するキノロン系（ピリドンカルボン酸系）抗菌薬など多彩な物質が臨床で使われている．

今後の課題としては，抗菌薬の目覚ましい発展に比較すると，深在性真菌症，ウイルス，マラリアなどに対する治療薬は不十分であり，さらには新興・再興感染症（特に"人類の脅威といわれる"ウイルスおよび薬剤耐性菌）に対する薬の開発が望まれる．

7.3 抗微生物薬の探索（スクリーニング）

天然由来の抗微生物薬の探索としては，一般的に土壌微生物あるいは海洋微生物などを分離，培養して培養液から活性物質を単離する（抗生物質）．また抗真菌薬あるいは一部の抗菌薬のように化学合成した物質も評価の対象として用いられる．図7.1に抗菌抗生物質探索の概略を示す．

① 種々の環境の土壌を採取し，滅菌水に懸濁する（1, 2）．
② 栄養源を工夫した寒天培地に接種し適度な温度で培養する（3）．
③ 生じたコロニーから種々の菌を分離する（4, 5）．
④ 栄養源を工夫した液体培地で数日間培養し，経時的に培養液の抗菌性を調べる（6, 7）．
⑤ 抗菌性の認められた菌株を再度培養し抗菌力試験，活性物質の抽出性（脂溶性水溶性の有無），

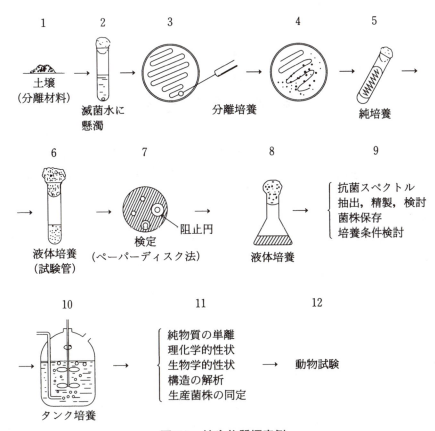

図7.1　抗生物質探索例

安定性，生産性などを調べる (8, 9)．
⑥ 再度培養し酢酸エチルなどを用いた溶媒抽出，各種クロマトグラフィー（イオン交換クロマト，シリカゲルなどの吸着クロマト，分子ふるいクロマト）を用いて物質を単離する．単離した物質の物理化学的性状，構造決定を行い新規性を確認する (10, 11)．
⑦ 動物を用いて活性評価を行う (12)．

　抗生物質生産菌として，一般的に放線菌および真菌などが多く報告されている．最近は少数群微生物など従来の方法では培養が困難である菌に着目して，分離培養を研究している例がある．培養条件（培地の栄養源，温度，pH，通気，撹拌条件など）を工夫して培養し，新しい抗生物質を発見する試みがなされている．新しい抗生物質が発見された場合，抗生物質を大量に得るために生産菌育種，生産能力を高めるための菌株の改良，生産培地の工夫も必要である．培地成分としては炭素源，窒素源，リン，カルシウム，各種金属イオンなどから成り，pH は通常 6〜8 に調整される．
　培養液から活性物質を単離し，種々の分析機器を用いて構造を調べ，新しい物質であれば大量に取得して，動物試験などの薬効評価を行い，期待された効果が得られた場合には臨床応用へ向けた開発研究を行う．さらに，これら物質の誘導体を合成して，よりよい薬剤の開発が行われる．
　一方，既存の抗微生物薬をヒントに様々な化合物を合成しそれらの効果を調べて，効果的な化合物を選び出す．最近，微生物（特にウイルス）が有する特異的な機能性タンパク質などの 3 次元構造が解明され，これらの機能を阻害する物質をコンピューターなどを利用して理論的にデザインし，これに基づいて化学的に合成した化合物を評価することが行われている．

7.4 新規抗菌薬の開発

　新しい抗菌薬の開発には表 7.1 に述べるような基礎研究から臨床研究まで一連の過程が必要である．すなわち，基礎研究から生まれた新しい物質は，ヒトに使用する前に物理化学的な研究（構造，安定性，誘導体合成）および非臨床試験（前臨床試験）として細菌，細胞，動物を用いた薬効，安全性の評価，薬物動態などの研究が必要となる．これら過程を経て臨床試験に移行するが，臨床試験（治験）においては薬事法で厳格に定められた「医薬品の臨床試験の実施の基準」に従って実施されなければならない．得られたデータをまとめ，国に承認申請し，専門家による審議を経た後，医薬品として承認される．

表7.1 新抗菌薬開発の過程

過程		内容
標的を決める		スクリーニング方法の確立
新薬候補物質の選別		新しい物質の発見および誘導体合成
非臨床試験 (前臨床試験)	物理化学的性質 安定性の検討	性状，安定性などを調べる
	有効性の検討	細胞・動物での評価（投与法，投与量など）
	薬物動態	体内での吸収，分布，代謝，排泄
	安全性 一般薬理	細胞，動物を用いた安全生試験ならびに身体機能への影響を調べる．
臨床試験	第1相試験	同意を得た小数の健康人による安全性の確認試験
	第2相試験	同意を得た小数の患者で安全性と有効性を確認（投与量，投与法）
	第3相試験	同意を得た多数の患者で既存薬と新薬の有効性と安全性を比較する
申請・承認・販売		厚生労働大臣から製造販売承認を得る
市販後調査		臨床試験ではわからなかった効果と副作用を調べて再審査，再評価，副作用対策の資料とする

7.5 病原菌の抗菌薬感受性試験

スクリーニングにより見いだされた新規抗生物質や化学合成により得られた新しい物質について，どのような病原菌に対してどの程度の効果を示すのか，すなわち抗菌活性に関する薬剤感受性を定量的に調べる必要が生じる．導き出された各種病因菌の抗菌薬感受性は，感染症治療において適切な薬剤を選択する場合やその投与量を決定する際の極めて重要な情報源となる．また，最近では薬剤耐性菌が頻繁に分離されるようになり，臨床現場においても迅速かつ簡便に，正確な感受性試験を行う必要性が生じている．本節では，一般的に行われている病原菌の抗菌薬感受性試験について述べる．

A 希釈法と拡散法（ディスク法）

抗菌薬感受性試験には希釈法と拡散法（ディスク法）があり，希釈法は寒天培地希釈法と微量液体希釈法に分けられる．いずれの希釈法も2倍段階希釈した抗菌薬を含む培地に一定の菌量を接種して一昼夜培養後，その発育の有無を観察することで抗菌薬に対する感受性を測定する（図7.2, 7.3）．一方，拡散法（ディスク法）は一定菌量を試験用の寒天培地（用いる試験により異なる）の表面に接種し，その上に一定量の抗菌薬を含ませた濾紙（ペーパーディスク）を置いて一昼夜培養する．ディスク周辺には抗菌薬の濃度勾配が生じるので，被験菌の抗菌薬に対する感受性が大きいほどディスクの周りの発育阻止円が大きくなる．その阻止円の大きさ（直径）から薬剤に対する感受性を測定する（図7.4）．

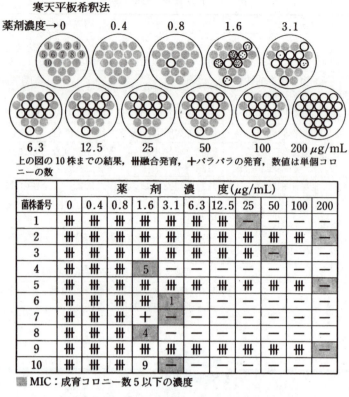

図 7.2　寒天平板希釈法による MIC 測定

B　最小発育濃度と最小殺菌濃度

病原菌の抗菌薬感受性を示す定量的指標値として，**最小発育阻止濃度** minimum inhibitory concentration（MIC）と**最小殺菌濃度** minimum bactericidal concentration（MBC）がある．MIC は，一昼夜培養における微生物の視認できる発育を阻止する抗微生物物質の最小濃度を示し，前述の希釈法やディスク法と組み合わせた E-test 法によって測定することができるが，微量液体希釈法により求めるのが最も一般的である．この希釈法で菌の増殖が観察されなくなった試験管の薬剤濃度（μg/mL）を MIC とする（図7.3）．ここで導かれた MIC 値は，静菌と殺菌の両作用を測定していることになる．同様な原理による自動測定システムも開発され，より迅速かつ簡便な方法として普及している．一方，MBC の求め方は，同希釈法において増殖が見られない試験管から抗菌薬を含まない新しい液体培地に接種し，この培地でも菌が増殖しない濃度（μg/mL）を MBC とする（図7.3）．したがって，MBC 値が MIC 値に近い抗菌薬ほど，より殺菌的な薬剤と判断できる．

C　MIC_{50}

通常，同一菌種でもその株により抗菌薬に対する感受性は異なるので，MIC を求める場合，同一菌種の複数の株を用いて抗菌薬感受性試験を行う．MIC 値が最も低く導かれた被験菌株から 50％番目の株の MIC 値を MIC_{50}，90％番目の MIC 値を MIC_{90} と表記する場合がある．MIC_{50} の抗菌薬濃度

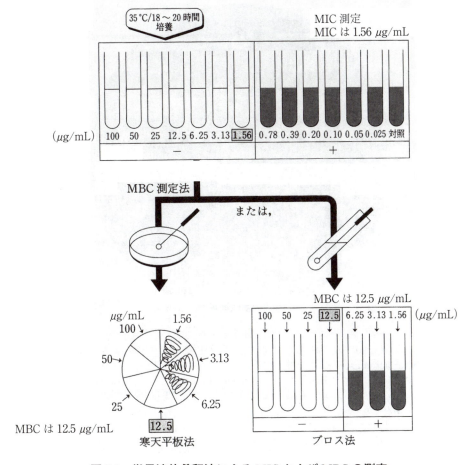

図 7.3 微量液体希釈法による MIC および MBC の測定

において，被験菌の約半分が発育阻害を受けたことを意味する．

D 抗菌スペクトル

　抗菌薬が有効な菌の種類や一群，すなわち感受性微生物の範囲を抗菌スペクトルという．これは，対象微生物についての MIC の測定結果に基づいて作成される．感染症治療において抗菌薬を選択する際に参考となる．しかし，前述のように同一菌種でも株ごとに感受性が異なり，また最近，医療現場において耐性菌が頻繁に分離されるので，あくまでも抗菌薬の一般的な選択特性を知るための目安である．

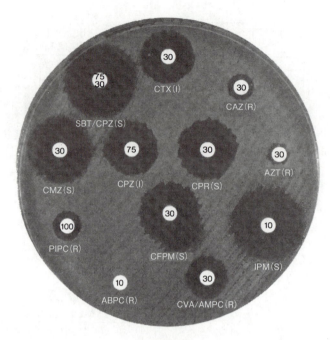

図 7.4
クレブシエラ (No. 20) の各種薬剤に対する感受性ディスク試験より ESBL (extended-spectrum beta-lactamase, 7.8.1) を推定する.
ディスク：センシディスク（BBL）培地：Mueller-Hinton Ⅱ 寒天（BBL）
薬剤：CTX（セフォタキシム），CAZ（セフタジジム），SBT/CPZ（スルバクタム/セフォペラゾン），CMZ（セフメタゾール），CPZ（セフォペラゾン），CPR（セフピロム），AZT（アズトレオナム），PIPC（カリンダシリン），CFPM（セフェピム），IPM（イミペネム），ABPC（アンピシリン），CVA/AMPC（クラブラン酸/アモキシシリン）．ディスク上の数値は濃度（マイクログラム）

7.6 抗菌薬（抗微生物薬）の種類

「抗菌薬」という名称は，細菌や真菌に効力をもつ抗細菌薬と抗真菌薬を示す意図で使用される場合と，この他，抗ウイルス薬や抗寄生虫薬（抗原虫薬および抗蠕虫薬）まで含めた広義，いわゆる「抗微生物薬」を示すものとして使用される場合とがある．本節では，抗菌薬を抗微生物薬としてとらえる（表7.2）．

抗菌薬の効果に着目すると，微生物を死滅させる効果をもつものを殺菌性抗菌薬，微生物の増殖を抑制する効果をもつものを静菌性抗菌薬と分類できる．また，微生物を含む天然物由来の抗菌薬を抗生物質（抗生剤）と呼び，人工的に製造された合成抗菌薬とは区別される．

7.6.1 抗細菌薬

原核微生物は動物細胞には見られない細胞壁をもつだけでなく，リボソームの構造や核酸の存在形態も異なる．抗細菌薬の作用機序は，これらの細菌特異的な成分をターゲットとし，これらの構造物の生合成または機能を阻害することで，殺菌あるいは増殖抑制（静菌）活性をもたらすことである．なかでも発展・進歩が著しいβ-ラクタム系抗菌薬は，細菌細胞壁の主成分であるペプチドグリカンの生合成を阻害する副作用が少ない薬剤として今も多用されている．一方，リボソームに作用して細菌タンパク質の生合成を阻害する薬剤として，アミノグリコシド（アミノ配糖体）系，マクロライド系，テトラサイクリン系抗菌薬などが開発されている．また，核酸を標的としてその合成を阻害するものとしてキノロン系（ピリドンカルボン酸系あるいはニューキノロン系）抗菌薬，サルファ剤およびリファンピシンなどがある．さらに，病原菌の細胞膜をターゲットとするポリペプチド系抗菌薬が知られる（表7.2，図7.5）．

表7.2 抗菌薬（抗微生物薬）

抗細菌薬
- ① 細胞壁合成阻害：β-ラクタム系（ペニシリン系，セフェム系，カルバペネム系，モノバクタム系），ホスホマイシンなど
- ② タンパク質合成阻害：アミノグリコシド（アミノ配糖体）系，マクロライド系，クロラムフェニコール系，グリコペプチド系，テトラサイクリン系，リンコマイシン系など
- ③ 核酸合成阻害：ニューキノロン系，リファンピシン，サルファ剤（スルホンアミド系）
- ④ 細胞膜傷害：ポリペプチド系

抗真菌薬
- ① エルゴステロール合成阻害：アゾール系（イミダゾール系，トリコナゾール系）など
- ② β-グルカン合成阻害：キャンディン系
- ③ 核酸合成阻害：フルシトシン
- ④ 細胞膜傷害：ポリエン系

抗ウイルス薬
- ① 抗インフルエンザウイルス薬：ザナミビル，オセルタミビル，ファビピラビルなど
- ② 抗ヘルペスウイルス薬：アシクロビル，ビダラビン，バラシクロビルなど
- ③ 抗ヒト免疫不全ウイルス薬：ジドブジン，ネビラピン，インジナビル，ラルテグラビル，マラビロクなど
- ④ 抗B型肝炎ウイルス薬：アデホビルピボキシル，インターフェロン，エンテカビルなど
- ⑤ 抗C型肝炎ウイルス薬：インターフェロン，テラプレビル，シメプレビル，アスナプレビルなど
- ⑥ 抗RSウイルス薬：パリビズマブ

抗寄生虫薬
- ① 抗原虫：キニーネ，プリマキン，メフロキン，サルファ剤＋ピリメタミン（SP）合剤，メトロニダゾール，チニダゾール，スピラマイシン，ペンタミジンなど
- ② 抗蠕虫：抗線虫薬（サントニン，パモ酸ピランテル，メベンダゾール，イベルメクチン，ジエチルカルバマジン），抗吸虫薬（プラジカンテル），抗条虫薬（アルベンダゾール）など

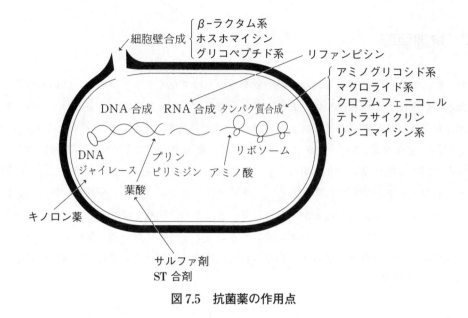

図7.5　抗菌薬の作用点

7.6.2　抗真菌薬

　真菌は，原核生物である細菌とは異なり，動物と同じ真核生物であることから，抗真菌薬の開発は抗細菌剤に比較して困難なことが多い．しかし，真菌の細胞膜には動物細胞や細菌には見られない特異的成分であるエルゴステロールが存在し，この生合成系を阻害するアゾール系，イミダゾール系の抗真菌薬が開発されている．また，真菌細胞膜のエルゴステロールに直接作用することで細胞膜に傷害を与えて殺菌効果を発揮するポリエン系抗真菌薬も使用されている（表7.2）．また，真菌細胞壁の主要成分であるβ-1,3-D-グルカンの生合成を阻害するエキノキャンディン系薬剤および核酸合成を阻害するフルオロピリミジン系薬剤などがある（図7.6）．

7.6.3　抗ウイルス薬

　ウイルスは生きている細胞の中でのみ増殖することができ，細胞から細胞へと移動する保護外被に包まれた遺伝子と見なすことができる．ウイルスは，標的細胞表面の受容体に吸着し，細胞内に侵入した後にウイルスゲノムの自己複製を開始する．すなわち，ウイルスの増殖過程は，吸着，侵入，脱殻，核酸およびタンパク合成，ウイルス粒子の形成，出芽，遊離である．したがって，この一連の感染増殖過程を阻害できれば，効果的な抗ウイルス薬となり得る（図7.7）．主な抗ウイルス薬は抗インフルエンザウイルス薬，抗ヘルペスウイルス薬，抗ヒト免疫不全ウイルス（HIV）薬，抗肝炎ウイルス薬であるが，近年RSウイルス（respiratory syncytial virus）に対する薬剤が開発されている．これらの抗ウイルス薬の作用点について図7.7にまとめた．

　多くの抗インフルエンザウイルス薬はA型およびB型ウイルスのノイラミニダーゼを選択的に阻害することにより，感染細胞からのウイルス粒子の遊離を抑えウイルスの増殖を抑制する．また，ウ

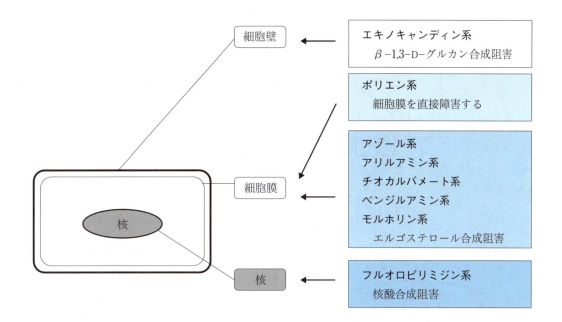

図 7.6　主要な抗真菌薬の作用標的

イルスが細胞内に侵入した後の脱殻を阻害する薬剤もある．

　抗ヘルペスウイルス薬の多くは，核酸系の代謝拮抗物質である．ウイルスの核酸合成に必要なヌクレオシドに非常に良く似た物質（アナログ）を与えると，ウイルスはゲノムを複製する時に，これら物質を間違って取り込むことによって，以後の核酸合成が障害を受け，結果としてウイルスの増殖が止まる．

　抗 HIV 薬としては，逆転写酵素阻害薬（核酸系，非核酸系），プロテアーゼ阻害薬，インテグラーゼ阻害薬，侵入阻害薬などウイルスの増殖サイクルのさまざまなステップに作用する薬剤が開発されている．

　臨床上問題になる肝炎ウイルスは，ほとんどが A 型，B 型，C 型，E 型の 4 種類である．特に B 型（HBV）および C 型（HCV）ウイルス感染が問題となっており，これらを標的にした薬剤が開発されている．

7.6.4　抗寄生虫薬

　戦後，わが国の衛生環境が整備されるに伴って寄生虫疾患は著しく減少した．現在では寄生虫感染症の絶対数が比較的少ないので，承認・市販されている治療薬も限られている．寄生虫症は単細胞性の原虫症と多細胞性の蠕虫症に分類されるので，その治療薬も**抗原虫薬**と**抗蠕虫薬**（**駆虫薬**）に大別される（表 7.2）．重症でない限りこれらの薬剤のみで治療を行うことは可能であるが，最適の治療であるとは限らない．

　寄生虫感染症の治療に未承認薬が必要となる場合，患者の同意のもと，厚生労働科学研究費補助

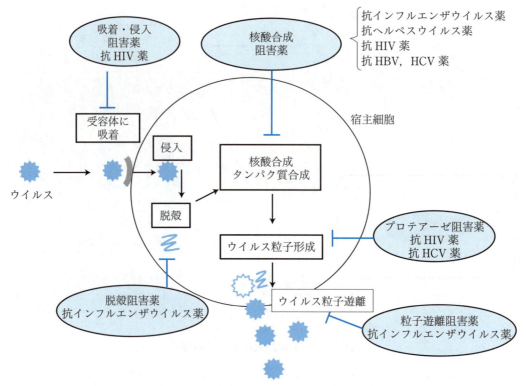

図 7.7 ウイルスの増殖サイクルと抗ウイルス薬の作用点

金・創薬等ヒューマンサイエンス総合研究事業の「熱帯病・寄生虫症に対する希少疾病治療薬の輸入・保管・治療体制の開発研究」班に申請することで無償交付され，使用することができる．

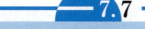

7.7 抗菌薬の作用機序による分類

　抗菌力を有する薬物は，微生物内の標的に到着し微生物の感受性のある標的部分と反応し，微生物を死滅させる．ヒトの細胞には影響を与えず，菌にのみ効果がある選択毒性をもつ物質である．抗菌薬の作用機序は，1) 細胞壁合成阻害，2) タンパク質合成阻害，3) 核酸合成阻害，4) 膜障害に分類できる（表 7.3）．また，その機序により静菌的作用あるいは殺菌的作用を示す．

7.7.1　細胞壁合成阻害薬

　ヒトの細胞には細胞壁はなく，細胞膜だけである．細菌や真菌は細胞膜の外側に細胞壁をもつ．したがって，細胞壁合成阻害作用を有する物質は優れた抗菌薬となる．細菌の細胞壁はペプチドグリカンが主成分であり，N-アセチルムラミン酸（MurNAc）と N-アセチルグルコサミン（GlcNAc）が β-1,4 結合した構造をしている．ペプチドの構造は細菌の種類によって異なるが，D 型アミノ酸を含

第7章 化学療法

表7.3 抗菌薬の作用機序による分類

	標　的	薬剤の系統	代表的な薬剤
細胞壁合成阻害		β-ラクタム系 ホスホマイシン グリコペプチド系 テイコプラニン	バンコマイシン
タンパク質合成阻害	50S サブユニット	クロラムフェニコール マクロライド系 リンコマイシン系 アミノグリコシド系 オキサゾリジノン系 ストレプトグラミン系	エリスロマイシン，テリスロマイシン クリンダマイシン，リンコマイシン ネオマイシン，パロモマイシン リネゾリド キヌプリスチン，ダルホプリスチン
	30S サブユニット	テトラサイクリン系 グリシルサイクリン系 アミノグリコシド系	テトラサイクリン，ドキシサイクリン チゲサイクリン ストレプトマイシン ネオマイシン
	EF-G	フシジン酸	
核酸合成阻害	DNA ジャイレース トポイソメラーゼ IV 葉酸合成阻害 RNA ポリメラーゼ	キノロン/ニューキノロン系 ニューキノロン系 スルホンアミド類 トリメトプリム リファンピシン	
膜障害		ポリペプチド系	コリスチン，ポリミキシン B

むのが特徴である．

　ペプチドグリカン合成に対する阻害薬の作用は図7.8に示したとおり，次の3つ（(1)～(3)）に分けられる．

(1) まず初めに菌体内における細胞壁の前駆体（UDP-MurNAc-pentapeptide）の合成がある．これに作用する物質としてサイクロセリン，ホスホマイシンなどがある．ペプチドグリカン合成の初期段階で UDP-MurNAc は UDP-GlcNAc にホスホエノールピルビン酸が結合してつくられる．この反応を触媒する UDP-GlcNAc-3-enolpyruvyltransferase（ピルビン酸転移酵素）で，ホスホマイシンはホスホエノールピルビン酸と類似構造をもち，この作用を阻害する．サイクロセリンは開裂すると D-アラニンと類似構造を示し，L-アラニンを D-アラニンにする D-アラニンラセマーゼおよび D-アラニンを2つ繋げる D-アラニンリガーゼの基質となる．本来の基質である D-アラニンが取り込まれないため2つの酵素反応が阻害される．

(2) 細胞壁合成の次の段階として，細胞壁へのグリカン単位の取込みおよびペプチド転移反応による結合がある．これに作用する物質として，グリコペプチド系薬およびβ-ラクタム系薬がある．グリコペプチド系薬であるバンコマイシンはペプチドグリカン前駆体の acyl-D-alanyl-D-alanine 末端と結合することによって，ペプチドグリカン内で重合化されるグリカン単位によるトランスグリコシレーション（架橋）を阻害する．β-ラクタム系薬とは異なり，PBP には結合しない．ペプチド系抗菌薬のバシトラシンは，細胞壁合成中間体として使用されるウンデカプレノールピロリン酸（C55-P-P）に結合して，脱リン酸化を阻害し，ウンデカプレノール

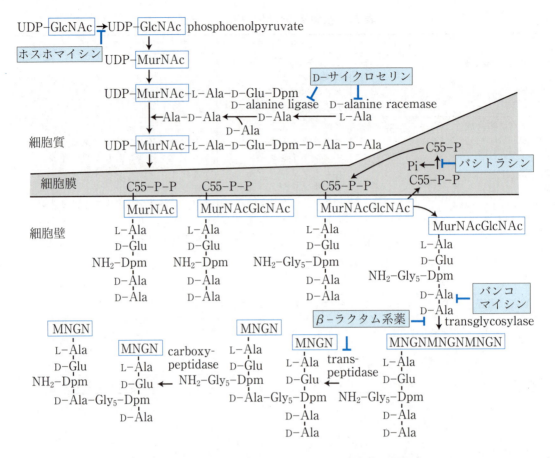

図7.8 ペプチドグリカン合成に対する阻害薬の作用点
GlcNAc (GN)：N-アセチルグルコサミン，MurNAc (MN)：N-アセチルムラミン酸，Dpm：ジアミノピメリン酸，Gly_5：ペンタグリシン

モノリン酸の生成を阻害する．

(3) ペプチドグリカン合成の最終段階を阻害する物質として最も重要な薬物にβ-ラクタム系抗菌薬（ペニシリン系，セフェム系，モノバクタム系など）があり，その基本構造として4員環アミドを有する．ペニシリンはacyl-D-alanyl-D-alanine部分の構造類似体である．そこでペプチド転移酵素反応を触媒する酵素（transpeptidase）は，活性中心のセリンのヒドロキシ基にペニシリン分子を真の基質と間違えて結合し，安定なペニシリン-酵素中間体が形成され不活化されるために，隣接するペンタペプチド間の結合が阻害される．

このペプチド転移酵素は細胞膜に存在する．ペニシリンと共有結合する細菌のタンパク質を解析するために，アイソトープで標識したペニシリンを結合させる方法でこの存在を確認した．このことから，このタンパク質をペニシリン結合タンパク質 penicillin-binding proteins (PBPs) と呼んでいる．10種類以上のPBPsが発見されており，大腸菌を例に示すと表7.4のような機能が提唱されている．β-ラクタムの種類によって結合親和性を示すPBPsが異なるので菌の増殖阻害作用が異なる．

表7.4 大腸菌のペニシリン結合タンパク質（PBPs）の性質

Class	PBP	主たる機能	作用	推定機能	親和性を示す抗生物質の例
Class A	1A (Ftsl)	ペプチドグリカン合成	GT, TP (class A PBPs)	主たるペプチドグリカン合成酵素，細胞の伸長	β-ラクタム系，セフェム系
	1B			主たるペプチドグリカン合成酵素，細胞の分裂	
	1C			機能不明	
Class B	2		TP (class B PBPs)	細胞の伸長に必須	メシリナム，イミペネム
	3			細胞の分裂に必須	ペニシリン系，第3世代セフェム系，アズトレオナム
Class C	5, 6, 6B	ペプチドグリカン架橋制御	dd-CP (class C PBPs)	細胞の伸長の間にペンタペプチドの加水分解	ベンジルペニシリン，アンピシリン，イミペネム
	4	ペプチドグリカン加水分解	dd-EP, dd-CP	架橋反応の終結	セフォキシチン，ペニシリン系
	7		dd-EP	細胞分裂時の中隔壁形成	
	4B, AmpH		dd-EP, dd-CP		

GT：glycosyltransferase, TP：transpeptidase, dd-CP：dd-carboxypeptidase, dd-EP：dd-endopeptidase

抗結核薬のエタンブトール

エタンブトール（EB）は NAG-アラビノガラクタン合成の単位であるアラビノースを転移する酵素（アラビノシルトランスフェラーゼ）を阻害する．これにより結核菌の細胞壁アラビノガラクタン合成が低下する．

7.7.2 タンパク質合成阻害薬

臨床的に有用なタンパク質合成阻害を示す抗菌薬は，動物細胞よりも細菌のリボソームに対して選択的に結合する．細菌のタンパク質合成には，リボソームのサブユニットおよびさまざまな調節因子が関与している．抗菌薬は細菌の 70S リボソームに作用し，ヒトの 80S リボソームには親和性が低いため選択毒性を示すとされている．図 7.9 に細菌のタンパク質合成を示したが，細菌のリボソーム（70S）は 30S サブユニットと 50S サブユニットに分けることができる．30S サブユニットには 16S rRNA が含まれ，50S サブユニットには 5S rRNA と 23S rRNA が含まれる．表 7.5 にタンパク質合成阻害抗生物質を示すが，多くの場合，標的はリボソームタンパク質よりもリボソーム RNA が標的分子となっている．

1）アミノグリコシド（アミノ配糖体）系

ストレプトマイシンは 30S サブユニットの 16S rRNA と不可逆的に結合してアミノアシル tRNA の A 部位への結合を阻害する．他のアミノグリコシド系薬（パロモマイシン，ネオマイシン，アミ

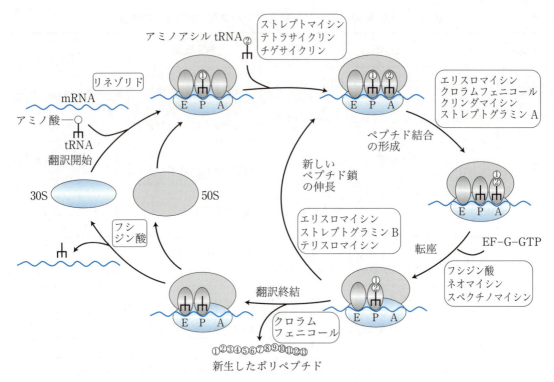

図 7.9 タンパク質合成と抗菌薬の作用点

カシンなど）はストレプトマイシンとは異なり 30S サブユニットおよび 50S サブユニットに結合して，ペプチジル tRNA の A 部位から P 部位への<u>転座</u> translocation を阻害する．また，リボソームのサブユニットが分離してリサイクリングするのを阻止する．

表 7.5 タンパク質合成阻害薬の作用機序による分類

薬剤の系統	代表的薬剤	標 的	
クロラムフェニコール	クロラムフェニコール	50S	PTC
マクロライド系	エリスロマイシン，テリスロマイシン	50S	新しいペプチド鎖の伸長
リンコマイシン系	クリンダマイシン，リンコマイシン	50S	PTC
オキサゾリジノン系	リネゾリド	50S	PTC
ストレプトグラミン系	キヌプリスチン，ダルホプリスチン	50S	PTC
テトラサイクリン系	テトラサイクリン，ドキシサイクリン	30S	aa-tRNA の A 部位への結合
グリシルサイクリン系	チゲサイクリン	30S	aa-tRNA の A 部位への結合
アミノグリコシド系	ストレプトマイシン	30S	転座
	ネオマイシン，パロモマイシン	30S, 50S	転座
アミノサイクリトール系	スペクチノマイシン	30S	転座
フシジン酸		EF-G	転座とリサイクリング

PTC；peptidyl transferase center, aa-tRNA；aminoacyl tRNA

2) マクロライド系

マクロライド系抗菌薬は，細菌の 50S サブユニットの 23S rRNA に結合する．この 23S rRNA はリボザイムであり，ペプチド転移酵素である．その活性中心部（peptidyl-transferase center, PTC）に薬剤は結合し，ペプチド転移反応を阻害しペプチド鎖の伸長を阻害する．この作用点はケトライド系，リンコマイシン系，ストレプトグラミン系，クロラムフェニコールで共通である．

エリスロマイシンの細菌への作用として注目されるものに，本来抗菌性を示さないとされている緑膿菌に対して，低濃度のマクロライドとの接触により，緑膿菌バイオフィルムの産生抑制作用などがある．これは細菌が自分自身の密度を感知して病原性などの発現を制御し，一定の密度になって初めて病原性因子を一気に発現する quorum sensing という機構を抑制するためとされている（8.1.4参照）．

3) ケトライド系

マクロライド系のエリスロマイシンを修飾したもので，基本的にマクロライドと同様の作用機構であるが，50S サブユニットの 23S rRNA の2か所で相互作用することから，抗菌活性が強い．テリスロマイシンが代表としてあげられる．

4) リンコマイシン系

リンコマイシン系抗菌薬は，マクロライド系抗菌薬と作用点が共通しており，クリンダマイシン，リンコマイシンなどが含まれる．

5) ストレプトグラミン系

キヌプリスチン・ダルホプリスチン3：7の合剤がバンコマイシン耐性エンテロコッカス・フェシウム（VREF）に用いられる．細菌リボソームに作用しタンパク質合成を阻害するが，リボソーム上の作用部位は異なる．ダルホプリスチンは 23S rRNA に結合し，23S rRNA の構造を変え，キヌプリスチンの細菌リボソームへの結合親和性を 100 倍高める．両成分が共存することにより相乗的な *in vitro* 抗菌力を示す．

6) オキサゾリジノン系

リネゾリドがあげられるが，リボゾーム 50S サブユニットの A 部位に結合し，リボソーム 70S 開始複合体形成阻害を阻害する．

7) クロラムフェニコール

クロラムフェニコールは，50S リボソームに結合してペプチド転移反応を阻害する．

8) テトラサイクリン，グリシルサイクリン

テトラサイクリン系薬とグリシルサイクリン系薬（チゲサイクリン）は 30S リボソームに結合して，アミノアシル tRNA（aa-tRNA）が A 部位に付くのを阻害する．すなわち aa-tRNA と mRNA 間のコドン-アンチコドン結合を阻害するため，タンパク質合成を阻害する．

9) ムピロシン

ムピロシンは，イソロイシル tRNA 合成酵素の結合部位で細菌のイソロイシンと競合し，イソロイシル tRNA の合成を阻害して枯渇させる．

7.7.3 核酸合成阻害薬

核酸合成阻害薬は以下の 4 つに分けることができる．
(1) DNA の複製阻害：DNA の複製に関与する酵素活性を阻害する．
(2) ヌクレオチドの代謝拮抗薬でヌクレオチド生合成を阻害する．
(3) DNA に直接結合し鋳型機能を阻害するか，DNA 鎖を切断あるいは塩基の除去のような DNA の構造変換を導く．
(4) RNA ポリメラーゼに作用する．

A DNA の複製阻害

キノロン系（ピリドンカルボン酸系）／ニューキノロン系抗菌薬

キノロン系抗菌薬の標的は DNA ジャイレースとトポイソメラーゼ IV である．DNA ジャイレースは，2 本鎖 DNA を同時に切断・再結合させ，DNA の立体構造を変化させ，DNA の複製，転写，修復などに重要な役割を果たす．この酵素は DNA 鎖の切断・再結合をするサブユニット A，2 分子と，ATPase 活性をもつサブユニット B，2 分子の 4 分子からなる．キノロン系抗菌薬は DNA ジャイレースの A サブユニットに結合してその活性を阻害し，DNA 複製を障害し殺菌作用を現す．

トポイソメラーゼ IV（Topo IV）は DNA ジャイレースのアミノ酸配列と高い相同性があり，やはり 4 つのサブユニットからなる．Topo IV は複製後に絡み合った 2 本鎖 DNA の切断と再結合を行うことによって，分裂後の細胞に DNA を効率よく分配する．

薬剤によって，DNA ジャイレースに対して，あるいは Topo IV に対して，いずれかの標的指向性がある．

B ヌクレオチドの代謝拮抗

葉酸代謝拮抗阻害薬

テトラヒドロ葉酸はプリンおよびピリミジンなど核酸の生合成やメチオニンやグリシンなどアミノ酸の生合成に関与する補酵素である．哺乳動物は葉酸を外部から摂取するが，多くの細菌は自ら細胞内においてこれを生合成する．しかも，多くの細菌は葉酸を外部から取り込むことができない．図 7.10 に示すように細菌は葉酸を合成する場合，ジヒドロプテロイン酸合成酵素（DHPS）がパラアミノ安息香酸（PABA）を必要とする．スルホンアミド類（サルファ薬）は PABA に構造が類似しているので PABA と拮抗して葉酸合成を阻害する．このために細菌は葉酸不足となり核酸合成ができない．

一方，ジアミノピリミジン類は細菌のジヒドロ葉酸還元酵素（DHFR）を競合阻害して葉酸の合成を阻害する．哺乳動物は DHFR を有してはいるが，これら薬剤は細菌の酵素に対してはるかに高い選択性がある．したがって，併用効果を期待してスルファメトキサゾール（スルホンアミド類）とト

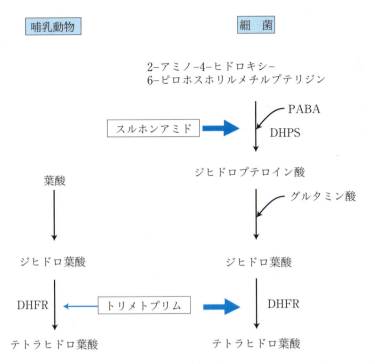

図7.10 哺乳動物および細菌におけるテトラヒドロ葉酸合成経路
PABA：パラアミノ安息香酸，DHPS：ジヒドロプテロイン酸合成酵素，
DHFR：ジヒドロ葉酸還元酵素
➡：強い阻害，⬅：微弱な阻害

リメトプリム（ジアミノピリミジン類）の合剤（ST合剤）が使用されている．薬剤がなくなるとこれらの酵素は機能を復活させるので，静菌的作用とされている．

C　DNAとの直接結合

1) メトロニダゾール

嫌気性細菌のニトロ還元酵素系によってニトロソ化合物に変化した後，DNAに直接結合し，DNA鎖を切断する．抗嫌気性菌，ピロリ菌感染症の治療薬として用いられる．

2) クロファジミン

クロファジミンはらい菌（*Mycobacterium leprae*）に効果がある．らい菌のDNAのグアニン塩基に直接結合することによりDNA複製阻害作用を示す．また，マクロファージのリソソーム酵素の活性化による作用も寄与すると考えられている．

D　RNA合成阻害

RNA合成阻害薬としてリファマイシン群があるが，その中で半合成化合物であるリファンピシンがよく知られている．リファンピシンは細菌のDNA依存性RNAポリメラーゼのβサブユニットを結合してRNA合成の伸長過程を特異的に阻害する．哺乳動物の酵素には作用しないのでこの性質が

選択毒性となっている．

7.7.4 膜障害作用薬

真核生物の細胞にはステロールが含まれるが，細菌細胞には含まれない．膜障害作用薬は細胞膜を障害することによって，膜透過性を高めて細菌を破壊に導く薬剤である．

1）ポリペプチド系抗菌薬

グラム陰性菌は，カルシウムとマグネシウムの架橋により安定化されているリン脂質二重膜からなる外膜と内膜を有する．環状ペプチド系抗生物質のコリスチン（ポリミキシンE）およびポリミキシンBのポリカチオン性（陽イオン）ペプチド環は，グラム陰性桿菌の外膜と結合し架橋構造を破壊する．ポリペプチド薬の側鎖脂肪酸も菌の外膜のリポ多糖（LPS）と相互作用する．ポリペプチド系薬は外膜内部に入り込み，細胞膜の透過性を上昇させ，細胞の内容物を漏洩させ，細胞死をもたらす．

環状リポペプチドのダプトマイシンは，MRSA（メチシリン耐性黄色ブドウ球菌）などグラム陽性菌の細胞膜に結合して，細胞膜からカリウムイオンを流出させて膜電位の脱分極を起こす．以下の3ステップが作用機序として考えられている．

　ステップ1：ダプトマイシンがカルシウム濃度依存的に菌の細胞膜に結合し膜中に挿入される．
　ステップ2：膜に挿入されたダプトマイシンがオリゴマー（重合体）を形成することにより，イオン透過性の構造（格子様構造）が生じる．
　ステップ3：このイオン透過性の構造が細胞膜機能に障害を与え，細胞内 K^+ の流出をもたらす．細胞内の K^+ が流失して，細胞融解を引き起こすことなく，殺菌活性を発揮する．

2）脂肪酸合成阻害薬（抗結核薬：ミコール酸合成阻害薬）

抗結核薬のイソニアジド（INH）はプロドラッグであり，結核菌のカタラーゼペルオキシダーゼ（KatG）によって活性化される．活性化されたINHはイソニコチン酸アシル-NADH複合体となり，脂質合成酵素の1つであるエノイルレダクターゼ（InhA）を阻害し，結核菌細胞壁に特異的なミコール酸の生合成を阻害する．エチオナミドも同様である．

抗結核薬のピラジナミド（PZA）は，結核菌のピラジンアミダーゼにより活性化され，ミコール酸の前駆体である脂肪酸を合成する脂肪酸シンターゼ1を阻害することにより，ミコール酸合成を阻害する．

新規に開発された，ニトロ-ジヒドロイミダゾ-オキサゾール誘導体の抗結核薬デラマニドは，結核菌内のRv3547，すなわちデアザフラビン依存性ニトロ還元酵素（Ddn）で活性化され，イソニアジドとは異なる作用点でミコール酸合成を阻害する．

7.8 薬剤耐性

7.8.1 薬剤耐性の機序

　薬剤耐性の発現にはさまざまな機序が関わっている（図 7.11，表 7.6）．菌が抗菌薬に耐性を示す場合，まずは菌にとって都合の悪い相手である薬剤の方を無効にする方法，つまり薬剤の不活化をとるのが普通である．不活化には (1) 分解と (2) 修飾とがある．不活化がかなわないとき，やっと自分の方を変える手段をとる．自分を変えるには，薬剤で攻撃される自分の弱いところ，つまり (3) 作用を受ける点（標的）を強くするか，透過系の変化である．透過系の変化は，作用点に薬剤が到達しないように，(4) 薬剤を菌表面から入れないか，または (5) 入り込んでも汲み出す方法をとる．

A 抗菌薬の分解

　分解が主な耐性機序であるのはβ-ラクタムの場合であり，代表的なものとしてペニシリンの例を図 7.12 に示した．分解酵素はペニシリナーゼ penicillinase といわれ，ラクタム環のアミド結合を加水分解する．ペニシリンの分解には，そのほかに側鎖のアミド結合を切るペニシリンアミダーゼ penicillin amidase があるが，臨床的にはペニシリナーゼが主である．ペニシリンアミダーゼで切ら

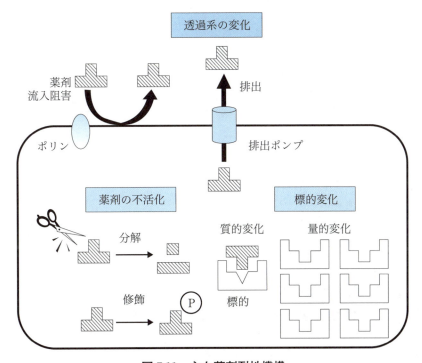

図 7.11　主な薬剤耐性機構

表 7.6　薬剤耐性機構と主な耐性因子の例

耐性機構		耐性因子	抗菌薬
薬剤の不活化	分解	β-ラクタマーゼ	β-ラクタム
		streptogramin B lyase（ラクトン環の開裂）	ストレプトグラミン
		esterase（加水分解）	マクロライド
	修飾	アミノグリコシド修飾酵素	アミノグリコシド
		アセチル化酵素, リン酸化	マクロライド
		アセチル化酵素	ストレプトグラミン
		グルタチオン転移酵素	ホスホマイシン
		フラビン依存モノオキシゲナーゼ	テトラサイクリン
標的の変化	質的	リボソームの変異	タンパク質合成阻害薬
		PBP の変異	β-ラクタム
		II型トポイソメラーゼ IV の ParC タンパク質変異, DNA ジャイレースの変異	キノロン
		dihydropteroate synthase（DHPS）の親和性の変化	サルファ剤
		dihydrofolate reductase の変異	トリメトプリム
		RNA polymerase の変異	リファンピシン
			ポリミキシン B
		ペプチドグリカン前駆体 D-Ala-D-Ala が D-Ala-D-lactate か D-Ala-D-Ser に変化	バンコマイシン
		エノールピルビン酸転移酵素の変異	ホスホマイシン
	量的	dihydrofolate reductase の過剰発現	トリメトプリム
		dihydropteroate synthase（DHPS）の過剰発現	サルファ剤
		エノールピルビン酸転移酵素の大量生産	ホスホマイシン
		PBP の過剰発現	β-ラクタム
透過系の変化	流入阻害	ポリンの消失, 減少	β-ラクタム, キノロン
		透過性変異	ホスホマイシン
	排出	薬剤排出ポンプ	β-ラクタム, キノロン, マクロライド, テトラサイクリン

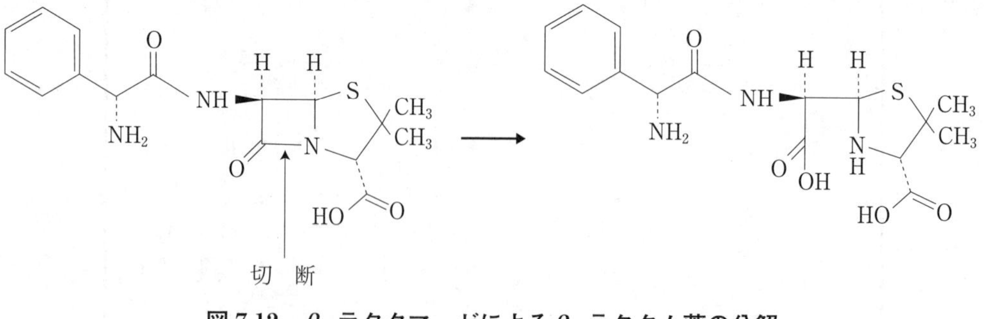

図 7.12　β-ラクタマーゼによるβ-ラクタム薬の分解

れた母核は6アミノペニシラン酸と呼ばれ，これに種々の側鎖をつけるといわゆる半合成ペニシリンができるので，ペニシリンアミダーゼは工業的に利用されている．

ペニシリンやセフェムを含め，β-ラクタム環をもつすべての抗菌薬のラクタム環を分解する酵素は**β-ラクタマーゼ** β-lactamase と総称されるが，主に分解される薬剤グループの種類によって，ペニシリナーゼ，**セファロスポリナーゼ** cephalosporinase，または**カルバペネマーゼ** carbapenemase などと呼ばれてきた．ところが1980年代半ばに，ヨーロッパで見出された，第三世代のセフェムを分解するクレブシエラ属菌などのβ-ラクタマーゼが，実は1960年代にギリシャなどで分離されたペニシリナーゼ遺伝子の変異によることがわかった．

ペニシリナーゼがセフェムを分解するようになったのである．分解して無効にしてしまう薬剤の範囲が従来と比べ拡大したこのようなβ-ラクタマーゼは，ESBL（extended-spectrum β-lactamase）といわれるようになった．そうなるとペニシリナーゼとかセファロスポリナーゼとかの分類法が無意味になる．

そこでESBLを含めて，β-ラクタマーゼは，遺伝子塩基配列の相同性で分類するのが合理的となり，Amblerらによってクラス A，B，C，D と大きく分類されるようになった．これをもとにして，Bushらは1995年，酵素の機能も加味して表7.7に示すような統一的な分類を試み，それが現在最もよく参照されている．

Bushらの分類は，DNAの解析という面倒なことをしなくても，β-ラクタマーゼ阻害薬によく反応するかしないかで，セフェムをよく分解するESBLについても分類を容易にし，治療の指針となるので，よく用いられている．表7.7の新分類でグループ3，DNA分類でクラスBのβ-ラクタマーゼは，それ以外のβ-ラクタマーゼとは由来が全く異なり，活性基にアミノ酸のセリンをもたず，代わりに亜鉛をもつ金属酵素であることが特徴的である．

β-ラクタム以外の抗菌薬に対する分解では，マクロライド環のエステル結合を加水分解する酵素（エリスロマイシンエステラーゼ erythromycin esterase）が知られている．

B 抗菌薬の修飾

薬剤の修飾によって耐性化する代表的な例は，アミノグリコシドであり，図7.13にカナマイシンの修飾を示す．アミノグリコシドはアミノ基と水酸基が多いので，アミノ基は**アセチル化**，水酸基は**リン酸化**または**アデニリル化**を受ける．アセチル化には補酵素アセチルCoAの存在が必要であり，リン酸化とアデニリル化にはATPが必要である．

修飾酵素の種類は，修飾されるアミノグリコシドの違い，同一アミノグリコシドでも修飾される位置の違い，また付加される基の違いによって，種々に分かれるが，現在は国際的な分類法が採られ AAC（6′），APH（2″），AAD/ANT（4′，2″）などと記述される．AAC，APH，AAD/ANTは修飾酵素の略名で，それぞれ，アミノグリコシドアセチルトランスフェラーゼ aminoglycoside acetyltransferase，アミノグリコシドホスホトランスフェラーゼ aminoglycoside phosphotransferase，アミノグリコシドアデニルトランスフェラーゼ aminoglycoside adenyltransferase／アミノグリコシドヌクレオチジルトランスフェラーゼ aminoglycoside nucleotidyltransferase の略である．括弧内の数字は修飾される場所の炭素の位置を示す．新しいアミノグリコシドでは，これらの修飾酵素で不活化されないように，さまざまな改良が行われている．

表 7.7 β-ラクタマーゼの分類

活性中心	Ambler らDNA分類	Bush ら機能分類	機能分類サブグループ	阻害剤の有効性 CA	阻害剤の有効性 SBT	阻害剤の有効性 EDTA	遺伝子の所在 染色体	遺伝子の所在 プラスミド	好的基質	特徴	産生する菌種	代表的な酵素名
セリン	C	1	1	−	+	−	+	+	Cf	セファロスポリナーゼ	グラム陰性桿菌	AmpC, CMY-2, P99, ACT-1, FOX-1
			1e	−	+	−			Cf, Esc	セファロスポリナーゼセファマイシンを分解するものもある		GC1, CMY37
	A	2	2a	+	+	−		+	Pn	ペニシリナーゼ	グラム陽性菌	LEN-1, PC1
			2b	+	+	−		+	Pn, Cf	ペニシリナーゼ	グラム陰性桿菌	TEM-1, TEM-2, SHV-1
			2be	+	+	−		+	Pn, Cf, Esc, M	ESBLs	グラム陰性桿菌	TEM-3, SHV-2, CTX-M-15, PER-1, VEB-1
			2br	−	±	−		+	Pn	阻害剤抵抗性	グラム陰性桿菌	TEM-30, IRT, SHV-10
			2c	+	+	−		+		ペニシリナーゼカルベニシリナーゼ	P. aeruginosa, Acinetobacter	PSE-1, PSE-3, PSE-4, CARB-3
			2e	+	+	−	+			誘導型セファロスポリナーゼ	P. vulgaris, Y. enterocolitica	CepA
			2f	±	+	−		+	Pn, Cf, Cb, Esc, M	カルバペネムも分解	E. cloacae, S. marcescens	NMC-A, Sme-1, KPC
	D	2d	2de	±	−	−		+	Pn, Esc, M	オキサシリナーゼ	グラム陰性桿菌	OXA-11, OXA-15
			2df	±	−	−		+	Pn, Cb	オキサシリナーゼカルバペネムも分解	グラム陰性桿菌	OXA-23, OXA48
亜鉛	B	3	3a	−	−	+	+	+	Pn, Cf, Cb, Esc	カルバペネムも分解	B. fragilis, S. marcescens, P. aeruginosa	IMP, VIM, NDM
			3b	−	−	+	+	+	Cb	カルバペネムも分解	B. fragilis, S. marcescens, P. aeruginosa	CphA, Sfh-1

Pn:ペニシリン系薬, Cf:第一世代セファロスポリン系薬, Esc:広域セファロスポリン系薬, M:モノバクタム系薬, Cb:カルバペネム系薬, CA:クラブラン酸, SBT:スルバクタム, EDTA:エチレンジアミン四酢酸ニナトリウム, ESBLs:extended spectrum β-lactamase, +:阻害あり, −:阻害なし, ±:酵素により異なる
(*Antimicrobial Agents Chemother.* 54:969–976, 2010 を改変)

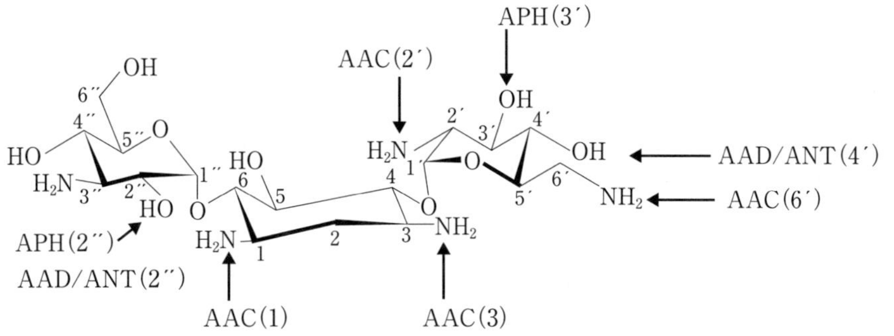

図 7.13　修飾酵素によるカナマイシン B の修飾
AAC ; aminoglycoside acetyltransferase, APH ; aminoglycoside phosphotransferase,
AAD/ANT ; aminoglycoside adenyltransferase/aminoglycoside nucleotidyltransferase

　抗菌薬の修飾による不活化の発見はクロラムフェニコールの場合が最初であるが，不活化は，1と3の位置の水酸基のアセチル化であって，アミノ基のアセチル化でないところがアミノグリコシドとは異なる．

　マクロライドもラクトン環の分解のほかに，リン酸化による耐性があることが報告されている．ホスホマイシンの場合は，グルタチオンの結合による耐性があることがわかった．

　嫌気性菌の遺伝子が好気性菌に伝達されると，酸素，Mg^{2+}，NADPH の存在下でテトラサイクリンをヒドロキシ化するフラビン依存性モノオキシゲナーゼという修飾酵素が報告されている．

C　作用点の変異

　抗菌薬は，その作用点である酵素，またはその基質，または酵素-基質反応の中間産物に結合して，菌の必須代謝を阻害する．その結合は特異性の高いものであるから，作用点が変化すると，薬剤はもはや結合できなくなり，したがって菌は薬剤耐性を示す．表 7.6 に示すように，作用点の変化には量的なものと質的なものとがある．まず量的な変化とは，薬剤が酵素に結合しても，その酵素の生産が高くなれば，薬剤の結合しない酵素が十分にできて，代謝が正常に行われるわけである．その例としては腸球菌 *Enterococcus faecium* のペニシリン耐性がある．細胞壁合成酵素 penicillin-binding protein（PBP5）の増量で高度耐性となる．サルファ剤への耐性でも，この薬剤の作用点である葉酸代謝系の酵素の増量によるものがある．

　遺伝子の変異によって，作用点である必須酵素の質的な変化が起こっても，薬剤は標的酵素に結合できず，薬剤耐性が生じうる．その例としては，DNA ジャイレース，またはトポイソメラーゼ IV の変異によるキノロン耐性，RNA ポリメラーゼの変異によるリファンピシン耐性がある．細胞壁合成系を阻害する薬剤については，ホスホマイシンには，作用点である転移酵素の変異で耐性化する．バンコマイシンに対しては，酵素の基質であるムレインモノマーの末端，D-Ala-D-Ala を D-Ala-D-lactate につくり変えることによってバンコマイシンの結合をゆるさず耐性化する．MRSA（methicillin-resistant *Staphylococcus aureus*）では，新しい遺伝子の獲得による細胞壁合成酵素 PBP2' の出現によって，細胞壁合成がペニシリナーゼ非分解性の β-ラクタムによっても阻害されなくなったものであった．

キノロン耐性では，種が異なると2種の酵素のキノロンへの感受性が異なり，大腸菌ではジャイレースのほうがトポイソメラーゼIVより感受性が高く，黄色ブドウ球菌ではトポイソメラーゼIVのほうが感受性が高い．したがって，菌がキノロンに耐性化してMICが次第に上昇するときは，感受性の高いほうの酵素がまず変わり，次に他の酵素の変異が見られることになる．

リボソームを作用点とするタンパク質合成阻害薬については，リボソームを構成するRNA，あるいはタンパク質の変化で薬剤耐性になり，古典的な例では，リボソームタンパク遺伝子 *rpsL* の変異でストレプトマイシン耐性になるが，臨床株での耐性はマクロライド耐性のみが一般的である．この場合は23S rRNAの1か所のアデニンのメチル化であることがわかった．この特殊なメチル化酵素を生産させる遺伝子はもともとプラスミド上にあり，外来性である．形質発現としては，14員環のエリスロマイシンのみに耐性，エリスロマイシンとオレアンドマイシンに耐性，すべてのマクロライドに耐性と種々ある．それはメチル化酵素の産生が薬剤があるときのみ誘導される株があり，その場合，14員環マクロライドのみ誘導性があり，16員環マクロライドには誘導性がないからである．誘導耐性の場合は，調節遺伝子が変異するとすべてのマクロライドに耐性となる．なお，化学的に異なる構造のリンコマイシン系抗菌薬は，作用機序および耐性機序が16員環マクロライドと同様なので，通常マクロライド系に分類され，誘導株に対して抗菌力を示す．

D　薬剤の流入阻害

薬剤の流入阻害による耐性としては，緑膿菌の流入孔ポリン porin D の欠損によるカルバペネム耐性がある．またホスホマイシンでは流入阻害が主な耐性機序である．この薬剤が細菌細胞内に入るには，グリセロール3-リン酸とグルコース6-リン酸の2つの透過系を利用するが，この系の遺伝子の変異によって透過障害が起こり耐性化する．

E　薬剤の排出系による薬剤耐性

薬剤をエネルギー依存的に細胞外に積極的に排出することで，細胞内の薬物濃度を下げる．グラム陰性細菌のRND型多剤排出ポンプ*（例えば，大腸菌のAcrAB-TolC）があげられる．また緑膿菌の自然耐性の高さもMexA-MexB-OprMやMexXY-OprMのようなRND型多剤排出ポンプによって説明できる．

排出が主な耐性機構であるのはテトラサイクリン系薬剤である（3.1.5参照）．これは内膜タンパク質による排出であって，その遺伝子は主にプラスミド上にあり外来性である．遺伝子の種類には7種類以上あるがいずれも内膜を12回貫通する排出タンパク質をつくる．

緑膿菌をフルオロキノロンで選択し耐性化させると，同時に他の種々な薬剤に多剤耐性化する．外膜に変化したタンパク質が現れるので，流入阻害がはじめ考えられたが，後に排出機構のためであることがわかった．遺伝学的に3種類の系があり，それぞれが内膜タンパク質，外膜タンパク質とそれをつなぐタンパク質との3つのタンパク質よりなる構造をつくり，種類の違う薬剤でも排出するため多剤耐性の表現をとる．

---

* 多剤排出ポンプ：細菌には異物である薬剤を排出するためのポンプがある．このうち不特定多数の薬剤を細胞外に排出するポンプのことである．構造および局在の違いにより，いくつかの種類に分類され，RND型はその1つである．

大腸菌と肺炎桿菌で，セフォキシチン耐性の菌は外膜透過にかかわるポリンの一種を失っているという報告もある．

F　その他

よく知られている例として結核菌がある．結核菌を代表とする抗酸菌は，細胞壁にミコール酸 micolic acid という分子量の大きな脂肪酸が細胞壁の外側にある．これはワックス様の脂質であり，消毒薬や乾燥，体内での食菌作用に対して高い抵抗性を示す．

菌は，1種あるいは数種の菌により生体粘膜やカテーテルなどにバイオフィルム biofilm を形成する．バイオフィルムは菌が産生した多糖（細胞外多糖，EPS, extracellular polysaccharide）などで，多くの菌が免疫や薬剤から守られている状態である．付着から EPS の産生，バイオフィルムの形成，コロニーの巨大化というステップで生成されると，消毒薬や抗菌薬に抵抗性になり，医療上大きな問題となっている．

耐性菌の考え方で近年重要なのが persisters（persister cells, 生残菌）といわれる細菌細胞の状態である．薬剤耐性などのストレス下で休眠状態に入る細胞が少数存在する．多くの抗菌薬は細菌細胞の代謝の一部を阻害することによってその作用を発揮するが，増殖も代謝も行わない休眠状態の細胞には作用できない．この状態で生き残った細胞は環境が整うと，休眠状態から復帰し，活動を再開し増殖し始める．治療の上では，治ったかに見えたものが生き残った細菌から感染が広がることがある

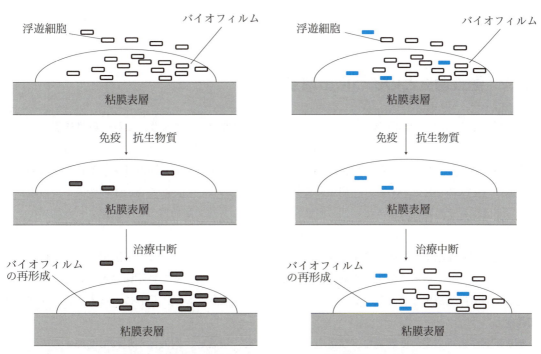

図 7.14　薬剤耐性菌と persister cells（生残菌）の違い-1
抗生物質の治療後感性菌は排除され，耐性菌が増殖する．しかし，persisters を含む細胞集団では，治療中断後は野生株の感性菌が増殖してくる．
▬：耐性菌，▭：感性菌，▬：persister cells（生残菌）
（*Nat. Rev. Microbiol.* **5**：48, 2007 を改変）

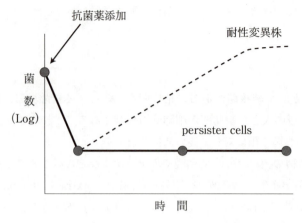

図 7.15 耐性菌と persister cells（生残菌）の違い-2
抗菌薬の添加により変異した耐性菌はその数を増やすが，persister cells は休眠状態のまま，
増殖も活動もせずに耐え忍ぶ．
(*Nat. Rev. Microbiol.* **5**：48, 2007 改変）

ので，重要な問題である．がん細胞中の幹細胞に似ており，抗がん剤でたたかれても，少数のがん化した幹細胞が生き残り再発してくるのとよく似ている．もっとも persisters は変異体ではなく，正常な野生株の状態である．薬剤耐性菌は抗菌薬の作用によって生成し，その後感性菌は排除され，耐性菌のみ残る．しかし，persisters では抗菌薬が除外されて増殖してくる菌は，そのほとんどが野生株と同様の感性菌である（図 7.14，図 7.15）．現在新たな視点で休眠状態の菌にも有効な薬剤の開発が試みられている．

7.8.2　耐性菌はどのように出現するか

　薬剤耐性も MIC により量的に表現される，菌の形質発現の 1 つであり，それは耐性遺伝子の存在による．耐性遺伝子は，クレブシエラ *Klebsiella* のペニシリン耐性のように，ある菌がもともと始めからもっている場合もあり，それは自然耐性（一次耐性）といわれる．感受性菌が耐性化する場合は，獲得耐性（二次耐性）といわれ，作用点の変異による耐性のように，必須遺伝子の変異による場合もあり，不活化による耐性のように，他の耐性菌から種々の方法で耐性遺伝子を伝達された結果のこともある．

　耐性化した病原細菌が臨床で増える理由は，その菌に効かない薬剤のために選択されて，耐性菌が増殖伝播するためである．臨床の経験では投薬を次々に変えても，その薬剤に効かない違う菌が次々に現れて治療に難渋することがある．このような現象を菌交代といい，それによって起きる症状を菌交代症という．

　ある新薬が市場に現れて需要および生産が増加すると，決まって耐性菌が現れて増加するのが常であった．古典的な例では抗菌薬のストレプトマイシン，テトラサイクリン，クロラムフェニコールによる多剤耐性赤痢菌の増加がある．発売後 5 年で耐性菌が出，その後の 10 年で大多数の菌に効かなくなった．フルオロキノロンは日本で開発され，1984 年に初めて市場に登場したので，耐性菌の出現増加の模様がよくわかった．ノルフロキサシンについて緑膿菌での実際例を図 7.16 に示す．初め

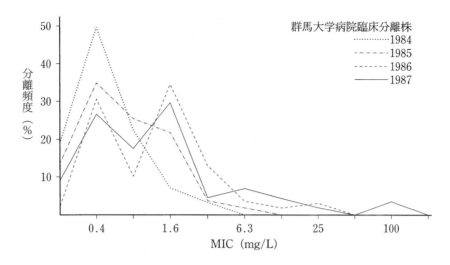

図 7.16　緑膿菌のノルフロキサシン感受性の年次変化
6.3 mg/L 以上が耐性菌である．耐性菌の分離頻度が年々増加している．

は感受性菌の MIC 分布は 1 つのピークを示したが，翌年より高い MIC のところに肩が出て，2 年目は明らかな 2 つのピークとなり，耐性菌も出現し，3 年目には，高度耐性菌も出現している．

　使う薬剤の量が多ければ多いほど，耐性菌が出やすいことは，カナマイシンを長期服用した結核患者の大腸菌の例で見ることができる．調べた 228 人の患者のうち，総計 50 g 以上の服用患者 196 名からのみ耐性菌が出ており，非服用者 381 名からは 1 例も分離されなかった．

7.8.3　耐性菌の広がる仕組みとその予防

　いったん生じた耐性菌は，その菌自身が分裂増殖してヒトからヒトに伝播するとともに，その耐性遺伝子だけが他の感受性病原菌に伝播して，新しい耐性菌をつくる場合もある．菌自身の伝播は院内感染としてメチシリン耐性黄色ブドウ球菌（MRSA）が代表的であり，市中感染ではペニシリン耐性肺炎球菌が知られるようになった．どちらの場合でも，地域的に同じ耐性型の菌が数多く分離されたり，時をへだてても同じ耐性型の菌が分離されたりした場合，それらが同じクローンであるかどうかを調べることは，予防対策をたてるうえでも大切である．同じクローン，すなわち同じ菌の子孫であることの証明は，菌自身の遺伝子である染色体の塩基配列，つまり遺伝子地図が同一かを見ればよい．そのためにとられるタイピングの一般的な方法は，菌の染色体 DNA の数少ない塩基配列の部位を切る制限酵素を用い，染色体を数個の断片にし，それらを大きなフラグメントを泳動可能なパルスフィールドゲル電気泳動 pulsed field gel electrophoresis（PFGE）法で分ける．それぞれの DNA 断片の数と動いた位置を比較すると，そのパターンから同一性が一見してわかる．食中毒菌や病原菌の解析に広く使われ，1996 年には CDC（米国疾病予防管理センター）を中心として，このパターンをデータベース化した PulseNet という国際ネットワークも設立された．この方法は，手間と時間がかかる上に比較的高価な PFGE 装置が必要という欠点がある．

　近年，塩基配列の決定が低コスト化，簡便化されるようになり，multilocus sequence typing

(MLST) 法という通常 7 領域の house keeping 遺伝子[*1] 配列を数百 bp ずつ決定し，系統解析する方法が一般的になってきた．MLST 法で得られたデータもデータベース化され，インターネット上で容易に比較できるようになってきた．

もともと抗菌薬に感受性であった病原菌が耐性化するには，作用点の変異のように菌自身の遺伝子の突然変異による場合があるが，その変異の頻度は 1 億分の 1 以下というように低い．それよりもっと効率のよい変異は，他の耐性菌から耐性遺伝子を種を超え，科を超えて獲得することである．水平遺伝といわれるこの遺伝子移入方式には，遺伝の章で述べられたように大別して 3 種類あり，接合，形質導入，形質転換（6 章参照）のいずれの形式も知られている．

伝達性のプラスミドによる接合の例は，腸内細菌，緑膿菌，腸球菌などでほとんどの薬剤耐性で知られている．接合は伝達頻度が高いので，腸球菌の伝達性バンコマイシン耐性が MRSA に及ぶことが恐れられている．黄色ブドウ球菌の場合は，ファージによる形質導入で種々の薬剤耐性が表皮ブドウ球菌から運ばれたと考えられている．肺炎球菌のペニシリン耐性は，口腔常在菌から形質転換で遺伝子が移行したとされた．

これらの耐性遺伝子は**トランスポゾン** transposon や**インテグロン** integron と呼ばれる遺伝子構造上に存在するものもある（6.2.1 参照）．トランスポゾンは，末端に特徴的な逆向き繰り返し配列 inverted repeat（IR）をもち，**レプリコン** replicon（自律増殖する遺伝の単位，染色体，プラスミドなど）からレプリコンへと転位する遺伝の単位である．末端の IR が挿入配列 insertion sequence（IS）であることもある．IS そのものが転位するので，IS と IS に挟まれた領域も転位できるようになる．なお転位にはトランスポゼース transposase という酵素が必要で，元の位置にトランスポゾンが留まり，コピーが新たな場所に挿入される複製型転位 copy and paste transposition と，2 本鎖の DNAが切り出されて他の場所に転位する非複製型転位 cut and paste transposition がある．通常は，細胞内での転位であり，プラスミドやファージに乗っていると細胞から細胞へ移行する．

インテグロンは，インテグラーゼ integrase という酵素の働きにより，特定の組換え部位へ遺伝子を捕捉する機能をもつ．そのため耐性遺伝子の集積が起こる．さらに組み込んだ遺伝子カセットを発現させる強力なプロモーターももつ．インテグロンはこの構造自体で動く能力はないが，その多くはトランスポゾンやプラスミド上などにあり，それらの可動因子によって種を越えた多剤耐性菌の出現に関与しているとされる．また，コレラ菌ではスーパーインテグロン（SI）といわれる染色体の 3％，126 kbp もの巨大なインテグロンが見つかっている．この SI には 216 個もの ORF[*2] が存在していた．*Vibrio* 属以外に *Pseudomonas* 属，*Xanthomonas* 属などでも SI が報告されている．SI 中には，薬剤耐性遺伝子とアミノ酸レベルで 30％程度のホモロジーがある遺伝子カセットが存在する．抗生物質が使用されるはるか以前から存在したと推測されることから，薬剤耐性遺伝子の起源ではないかといわれている．

病原菌における必須遺伝子の変異による耐性菌の出現でも，非病原菌からの耐性避伝子の獲得でも，出現する薬剤耐性病原菌の頻度は非常に低いので，それを増加させるのは常に不適切な薬剤治療によ

[*1] house keeping 遺伝子：ハウスキーピング遺伝子．多くの組織や細胞中に共通して一定量発現する遺伝子で，常に発現され，細胞の維持，増殖に不可欠な遺伝子である．

[*2] ORF：オープン・リーディング・フレーム．タンパク質への翻訳時に開始コドンから終止コドンの 1 つ前までの遺伝子の読み取り枠をいう．

る．特に留置カテーテルやドレーンなどの人工物が体内にあると，菌はバイオフィルムをつくって化学療法に抵抗するので，人工物については頻繁な交換が必要である．MRSAなどの院内感染は，主に医療従事者の手によって伝播するので，一にも二にも手洗いが重要である．また緑膿菌は湿った場所で長く生存するので，環境を清潔に保つことが大切であろう．明らかな感染源の隔離も必要であり，逆に易感染者の隔離も必要である．各病院での院内感染対策のガイドライン作成が推奨されている．

抗微生物薬各論

7.9.1 β-ラクタム系抗菌薬 β-lactams

酸アミド結合を含む環状化合物をラクタムという．β-ラクタム系抗菌薬は，構造中に**β-ラクタム環**をもつ一連の抗菌薬の総称である．β-ラクタム系抗菌薬は安全性と有効性が高いことから，日本を含めた各国で最も使用量の多い抗菌薬である．母核の基本構造によって，**ペニシリン系** penicillin（**ペナム系** penam），**ペネム系** penem，**カルバペネム系** carbapenem，**セフェム系** cephem，**オキサセフェム系** oxacephem，**セファマイシン系** cephamycin，**モノバクタム系** monobactam に分類され（図7.17），側鎖の変換によって種々のβ-ラクタム系抗菌薬が開発されている．β-ラクタム系抗菌薬は，細菌の細胞壁合成酵素ペニシリン結合タンパク質群 penicillin-binding proteins（PBPs）に結合して細胞壁ペプチドグリカンの生合成を阻害する．ペプチドグリカンは高等動物細胞には存在しないため，β-ラクタム系抗菌薬は選択毒性の優れた抗菌薬である．しかし，細菌がβ-ラクタム環を加水分解するβ-ラクタマーゼを産生する場合は，抗菌スペクトルや活性に大きく影響する．また，副作用としてアレルギー症状が現れる場合がある．作用点が細胞膜にある多種の細胞壁合成酵素であるため，耐性機構としては薬剤の不活化，β-ラクタマーゼ産生，PBPの変異による耐性化があげられる．β-ラクタム系抗菌薬は殺菌的に作用するものが多く，現在最も頻用されている抗菌薬である．抗菌力は時間依存的，すなわち生体内での最小発育阻止濃度（MIC）を越える時間（time above MIC）に依存した抗菌活性を示す．一般に重篤な副作用が少ない抗菌薬の1つであるが，まれに発疹，発熱，アナフィラキシーショックなどアレルギー様の副作用がみられることがある．セフェム系薬では腎障害が問題となることがあり，特に利尿薬，アミノグリコシド系抗菌薬との併用時には注意が必要である．

A ペニシリン系（ペナム系）抗菌薬（表7.8）

ベンジルペニシリン（ペニシリンG）は，1928年にA. Flemingによって青カビ *Penicillium notatum* から発見された世界最初の抗生物質である．1940年になってE. Chain, H. Floreyらはペニシリンを粉末状に分離し，動物及びヒトの感染症の治療に用いて抗生物質療法時代を開いた．ペニシリンは，α-ケトグルタル酸から生成するL-α-アミノアジピン酸，L-システイン，L-バリンから形成されるトリペプチドを前駆体として生合成される．δ(L-α-アミノアジピル)-L-システイニル-D-

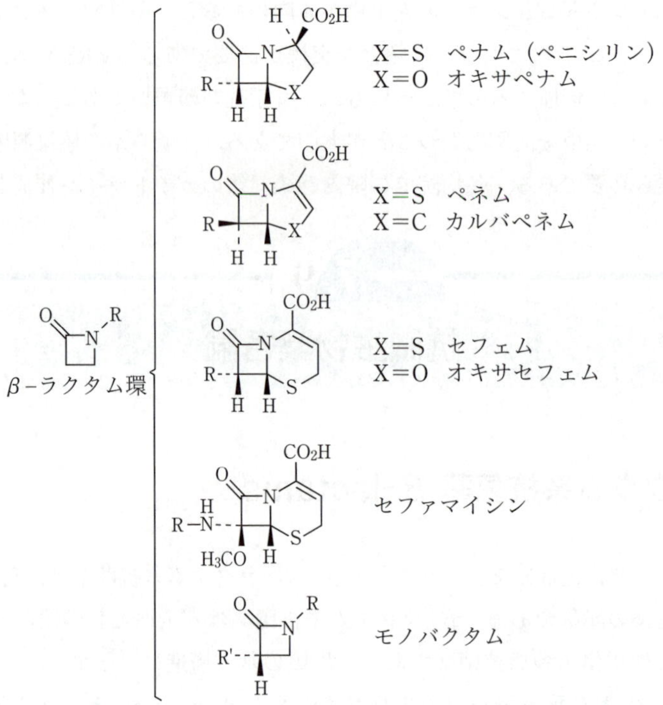

図 7.17 主な β-ラクタム系抗菌薬の基本構造

バリンは閉環し β-ラクタム環とチアゾリジン環を形成してイソペニシリン N となり，次いで L-α-アミノアジピル基がフェニルアセチル基と交換され，ペニシリン G が生合成される．

1) 天然ペニシリン

ベンジルペニシリンなどの天然型ペニシリンは，*Penicillium*，*Cephalosporium*，*Streptomyces* など広い菌種で生産される．天然型ペニシリンの母核である 6-アミノペニシラン酸（6-APA）の 6 位に種々のアシル基を導入した多数の誘導体が合成され，① 胃酸への安定性（経口投与の可能化），② グラム陰性菌への抗菌スペクトルの拡大，③ β-ラクタマーゼに対する安定性が図られてきた．
　ベンジルペニシリンはグラム陽性菌や淋菌を含むグラム陰性球菌に対して強い抗菌活性を示し，梅毒トレポネーマに対しても有効であるが，グラム陰性桿菌やペニシリナーゼを産生するペニシリン耐性菌には無効である．肺炎球菌やレンサ球菌，髄膜炎菌感染症に対しては第一選択薬として用いられていたが，近年，肺炎球菌においてペニシリン耐性株の増加が問題となっている．ベンジルペニシリンは，酸に不安定なため，一般に経口では用いられず，ベンザチン塩のみが経口で用いられる．

2) ペニシリナーゼ抵抗性ペニシリン

　ベンジルペニシリンの臨床使用の数年後には，ペニシリナーゼ（クラス A β-ラクタマーゼ）産生ブドウ球菌が出現した．6 位側鎖ベンジル基にメトキシ基を導入した**メチシリン** methicillin やイソキサゾリル基誘導体を導入した**クロキサシリン** cloxacillin などが開発されたが，メチシリンは副作用が強いため臨床では使われなくなり，さらにセフェム系抗菌薬が開発された後には使用頻度が低

表7.8 ペニシリン系抗菌薬（ペナム系）

分類	一般名	構造 R₁	R₂
天然ペニシリン	benzylpenicillin (penicillin G, PCG) ベンジルペニシリンカリウム ベンジルペニシリンベンザチン	ベンジル基	H, K
耐酸性ペニシリン	phenoxymethylpenicillin (penicillin V, PCV) フェノキシメチルペニシリン	フェノキシメチル基	H
ペニシリナーゼ抵抗性ペニシリン	methicillin メチシリン	2,6-ジメトキシフェニル基	H
	cloxacillin クロキサシリン	3-(2-クロロフェニル)-5-メチル-4-イソオキサゾリル基	H
広域ペニシリン (緑膿菌に無効)	ampicillin (ABPC) アンピシリン	α-アミノベンジル基	H
	amoxicillin (AMPC) アモキシシリン	α-アミノ-4-ヒドロキシベンジル基	H
広域ペニシリン (緑膿菌に有効)	piperacillin (PIPC) ピペラシリン	ピペラジン誘導体	H

くなった．特に第3世代セフェム系抗菌薬の汎用によりメチシリン耐性黄色ブドウ球菌 methicillin-resistant *Staphylococcus aureus*（MRSA）の分離頻度が増加したため，この群のペニシリン系抗菌薬は単剤では使用されていない．ペニシリナーゼ抵抗性であるクロキサシリンは，ペニシリナーゼ阻害活性も有するため，グラム陰性桿菌にも有効なアンピシリン ampicillin（アミノベンジルペニシリン）との合剤として用いられる．

3）広域ペニシリン（緑膿菌に無効）

経口吸収に必須の6位側鎖にアミノベンジル基を導入したアンピシリンでは，グラム陽性球菌のみならず，大腸菌，赤痢菌，プロテウス・ミラビリス，インフルエンザ菌などのグラム陰性菌まで抗菌力が拡大された．しかし，アンピシリンはβ-ラクタマーゼで不活化されるので，染色体上にβ-ラクタマーゼ産生遺伝子をもつクレブシエラ，インドール陽性プロテウス，エンテロバクター，シトロバクター，セラチア，緑膿菌には無効である．そのため，β-ラクタマーゼ阻害薬のクラブラン酸 clavulanic acid やスルバクタム sulbactam との合剤として用い，ペニシリン耐性菌にも有効である．タランピシリン talampicillin，バカンピシリン bacampicillin，レナンピシリン lenampicillin は，消化管からの吸収を高めるためアンピシリンの3位のカルボキシル基をエステル化した誘導体で，腸管内エステラーゼで加水分解されアンピシリンとなり活性を発現する．アモキシシリン amoxicillin はアンピシリンのベンゼン環のパラ位に水酸基を導入したもので，内服後の血中濃度はアンピシリンの2倍以上を示し，短時間内での殺菌性は多くのβ-ラクタムの中でも優れている．そのため，アモキシシリンは上部消化器潰瘍に関与するピロリ菌 *Helicobacter pylori* の除菌療法として，クラリスロマイシン clarithromycin（マクロライド系抗菌薬）とプロトンポンプ阻害薬（ランソプラゾール lansoprazole またはオメプラゾール omeprazole）との併用で用いられる．

4）広域ペニシリン（緑膿菌に有効）

ピペラシリン piperacillin は，アンピシリンの6位アミノ基にピペラジル基を導入して抗緑膿菌作用が増強され，さらに肺炎桿菌，セラチア，ブドウ球菌，レンサ球菌，腸球菌，バクテロイデスによる感染症にも有効となっている．主に腎から排泄されるため，腎障害のある患者では投与量の調節が必要である．メトトレキサートとの併用では，メトトレキサートの排泄を遅らせるので血中濃度モニタリングを行うなど注意する．ペニシリン系の中では抗菌スペクトルが最も広いが，β-ラクタマーゼ感受性のため，β-ラクタマーゼ阻害薬タゾバクタムとの合剤としても用いられる．

B　セフェム系抗菌薬

1955年に E. P. Abraham らにより，*Acremonium chrysogenum*（旧名 *Cephalosporium acremonium*）の培養液から単離されたセファロスポリン C cephalosporin C が原型である．セフェム系は基本骨格に7-アミノセファロスポラン酸 7-aminocephalosporanic acid（7-ACA）をもつセファロスポリン系 cephalosporins，7α位にメトキシ基（-OCH$_3$）をもつセファマイシン系 cephamycins と5位の硫黄原子が酸素原子に置き換えられたオキサセフェム系 oxacephems の総称である（図7.18）．一般にセフェム系は優れた選択毒性と共にショックなどの副作用が少なく，7-ACA の構造には側鎖の修飾が可能な4つの部位（2位，3位，7α位，7β位）があり，抗菌力，抗菌スペクトル，体内動態

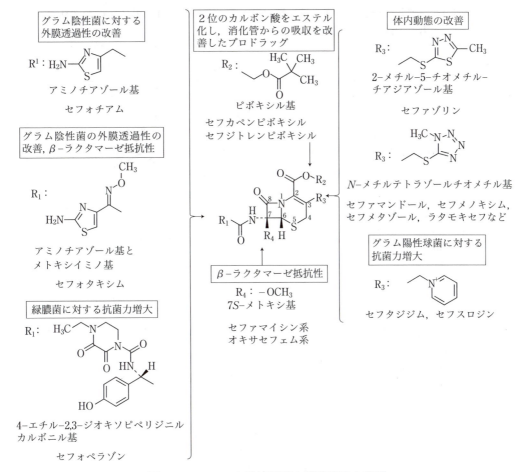

図7.18 セフェム系抗菌薬の構造変換と特徴

(スタンダード薬学シリーズ6 薬と疾患Ⅲ. 薬物治療 (2) および薬物治療の役立つ情報，東京化学同人より一部改変)

の改善がされやすく，多数のセフェム系抗菌薬が開発されてきた．主に腎臓から排泄され，尿細管への障害はペニシリンよりも高く，ループ利尿薬により腎毒性が増強する場合がある．3位側鎖にN-メチルチオテトラゾール基を含む製剤は飲酒によりジスルフィラム（アンタビュース）様作用（顔面紅潮，動悸など）やビタミンK欠乏症（低プロトロンビン血症，出血傾向など）を生じる場合がある．開発年代および抗菌スペクトルによって，第1世代から第4世代に便宜的に分類される．

1) 第1世代セフェム　1st generation cephems（表7.9）

　腸球菌を除くグラム陽性球菌に強い抗菌活性を持ち，クレブシエラ，大腸菌などのグラム陰性桿菌にも有効である．クラスCβ-ラクタマーゼ（セファロスポリナーゼ）で分解されやすいため，セファロスポリナーゼを産生する肺炎桿菌やインドール陽性プロテウス属菌には無効である．一方，ペニシリナーゼには安定であるため，ペニシリナーゼ産生黄色ブドウ球菌や肺炎桿菌にも有効である．また，緑膿菌の外膜を通過できないため，緑膿菌には無効である．注射薬としてセファゾリン cefazolin，セファロチン cefalotin，経口薬としてセファレキシン cefalexin，セファクロル cefaclor があるが，経口薬は7位側鎖にアミノ基を有するのが特徴である．

表 7.9 7-アミノセファロスポラン酸（7-ACA），セファロスポリンCおよび第1世代セフェムの構造

一般名	構造式
	7-アミノセファロスポラン酸（7-ACA）
セファロスポリンC cephalosporin C	
セファロチン cafalothin (Cephalothin) (CET)	$R^1=$ (チオフェン-CH$_2$-CO-) $R^2=$ (-O-CO-CH$_3$)
セファゾリン cefazolin (CEZ)	$R^1=$ (テトラゾール-CH$_2$-CO-) $R^2=$ (-S-チアジアゾール-CH$_3$)
セファレキシン cefalexin (Cephalexin) (CEX)	$R^1=$ (Ph-CH(NH$_2$)-CO-) $R^2=H$
セファクロル cefaclor (CCL)	

2) 第2世代セフェム 2nd generation cephems（表7.10）

　7位または3位の置換基の効果により，グラム陽性菌に対する抗菌力を保ったまたインフルエンザ菌，インドール陽性プロテウス菌，エンテロバクター，シトロバクターなどのグラム陰性菌に対する抗菌力が増強されているが，緑膿菌には無効である．セフメタゾール cefmetazole などのセファマイシン系は嫌気性菌にも有効なため，腹腔内感染症にも用いられる．

　セフォチアム cefotiam は，7位側鎖に2-アミノチアゾール基をもち，ペプチドグリカントランスペプチダーゼへの親和性が増し，さらにグラム陰性菌の外膜透過性も改善されている．7位にメトキシイミノ基を含むセフロキシム cefuroxime，α-メトキシ基を有するセファマイシン系抗菌薬（セフメタゾール）は，セファロスポリナーゼに対する抵抗性が高められている．メルカプト-N-メチルテトラゾール基をもつセフェム系抗菌薬（セフメタゾールなど）では，［ジスルフィラム（アンタビュース）様作用（頭痛，動悸，悪心，嘔吐，低血圧など）］が現れることがある．これは，アセトアルデヒドデヒドロゲナーゼが阻害され，血中のアセトアルデヒド濃度が上昇するためであり，投与中および投与後1週間程度はアルコール類の摂取を控える必要がある．また，メルカプト-N-メチルテトラゾール基は，ビタミンK代謝を阻害するため，肝でのプロトロンビン合成が低下し，血液凝固系

表7.10 第2世代セフェムの構造

分類	一般名	構造式
セフェム系	セフォチアム cefotiam (CTM)	
	セフロキシムアキセチル cefuroxime axetil (CXM-AX)	
セファマイシン系	セフメタゾール cefmetazole (CMZ)	

が抑制され出血傾向を生じやすいことがあるため，特に食事摂取が低下した高齢者では注意する必要がある．第2世代のほとんどは腸管での吸収が悪いため注射剤であるが，セフロキシムとセフォチアムの2位のカルボキシル基をエステル化し，腸管吸収性を改善した（セフロキシムアキセチル cefuroxime axetil，セフォチアムヘキセチル cefotiam hexetil）プロドラッグも開発された．

3) **第3世代セフェム**　3rd generation cephems（表7.11）

第2世代セフェム系抗菌薬の特徴（グラム陰性菌の外膜透過性の改善，作用点への親和性の増強，β-ラクタマーゼに対する安定性及び生体内安定性）を1つの薬剤で兼ね備え，第2世代よりも抗菌力の増大と体内動態が改善された．肺炎球菌，レンサ球菌，インフルエンザ菌，大腸菌，クレブシエラ属，プロテウス，エンテロバクター属，シトロバクター属，さらに緑膿菌やセラチア菌を含むグラム陰性菌，嫌気性菌に有効である．経口セフェムの一部はセフポドキシムプロキセチル cefpodoxime proxetil のように2位のカルボン酸のエステル化によって吸収を改善したプロドラッグである．セフジニル cefdinir，セフォタキシム cefotaxime，セフメノキシム cefmenoxime などは，緑膿菌を含むブドウ糖非発酵グラム陰性桿菌 NFGNB に対して抗菌活性がやや劣るが，セフォペラゾン cefoperazone，セフタジジム ceftazidime は NFGNB にも有効である．第3世代セフェムは，一般に黄色ブドウ球菌に対する抗菌活性が第1世代や第2世代のものより低下しており，このグループのセフェム系薬の煩雑な使用の結果，メチシリン耐性黄色ブドウ球菌（MRSA）の出現を招いたといわれている．セフポドキシムプロキセチル，セフジニル，セフジトレンピボキシル cefditren pivoxil,

表7.11 第3世代セフェムの構造

分類	一般名	構造式
セフェム系	セフォタキシム cefotaxime (CTX)	(構造式)
	セフタジジム ceftazidime (CAZ)	(構造式)
	セフォペラゾン cefoperazone (CPZ)	(構造式)
	セフジニル cefdinir (CFDN)	(構造式)
	セフテラムピボキシル cfteram pivoxil (CFTM-PI)	(構造式)

セフカペンピボキシル cefcapene pivoxil は，グラム陰性菌に対する抗菌力を維持したまま黄色ブドウ球菌に対する抗菌力を増強したものである．このように第3世代セフェムは広域スペクトルを有するため，適正使用に留意する．グラム陰性菌に対する抗菌力が強いため，院内感染型の肺炎，胆道系感染症，複雑性尿路感染症に適用される．髄液への移行性が良好なため，グラム陰性桿菌による髄膜炎の治療にも用いられる．第2世代セフェム系薬と同様，メルカプト-N-メチルテトラゾール基をもつセフェム系抗菌薬（セフォペラゾン cefoperazone, ラタモキセフ latamoxef など）では，ジスルフィラム（アンタビュース）様作用が現れることがある．

4) 第4世代セフェム 4th generation cephems（表7.12）

グラム陰性菌に対する抗菌力は第3世代セフェム系薬と同程度であるが，弱点であったグラム陽性球菌に対する抗菌力を増強し，抗菌スペクトルを拡大した薬剤でセフピロム cefpirome, セフェピム

表7.12 第4世代セフェムの構造

分類	一般名	構造式
セフェム系	セフェピム cefepime (CFPM)	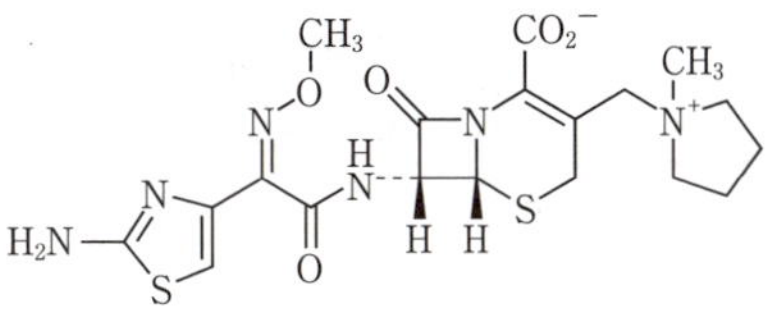
	セフォゾプラン cefozopran (CZOP)	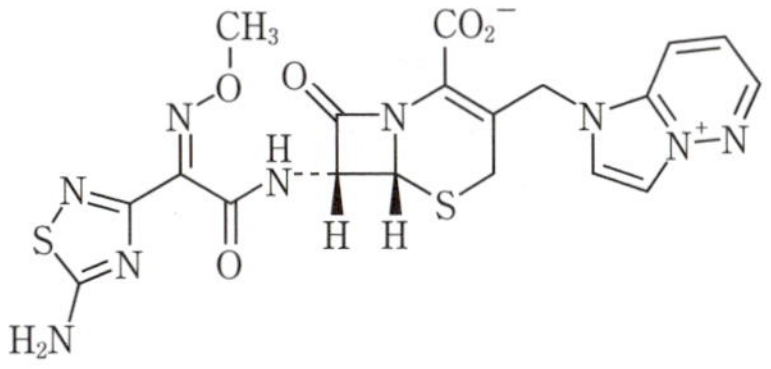

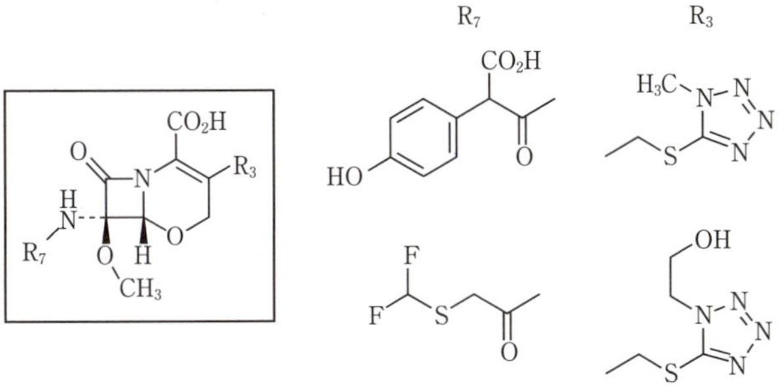

図7.19 オキサセフェム系抗菌薬

cefepime, セフォゾプラン cefozopran がある．β-ラクタマーゼに安定であり，各組織内移行性も良好である．

5) オキサセフェム oxacephems（図7.19）

セファロスポリンの母核の5位の硫黄を酸素に置換したものである．緑膿菌への適用はない．ラタモキセフ latamokxef はグラム陰性桿菌，嫌気性菌に強い抗菌作用を示し，フロモキセフ flomoxef はグラム陽性菌，グラム陰性菌，好気性，嫌気性を問わず広いスペクトルを有する．7位にメトキシ基を有するため，セファロスポリナーゼに抵抗性を示し，いずれも注射薬として用いられる．

C カルバペネム系抗菌薬 carbapenems（表7.13）

Streptomyces cattleya の培養液からペニシリン母核中の硫黄原子が炭素原子に置き換わったカルバペネム骨格を有するチエナマイシン thienamycin が J. S. Kahan らにより単離された．広い抗菌スペクトルと不安定な物質のため，より安定で抗菌力が増強された誘導体が合成された．カルバペネム系薬は，グラム陽性菌のペニシリン結合タンパク質 PBP1 に高い親和性を示し，その強さはおおむねパニペネム panipenem, イミペネム imipenem, ビアペネム biapenem, ドリペネム doripenem, メロ

表 7.13 カルバペネム系抗菌薬と DHP-1 阻害薬の構造

一般名	構造式	一般名	構造式
イミペネム imipenem (IPM)		シラスタチン cilastatin (CS)	
パニペネム panipenem (PAPM)		ベタミプロン betamipron (BP)	
メロペネム meropenem (MEPM)		ビアペネム biapenem (BIPM)	
ドリペネム doripenem (DRPM)			

4 位メチル基を有するカルバペネムは DHP-1 で分解されない．

ペネム meropenem の順である．一方，グラム陰性菌の PBP に対する結合親和性は菌種により異なるため，グラム陰性菌に対する postantibiotic effect（PAE）や染色体性セファロスポリナーゼ誘導能などに違いがあると考えられる．

イミペネムやパニペネムは，ヒト腎尿細管の基底膜のデヒドロペプチダーゼⅠ dehydropeptidase Ⅰ（DHP-Ⅰ）によって β-ラクタム環が加水分解され，その分解産物が腎毒性を示すため，それぞれ阻害薬である**シラスタチン** cilastatin，有機イオン輸送抑制薬である**ベタミプロン** betamipron との 1：1 配合剤として用いられる．メロペネム，ビアペネム，ドリペネムは，母核の 4 位にメチル基をもち，DHP-Ⅰによる分解に抵抗性であるため単剤で用いられる．

カルバペネム系薬は，クラス A，C，D の β-ラクタマーゼに安定で，広い抗菌スペクトルを有し，β-ラクタム系の中では最も強力な抗菌薬に属すことから，基礎疾患が重篤である場合，感染症が多種菌種による場合や他の抗菌薬が無効の場合などに使用される．しかし，最近カルバペネム系を含む全ての β-ラクタム系抗菌薬を分解するメタロ β-ラクタマーゼが一部の微生物から見つかり，医療施設からの分離も報告されたことから今後の拡散が懸念される．

過敏症以外に，腎臓または中枢神経に障害がある患者では全身性けいれん，意識障害などの中枢神

経系の副作用が起きやすい．抗てんかん薬のバルプロ酸ナトリウムと併用するとバルプロ酸ナトリウムの血中濃度が低下し，てんかん発作を再発させるおそれがあるため，併用禁忌である．

D ペネム系抗菌薬 penems（図 7.20）

ファロペネム faropenem は，2 位に二重結合を有し，さらに 4 位に硫黄原子を有する合成化合物である．グラム陽性菌からグラム陰性菌，嫌気性菌に有効で β-ラクタマーゼに安定である．ペニシリン耐性肺炎球菌に有効であるが，インフルエンザ菌に対する抗菌力は弱く，緑膿菌には無効である．皮膚軟部組織感染症，耳鼻科，泌尿器科領域感染症，上気道感染症に有効である．経口剤として使用される．

ファロペネム
faropenem
(FRPM)

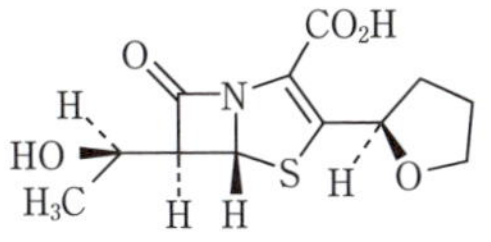

図 7.20 ペネム系抗菌薬の構造

E モノバクタム系抗菌薬 monobactams（図 7.21）

構造中に単環ラクタム（モノバクタム）構造である 3-アミノモノバクタム酸 3-aminomonobactamic acid（3-AMA）をもつ．モノバクタム系抗菌薬は PBP3 に対して強い結合親和性を有し，外膜の透過性に優れている．グラム陽性菌や嫌気性菌に対する抗菌力は弱いが，緑膿菌を含むグラム陰性菌には強い抗菌力を示すので，グラム陰性菌による敗血症，慢性気管支炎，腎盂腎炎，膀胱炎などに適用される．β-ラクタマーゼに対して安定であるため，β-ラクタマーゼ産生グラム陰性菌にも強い抗菌作用を示す．グラム陽性菌や嫌気性菌に対する抗菌力は弱い．注射薬として用いられる．

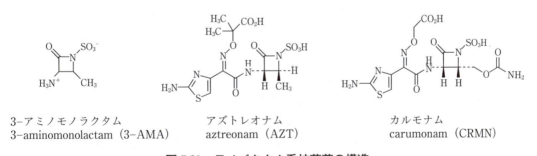

3-アミノモノラクタム
3-aminomonolactam (3-AMA)

アズトレオナム
aztreonam (AZT)

カルモナム
carumonam (CRMN)

図 7.21 モノバクタム系抗菌薬の構造

F β-ラクタマーゼ阻害薬（図 7.22）

抗菌活性は低いが，クラス A または C β-ラクタマーゼに強く結合して酵素活性を阻害する．β-ラクタマーゼ産生耐性菌に対しても β-ラクタム系薬を有効に作用させる目的で，β-ラクタマーゼ阻

害薬とβ-ラクタム系抗菌薬の合剤が開発された．**クラブラン酸** clavulanic acid はアモキシシリンと，**スルバクタム** sulbactam はセフォペラゾンまたはアンピシリンと，**タゾバクタム** tazobactam はピペラシリンとの合剤でそれぞれ臨床に用いられている．スルバクタムとアンピシリンがエステル結合した相互プロドラッグである**スルタミシリン** sultamicillin は酸に強く，経口剤として腸管から吸収された後，生体内のエステラーゼで速やかに分解され，当量のスルバクタムとアンピシリンになる．クラブラン酸はペニシリナーゼとオキシイミノセファロスポリナーゼを低濃度で阻害するが，セファロスポリナーゼは阻害しない．スルバクタムとタゾバクタムはいずれのβ-ラクタマーゼにも阻害作用を示す．

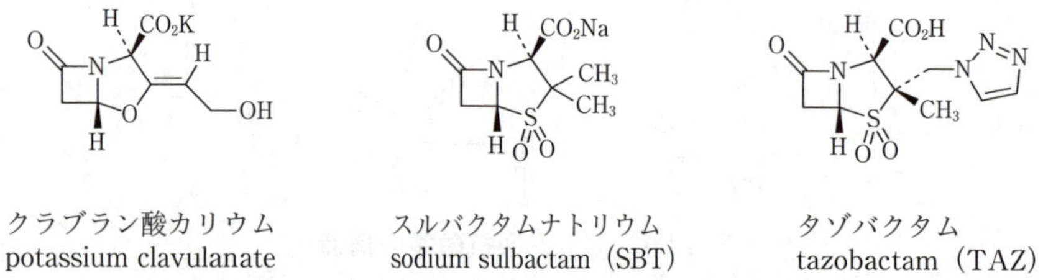

クラブラン酸カリウム
potassium clavulanate

スルバクタムナトリウム
sodium sulbactam（SBT）

タゾバクタム
tazobactam（TAZ）

図7.22　β-ラクタマーゼ阻害薬の構造

7.9.2　グリコペプチド系抗菌薬 glycopeptides

放線菌が産生する芳香族アミノ酸を含む7分子の酸アミド結合による環状母核に糖が付加された構造を有している（図7.23）．*Streptomyces orientalis* が産生する**バンコマイシン** vancomycin と *Actinoplanes teichomiceticus* が産生する**テイコプラニン** teicoplanin がある．ペプチドグリカン前駆体リピド中間体の N-アセチルムラミルペンタペプチド末端 D-Ala-D-Ala と結合することにより，ペプチドグリカン鎖の重合反応を阻害する．抗菌スペクトルは狭く，好気性ならびに嫌気性グラム陽性菌に殺菌的に作用するが，陰性菌に対しては外膜を透過できないため抗菌力を示さない．経口あるいは注射剤で用いられる．水溶性が高く消化管からほとんど吸収されないため，MRSA 腸炎や *Clostridium difficile* による偽膜性大腸炎あるいは消化管の殺菌の目的で用いる場合には経口で用いられる．点滴静注は，MRSA による敗血症，心内膜炎，骨髄炎，肺炎などの全身的感染症に用いられる．急速に静注すると好塩基球や肥満細胞からの大量のヒスタミン遊離に起因するレッドネック red neck（red man）症候群が起こるので，発現防止のために60分以上かけて点滴静注をする必要がある．有効治療濃度域が狭いので，治療薬物モニタリング（TDM）の実施が推奨されている．副作用として第Ⅷ脳神経障害（聴覚障害），腎障害，肝障害などがあり，アミノグリコシド系抗菌薬との併用で腎毒性が高くなるので注意を要する．近年，バンコマイシン耐性黄色ブドウ球菌（VRSA）やバンコマイシン耐性腸球菌（VRE）が出現し感染症治療の問題となっている．

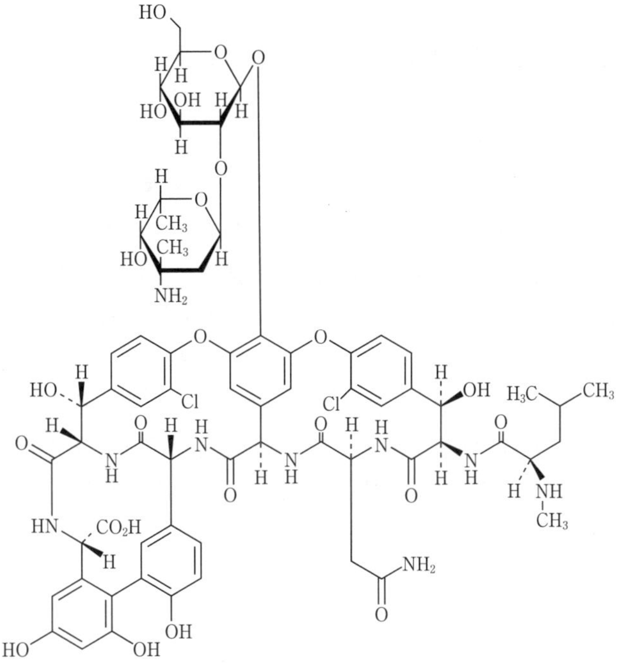

第7章 化学療法

(a) バンコマイシン

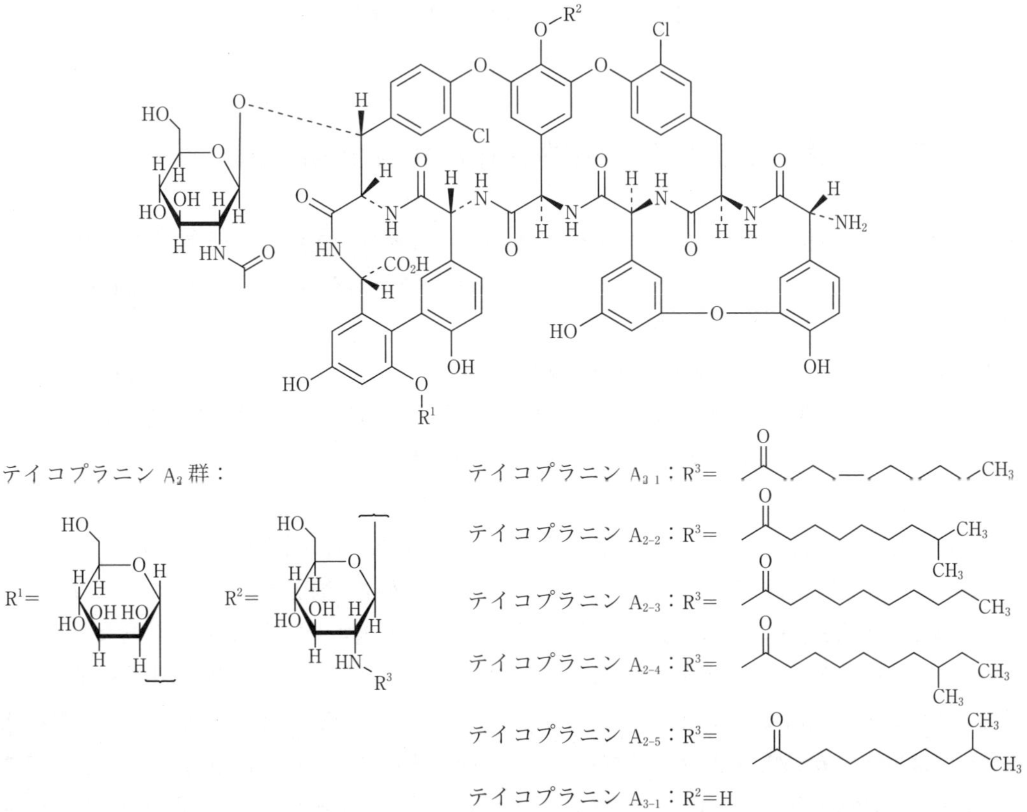

テイコプラニン A_2 群：

テイコプラニン A_{2-1}：$R^3=$
テイコプラニン A_{2-2}：$R^3=$
テイコプラニン A_{2-3}：$R^3=$
テイコプラニン A_{2-4}：$R^3=$
テイコプラニン A_{2-5}：$R^3=$
テイコプラニン A_{3-1}：$R^2=$H

(b) テイコプラニン

図 7.23 グリコペプチド系抗菌薬の構造

7.9.3　ホスホマイシン fosfomycin（図7.24）

　ホスホマイシンは *Streptomyces fradiae* が産生する C-P 共有結合をもつ特異な抗生物質であるが，現在では化学合成で製造されている．ホスホマイシンは，ホスホエノールピルビン酸の類似骨格を持ち，細菌の細胞壁生合成の初期段階である UDP-*N*-アセチルグルコサミン（UDP-GlcNAc）へのエノールピルビン酸の付加反応に関わる UDP-GlcNAc ホスホエノールピルビン酸転移酵素を阻害する．ホスホマイシンは，糖の輸送系（グルコース 6-リン酸やグリセロール 3-リン酸輸送系）によって効率的に菌体内に取り込まれるため，ホスホマイシンの菌体内濃度は菌体外の数十倍に達する．生体タンパク質と結合しないので体液や組織への移行も良好である．胎盤を通過するため妊娠時の使用は慎重にすべきである．ホスホマイシンは，グラム陽性菌から緑膿菌を含むグラム陰性菌に比較的広い抗菌スペクトルを有し，MRSA などの多剤耐性菌にも有効である．副作用は少ないが，まれに偽膜性大腸炎などの血便を伴う重篤な大腸炎が現れることがある．

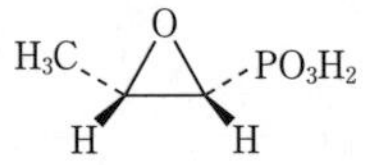

図7.24　ホスホマイシンの構造

7.9.4　アミノグリコシド系抗菌薬 aminoglycosides

　1944 年に S. A. Waksman によって放線菌 *Streptomyces griseus* の生産物として発見されたストレプトマイシン streptomycin が最初のもので，日本でも梅澤濱夫らがカナマイシン kanamycin を発見し抗結核薬として広く用いられている．

　アミノグリコシド（アミノ配糖体）系抗菌薬は，アミノサイクリトール aminocyclitol に 1～3 個のアミノ糖または中性糖がグリコシド結合した水溶性，塩基性の一群の抗菌薬で，現在臨床で用いられているものはいずれも放線菌の代謝産物またはその化学修飾半合成誘導体である（図7.25）．これらの抗菌薬は，細菌の細胞質内のリボソームに結合し mRNA の翻訳の誤読などを引き起こすことによりタンパク質合成を阻害する．グラム陽性菌，グラム陰性菌，抗酸性菌に対し殺菌的に作用する．嫌気性菌はアミノグリコシド系抗菌薬をとりこむエネルギー依存的輸送系が機能しないため無効である．緑膿菌などへ抗菌スペクトルを拡大した誘導体やアミノグリコシド耐性菌にも有効な誘導体が開発されている．腸管からの吸収が悪いため，通常注射薬として用いられる．腸管感染症や手術前の腸内殺菌を目的として経口で使用されることがある．血清タンパク質と結合性が低いため，組織間液への移行性は良好であるが，細胞内への移行性は低いので細胞内寄生菌感染症には効果は期待できない．アミノグリコシド系抗菌薬は体内では代謝されず腎糸球体より排泄される．副作用として腎毒性，第Ⅷ脳神経障害（聴器毒性，聴覚障害），ビタミン欠乏症があげられる．有効治療域濃度が狭いため，治療薬物モニタリング（TDM）が推奨される．フロセミド，エタクリン酸などループ利尿薬との併

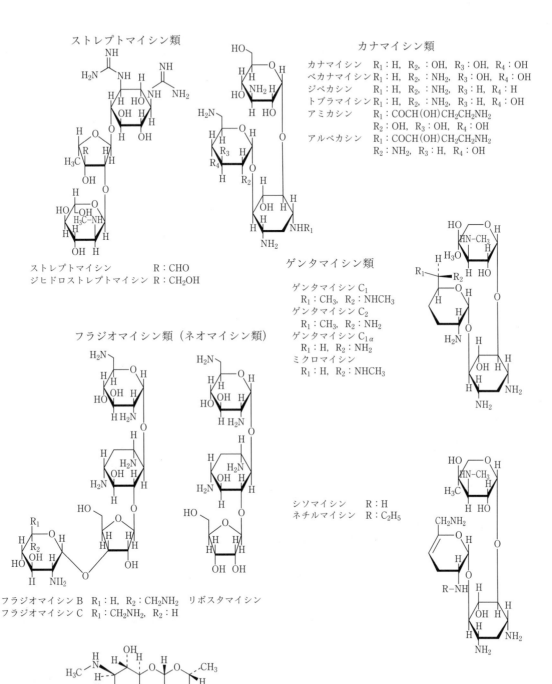

図7.25 アミノグリコシド系抗菌薬の構造

用で腎毒性や聴器毒性が増強される．またクラーレ様作用があるため全身麻酔薬，筋弛緩薬との併用により，神経・筋ブロックを起こすことがあり，呼吸抑制に注意する必要がある．優れた抗菌薬であるが，安全性が低いため，β-ラクタム系抗菌薬やニューキノロン系抗菌薬に次ぐ第二選択薬として用いられる．アミノグリコシド系抗菌薬の多くは，β-ラクタム系抗菌薬またはグリコペプチド系抗菌薬との併用で相乗効果が期待できるため，感染性心内膜炎や重症感染症にβ-ラクタム系薬と併用で用いられる．

アミノグリコシド系抗菌薬の殺菌作用は濃度依存的で，最小発育阻止濃度（MIC）以上の濃度において短時間に殺菌作用を示す．薬剤濃度が低下したあとでも細菌の発育を持続的に抑制する post antibiotic effect（PAE）を有し，この作用はグラム陽性菌だけではなく，グラム陰性菌にも認められるため，従来の投与間隔を延長して投与しても有効であることが示唆されている．1日1回の投与で2回または3回投与とほぼ同等の臨床効果が得られ，腎毒性や聴器毒性の軽減が期待される．アミノグリコシド系抗菌薬は，抗菌スペクトルから5種に分類できる．

A 結核菌に有効な薬剤

ストレプトマイシン streptomycin は，細菌リボソームの30S サブユニットのS12 タンパク質に結合し，タンパク質合成系の70S 開始複合体 initiation complex（fMet-tRNA-mRNA-リボソーム複合体）の崩壊を引き起こし，タンパク質生合成の開始を阻害する．また，mRNA 上のコドンの誤読 codon misreading により正常なタンパク質の生合成を阻害する．グラム陽性菌，緑膿菌を除くグラム陰性菌，結核菌に有効で臨床的には結核症，野兎病，ワイル病，ペストの治療薬として有効であるが，現在は主に結核菌感染症の治療薬として用いられている．アンピシリンとの併用で細菌性心内膜炎に適用される．カナマイシン kanamycin はリボソームの30S および50S の両方のサブユニットに結合する．Codon misreading を起こすが，主にペプチド鎖伸長過程の転位反応に作用する．グラム陽性菌，緑膿菌を含むグラム陰性菌，および結核菌（ストレプトマイシン耐性菌を含む）に有効であり，これらの菌による感染症には注射剤で用いられるが，細菌性赤痢や腸炎に対しては経口で用いられる．

B グラム陽性菌と緑膿菌以外のグラム陰性菌に有効な薬剤

リボスタマイシン ribostamycin とアストロマイシン astromycin は，緑膿菌や結核菌に対する抗菌力は弱いが，ほかのグラム陽性菌やグラム陰性菌には有効である．腎毒性や聴覚神経障害が他のアミノグリコシドよりも低い．アストロマイシンは天然物として得られた二環性のアミノグリコシドで3′，4′位に水酸基がなく6位がメチル化されているためゲンタマイシン耐性菌にも有効である．フラジオマイシン fradiomycin は四環性で，ブドウ球菌属，肺炎球菌を除くレンサ球菌属に強い抗菌力を示すが，毒性が強いため，注射剤として用いることができず，軟膏，貼付などの外用剤や経口投与で腸管感染症や手術前の腸管内殺菌の目的で使用される．パロモマイシン paromomycin はカナマイシンと交差耐性を示すためフラジオマイシンと同様に経口投与で赤痢や腸炎の治療に用いられる．また，赤痢アメーバやクリプトスポリジウムによる腸管感染症にも有効で，条虫に対しても駆虫作用が知られている．

C　グラム陽性菌と緑膿菌を含むグラム陰性菌に有効な薬剤

ゲンタマイシン gentamycin はグラム陽性球菌, 緑膿菌を含むグラム陰性桿菌に広い抗菌スペクトルを示し, プロテウス属, セラチア属にも有効である. 3′位に水酸基をもたないためカナマイシン耐性菌にも有効である. ただし, 聴覚障害ならびに腎機能障害の副作用はストレプトマイシンより強い. そのため, 副作用のより少ないシソマイシン sisomicin, ミクロノマイシン micronomicin などが開発された. ジベカシン dibekacin, トブラマイシン tobramaycin, ネチルマイシン netilmicin も 3′位に水酸基をもたないため, カナマイシン耐性菌にも有効である. トブラマイシンは緑膿菌に強い抗菌活性を示す. シソマイシンはゲンタマイシンと交差耐性を示すが, 1位をアルキル化したネチルマイシンは, これを克服し, セラチア属, プロテウス属, 緑膿菌そのほかの多剤耐性のグラム陰性菌に有効である. アミカシン amikacin はカナマイシンのアミノ基を 4-アミノ-2-ヒドロキシブチリル基でアシル化したもので, 立体障害により不活化酵素による修飾をうけにくく, カナマイシンおよびゲンタマイシン耐性菌にも有効である. イセパマイシン isepamicin はアミノ配糖体系薬不活化酵素に抵抗性が強く, ゲンタマイシン耐性菌にも有効である. 腎毒性と聴器毒性が低く, 血中濃度を高めることが可能であるため, 1日1回投与が認められている.

D　ペニシリナーゼ産生淋菌に有効な薬剤

スペクチノマイシン spectinomycin は, アミノサイクリトールと中性糖がアセタールとヘミアセタールで結合した特異な構造をもつ二環性のアミノ配糖体でペニシリン系やニューキノロン系抗菌薬に耐性を示す淋菌性尿道炎に筋注で用いられる.

E　メチシリン耐性黄色ブドウ球菌（MRSA）に有効な薬剤

アルベカシン arbekacin はジベカシンの 1 位アミノ基を 4-アミノ-2-ヒドロキシブチリル基でアシル化した構造で, 各種アミノ配糖体不活化酵素に抵抗性をもつ. MRSA に優れた効果が認められることから, MRSA よる肺炎, 敗血症に用いられる.

7.9.5　マクロライド系抗菌薬 macrolides

マクロライド系抗菌薬は, 放線菌から単離され, 14～16員環の大環状ラクトンを基本骨格とし, アミノ糖およびデオキシ糖がグリコシド結合した構造をもつ（図7.26）. 細菌リボソームの50Sサブユニット中の 23SrRNA のドメインⅡに結合してペプチジルトランスフェラーゼ反応を阻害する. 低濃度では静菌的に, 高濃度では殺菌的に作用する. 脂溶性が高いため血中濃度はあまり高くならないが, 肝臓や肺などの組織移行性と細胞内移行性は良好であり, 肺と食細胞内の薬剤濃度は血中濃度以上になる. そのため, マイコプラズマやクラミジアなどの偏性細胞寄生性感染症にきわめて有効である. また肺移行性が良好なので通性細胞内寄生性細菌であるレジオネラ症などの呼吸器感染症や肺炎の治療にも用いられる. 大部分のグラム陽性菌に有効であるため, ペニシリンアレルギーの患者に用いられるが, マクロライド耐性菌が増加しているためグラム陽性菌感染症に対するマクロライド系抗菌薬の使用には耐性を十分に考慮する必要である. 一方, 大腸菌などの腸内細菌科および緑膿菌など

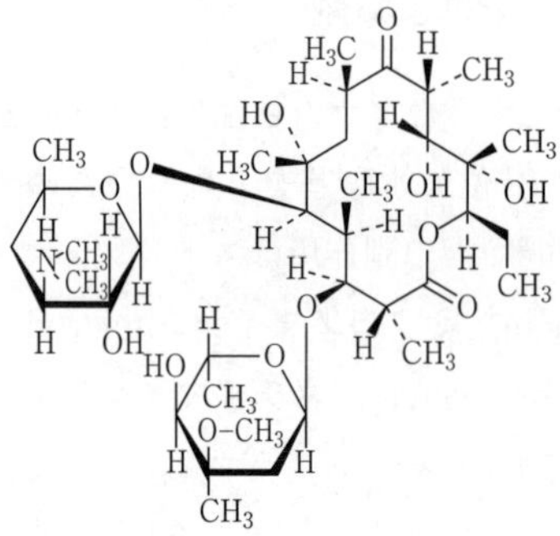

エリスロマイシン
(14員環マクロライド)

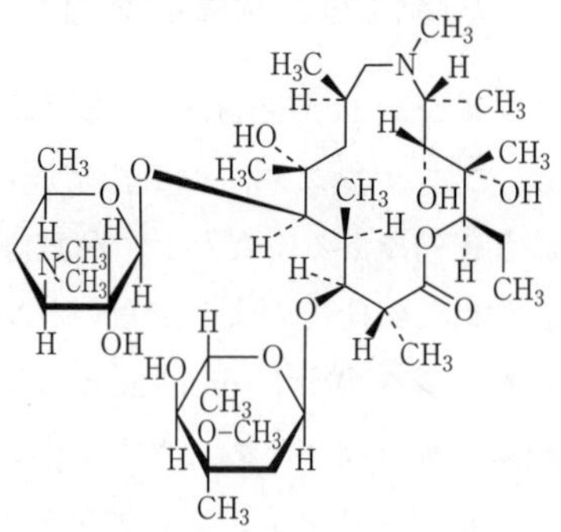

アジスロマイシン
(15員環マクロライド)

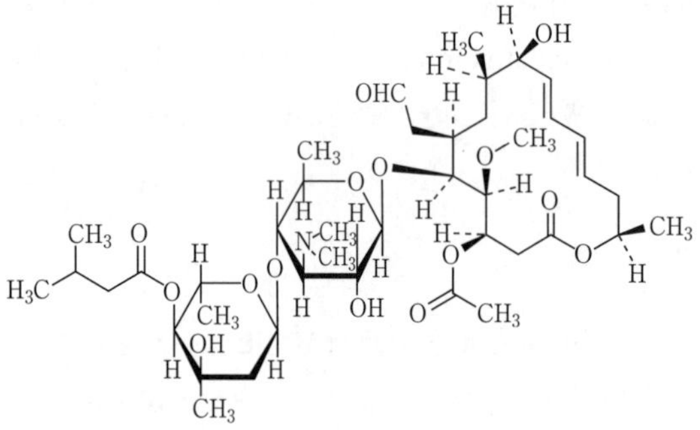

ジョサマイシン
(16員環マクロライド)

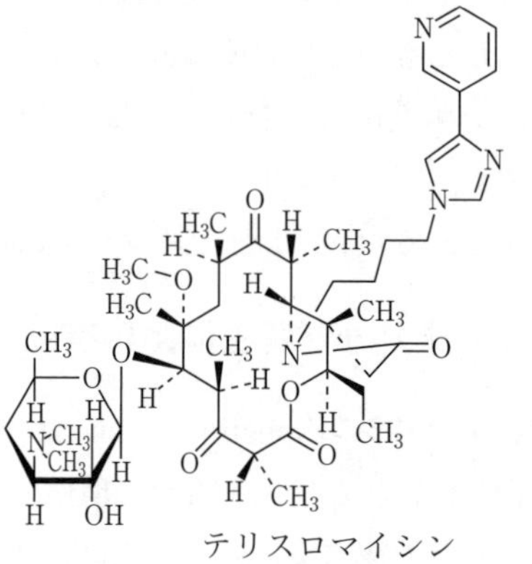

テリスロマイシン
(ケトライド)

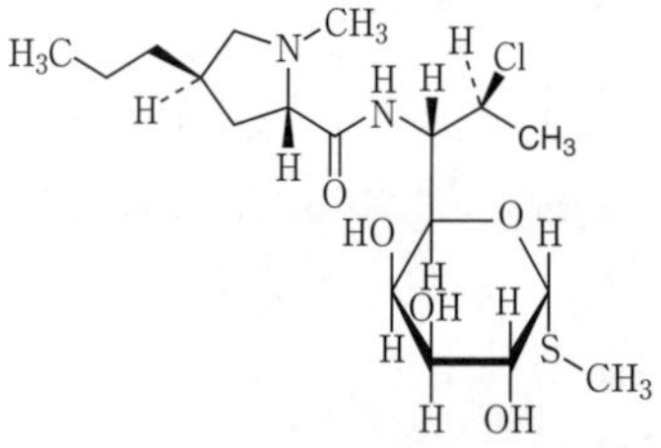

クリンダマイシン
(リンコマイシン系)

図7.26 マクロライド系およびリンコマイシン系抗菌薬の構造

グルコース非発酵性の細菌は，細胞内への透過性が低いこととマクロライド系抗菌薬を能動的に排出する膜タンパク質をもつことから効果は期待できない．同じグラム陰性菌でも淋菌，髄膜炎菌，モラクセラ・カタラーリス，レジオネラなどによる呼吸器感染症に有効である．また，バクテロイデスのような嫌気性菌，梅毒トレポネーマやレプトスピラなどのスピロヘータに対しても抗菌力をもつ．マクロライド系抗菌薬は，肝臓で代謝され胆汁から排出されるため，腸管内で高濃度になり腸管内の細菌に抗菌活性を示す場合がある．このため，カンピロバクター感染症などの一部の腸管感染症に用いられる．マクロライド系抗菌薬は副作用の少ない抗菌薬であるが，連用で肝機能障害や胃腸障害など

がみられる．

A 14員環マクロライド系抗菌薬

エリスロマイシンerythromycinは胃酸存在下での安定性はよくないため，血中濃度の持続および苦味の軽減のためにエチルコハク酸エステル，ステアリン酸塩，ラクトビオン酸塩などの誘導体が臨床的に用いられている．マクロライド系抗菌薬には，MIC以下の量で消化管蠕動促進作用（モチリン様作用），気道粘膜分泌抑制や気道への好中球遊走抑制などの生体防御機能を介する抗炎症作用，緑膿菌をはじめとする細菌によるバイオフィルムの形成阻害，エラスターゼ，プロテアーゼやホスホリパーゼCの産生抑制など抗菌作用以外の薬理作用がある．この作用から，エリスロマイシンが少量の長期投与でびまん性汎細気管支炎の治療に用いられている．エリスロマイシンと同様の抗菌スペクトルを持ち，胃酸に対する安定性を高めたのがクラリスロマイシンclarithromycinとロキシスロマイシンroxithromycinである．高い血中濃度が得られ，組織移行性も改善されている．経口吸収性の向上により消化器障害の副作用も軽減されている．クラリスロマイシンは，ピロリ菌 $Helicobacter\ pylori$ に起因する一連の胃疾患に対してプロトンポンプ阻害薬およびアモキシシリン（β-ラクタム系抗菌薬）と併用して除菌療法に用いられるが，近年耐性菌の出現が問題になっている．クラリスロマイシンは苦味が強いため，小児用ドライシロップが開発されている．クラリスロマイシンはレジオネラ・ニューモフィラに対して適応がある．ロキシスロマイシンは特にグラム陰性菌であるモラクセラ・カタラリス呼吸器感染症に有効である．テリスロマイシンtelithromycinはケトライド系抗菌薬と呼ばれ，14員環ラクトン環を有しエリスロマイシンの主要構成成分の8位クラディノース糖をケトン基に置換した化合物である．50Sサブユニットを構成する23SrRNAの2か所の領域に結合し，ペプチド伸長化反応を阻害するが，rRNAメチラーゼ誘導性がないため，他のマクロライド系抗菌薬と交差耐性を示さない．そのためペニシリンやマクロライド耐性菌を含めた肺炎球菌に有効で，ブドウ球菌や非定型抗酸菌などのグラム陽性菌やインフルエンザ菌やモラクセラ・カタラーリス，レジオネラなどのグラム陰性菌，バクテロイデスなどの嫌気性菌や肺炎クラミジア，肺炎マイコプラズマにも強い抗菌作用を示す．

14員環マクロライド系抗菌薬は肝ミクロソームの薬物代謝酵素シトクロムP450（CYP）3A4を阻害するため，CYP3A4で代謝されるエルゴタミン，テオフィリン，ワルファリン，シクロスポリン，ジゴキシンなどの作用を増強するので注意が必要である．エリスロマイシン，クラリスロマイシン，テリスロマイシンは抗精神病薬ピモジドとの併用でQT延長，心室性不整脈等の心血管系副作用が報告されており，併用禁忌である．

B 15員環マクロライド系抗菌薬

アジスロマイシンazithromycinは，エリスロマイシンのラクトン環にメチル基窒素を導入した15員環アザライド系マクロライドである（図7.26）．組織移行性，細胞内移行性が良好なため細胞内寄生菌に有効で，従来のマクロライド系抗菌薬の抗菌スペクトルに加え，抗菌力の弱かったインフルエンザ菌にも抗菌活性を示す．酸に安定で，血中半減期が約60時間と長いため，1日1回3日間の経口投与で感受性菌に有効な組織内濃度が約7日間維持されるのが特徴である．

C 16員環マクロライド系抗菌薬

ジョサマイシン josamycin，スピラマイシン spiramycin，ロキタマイシン rokitamycin がある．14員環マクロライド系抗菌薬と同様な抗菌活性を示すが，バクテロイデスやマイコプラズマに対する抗菌力は強い．マクロライド系耐性菌の多くは，マクロライド系抗菌薬の結合する特定アデニンをメチル化する rRNA メチラーゼを産生する．この酵素は 14員環と 15員環マクロライド系抗菌薬により産生が誘導されるが，16員環では誘導されにくいため，誘導性の rRNA メチラーゼ産生マクロライド耐性菌に有効な薬剤として開発された．しかしながら，近年臨床分離の黄色ブドウ球菌はほとんどが rRNA メチラーゼを構成的に産生する（非誘導型）ため，16員環マクロライド系抗菌薬耐性菌が出現してきた．ロキタマイシンは経口吸収性が改善されて組織移行性に優れており，酸安定性が高く，マクロライド系抗菌薬の中では最も高い血中濃度が期待できる．特に嫌気性菌に有効であったが，現在原材料調達困難のため，販売が中止されている．

D リンコマイシン系抗菌薬 lincomycins

含硫糖を構造にもつリンコマイシン lincomycin とその誘導体クリンダマイシン clindamycin がある（図 7.26）．一次作用点がマクロライド系抗菌薬と同じであるため交差耐性を示す．マクロライド系抗菌薬と同様グラム陽性菌に有効であるが，ペプトストレプトコッカス属，バクテロイデス属などの嫌気性菌に対して優れた抗菌力を示すため，嫌気性菌感染症の代表的な抗菌薬である．クリンダマイシンはリンコマイシンより抗菌力が強く経口投与における吸収も良いため，臨床では主にクリンダマイシンが嫌気性菌による骨盤内感染症や腹部外科領域後感染症に多剤と併用で使用される．骨や関節への浸透も良いことから骨髄炎の治療にも用いられる．食道の停留を避けるため，水または牛乳と共に服用する．リンコマイシン耐性 *C. difficile* による偽膜性大腸炎を起こすことがある．腹痛や下痢，ショック症状が現れた場合は服用を中止する．

7.9.6 ピリドンカルボン酸系（キノロン系）抗菌薬

ピリドンカルボン酸構造を基本骨格とする合成抗菌薬の総称である（図 7.27, 図 7.28）．キノロン系抗菌薬は，① 1位と 8位に窒素を含むナフチリジン環，② 1, 6, 8位に窒素を含むピリドピリミジン環，③ 1位と 2位に窒素を含むシノリン環と，④ 1位に窒素を含むキノリン環のそれぞれを基本骨格とする 4群に分類される．これらのキノロン薬の抗菌活性は側鎖に置換基を導入することで改良されたが，3位のカルボキシ基と 4位のカルボニル基は共通であり，これらの置換基が抗菌力と密接に関係している．6位のフッ素と 7位のピペリジン環，ピペラジン環，またはピロリジン環は抗菌スペクトルや経口吸収性，組織移行性に関係していると考えられる．

キノロン系抗菌薬は，構造と抗菌スペクトルの特徴から主にグラム陰性菌に有用なオールドキノロンと構造中にフッ素を含みグラム陰性菌のみならずグラム陽性菌にも優れた抗菌力を示すニューキノロンに分類される．ナリジクス酸は 1962年，G. Y. Lesher らによって最初に開発されたキノロン系抗菌薬で，吸収性や組織・病巣移行性が良くないことから，適応菌種は一部のグラム陰性菌（大腸菌などの腸内細菌）に限られ，適応疾患も尿路，胆管および腸管感染症に限られる．一方，ニューキノ

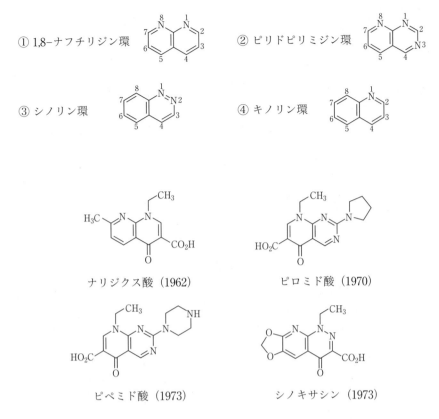

図 7.27 キノロン系抗菌薬の基本構造/オールドキノロン系抗菌薬の構造

ロン系抗菌薬では抗菌スペクトルが嫌気性菌を含むグラム陽性およびグラム陰性菌にまで飛躍的に拡大し，吸収性や組織・病巣移行性も大幅に改善された．その結果，呼吸器，尿路や胆嚢感染症および創傷感染症に広く適応できる広範囲経口合成抗菌薬として重要な位置を占めている．しかし，敗血症，感染性心内膜炎や髄膜炎に適応はない．

キノロン系抗菌薬は，DNA ジャイレースおよびトポイソメラーゼⅣを標的分子として細菌 DNA の複製を特異的に阻害する．一部のキノロン系抗菌薬は GABA 受容体阻害作用があり，これが痙攣などの副作用の原因となるため，てんかんなどの痙攣性の疾患の既往歴のある患者では注意が必要である．さらに，非ステロイド性抗炎症薬（NSAIDs）との併用により，この作用が増強される場合があるため，ノルフロキサシン，レボフロキサシン，プルリフロキサシンはフェンブフェン，フルルビプロフェン，フルルビプロフェンアキセチルとの併用，シプロフロキサシンはケトプロフェンとの併用が禁忌となる．また，ニューキノロン系抗菌薬は2価金属イオンとキレートを形成することが知られているため，制酸薬などのアルミニウムまたはマグネシウムを含有する製剤や鉄剤，カルシウムを含有する製剤と同時に服用するとキノロン系抗菌薬の吸収が阻害される．

1) ノルフロキサシン norfloxacin

最初に開発されたニューキノロン系抗菌薬で，キノリン環の6位にフッ素，7位にピペラジニル基

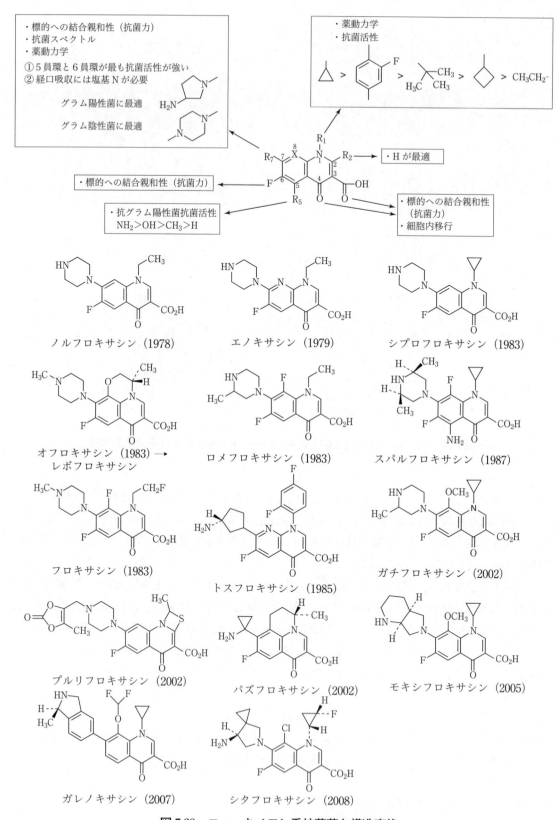

図7.28 ニューキノロン系抗菌薬と構造変換

が導入されているのが特徴である．グラム陰性菌のみならずブドウ球菌属，レンサ球菌属，腸球菌，肺炎球菌などのグラム陽性菌にも抗菌力を示し，小児の感染症にも適応できる．

2）エノキサシン enoxacin
ナフチリジン環の6位にフッ素を導入し，7位のメチル基をピペラジン環に置換したものでノルフロキサシンと比べて経口吸収性が優れている．

3）オフロキサシン ofloxacin，レボフロキサシン levofloxacin
ピリドベンゾキサジン骨格の7位にピペラジニル基が導入され，経口吸収，組織移行性に優れている．らい菌にも有効でハンセン病治療薬としても使用される．レボフロキサシンはオフロキサシンの3位メチル基のS（－）体で，オフロキサシンに比べて抗菌力が増強され，中枢に対する副作用も低減している．

4）シプロフロキサシン ciprofloxacin
ノルフロキサシンの1位の側鎖をシクロプロピル基に置換したもので緑膿菌を含むグラム陰性菌に対する抗菌力が増強している．経口薬だけではなく注射剤としても使用されている．シプロフロキサシンは中枢性菌弛緩薬チザニジンとの併用により著しい血圧低下を引き起こすことがあるため併用禁忌である．

5）ロメフロキサシン lomefloxacin，スパルフロキサシン sparfloxacin
キノリン環の6位と8位へのフッ素の導入によって抗菌力が増強している．また，側鎖のピペラジン環にメチル基を導入することで肺炎球菌に対する抗菌力が高められている．

6）トスフロキサシン tosfloxacin
ピリドピリミジン環の1位にジフルオロフェニル基と7位にピロリジニル基が導入され肺炎球菌を含むグラム陽性菌に対する抗菌力が増強されている．

7）パズフロキサシン pazufloxacin
オフロキサシンやレボフロキサシンと同じピリドベンゾキサジン骨格をもつ注射用キノロンである．外科領域や院内肺炎などに有効性が高い．抗菌活性はレボフロキサシンと同等で注射剤としての安全性に優れ，高い血中濃度や組織内濃度を示す．

8）モキシフロキサシン moxifloxacin
8位にメトキシ基が導入され，肺炎球菌，マイコプラズマ，クラミジアに対して従来のニューキノロン系薬より優れた抗菌活性を示す．呼吸器各組織への良好な移行によりレスピラトリーキノロンとして高い臨床効果も期待できる．ジソピラミドやアミオダロンなどの不整脈治療薬と併用した場合，相加的なQT延長を起こす事があるため併用禁忌である．

9) ガレノキサシン garenoxacin

他のニューキノロン系薬と異なり6位にフッ素をもたない．呼吸器への移行性が良くレジオネラ症をはじめとする呼吸器感染症の治療に用いられるレスピラトリー・キノロンの1つである．ペニシリン耐性肺炎球菌，多剤耐性肺炎球菌に対しても効果を発揮し，耐性菌の誘導が低い．

10) シタフロキサシン sitafloxacin

1位にフルオロシクロプロピル基，7位にスピロ型アミノピロリジル基を有する．グラム陽性菌，グラム陰性菌，マイコプラズマ，クラミジアに対して高い抗菌活性を示し，特に呼吸器感染症主要原因菌である肺炎球菌及び尿路感染症大腸菌に対し強い抗菌活性を示すレスピラトリーキノロンの1つである．

7.9.7 テトラサイクリン系抗菌薬 tetracyclines

4個の6員環が連結したヒドロナフタセン環を基本骨格とする（図7.29）．放線菌によって生産される天然型（**オキシテトラサイクリン** oxytetracycline，**テトラサイクリン** tetracycline）および半合成の**ドキシサイクリン** doxycycline，**ミノサイクリン** minocycline があり，いずれも細菌の70Sリボソームの30Sサブユニットに結合し，アミノアシルtRNAのリボソームへの結合を阻害することにより細菌のタンパク質合成を阻害する．現在，ヒトに対してはドキシサイクリンとミノサイクリンが主に使用されている．オキシテトラサイクリンなどは動物・家畜の感染予防や発育促進に使用されている．肝臓で代謝され胆汁から排出されるのでほとんど糞便中に排出されるが一部尿中にも排出される．脂溶性が高いために組織移行性が良く，細胞内移行性も良好なため細胞内寄生性であるマイコプラズマ，リケッチア，クラミジアによる感染症には第一選択薬である．他にグラム陽性菌，グラム陰性菌，嫌気性菌など広い抗菌スペクトルを示す．しかしながら長い間汎用されたため天然型テトラサイクリンに対する耐性菌が増加し，大腸菌や赤痢菌のほとんどが，また黄色ブドウ球菌や肺炎球菌，レンサ球菌でも半数以上に耐性化が認められる．ドキシサイクリンの抗菌力は天然型より強く，体内濃度持続性に優れており，ミノサイクリンは抗菌力が強く天然型テトラサイクリン耐性菌にもある程

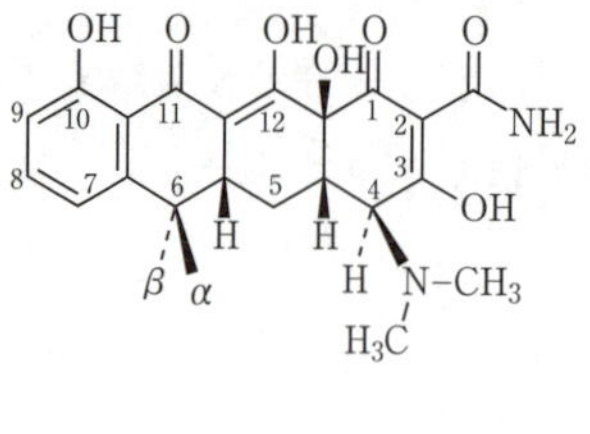

	7	6α	6β	5
テトラサイクリン tetracycline (TC)	H	CH₃	OH	H
オキシテトラサイクリン oxytetracycline (OTC)	H	CH₃	OH	OH
クロルテトラサイクリン chlortetracycline (CTC)	Cl	CH₃	OH	H
デメチルクロルテトラサイクリン demethylchlortetracycline (DMCTC)	Cl	H	OH	H
ドキシサイクリン doxycycline (DOXY)	H	CH₃	H	OH
ミノサイクリン minocycline (MINO)	N(CH₃)₂	H	H	H

図7.29　テトラサイクリン系抗菌薬の構造

度の活性を示す．経口剤と注射剤があるが，経口投与の場合食道炎を起こすことがあるため十分量の水で服用し服用後に横にはならないことに注意する．急性毒性は一般に低いが，副作用として胃腸障害，過敏症状，菌交代症，ビタミン欠乏症，肝障害，顆粒球減少症などがある．また妊婦でまれに催奇形成，乳幼児の骨発育不全や歯牙着色などがあるので，妊婦や新生児への投与は避けるべきである．血漿プロトロンビンの活性を抑制するためワルファリンなどの抗凝血薬との併用には注意する．カルシウム，鉄，マグネシウム，アルミニウムなど2価イオンの金属とキレートを形成して吸収が低下するため，これら2価イオンの金属を含む乳製品や薬剤との併用は避ける．

7.9.8 クロラムフェニコール系抗菌薬 chloramphenicols

クロラムフェニコール chloramphenicol は *Streptomyces venezuelae* が産生するニトロベンゼン環を持つ抗菌薬である（図7.30）．チアンフェニコール thiamphenicol はその誘導体であるが，副作用として造血器障害の頻度が高いため，国内では現在販売中止になっている．クロラムフェニコールは現在化学合成されており，構造中の2つの不斉炭素に基づく4つの光学異性体が存在するが，D（−）threo 体にのみ抗菌活性が見られる．抗菌作用は，テトラサイクリン系抗菌薬やマクロライド系抗菌薬と同様に静菌的であり，細菌リボソームの50Sサブユニット上でペプチジルトランスフェラーゼ反応を妨げてペプチド伸長を阻害しタンパク質合成を停止させる．注射，経口いずれでも用いられ，経口投与における吸収は極めて良好である．体内分布も速やかで脳脊髄液にも血中の50％程度は移行し，胎盤を通過し乳汁中から検出される．代謝は肝臓で行われ，グルクロン酸抱合体として腎臓から排泄される．クロラムフェニコールの抗菌スペクトルは広く，グラム陽性菌，グラム陰性菌，リケッチア，クラミジアなどに有効であるが，緑膿菌や結核菌には無効である．クロラムフェニコールは動物細胞のミトコンドリアでのタンパク質合成も阻害するため骨髄細胞や免疫細胞の増殖も抑制する．特に骨髄の造血器障害は不可逆的で，高頻度に再生不良性貧血を起こすため現在では腸チフス，パラチフス等のサルモネラ感染症，リケッチア感染症など限られた用途にのみ使用される．低出生体重児や新生児にクロラムフェニコールを過量投与すると gray 症候群（嘔吐，腹部膨満，チアノーゼ，低体重など）が起こる．

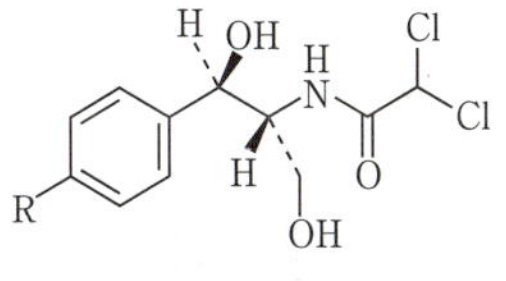

クロラムフェニコール
chloramphenicol（CP）
チアンフェニコール
thiamphenicol（TP）

R
NO_2
SO_2CH_3

図7.30 クロラムフェニコール系抗菌薬の構造

7.9.9 サルファ薬 sulfonamides とトリメトプリム trimethoprim

サルファ薬（スルホンアミド）は，1935年 G. Domagk により開発された最も古い合成抗菌薬である（図7.31）．細菌の葉酸合成を阻害することで抗菌作用を示す．細菌は自身で葉酸合成を行うが，動物細胞は葉酸の生合成能がないことから，サルファ薬は細菌に選択的に毒性を発揮する選択毒性の高い抗菌薬である．しかし，他の抗菌薬と同じように使用量の増加に伴って耐性菌が増加したことに加えて，サルファ薬は強い抗菌作用を示さないことから，現在では髄膜炎，大腸菌による尿路感染症やレンサ球菌による上気道の炎症に使用されているに過ぎない．

サルファ薬は，細菌の葉酸生合成前駆体であるパラアミノ安息香酸（PABA）と競合し，ジヒドロ葉酸の生合成過程を阻害する（図7.10）．一方，葉酸代謝阻害薬であるトリメトプリムはジヒドロ葉酸還元酵素（ジヒドロ葉酸レダクターゼ）を阻害する．サルファ薬の1つであるスルファメトキサゾールとトリメトプリムの合剤は **ST合剤** として使用されている．作用点の異なる2つの葉酸代謝阻害薬の併用は，単剤での併用に比べ相乗的な抗菌作用の増強が見出され，かつ耐性菌の出現も起こりにくい．大腸菌，シトロバクター属，クレブシエラ属，エンテロバクター属，プロテウス属，インフルエンザ菌，赤痢菌，チフス菌などのグラム陰性菌や腸球菌などのグラム陽性菌を原因菌とする慢性気管支炎，肺炎，慢性呼吸器疾患二次感染時，慢性尿路感染症（膀胱炎，腎盂腎炎）や腸管感染症（細菌性赤痢，腸チフス，パラチフス）などに経口剤として用いられている．また，注射剤としてヒト免疫不全ウイルス感染によるエイズ発症時に起こる真菌感染症のニューモシスチス肺炎の治療にも使用される．ピリメタミンもジヒドロ葉酸還元酵素の阻害薬であり，原虫感染症の治療薬として用いられる（7.9.13 参照）．

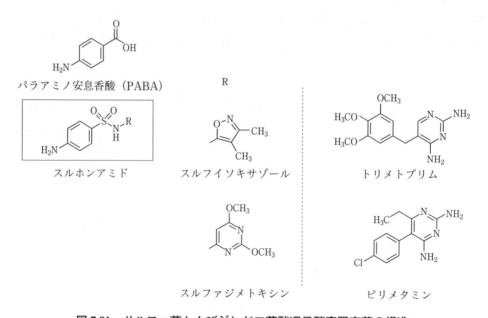

図7.31 サルファ薬およびジヒドロ葉酸還元酵素阻害薬の構造

7.9.10 抗結核薬

　結核菌は増殖が遅いので，治療には抗結核薬の長期投与が必要であり，耐性菌の出現を抑えるために作用メカニズムが違う有効な抗結核薬2～4剤を併用して6～12か月間投与する．長期投与が必要なため，患者のコンプライアンスが悪いと耐性菌の出現を招くおそれが高い．WHOでは患者のコンプライアンスを確認するため，結核感染者が抗結核薬を服用するのを保健医療従事者や研修を受けて認定を受けたものが直接に監視・記録して結核治療を完了させる治療法，Directly Observed Therapy, Short-course（DOTS：直接監視下短期化学療法）を推奨している．代表的な抗結核薬について説明する（図7.32）．

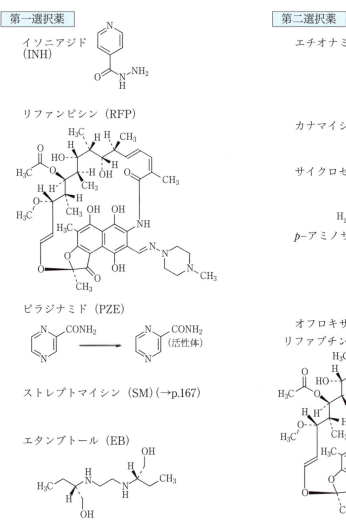

図7.32　主な抗結核薬の構造

A 殺菌作用をもつ抗結核薬

1) イソニアジド isoniazid

結核菌に特異的なミコール酸の生合成を阻害し，対数増殖期の結核菌に対して強い抗菌作用を示すが，静止期の結核菌にはほとんど効果を示さない．

2) リファンピシン rifampicin，リファブチン rifabutin

細菌の DNA 依存性 RNA ポリメラーゼに選択的に作用し RNA 合成を阻害するが，動物細胞の同じ酵素には作用しないため選択毒性が高い．分裂増殖を停止している結核菌にも殺菌作用を示す．CYP3A4 誘導作用があるため薬物相互作用には注意を要する．ハンセン病やレジオネラ感染症の治療にも用いられる．リファンピシン服用患者の糞尿をはじめ，ときに唾液，涙，汗が橙赤色を帯びることがある．胆道閉塞や重篤な肝機能障害を有する患者への投与は慎重な配慮を要する．妊婦への投与は禁忌とされている．リファブチンは結核ならびに *Mycobacterium intracellulare*，*M. avium* を含む非結核性抗酸菌（MAC）感染の治療と HIV 感染患者の播種性 MAC 症の発症予防に使用される．リファンピシンと同じ作用機序であるが，CYP3A4 誘導作用が弱いため薬物相互作用を起こしにくく，抗 HIV 薬と併用しやすい．

3) ピラジナミド pyrazinamide

ピラジナミドは投与後に生体中で脱アミノ化されピラジン酸に変換されるプロドラッグである．pH 5.5〜6.0 の酸性条件下で強い抗菌活性を示すため，マクロファージ内に寄生した結核菌に効果的である．他の抗結核薬の作用の増強，特にイソニアジドに対する協力作用が顕著でイソニアジドの耐性菌の出現を低減させる．単独での抗結核作用は弱く，耐性菌が現れるので必ず他の抗結核薬と併用する．肝毒性が高いので肝障害の患者には使用を避ける．

4) アミノグリコシド系抗菌薬 aminoglycosides

ストレプトマイシン，カナマイシン，アミカシンが結核治療に使用される．

5) エンビオマイシン enviomycin

ツベラクチノマイシン N と O の混合体でアミノグリコシド系抗菌薬と同様に，細菌の 70S リボソームの 50S および 30S サブユニットに作用し，ペプチド鎖伸長過程のトランスロケーションを阻害する．結核菌にのみ抗菌作用を示す．副作用として腎毒性や第Ⅷ脳神経障害がある．

6) エチオナミド ethionamide

イソニコチン酸の誘導体でイソニアジドに構造的に類似しているが抗菌力はイソニアジドより劣っている．作用点はイソニアジドと同じであるが，カタラーゼ/パーオキサイドとは異なる酵素で活性化されると考えられており，イソニアジドとの交差耐性を示さず，イソニアジド耐性菌にも抗菌力を示す．

B 静菌作用をもつ抗結核薬

1) エタンブトール ethambutol

結核菌の細胞壁構成成分であるアラビノガラクタンの生合成酵素群のアラビノーストランスフェラーゼを阻害する．結核菌に対しては増殖期に静菌的に作用する．エタンブトールには4種類の光学異性体が存在するが，最も抗菌力が強い (R,R)-体が抗結核薬として使用される．胃腸からの吸収は良好である．副作用として視神経炎があり，視力低下，視野狭窄・欠損，まれに赤緑色覚喪失が起こり，進行すると失明につながるおそれがあるため定期的な眼科検査が必要である．

2) パラアミノサリチル酸 p-aminosalicylic acid（PAS）

結核菌の増殖を促進するサリチル酸のアナログで，サリチル酸と拮抗することによって結核菌の増殖を抑制するが，抗菌力は強くないため大量投与（1日量10〜15 g，2〜3回分服）される．副作用として胃腸障害が高率に出現する．

3) サイクロセリン cycloserine

Streptomyces orchidaceus によって産生される抗菌薬で，(4R) 体が活性の本体で (4S) 体は活性を示さない．D-アラニン（Ala）の類似体であり，D-Ala と拮抗して細菌細胞壁のペプチドグリカンの生合成前駆体である D-Ala-D-Ala の合成に作用するアラニンラセマーゼおよび D-Ala-D-Ala 合成酵素の2種類の酵素を阻害する．他の抗結核薬との交差耐性はない．体液，組織への分布も良好である．クラミジアや抗酸菌を含めた細菌に対して抗菌作用を示すが，現在は抗酸菌感染症のみに用いられている．副作用として中枢神経障害があり，てんかん患者，精神病患者には禁忌である．

7.9.11 抗真菌薬

抗真菌薬を作用別，化学構造の特徴を基に分類し，表7.14に示した．これらのうちアゾール系（イミダゾール系およびトリアゾール系）抗真菌薬が内用，外用を問わず最も多く使用されている．

A ポリエンマクロライド系抗真菌薬

ポリエンマクロライド系抗真菌薬はポリエン系薬ともいわれ，その構造の特徴は大環状ラクトンよりなり，共役二重結合を多数（4〜8）もつ（表7.15，表7.16）．真菌の細胞膜に強く作用し，細菌の細胞膜には作用しない．ポリエン系抗菌薬は真菌細胞膜に存在するエルゴステロールに結合して細胞膜を障害し，膜透過性を亢進し内容物の漏出を起こす．動物細胞の膜にあるコレステロールへの親和性は低いが，完全に結合しないわけではなく，比較的副作用が強い．特に腎毒性が問題になる．この副作用を抑えるために開発されたのがアムホテリシンBリポソーム製剤（L-AMB）である．

アムホテリシンB（AMPH-B）はポリエンマクロライド系抗生物質の代表であり，1962年に市販されて以来，現在でも抗真菌薬の gold standard とされている．多くの真菌種に殺菌的作用があるが，腸からの吸収が悪く，主に注射薬として深在性真菌症に使用されている．経口投与は消化管真菌症に用いられる．AMPH-B に対する一次耐性が *Candida lusitaniae* では頻度が高く，また

表 7.14 抗真菌薬

作用機構	系統	薬剤名	剤形 外用	剤形 注射	剤形 経口	適応 アスペルギルス症	適応 カンジダ症	適応 クリプトコックス症	適応 ムーコル症	適応 表在性真菌症
細胞膜機能阻害薬	ポリエン系	アムホテリシンB		○		○	○	○		
		アムホテリシンBリポソーム製剤		○		○	○	○	○	
		ナイスタチン			○					○
		ピマリシン	○							
エルゴステロール合成阻害薬 ラノステロール14-デメチラーゼ阻害薬	イミダゾール系	クロトリマゾール	○							○
		硝酸ミコナゾール	○	○		○	○	○		○
		硝酸エコナゾール	○							○
		硝酸イソコナゾール	○							○
		硝酸オキシコナゾール	○							○
		硝酸スルコナゾール	○							○
		ビホナゾール	○							○
		ケトコナゾール	○							○
		塩酸ネチコナゾール	○							○
		ラノコナゾール	○							○
		ルリコナゾール	○							○
	トリアゾール系	フルコナゾール		○	○		○	○		
		ホスフルコナゾール		○			○	○		
		イトラコナゾール		○	○	○	○	○		○
		ボリコナゾール		○	○	○	○	○		○
スクアレンエポキシダーゼ阻害薬	チオカルバメート系	トルナフタート	○							○
		リラナフタート	○							○
	アリルアミン系	塩酸ブテナフィン	○							○
		塩酸テルビナフィン	○		○					○
	ベンジルアミン系	ブテナフィン	○							○
	モルホリン系	塩酸アモロルフィン	○							○
細胞壁合成阻害薬 β-1,3-D-グルカン合成酵素阻害薬	エキノキャンディン系（キャンディン系）	ミカファンギン		○		○	○			
		カスポファンギン		○		○	○			
核酸合成阻害薬	フロロピリミジン系	フルシトシン			○		○	○		

表7.15 内用・注射抗真菌薬

	一般名・構造	注射	経口	特徴
ポリエンマクロライド系	アムホテリシンB（AMPH）	○	○	アスペルギルス属, カンジダ属, クリプトコッカス属, ムーコル属, アブシジア属, リゾプス属, リゾムーコル属, クラドスポリウム属, クラドヒアロホーラ属, ホンセカエア属, ヒアロホーラ属, エクソフィアラ属, コクシジオイデス属, ヒストプラズマ属およびブラストミセス属による下記感染症 真菌血症, 呼吸器真菌症, 真菌髄膜炎, 播種性真菌症 真菌感染が疑われる発熱性好中球減少症 腸管からの吸収が悪いため内服薬の適応は消化管カンジダ症のみである 注射では腎毒性, 悪心, 嘔吐, 発熱, 悪寒, 低カリウム血症, 低マグネシウム血症ほか
	アムホテリシンBリポソーム製剤（L-AMB）	○		アムホテリシンBリポソーム脂質二重層に埋め込んだ Drug Delivery Systems (DDS) 製剤である アスペルギルス属, カンジダ属, クリプトコッカス属, ムーコル属, アブシジア属, リゾプス属, リゾムーコル属, クラドスポリウム属, クラドヒアロホーラ属, ホンセカエア属, ヒアロホーラ属, エクソフィアラ属, コクシジオイデス属, ヒストプラズマ属およびブラストミセス属による下記感染症 真菌血症, 呼吸器真菌症, 真菌髄膜炎, 播種性真菌症 真菌感染が疑われる発熱性好中球減少症 悪心, 発熱, 下痢, 腎障害
	ナイスタチン		○	消化管カンジダ症 発疹, そう痒感等
イミダゾール系	硝酸ミコナゾール（MCZ）	○	○	クリプトコックス, カンジダ, アスペルギルス, コクシジオイデスによるクリプトコックス, カンジダ, アスペルギルス, コクシジオイデスによる下記感染症 真菌血症, 肺真菌症, 消化管真菌症, 尿路真菌症, 真菌髄膜炎 注射では消化器症状
トリアゾール系	フルコナゾール（FLCZ）	○	○	カンジダ属およびクリプトコックス属による下記感染症 真菌血症, 呼吸器真菌症, 消化管真菌症, 尿路真菌症, 真菌髄膜炎 造血幹細胞移植患者における深在性真菌症の予防 発熱, 嘔吐, 肝障害

表7.15 つづき

一般名・構造	注射	経口	特徴
ホスフルコナゾール		○	フルコナゾールのプロドラッグ カンジダ属およびクリプトコックス属による下記感染症 真菌血症, 呼吸器真菌症, 真菌腹膜炎, 消化管真菌症, 尿路真菌症, 真菌髄膜炎 発疹, 肝障害
イトラコナゾール (ITCZ)	○	○	アスペルギルス属, カンジダ属, クリプトコックス属, ブラストミセス属, ヒストプラスマ属による 真菌血症, 呼吸器真菌症, 消化器真菌症, 尿路真菌症, 真菌髄膜炎, 食道カンジダ症 肝障害, 下痢, 低カリウム血症, 発疹, 便秘
ボリコナゾール (VRCZ)	○	○	侵襲性アスペルギルス症, 肺アスペルギローマ, 慢性壊死性肺アスペルギルス症, カンジダ血症, カンジダ腹膜炎, 気管支・肺カンジダ症, クリプトコックス髄膜炎, 肺クリプトコックス症, フサリウム症, スケドスポリウム症 視覚障害, 悪心, 嘔吐, 肝障害, 頭痛, 食欲不振, 不眠症
エキノキャンディン系 ミカファンギン (MCFG)	○		アスペルギルス属およびカンジダ属による下記感染症 真菌血症, 呼吸器真菌症, 消化管真菌症 造血幹細胞移植患者におけるアスペルギルス症およびカンジダ症の予防 肝障害, 腎障害
カスポファンギン	○		真菌感染が疑われる発熱性好中球減少症 食道カンジダ症, 侵襲性カンジダ症, アスペルギルス症 肝障害, 高血圧

表 7.15 つづき

	一般名・構造	注射	経口	特 徴
フロロピリミジン系	フルシトシン (5-FC)		○	クリプトコックス, カンジダ, アスペルギルス, ヒアロホーラ, ホンセカエアによる真菌血症, 真菌性髄膜炎, 真菌性呼吸器感染症, 黒色真菌症, 尿路真菌症, 消化管真菌症
アリルアミン系	塩酸テルビナフィン		○	白癬, 皮膚カンジダ症, 癜風深在性皮膚真菌症 過敏症, 胃部不快感

$C.\ guilliermondii$ でも時に見出される．$Aspergillus\ terreus$ も一次耐性が多いことが知られている．$Trichosporon$ 属も感受性が悪いとされている．一方ムーコル症（接合菌症）で適応が認められているのは本剤のみである．

本系統の薬剤であるピマリシンは，角膜真菌症治療薬として，点眼薬，眼軟膏が開発されている．

B アゾール系抗真菌薬

アゾール系抗真菌薬は分子中にイミダゾール環またはトリアゾール環をもち，真菌に特異的なラノステロールからエルゴステロールへの合成酵素のラノステロール-14α-デメチラーゼ（$P450_{14DM}$）を阻害して抗真菌活性を示す．ヒトのP450（特にCYP3A4）にも影響するため，CYP3A4で代謝される多くの薬剤の血中濃度をあげる副作用があることに注意する．

イミダゾール系抗菌薬は外用抗菌薬として表在性真菌症に用いられるが，ミコナゾールはトリアゾール系抗菌薬であるフルコナゾール，イトラコナゾール，およびボリコナゾールとともに深在性真菌症（$Cryptococcus$ 属，$Candida$ 属，$Aspergillus$ 属など）にも使用されている．

フルコナゾールに対して non-$albicans\ Candida$，特に $C.\ krusei$ や $C.\ glabrata$ は低感受性の株が多いとされる．ボリコナゾール使用中に，本剤に無効である $Mucor$ によるブレイクスルー感染症が起こることが知られている．

C エキノキャンディン系抗真菌薬

エキノキャンディン系抗菌薬はキャンディン系薬とも呼ばれ，真菌に特有のβ-1,3-D-グルカン合成酵素が作用点であり，細胞壁形成に障害が起こる．

$Candida$ 属菌種には殺菌的，$Aspergillus$ 属菌種には静菌的である．$Candida$ 属菌種の中でも $C.\ parapsilosis$ および $C.\ guilliermondii$ は感受性が低い．また担子菌の $Cryptococcus\ neoformans$ や $Trichosporon\ asahii$, $Fusarium$ などの糸状菌，および $Mucor$, $Rhizopus$ などの $Mucor$ 目菌は一次耐性ものが多い．そのためミカファンギン使用中に，本剤に無効である $Trichosporon$ 属による感染あるいはムーコル症が起こることが知られている．二形性の $Histoplasma$ や $Blastomyces$ では，菌糸

表 7.16 外用抗真菌薬

系統	一般名・構造	適用			
		白癬	カンジダ	癜風	腟*
イミダゾール系	クロトリマゾール	○	○	○	○
	硝酸ミコナゾール	○	○	○	○
	硝酸エコナゾール	○	○	○	
	硝酸イソコナゾール	○	○	○	○
	硝酸スルコナゾール	○	○	○	
	硝酸オキシコナゾール	○	○	○	○

表7.16 つづき

系 統	一般名・構造	適用			
		白癬	カンジダ	癜風	腟*
	ビホナゾール	○	○	○	
	ケトコナゾール	○	○	○	
	塩酸ネチコナゾール	○	○	○	
	ラノコナゾール	○	○	○	
	ルリコナゾール	○	○	○	
モルホリン系	塩酸アモロルフィン	○	○	○	
アリルアミン系	塩酸テルビナフィン	○	○	○	

表7.16 つづき

系統	一般名・構造	適用 白癬	適用 カンジダ	適用 癜風	適用 腟*
ベンジルアミン系	塩酸ブテナフィン	○		○	
チオカルバミン酸系	トルナフタート	○		○	
	リラナフタート	○			
ポリエンマクロライド系	ピマリシン		○ 角膜真菌症 点眼 眼軟膏		○
ヒドロキシピリドン系	シクロピロクス オラミン	○	○		

＊カンジダに起因する腟炎および外陰腟炎．

形細胞には感受性，酵母様細胞には低感受性を示す．

D　フルシトシン

　フルシトシンは真菌細胞膜にのみ存在するシトシンパーミアーゼ cytosine permease によって真菌細胞内に取り込まれ，シトシンデアミナーゼ cytosine deaminase により 5-フルオロウラシル（5-FU）に変換される．5-FU はウラシルに拮抗し，異常な RNA ができるためタンパク質合成を阻害する．また 5-FU，は 5-fluorodeoxyuridylic acid（5-FdUMP）に変換し，チミジル酸合成酵素 thymidylate synthetase を阻害し，DNA 合成を障害する．毒性が少なく，哺乳動物はシトシンデアミナーゼを保有しないため真菌に選択性が高い薬剤である．内服で深在性真菌症に使用されるが，単剤では耐性菌が出やすく，アムホテリシンBなどと併用されることが多い．テガフール・ギメラシル・

表7.17 ニューモシスチス肺炎治療薬

一般名・構造	特　徴
ST合剤 (SMX) (TMP)	経口 顆粒球減少，発疹，頭痛，悪心，嘔吐，下痢，発熱
ペンタミジン	注射，吸入 悪心，嘔吐，腎障害
アトバコン	経口 悪心，発疹，下痢，頭痛，嘔吐，発熱

オテラシルカリウム配合剤との併用により，重篤な血液障害等の副作用が発現するおそれがある．

E　ニューモシスチス肺炎（*Pneumocystis* pneumonia, PCP）治療薬（表7.17）

ニューモシスチス肺炎は *Pneumocystis jerovecii*（2002年までは *P. carinii* と呼ばれていた）による肺炎で以前はカリニ肺炎といわれていた．HIV患者にきわめて多く，AIDS診断のための指標疾患の中で最も多い疾患であり，約40％がPCPで発症する．本菌は，エルゴステロールが細胞膜中に存在せず，エルゴステロールを標的とする抗真菌薬を用いることができない．第一選択薬はST合剤（7.9.9参照）であるが，白血球減少，皮疹，肝障害，発熱などの副作用が出現したときに代替薬としてペンタミジンやアトバコンを使用する．

F　その他

チオカルバミン酸系，アリルアミン系，ベンジルアミン系，モルホリン系薬は主として白癬菌感染症に使用される．

7.9.12 抗ウイルス薬

A 抗インフルエンザウイルス薬

　インフルエンザウイルスは一本鎖のRNAウイルスである．インフルエンザウイルスの型はマトリックスタンパク質と核タンパク質の抗原性の違いによってA，B，Cの3種類の型に分類され，さらにウイルスの表面にあるヘマグルチニンとノイラミニダーゼの抗原性の違いによって亜型に分類される．

　アマンタジン：A型インフルエンザウイルスのM2タンパク質と結合し，その機能を阻害することによりウイルスの増殖を抑制する．M2タンパク質は水素イオン（プロトン）などの一価の陽イオンを能動的に輸送するイオンチャネルとして働いている．ウイルス粒子が細胞に接着して細胞内に取り込まれるが，イオンチャネルが働かなくなるとウイルスの脱殻が進まず，ウイルスの増殖は阻害されることになる．この他に，ウイルスタンパク質合成後にM2イオンチャネルが働いてウイルス粒子が形成される種類があるが，アマンタジンによってウイルス粒子の形成が抑制される（図7.33）．

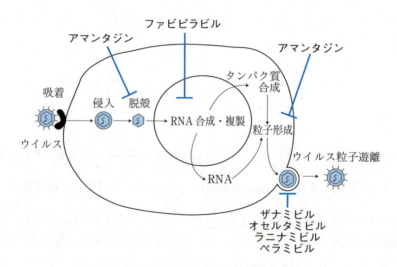

図7.33　抗インフルエンザ薬の作用点

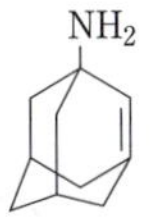

アマンタジン
ザナミビル 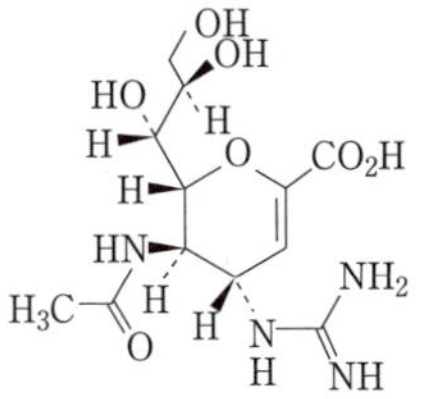
オセルタミビル 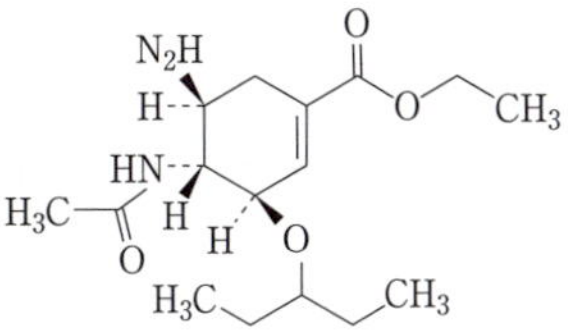
ラニナミビル（3-アシル体） 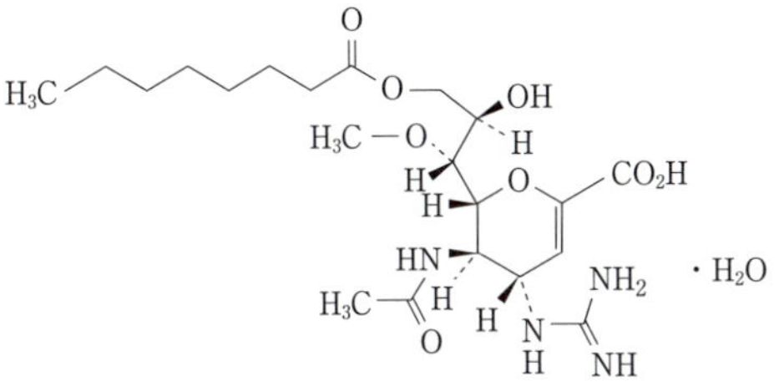
ファビピラビル 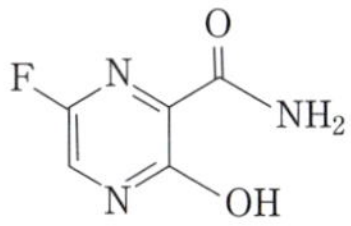
ペラミビル 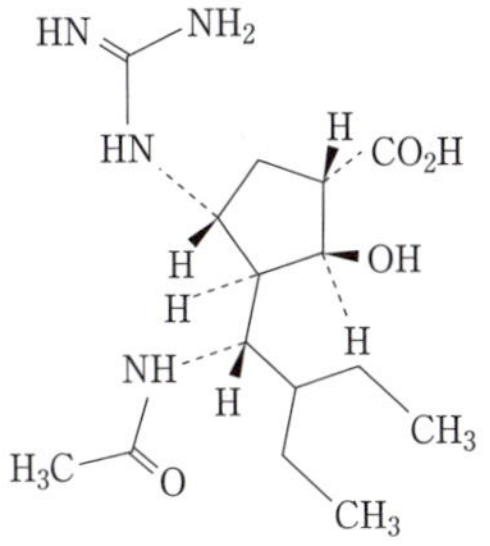

ザナミビル，オセルタミビル，ラニナミビル，ペラミビル：A型，B型インフルエンザウイルスのノイラミニダーゼを阻害することにより，ウイルス粒子の細胞からの遊離を阻害する（図7.33）．

ノイラミニダーゼは，細胞の表面にある糖タンパク質からシアル酸残基を切断して，ヘマグルチニンと感染細胞の糖タンパク質との結合を切り離し，細胞内で形成されたウイルスを遊離させる機能がある．遊離したウイルスは宿主の非感染細胞へ感染する．したがってシアル酸とヘマグルチニンが結合した状態では新たに形成されたウイルス粒子の遊離が阻害される．C型インフルエンザウイルスはノイラミニダーゼをもたないため，これらの薬剤はC型インフルエンザウイルスには効果がない．ラニナミビルは2-アシル体と3-アシル体の2種類の異性体の混合物である．治療は1回の吸入投与で完結する．

この他にインフルエンザウイルスの遺伝子複製に関与し，しかも変異を起こしにくいRNAポリメラーゼを阻害することでウイルスの増殖を阻害する薬剤として，ファビピラビルが開発されている．他の薬剤の効果が見られないあるいは効果が不十分なウイルス感染症に対して使用される．

B 抗ヘルペスウイルス薬

ヘルペスウイルスはDNAウイルスで，単純ヘルペスウイルス1型（HSV-1），同2型（HSV-2），

水痘・帯状疱疹ウイルス (VZV), サイトメガロウイルス, ヒトヘルペスウイルス (6, 7および8型), EBウイルスなどがある.

　抗ヘルペスウイルス薬は化学的に大別するとヌクレオシド類縁体, ヌクレオチド類縁体およびピロリン酸類縁体に分類できる. ヌクレオシド類縁体が最も多く, アシクロビル, バラシクロビル, ガンシクロビル, バルガンシクロビル, ペンシクロビルなどが使用されている. ヌクレオチド類縁体としてはビダラビンが, またピロリン酸類縁体としてホスカルネットが使用されている.

アシクロビル (ACV)　　バラシクロビル (VACV)　　ガンシクロビル (GCV)

バルガンシクロビル (VGCV) および*位エピマー　　ビダラビン　　ホスカルネット (PFA)

ファムシクロビル　　ペンシクロビル

　これらの多くは核酸塩基の拮抗代謝物質として作用する. 例えば, **アシクロビル**はグアニン誘導体である. アシクロビルが感染細胞内に入ると, ウイルスがコードするチミジンキナーゼにより一リン酸化された後, 細胞性キナーゼによりリン酸化され, アシクロビル三リン酸 (ACV-TP) となる (図7.34). ACV-TPは正常基質であるデオキシグアノシン三リン酸と競合してウイルスDNAポリメラーゼによりウイルスDNAに取り込まれると, ウイルスDNA鎖の伸長を停止させ, ウイルスDNAの複製を阻害する. HSV-1, HSV-2, VZVに対して有効性を示す.

　バラシクロビルはアシクロビルの経口投与の吸収率が低いために, 経口吸収性を改善した誘導体である (アシクロビルにバリンを結合させたプロドラッグ). 腸管および肝臓のエステラーゼにより速やかに加水分解され, ガンシクロビルに変換される. 生物学的利用率はアシクロビルの数倍で, HSV-1, HSV-2, およびVZVに対して有効性を示す.

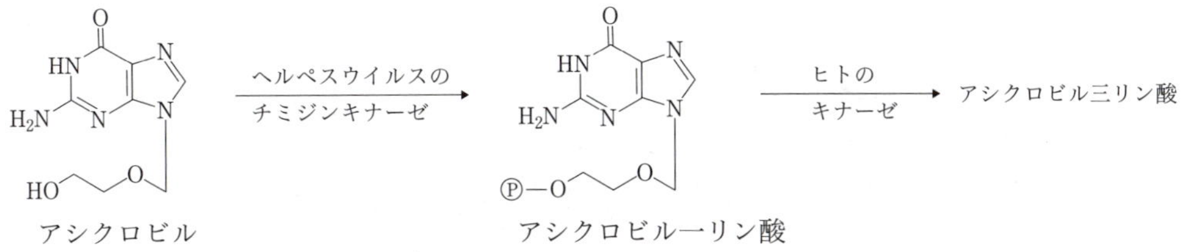

図7.34 アシクロビルのリン酸化

　ガンシクロビルはグアニン誘導体である．ヘルペス科のウイルスに対してウイルス活性を示すが，特にサイトメガロウイルスに対して有効な薬剤である．ヒト免疫不全症候群（AIDS），臓器移植（造血幹細胞移植も含む），悪性腫瘍患者のサイトメガロウイルス（CMV）感染細胞に，より選択的に作用する．ガンシクロビルはCMV感染細胞内においてウイルスがコードするリン酸転移酵素により一リン酸化された後，細胞性キナーゼによりリン酸化され，ガンシクロビル三リン酸（GCV-TP）となる．GCV-TPは正常基質であるデオキシグアノシン三リン酸と競合してウイルスDNAポリメラーゼによりウイルスDNAに取り込まれ，ウイルスDNA鎖の伸長を停止させる．

　バルガンシクロビルはガンシクロビルのバリンエステル体である．ガンシクロビルの経口投与の吸収率が低いために経口吸収性を改善した誘導体である．腸管および肝臓のエステラーゼにより速やかに加水分解され，ガンシクロビルに変換される．その生物学的利用率はガンシクロビルの約10倍であることから，CMV感染症の初期治療薬としても有用性を示す．一方，骨髄障害，消化器障害，精神神経系障害などの発現があるので服用中は注意が必要である．

　ビダラビンはアデニン誘導体である．生体内において活性型のAra-ATPになり，ウイルスのDNA合成阻害を引き起こす．ビダラビンはほ乳類由来の細胞のDNA合成阻害よりもウイルスのDNA合成阻害がより顕著であるため毒性が比較的低い．

　ホスカルネットは後天性免疫不全症候群患者におけるCMV網膜炎および造血幹細胞移植患者におけるCMV感染症の治療に用いられる．無機ピロリン酸のアナログであり，CMVのDNAポリメラーゼのピロリン酸結合部位に直接作用して，その酵素活性を抑制する．

　ファムシクロビルはペンシクロビルのプロドラッグでプリン骨格を有す肝臓でペンシクロビルに代謝され，抗ウイルス活性を示す．ペンシクロビルの腸管からの吸収率が低いことから，その改善を目的としてジアセチル-6-デオキシ誘導体であるファムシクロビルが合成され，経口の抗ヘルペスウイルス薬として開発された．本剤の作用機序はアシクロビルと類似しており，HSVおよびVZV感染細胞内で活性型となり，ウイルスのDNA合成を阻害する．

C　抗ヒト免疫不全ウイルス薬

　ヒト免疫不全ウイルス（HIV）は一本鎖のRNAウイルスであり，Tリンパ球（CD4陽性細胞）に感染する．リンパ球に感染したHIVを排除するには患者は抗HIV薬を長期間服用しなければならない．その結果，HIVの薬剤耐性化あるいは長期服用による毒性が問題となっている．

　HIVは感染細胞に吸着し，ウイルスRNA，逆転写酵素，インテグラーゼを細胞内に送り込む．その後，HIVのRNAは逆転写酵素によってDNAに逆転写され，インテグラーゼによって宿主細胞の

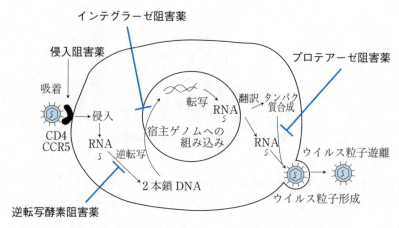

図 7.35　HIV の増殖サイクルと抗 HIV 薬の作用点

DNA に組み込まれる（図 7.35）．HIV の DNA から HIV RNA および mRNA が転写される．mRNA から翻訳された前駆体ポリタンパク質は，HIV プロテアーゼによって機能性を示すタンパク質（ウイルス酵素，構造タンパク質）に変換され，最終的に細胞膜近傍でウイルス粒子が組み立てられ，細胞外に遊離する．抗 HIV 薬として，ヌクレオシド系逆転写酵素阻害薬，非ヌクレオシド系逆転写酵素阻害薬，およびプロテアーゼ阻害薬の 3 グループの薬剤が使われてきたが，近年インテグラーゼ阻害薬および侵入阻害薬などが開発されている．現在では，これらの抗ウイルス薬を 2〜4 剤組み合わせて併用する方法が治療の標準となっている（厚生労働省研究班：抗 HIV 治療ガイドライン 2014 年 3 月版）．

1）ヌクレオシド系逆転写酵素阻害薬（NRTI）

CD4 陽性細胞に感染した HIV RNA は，逆転写酵素を使って，HIV の DNA を合成する．NRTI はヌクレオシドのアナログであり，ジドブジン，ジダノシン，サニルブジンの構造式をみると，いずれの化合物も DNA 伸長反応の基質のアナログである $2',3'$-ジデオキシリボースを含んでいる．阻害機序は細胞内でこれら化合物が三リン酸化され逆転写の際に，本来の $2'$ デオキシヌクレオチド三リン酸の代わりに DNA に取り込まれて DNA の伸長を停止することで，ウイルスの増殖を阻害する．

例えば，ジドブジン（AZT）は HIV 感染細胞内で，細胞の酵素によりリン酸化され，活性型の三リン酸化体（ジドブジン三リン酸：AZTTP）となる．AZTTP はウイルス逆転写酵素を競合的に阻害し，またデオキシチミジン三リン酸の代わりにウイルス DNA 中に取り込まれて，DNA 鎖伸長を停止することによりウイルスの増殖を阻害する．AZTTP のウイルス逆転写酵素に対する親和性は，細胞性 DNA ポリメラーゼより約 100 倍強いので，正常細胞に比べて選択性の高い抗ウイルス作用を示す．

この他，ラミブジン，アバカビル，テノホビルジソプロキシル，エムトリシタビンもヌクレオシド類似体である．

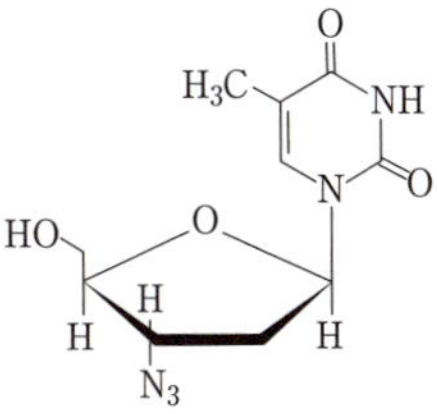

ジドブジン 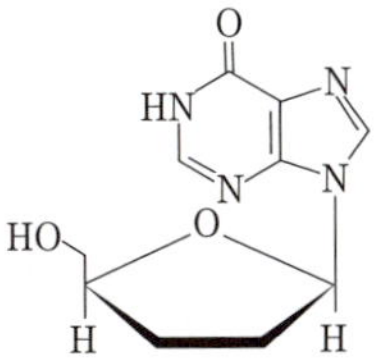　　　　　　ジダノシン 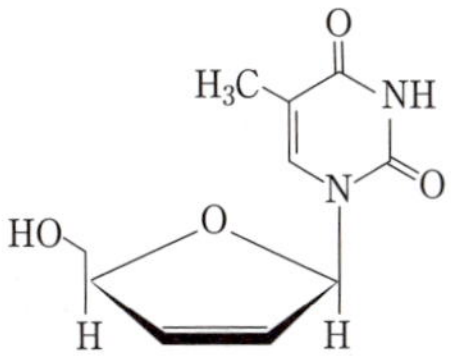　　　　　　サニルブジン

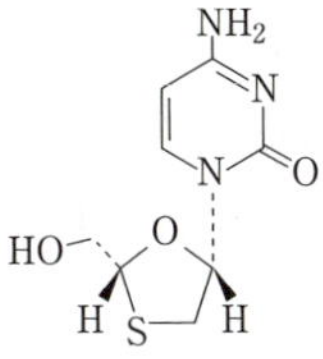

ラミブジン 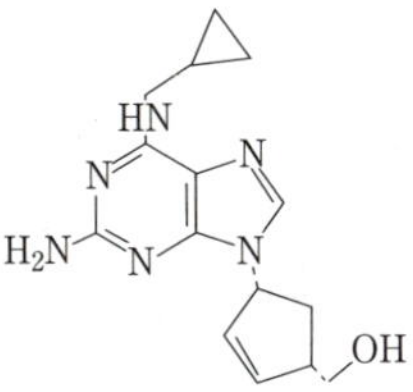　　　　　アバカビル 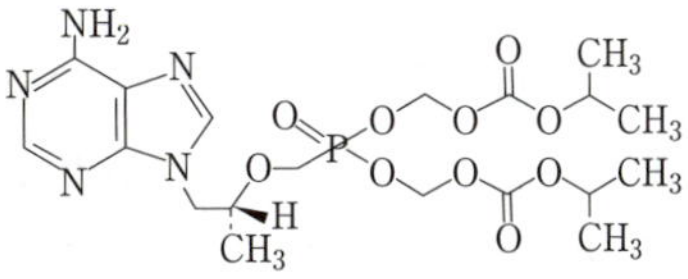　　　テノホビルジソプロキシル（TDF）

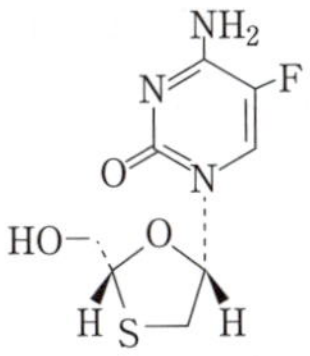

エムトリシタビン（FTC）

2）非ヌクレオシド系逆転写酵素阻害薬（NNRTI）

　NNRTIとしてネビラピン，エファビレンツ，エトラビリン，リルピビリンなどがある．NNRTI阻害剤はNRTIとは全く異なる構造をしており，逆転写酵素の阻害機序も大きく異なっている．NNRTIは逆転写酵素の活性中心部近傍に結合し，逆転写活酵素性を失活させる．これら薬剤は多剤併用療法（配合剤）の重要な化合物である．

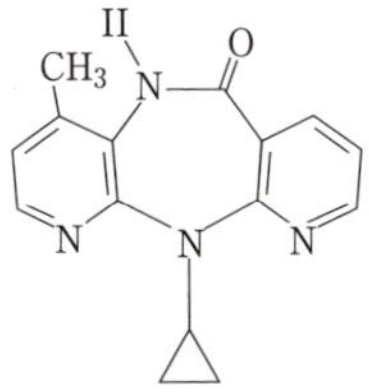

ネビラピン 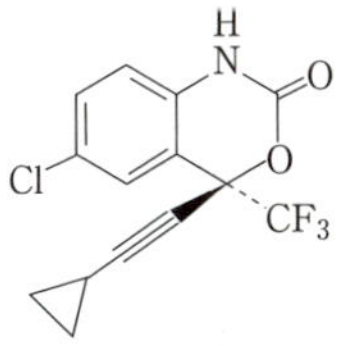　　　　　エファビレンツ 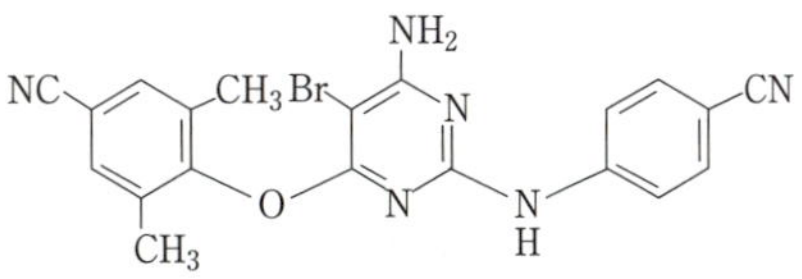　　　　　エトラビリン

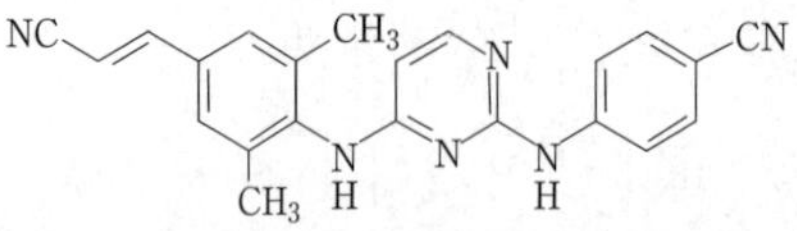

リルピビリン

　ネビラピンとエファビレンツの化学構造は異なるが，逆転写酵素に結合する部位はほぼ同じである．そのため1つの薬剤に対して耐性を獲得したHIVは，他の薬剤に対しても交叉耐性を示すことが多い．エトラビリンは既存のNNRTIと交叉耐性が少ない．これはエトラビリンの分子が柔軟性を有しているために，HIV-1の逆転写酵素に複数箇所で結合し，その活性を阻害すると考えられている．

3) プロテアーゼ阻害薬

　HIVのmRNAから翻訳・合成された前駆体ポリタンパク質は，HIV-1プロテアーゼで適切な断片へ切断されて，活性型のウイルス酵素および構造タンパク質として，成熟型ウイルス粒子の形成に利用される．形成されたウイルス粒子が感染細胞から出芽し成熟して感染性を示すようになる．HIV-1プロテアーゼは，活性中心にAsp-Thr-Gly配列を有し，アスパラギン酸プロテアーゼとしての特徴があり，Phe-ProおよびThr-Pro構造を有する部位を特異的に切断する．この基質特異性はほ乳細胞ではみられず，レトロウイルスプロテアーゼに特異的である．プロテアーゼ阻害薬はHIV-1プロテアーゼに選択的であり，ヒトのプロテアーゼ活性に対して阻害作用が認められていない．HIV-1プロテアーゼ活性が阻害されたウイルスは感染型のウイルス粒子に形成されず死滅する．

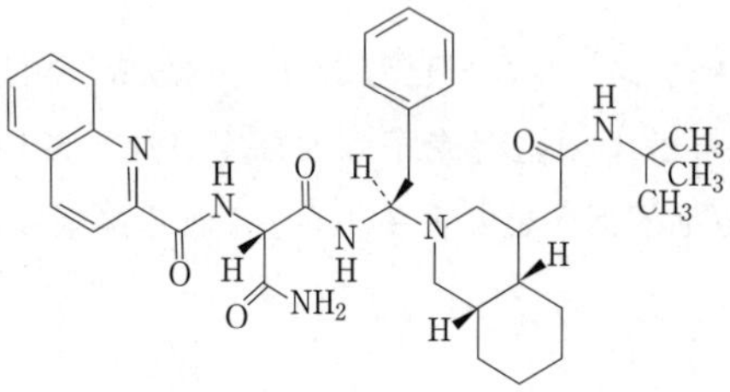

サキナビル

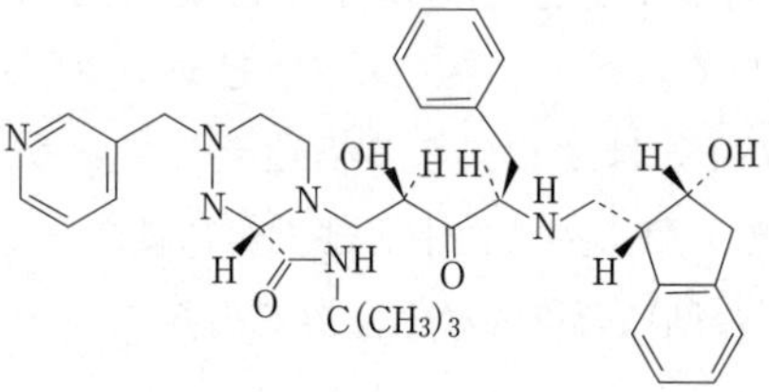

インジナビル

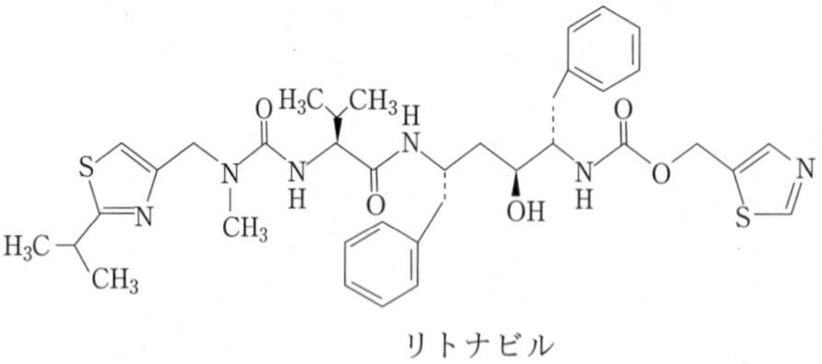

リトナビル

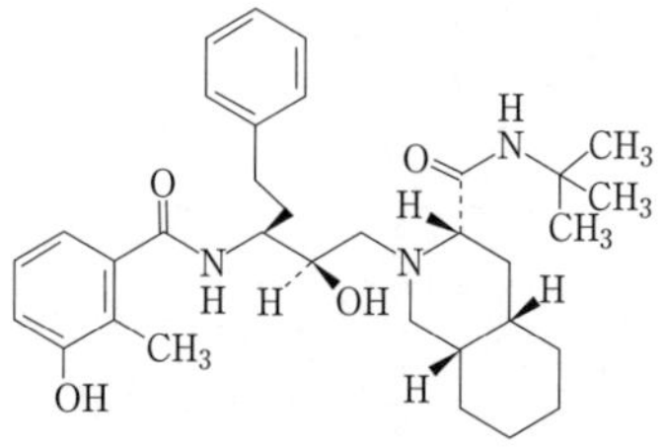

ネルフィナビル

アンプレナビル

ホスアンプレナビル

アタザナビル

ロピナビル

ダルナビル

　サキナビルは，プロテアーゼ阻害薬として初めて開発された．遺伝子から翻訳された前駆体ポリタンパク質が，機能性のあるタンパク質に変換される際に働くHIV-1プロテアーゼを阻害する．ホスアンプレナビルはアンプレナビルのプロドラッグであり，経口吸収を改善しアンプレナビルの投与量を軽減できる．アタザナビルは優れた経口吸収性を示し，血中の薬剤半減期も長いことから，1日1回の服用が可能な薬剤である．ダルナビルは，プロテアーゼ活性中心のAsp残基に強固に結合し，既存のプロテアーゼ阻害薬が効かない多剤耐性を示すウイルスに対しても高い抗ウイルス効果を示す薬剤である．これらに加え，インジナビル，リトナビル，ネルフィナビル，ロピナビルなどがプロテアーゼ阻害薬である．

4）インテグラーゼ阻害薬

　インテグラーゼはHIVの逆転写酵素によってRNAからDNAに変換されたウイルスゲノムを宿主細胞の核内DNAに組み込む酵素である．この酵素によってウイルスの感染が成立する．3種類のイ

インテグラーゼ阻害薬（ラルテグラビル，ドルテグラビル，エルビテグラビル）があるが，いずれもインテグラーゼの活性部位に結合して酵素活性を阻害し，HIVの複製サイクルにおいて必須のステップであるHIV DNAを宿主細胞のDNAに組み込む課程を阻害する．HIVインテグラーゼを標的とした薬剤は，別の作用機序を有する薬剤（NRTI，NNRTI，プロテアーゼ阻害薬）と交叉耐性を示さないことから，これら既存の薬剤の併用薬として用いられている．

ラルテグラビル

ドルテグラビル

エルビテグラビル

5）侵入阻害薬

　HIVが細胞内で増殖するためには宿主細胞に吸着し侵入しなければならない．HIVが宿主細胞表面に吸着するには，細胞表面のCD4分子とともにC-Cケモカイン受容体（CCR5およびCXCR4）が重要な役割を担っていることが解明された．現在CCR5をHIVの治療・予防薬の分子標的とした薬剤が開発されており，他の薬剤に耐性のHIVにも効果が期待できる．

マラビロク

　マラビロクは宿主細胞表面のケモカイン受容体CCR5に特異的に結合することで，HIV-1の宿主細胞への侵入を阻害する．したがって，分子指向性が顕著であることからCXCR4指向性のHIV-1に感染した患者，あるいはCCR5/CXCR4二重または混合指向性のHIV-1に感染した患者には投与できない．

6) 配合剤

HIV 感染症の治療は，複数の抗 HIV 薬を組み合わせて併用する多剤併用療法が標準となっている．HIV 患者は長期間高い服薬率を維持する必要があり，また，単剤での治療および服薬遵守が不十分な場合には薬剤耐性ウイルスが出現するので，服薬回数や服薬錠数が少ない簡便な配合剤が開発されている．配合剤の開発によって AIDS による死亡率が急激に低下している．

ヌクレオシド系逆転写酵素阻害薬の配合錠としてジドブジン＋ラミブジン，テノホビル＋エムトリシタビン，アバカビル＋ラミブジンなど，プロテアーゼ阻害薬の配合剤としてロピナビル・リトナビル配合剤（LPV/RTV）がある．さらに従来の核酸系逆転写酵素阻害薬の 2 剤併用療法では十分な抗ウイルス効果は得られなかったことから，プロテアーゼ阻害薬を含む 3〜4 剤併用療法が行われ，より優れた治療効果を上げている．例えばスタリビルド配合錠はインテグラーゼ阻害薬であるエルビテグラビル，薬物動態学的増強因子コンビスタット，核酸系逆転写酵素阻害薬エムトリシタビンとテノホビルの 4 成分で構成されている．

D 抗肝炎ウイルス薬

B 型肝炎ウイルス（HBV）に持続感染している慢性患者に対して効果を示す主な薬剤として，核酸アナログ薬および**インターフェロン**（IFN）がある．核酸アナログ薬であるラミブジンおよびテノホビルは，いずれも HIV 治療薬として開発された薬剤であるが，その作用機序から HBV の DNA 複製に対しても阻害効果のあることが確認され，臨床応用されている．その後，同様の核酸アナログである**アデホビルピボキシル**，**エンテカビル**が開発された．IFN は抗ウイルス作用，免疫賦活作用を有しており，後述するようなペグ化された Peg-IFN を用いることによって治療成績が向上している．

アデホビルピボキシル　　　　エンテカビル

これら薬剤は塩基に違いはあるが核酸アナログであることから，作用機序はほぼ同等で細胞内で代謝されてウイルス DNA の伸長を阻害する．例えば，エンテカビルは，細胞内でエンテカビル三リン酸に変換され，デオキシグアノシン三リン酸と競合し HVB の DNA の伸長を阻害することによりウイルスの増殖を阻害する．抗ウイルス効果は高く，核酸アナログの薬剤では，現在第一選択薬となっている．

C 型肝炎では肝臓の持続的炎症が続いており，治療薬はインターフェロンが主体である．IFN はタンパク質の一種で主に α，β，γ 型の 3 種類が知られている．特に，IFNα および IFNβ は強い抗ウイルス活性を有するので，B 型および C 型肝炎の治療に用いられている．しかし，投与された IFN は体内での分解が速やかであり，頻回投与が必要である．そこで IFNα にポリエチレングリコール（PEG）を結合させたペグインターフェロン（Peg-IFN）が開発され，体内での分解が遅くなり，週

1回の投与が可能となった．IFN が標的細胞の IFN 受容体に結合すると，チロシン型タンパク質リン酸化酵素である JAK1 が活性化され，次いで STAT1 の活性化が起こり核内への情報が伝達される．その結果，IFN 誘導遺伝子が活性化され種々の抗ウイルス作用ならびに免疫調節を担うタンパク質が誘導され，抗ウイルス効果を発揮すると考えられている．ペグインターフェロンが繁用されているが，リバビリンとの併用がより効果的である．

このほかに，直接作用型抗ウイルス薬 direct acting antiviral agent（DAA）が近年開発され臨床で優れた効果を発揮している．DAA としては以下に示すような数種類の薬剤が開発されており，それらの阻害活性は極めて強いが，最大の問題点は薬剤耐性である．DAA を単剤で使用すると比較的短期間で HCV 遺伝子が変異し耐性化する．そのために，DAA と IFN の併用あるいは複数の DAA を同時に併用する治療薬が用いられている．HCV が肝細胞中で増殖するには，複製に必要な数種類の非構造性タンパク質，主として NS3，NS5B，NS5A が必須である．DAA はこれらのタンパク質の活性を阻害することで HCV の増殖を抑制し，優れた効果を発揮している．

細胞に吸着したウイルスは細胞内に侵入し，脱殻したウイルスは RNA として機能し，ウイルス粒子形成やゲノム複製に必要なウイルスタンパク質が翻訳される．翻訳された前駆体ポリタンパク質は，セリンプロテアーゼである NS3/4A プロテアーゼで適切な断片に切断されて，ウイルス酵素および構造タンパク質に変換され，成熟型のウイルス粒子の形成に利用される．DDA である **テラプレビル**，**シメプレビル**，**アスナプレビル** はこの酵素を選択的に阻害して，ウイルス粒子の形成を阻害する．

テラプレビル

シメプレビル

アスナプレビル

ダクラタスビル は，HCV の複製および細胞内シグナル伝達経路の調節に関与する多機能タンパク質である NS5A の機能を阻害することにより，抗ウイルス作用を示す．インターフェロン療法に効

果を示さない患者に対してアスナプレビルとの併用で治療に用いられている．

現在，症例によってはペグインターフェロンにリバビリンおよびテラプレビルを加えた3剤の併用療法も行われており，作用機序の異なった薬剤の組合せでより優れた効果が得られている（日本肝臓学会：肝炎治療ガイドライン）．

ダクラタスビル

E 抗RSウイルス薬

新生児，乳児および幼児において，RSウイルス respiratory syncytial virus 感染による重篤な下気道疾患が発症する．治療薬としては，RSウイルスに対して特異的なヒト化モノクローナル抗体**パリビズマブ**（シナジス®）がある．パリビズマブは，RSウイルスのFタンパク質上の抗原部位A領域に結合することによりウイルスの感染性を中和し，ウイルスの複製および増殖を抑制する．その結果，患児におけるRSウイルス感染によって起こる重篤な下気道疾患を予防する．本剤の投与に際しては，学会などから提唱されているガイドラインなどを参考として症例ごとに適用することが必要である．

7.9.13 抗原虫薬

わが国で最も一般的な原虫症は，**性感染症**（STD）として知られる腟トリコモナスである．しかし，近年の地球温暖化により，これまで予期していなかった**輸入感染症**や**再興感染症**の増加が懸念されるようになった．熱帯または亜熱帯地域においてはマラリアが最も重要な感染症であり，わが国でも流行国からの就労者や邦人帰国者により年間にして数十件の発生をみる輸入感染症である．現在使用されている治療薬を，表7.18に示す．

A トリコモナス治療薬

メトロニダゾール，チニダゾール

経口投与または腟剤として用いられ，鞭毛虫類（トリコモナス原虫，ランブル鞭毛虫）に対して強い発育阻止作用をもつほか，一部の根足虫類（赤痢アメーバ）に対しても有効である．いずれもジスルフィラム作用*をもつので，飲酒を避ける必要がある．これらの薬剤の作用機序は，ニトロ基が原虫の酵素により還元され，DNA鎖を切断することで核酸の重合を阻害する．

---

* ジスルフィラム様作用：アルコールの生体内代謝途中で生じるアセトアルデヒドが蓄積することで発現する不快な作用（アルコール依存症改善薬・ジスルフィラムに似る作用）．

表7.18 抗原虫薬

薬物名・構造	特徴
クロロキン	マラリア感染症の第一選択薬の1つ RNA断片化，DNAとの結合 軽度な消化器症状
キニーネ	マラリア DNA断片化，DNAとの結合 神経精神症状，消化器症状
プリマキン	マラリア ミトコンドリアの膨化，DNAとの結合 メトヘモグロビン血症，消化器症状 他剤との併用がよい
メフロキン	マラリア感染予防薬として推奨 スルファドキシン・ピリメタミン（SP合剤，ファンシダール®）と併用する
ハロファトリン	マラリア 心毒性
ピリメタミン	マラリア，葉酸代謝阻害 通常サルファ薬などと併用する（SP合剤）
メトロニダゾール	トリコモナス，赤痢アメーバ，ランブル鞭毛虫 消化器症状，過敏症，末梢神経障害 DNA切断，核酸合成阻害
チニダゾール	トリコモナス，赤痢アメーバ 過敏症，消化器障害

B　マラリア治療薬

塩酸キニーネ，硫酸キニーネ，エチル炭酸キニーネ

アカネ科植物の樹皮から得られるアルカロイドであり，古くから抗マラリア薬として知られる．赤血球内の無性生殖体（メロゾイト）がヘモグロビンを分解する際に発生するヘム（原虫にとって有毒）を無毒化する酵素を阻害して効力を発揮する．したがって，有性生殖体（雌雄ガメトサイト）には無効である．類似構造をもつ合成薬のクロロキンやメフロキンが開発され，予防内服薬として推奨されたが，最近，クロロキン耐性原虫が出現して問題となっている．

スルファドキシン・ピリメタミン（SP）合剤

サルファ薬の1つであるスルファドキシンとジヒドロ葉酸還元酵素阻害薬であるピリメタミンの合剤である（7.9.9参照）．マラリア原虫だけでなく，胞子虫類のトキソプラズマによる感染症にも有効である．作用機序は，原虫の葉酸代謝経路を遮断してDNA合成を阻害することによる．副作用や耐性化しやすいなどの理由で予防薬としては推奨されない．再生不良性貧血やStevens-Johnson症候群（粘膜過敏症）などの副作用が見られる．

7.9.14　抗蠕虫薬（駆虫薬）

近年のわが国の食中毒統計では，寄生蠕虫による感染症は極めて少数に留まっている．しかし，もともと魚介類を生食する食文化があることに加え，最近の有機野菜の普及，輸入野菜の増加などの食生活やライフスタイルの多様化により，感染のリスクはむしろ増加していると考えられている．現在使用されている治療薬を，表7.19に示す．

A　線虫駆虫薬

サントニン

ヨモギから抽出され，主として回虫の駆虫を目的とする．蟯虫には全く無効である．回虫のリン酸代謝などを阻害することで抗回虫効果を発揮する．

パモ酸ピランテル

神経筋接合部において脱分極を起こし，回虫の組織を麻痺させる．ヒト回虫，イヌ回虫，ネコ回虫，蟯虫，旋毛虫，鉤虫に対して効果をもつので，広域駆虫薬と呼ばれることもあるが，鞭虫，有棘顎口虫および糸状虫（いずれも線虫に分類）には無効である．

B　鞭虫駆除薬

メベンダゾール

ベンゾイミダゾール系薬剤であり，鞭虫および有棘顎口虫に有効である．これらの線虫のエネルギー源であるブドウ糖の取り込みを抑制し，鞭虫のグリコーゲン枯渇を起こしてATP合成を阻害する．動物実験で催奇形性が認められるので，妊婦には禁忌である．

表7.19 駆虫薬

薬剤名・構造	特徴
サントニン	回虫 消化器障害，精神神経症状 回虫の神経，筋肉に作用し運動能力を失わせる
ピペラジン（リン酸）	回虫，蟯虫 過敏症，消化器障害 神経接合部位においてアセチルコリンと拮抗し，虫体の運動を麻痺させる
パモ酸ピランテル	蟯虫，回虫，鉤虫，線虫 消化器障害 虫体の神経接合部位に作用し，けいれん性の麻痺を起こさせる
アルベンダゾール	鉤虫，回虫，包虫症 肝毒性 微小管形成阻害，フマル酸還元酵素阻害
メベンダゾール	線虫，条虫など 消化器障害 微小管形成，グルコース取込み，グリコーゲン合成，ATP合成等を阻害
チアベンダゾール	糞線虫 肝毒性，過敏症 フマル酸還元酵素阻害
プラジカンテル	吸虫類（住血吸虫，肝吸虫，横川吸虫） 消化器障害 外膜リン脂質との相互作用による膜構造不安定化，吸虫へのCaイオンの流入促進による筋収縮・外膜の構造障害
ニクロサミド	広節裂頭条虫，無鉤条虫などの各種条虫 条虫の嫌気的ATP産生阻害

表 7.19 つづき

薬剤名・構造	特　徴
ピリメタミン	トキソプラズマの増殖型虫体 葉酸代謝経路の阻害
ジエチルカルバマジンクエン酸塩	フィラリア症，ヒトに感染したイヌ・ネコの回虫 頭痛，消化器障害，死滅虫体に対するアレルギー反応
イベルメクチン 成分　B1a R=CH$_2$CH$_3$ 　　　B1a R=CH$_3$	神経伝達物質としてγ-アミノ酪酸を用いている線虫に特異的に効果がある オンコセルカ症（河川盲目フィラリア症），糞線虫症

C 糸状虫（フィラリア）駆除薬

イベルメクチン

糞線虫により起こる糞線虫症（経皮感染）や，オンコセルカによって起こる河川盲目症（ブユによって媒介）に有効である．糸状虫の膜貫通性グルタミン酸開口型 Cl$^-$ チャネルに作用して Cl$^-$ イオンの膜透過性を増加させ，神経筋接合部を過分極して非痙攣性の麻痺を誘発する．

ジエチルカルバマジン

フィラリアに対する免疫力の亢進，成虫の酸素消費を抑制することで効果を示す．死滅したフィラリアに対するアレルギー反応として，発熱，リンパ腺痛，発疹などの過敏症状が現れることがある．

チアベンダゾール

糞線虫症や旋毛虫症（ブタ肉，クマ肉から感染）に有効であるが，回虫が混合感染している場合，回虫を迷入させる場合がある．ポストハーベスト（収穫後の農薬）として，かんきつ類の防カビ剤と

しても使用される．

D 吸虫，条虫駆除薬

プラジカンテル

アユ，ヤマメ，シラウオなどの淡水魚が原因となる肺吸虫，肝吸虫，横川吸虫，高橋吸虫の感染症に有効である．住血吸虫にも有効であるが，わが国では使用が承認されていない．作用機序は，虫体の細胞膜の Ca^{2+} 透過性を上昇させ，筋収縮による麻痺と外皮の空砲化を引き起こして駆虫する．比較的高い確率で中枢神経系に副作用（頭痛，既往症の悪化，クモ膜炎，髄膜炎など）を生じ死に至る場合もあるので，投薬中は入院させるなど経過を注視する必要がある．

E 多包条虫（エキノコッカス）駆除薬

アルベンダゾール

エキノコッカス症は，イヌ科の動物（キタキツネなど）が終宿主となるので北海道の地方病として知られる（感染症法：四類感染症）．アルベンダゾール（ベンゾイミダゾール系薬剤）は，原因となる多包虫の微小管形成の阻止とフマル酸還元酵素などの阻害により効果を示す．発熱，嘔吐，皮疹，貧血，肝機能障害，再生不良性貧血などの副作用が現れることがある．また，メベンダゾールと同様，妊婦には禁忌である．

8 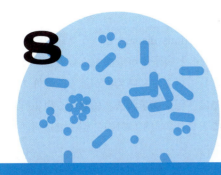感染と予防

8.1 感　　染

　微生物が**宿主** host に侵入し，宿主中で増殖し疾病の原因となることを**感染** infection という．この現象は生物学的に見ると宿主と微生物の相互作用の1つであり，微生物に寄生されたことが宿主にとって不利になる場合と考えることができる．われわれの体は皮膚や腸管など一部の部位を除くと概ね無菌状態であり，微生物が体内に侵入すると，食細胞の活動や免疫反応などの生体防御機構によってこれを排除しようとする．しかし，侵入した微生物が防御機構に打ち勝って増殖し，宿主の生命活動が不調をきたし発病する．

　感染によって宿主に病気を起こす微生物のもつ性質を**病原性** pathogenecity といい，病原性を有する微生物を**病原体** pathogen（病原微生物）と呼ぶ．コッホ R. Koch は，ある微生物が特定の感染症をもたらす病原体であることを決定する条件として，次の4条件からなる**コッホの条件**（あるいは**コッホの原則**）Koch's postulate を提唱した．

(1) 特定の感染症では，必ずその微生物が感染部位で見いだされること．
(2) その微生物を患者から取り出し分離し培養できること．
(3) 分離した微生物を動物に接種して同一の感染症を起こすことができること．
(4) 実験的に感染させ発病した動物から再び同一の微生物が分離できること．

　これらの4条件のうち(3)および(4)をまとめて3条件とすることもある．実際には，病原体として認められているものでも，これらの条件のすべてが満たされることが困難なことがある．例えば，チフス菌は，ヒトには腸チフスを起こすが，宿主に対する特異性が高く，他の動物に腸チフスを発症させるのが難しいので(3)の条件を満たさない．また，らい菌は人工培養が難しいので(2)の条件を満たしていない．したがって，これらの条件のすべてを病原体の認定の原則とすることは常に適当であるとはいえないが，病原体を科学的に認定しようとした歴史的な定義である．実際には，例えば，腸管に常在する大腸菌は非病原菌であるが，尿路に感染すると腎盂炎，膀胱炎などの尿路感染症を引

き起こし病原菌となる．

　病原微生物の感染によって引き起こされる疾病を**感染症** infectious disease という．類似の言葉に**伝染病** communicable disease がある．これは，宿主から宿主へと病原体が伝播するものをいう．感染症と伝染病とはほとんど同義語として区別されずに用いられているが，感染力が強く伝播性の強い感染症が伝染病であると考えればよい．明治以来，わが国では「伝染病予防法」に基づく衛生行政が行われてきたが，1999年に新たな「感染症法」が成立したことに伴い（8.2参照），現在では用語としても「感染症」が広く用いられている．

8.1.1　微生物の病原性

　微生物感染に関連して，**ビルレンス**（毒性あるいは毒力）virulence という用語がしばしば用いられる．「病原性」が宿主に対する微生物の作用を定性的に表す用語であるのに対し，「ビルレンス」は病原性の強さを量的に表現したものである．感染性の高い病原微生物が必ずしもビルレンスが強いとは限らない．例えば，風邪は，感染性は高いがビルレンスは弱い．逆に，らい（癩）は，感染性が低いが，ビルレンスは強い．感染性も毒力も強い（高い）ものは，発疹チフス，腸チフス，コレラ，インフルエンザなどである．また，感染はいつも単一の病原体のみによって起こるのではなく，複数の病原体が同時に感染する場合がある．これを**混合感染** mixed infection という．嫌気性菌である破傷風菌が好気性菌と同時感染すると，局所の酸素濃度が低下し破傷風菌の増殖に有利になることがある．また，ある病原体の感染により宿主の抵抗性が低下しているときに他の病原体が感染することで症状が悪化することがある．これを**二次感染** secondary infection という．

　微生物の感染による宿主の疾病の発症機序は，微生物の種類によっても異なるし，また微生物と宿主との相互作用による複雑な過程をたどることが多い．微生物感染が病原性を発揮する原因としては，宿主組織への**侵襲性** invasiveness および微生物の産生する**毒素** toxin が重要である．すなわち，

① 微生物が宿主の体内に侵襲し増殖した結果，細胞および組織が破壊される
② 生物の産生する毒素が宿主細胞および組織に傷害を及ぼすことにより宿主の生命活動に障害が起こる

ことが原因となる．

　細菌は，しばしば宿主の生命活動に悪影響を与える毒素を産生し放出する．これによって，細胞や組織を傷害したり，生命活動が妨害されたりすることによってさまざまな感染症の症状が現れる．一方，ウイルスは細菌と異なり，一般に毒素を産生しないので，ウイルスの病原性はもっぱら侵襲性による細胞傷害作用が疾病の原因となることが多い．

8.1.2　微生物の侵襲性

　病原微生物の個体への侵入部位（侵入門戸）としては，口腔，鼻腔，呼吸器，消化管，泌尿生殖器，結膜など外界と接触する粘膜が最も頻度が高い．ウイルスの場合には，遊離のウイルスだけではなく，母乳や精液などを介してウイルス感染細胞の形で侵入することもある．健康な皮膚や粘膜には，生理的な障壁があるのでなかなか侵入しにくいが，創傷があったり，昆虫に咬まれたり，あるいは注射針

などで人為的に傷ができたりすると障壁能力が低下し感染の頻度が高まる．

A 細菌の組織侵襲の機序

宿主の組織に侵入した細菌が，宿主の防御機構に抵抗して侵襲していく様子を図 8.1 に示した．宿主に入った細菌は，正常粘膜の上皮細胞に特異的に付着し，ここで定着，増殖し，毒素や菌体外酵素を産生することによって上皮細胞の機能を障害する．毒素が血液やリンパ液に入り，全身に拡散し広範囲に毒性を発揮することもある．菌自体が上皮細胞に侵入しないことを特徴とする細菌は上皮細胞外寄生菌と呼ばれる．例としては，コレラ菌や腸管毒素原性大腸菌があげられる．これに対し，細菌が上皮細胞内あるいは上皮細胞下，さらに基底膜下にまで侵入し，菌自体が本当の意味で体内に入る場合もある．外傷や昆虫による咬傷などがあれば容易にこのようなことが起こるが，正常な粘膜の場合には，菌が産出する毒素や菌体外酵素の作用によって細胞あるいは細胞間結合組織の破壊が起こり，上皮細胞内や上皮細胞下への侵入が可能となる．例えば，赤痢菌は経口的に消化管に入り，大腸に達し上皮細胞に付着する．そして上皮細胞のエンドサイトーシス* endocytosis を誘導し，細胞内の小

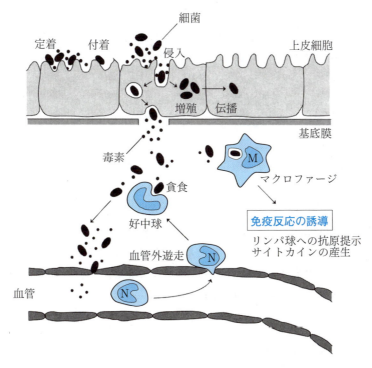

図 8.1 細菌の侵入と免疫細胞との遭遇
上皮細胞に定着した細菌のあるものは毒素を産生し組織を破壊する．またあるものは，上皮細胞に侵入した後，増殖し隣接する細胞への伝播を繰り返して病巣を拡大していく．一方，マクロファージ（M）や血液中から遊走する好中球（N）などの食細胞は，上皮を通過した細菌を捕捉し貪食する．多くの細菌は食細胞の内部で分解されるが，一部は細胞内寄生細菌として食細胞に寄生し生存するものもある．細菌を貪食したマクロファージは，細胞内で細菌成分を部分分解してその一部を細胞表面に表出し，リンパ球が抗原として認識できるように提示したり，免疫系の調節分子であるサイトカインを産生したりして免疫反応を誘導する．

---

* 細胞膜の陥入より形成される小胞を介して外界から物質を細胞内に取り込む機構をエンドサイトーシスという．飲食作用ともいう．

胞に取り込まれる．その後，小胞を破って細胞質に脱出し増殖を始め，さらに隣接の細胞に侵入し広範囲の細胞に感染する．同時に，細菌が産生する毒素の作用も加わり，上皮細胞の変性および剥離が起こり，組織傷害およびそれに伴う炎症が引き起こされる．

組織に侵入した細菌は，宿主の防御機構に遭遇する（図8.1）．好中球やマクロファージなどの食細胞に取り込まれ，多くの細菌は殺菌される．しかし，結核菌やリステリアのような細胞内寄生細菌は，マクロファージの殺菌作用に抵抗性を示し，殺されずに細胞内で生存し，また増殖することができる．逆にマクロファージが殺されてしまう場合もある．このような時には，細菌は血行性あるいはリンパ行性に全身に拡散する可能性がある．

B ウイルスの侵襲性

ウイルスの病原性は，ウイルスの組織侵襲による細胞傷害作用により引き起こされる．例えば，インフルエンザウイルスによる気道上皮細胞の破壊，ポリオウイルスによる運動神経細胞の破壊，ヒト免疫不全ウイルス（HIV）によるTリンパ球の破壊などがその例としてあげられる．しかし，ウイルスの直接の細胞傷害性が組織レベルの傷害性と一致しない場合もある．例えば，試験管内では細胞毒性がそれほど強くないにもかかわらず，宿主に感染したときには強度の組織傷害をもたらすことがある．このような場合には，宿主の防御反応の寄与が少なからずある．すなわち，ウイルス感染細胞が宿主の免疫系に認識され，リンパ球やマクロファージから放出される炎症性サイトカイン（9.3.3参照）の影響で炎症反応が進行し，組織傷害がもたらされる．また，マクロファージが微生物を攻撃するために産生する活性酸素や一酸化窒素が宿主の細胞に対して傷害を起こすこともある．これらは，免疫系が過剰に，あるいは不適切に働く一種の過敏症反応であるともいえる．

腫瘍ウイルスの感染では事態はさらに複雑である．腫瘍ウイルスの感染から悪性腫瘍の誘発にいたるまでの道筋がすべて解明されているわけではないが，ラウス肉腫ウイルスの研究で *src* と呼ばれるただ1つのウイルス遺伝子によって，感染細胞のがん化が誘発されることがわかっている．このような遺伝子をがん遺伝子 oncogene と呼ぶ．その後，多くの腫瘍ウイルス由来のがん遺伝子が発見され，これらが精密な細胞増殖の制御機構を乱し，細胞に無限増殖性を賦与することにより発がんに至る機序が解明されつつある．現在では，動物だけではなく，ヒトにがんを起こす成人T細胞白血病ウイルス（HTLV-I），EBウイルス Epstein-Barr virus，パピローマウイルスなども発見され，これらがどのように悪性腫瘍を発生させるのか研究が続けられている．

C 細胞および組織への微生物の定着

「付着」および「定着」という用語は使い分けが難しいが，細菌が宿主細胞表面に特異的に結合することを付着 adhesion（あるいは接着）といい，その後，その部位で増殖して感染が成立することを定着 colonization と定義するのが一般的である．付着は，その組織において感染が成立するか否かを決定する重要な因子である．グラム陰性菌ではこの機序が比較的よくわかっており，菌体表層の線毛 pilli が宿主の細胞に結合することにより付着が起こる．この結合は線毛のアドヘシン adhesin と呼ばれるタンパク質と宿主細胞表面の受容体（レセプター）の特異的な相互作用によって成り立っている．したがって，宿主細胞に受容体が存在することが付着およびその後の定着に必須の条件である．

ウイルスの場合にも，ウイルス粒子が宿主細胞に吸着するときには，細胞膜受容体との特異的結合

が必須である．今までに多くのウイルスについて，細胞表面の受容体の分子的性状が明らかにされてきている．例えば，インフルエンザウイルスの場合には，ウイルスのエンベロープのタンパク質である**ヘマグルチニン** hemagglutinin が，宿主細胞表面に存在するシアル酸（酸性糖の一種）を含む糖タンパク質に結合する．このようなウイルス受容体は，ウイルスの**宿主域**＊，個体の感染感受性，臓器親和性，細胞親和性などを決定する重要な因子であると考えられている．例えば，ヒト免疫不全ウイルス（HIV）ではヒトの介助性Tリンパ球（ヘルパーT細胞）が感染の主な標的細胞となる．ヘルパーT細胞の表面には，この細胞集団に特異的に発現するCD4分子が存在し，ウイルスのエンベロープに存在する糖タンパク質 gp120 によって認識され結合することがウイルスの吸着および感染につながる．

8.1.3　細菌毒素

微生物が産生し，宿主に対して有害な物質を**毒素** toxin という．細菌毒素は，菌体外に放出される**外毒素**（菌体外毒素）exotoxin と菌体内の**内毒素** endotoxin に大別される．外毒素と内毒素とはいろいろな点で違いがある（表8.1）．外毒素は，多くのグラム陽性菌と一部のグラム陰性菌が産生し，菌体外に放出されるタンパク性の毒素である．ジフテリア菌，破傷風菌，ボツリヌス菌，ウェルシュ菌などのグラム陽性菌は代表的な外毒素産生菌である．コレラ菌，百日咳菌，腸管出血性大腸菌などのグラム陰性菌も外毒素を産生する．一方，内毒素は，**エンドトキシン**とも呼ばれ，グラム陰性菌の細胞壁の構成成分である**リポ多糖** lipopolysaccharide（LPS）である．タンパク質である外毒素は一般に熱に不安定で，加熱処理により毒性を失うものが多いが，リポ多糖である内毒素は熱に安定である．また，外毒素は多くの種類が知られ，多様な毒性を有するが，その作用は個々の毒素ごとに特異的である．これに対して内毒素は，由来する菌による作用の違いはほとんどないが，さまざまな細胞や組織に働き，多彩な作用を有する．

表8.1　細菌の外毒素と内毒素

性質，特徴など	外毒素（エキソトキシン）	内毒素（エンドトキシン）
存在場所	菌体外に分泌	細胞壁（外膜）
産出菌	グラム陽性菌，陰性菌	グラム陰性菌
成分	タンパク質あるいはペプチド	リポ多糖（活性部分はリピドA）
熱安定性	多くは不安定（易熱性）	安定（耐熱性）
毒性	毒素により多様　個々の毒素については特異的な作用	由来する菌の種類によらず類似の作用　多様な生物活性
抗原性	高い	低い
抗毒素による中和	されやすい	されにくい
ドキソイド化	可能（ワクチンをつくりやすい）	困難（ワクチンができない）

＊ ウイルスが感染できる宿主の種類をいう．多くのウイルスは，どの細胞にも感染できるわけではなく，限られた種類の細胞にのみ感染できる．

A　外毒素（菌体外毒素）

　菌体外毒素は，多くの種類の細菌が産生し，また1種類の細菌が多種類の外毒素を放出することも少なくない．それぞれの毒素の作用も多彩なので，これらを分類することはなかなか難しいが，表8.2に毒素の作用あるいは標的臓器に基づいた分類を示した．

1) 腸管毒素（エンテロトキシン）

　胃，腸管に作用し，嘔吐，下痢などを起こす毒素を**腸管毒素** enterotoxin という．代表的なものとしては，コレラ菌，黄色ブドウ球菌，ウェルシュ菌が産生する**エンテロトキシン**があげられる．黄色ブドウ球菌エンテロトキシンは，食品中で増殖した菌が産生したものが食中毒の原因となる．コレラエンテロトキシンと大腸菌易熱性エンテロトキシンは類似の毒素である．いずれも腸上皮細胞に作用し**アデニル酸シクラーゼ**の活性化を誘導し細胞内の **cAMP** 濃度を上昇させる．このため水分が腸管へ流出し激しい下痢を起こし脱水症状を引き起こす（図8.2A）．

2) 神経毒素

　破傷風菌やボツリヌス菌の毒素は，いずれも**神経毒素** neurotoxin であり，作用は強力で，呼吸筋や心筋などの麻痺を起こし宿主を死亡させる．**破傷風菌毒素**は，運動神経の末端から軸索内に取り込まれ，中枢神経系に逆行性に輸送される．そして抑制性シナプスでのシナプス小胞からの神経伝達物質の放出を阻害し，運動障害や全身性の痙攣を起こす．

　ボツリヌス毒素は，神経筋接合部や自律神経系の神経節において，破傷風毒素と同様に伝達物質であるアセチルコリンの放出を抑制し，骨格筋の弛緩性麻痺を起こす（図8.2B）．破傷風菌の毒素は1種類であるが，ボツリヌス菌の毒素は抗原性によりA〜G型に分けられる．産生する毒素の型により菌を分類することも多く，食中毒に関係するボツリヌス菌は，A，B，EおよびF型である．

表8.2　主な菌体外毒素の作用による分類

作　用	毒素の種類	作　用	毒素の種類
エンテロトキシン（腸管毒素）	コレラエンテロトキシン 大腸菌易熱性エンテロトキシン 耐熱性エンテロトキシン 黄色ブドウ球菌エンテロトキシン セレウス菌エンテロトキシン ウェルシュ菌エンテロトキシン エルシニアエンテロトキシン	タンパク合成阻害毒素	ジフテリア毒素 緑膿菌外毒素A 志賀毒素（赤痢菌シガトキシン） 腸管出血性大腸菌ベロ毒素
神経毒素	ボツリヌス毒素 破傷風毒素 ウェルシュ菌ε毒素	スーパー抗原性外毒素	黄色ブドウ球菌 TSST-1 レンサ球菌発熱性外毒素（SPE） マイコプラズママイトーゲン（MAM） エルシニアマイトーゲン（YPM） ブドウ球菌エクスホリアチン
細胞膜溶解毒素（溶血毒素）	黄色ブドウ球菌 α, β, δ 毒素 ウェルシュ菌 α, θ 毒素 ストレプトリジンO（化膿レンサ球菌） ストレプトリジンS（化膿レンサ球菌） 腸炎ビブリオ耐熱性溶血毒素	その他	百日咳毒素 ロイコシジン（ブドウ球菌，緑膿菌）

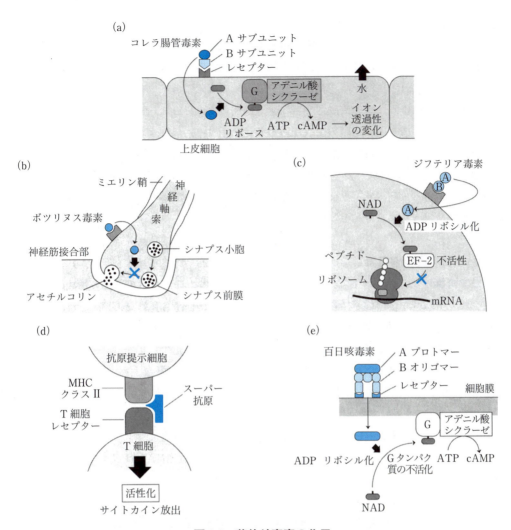

図8.2　菌体外毒素の作用

(a) **コレラ毒素**：腸粘膜上皮細胞のレセプターに結合したコレラ毒素のAサブユニット（活性サブユニット）が膜を通過し細胞内に取り込まれる．細胞内に侵入したAサブユニットは，細胞膜に結合しているGタンパク質（Gs）をNAD存在下にADPリボシル化する．これによりアデニル酸シクラーゼが活性化され，細胞内のcAMPレベルが上昇する．そのため膜のイオン透過性が変化し，細胞内より水が大量に腸管腔へ流出する．

(b) **ボツリヌス毒素**：この毒素の標的の1つである神経筋接合部でのアセチルコリンの放出の抑制が毒性発現の機序である．毒素のサブユニットの1つがシナプス小胞の膜タンパク質に作用し，これを分解することによりシナプス小胞とシナプス前膜との融合を阻害しアセチルコリンの放出が抑制される．

(c) **ジフテリア毒素**：細胞のレセプターに結合した後，Aサブユニットが細胞内のリボソームに到達する．ここでペプチド鎖伸長因子EF-2をADPリボシル化し不活化することによりタンパク質合成が阻害される．

(d) **スーパー抗原性外毒素**：このタイプの毒素は，抗原提示細胞表面のMHCクラスⅡ分子に結合し複合体を形成する．多数のTリンパ球（T細胞）が，T細胞レセプターを介してこの複合体を認識し活性化され，過剰な免疫応答が誘導される．

(e) **百日咳毒素**：6量体の構造をとる百日咳毒素の成分であるAプロトマーは，細胞内で細胞膜に存在する抑制性Gタンパク質GiおよびGoをADPリボシル化することにより不活性化する．これによりアデニル酸シクラーゼの抑制が解除され酵素活性が亢進し，細胞内のcAMPレベルが上昇する．Gタンパク質の不活化は，細胞の種類によってさまざまな機能障害をもたらす．

3） 細胞溶解毒素

　細胞膜の崩壊を起こす毒素をまとめて**細胞溶解毒素** cytolytic toxin という．化膿レンサ球菌の産生する**ストレプトリジン**OおよびSや黄色ブドウ球菌の産生するα，β，δ毒素，ウェルシュ菌の産生するα毒素などが含まれる．多くの毒素は，細胞膜の構成成分であるコレステロールやリン脂質と複合体を形成することにより，膜の流動性やイオン透過性の変化をもたらす．あるいは，毒素が多量体となって管状構造を形成し，細胞膜の脂質二重層に孔をあける．このような作用から，**膜孔形成毒素** pore-forming toxin と呼ばれることもある．その結果，細胞内浸透圧の調節が混乱し細胞膜の崩壊が引き起こされると考えられている．細胞溶解毒素の中には，リン脂質 phospholipid を分解する酵素活性をもつものがある．例えば，ウェルシュ菌のα毒素はホスホリパーゼC活性を，黄色ブドウ球菌のβ毒素はスフィンゴミエリナーゼ*活性をそれぞれもつ．

4） タンパク質合成阻害毒素

　ジフテリア毒素は，AおよびBの2つのサブユニットからなるタンパク質合成阻害作用をもつ毒素である．Bサブユニットの働きで細胞のレセプター（細胞成長因子HB-EGFのレセプターの膜結合型前駆体）に結合した後，Aサブユニットが細胞内に侵入し，タンパク質合成の場となっているリボソームに到達する．ここでペプチド鎖伸長因子EF-2を不活化することによりタンパク質合成を阻害する（図8.2C）．EF-2の不活化は，NAD存在下でジフテリア毒素Aサブユニットの酵素活性によってADPリボシル化されることによる（図8.3）．緑膿菌の外毒素Aにもジフテリア毒素と同様の作用がある．

　赤痢菌の産生する**志賀毒素**や腸管出血性大腸菌の産生する**ベロ毒素**は，ジフテリア毒素とは異なる機序でタンパク質合成を阻害する．これらの毒素は，リボソームRNA（rRNA）の特定の部位を切

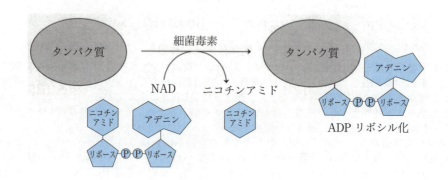

図8.3　細菌毒素による ADP リボシル化

細菌の外毒素には，タンパク質をADPリボシル化する酵素活性をもつものがある．補酵素NADからADPリボース部分がタンパク質に転移し，タンパク質が修飾される．ジフテリア毒素の作用でペプチド鎖伸長因子2(EF-2)が，コレラ腸管毒素や百日咳毒素の作用でGタンパク質（GTP結合タンパク質）がそれぞれADPリボシル化される．このような酵素活性をADPリボシルトランスフェラーゼ活性という．

＊スフィンゴミエリナーゼは，スフィンゴシンを含むリン脂質であるスフィンゴミエリンを分解する酵素である．ホスホリパーゼの1つである．

断することによって，アミノアシルtRNAのリボソームへの結合を阻害する（5.11参照）．

5）スーパー抗原性外毒素

　黄色ブドウ球菌の感染により，発熱，発疹，低血圧，めまい，嘔吐などのショック症状が現れることが1978年に報告され，**毒素ショック症候群** toxic shock syndrome（TSS）と呼ばれた．その後，この症候群の原因毒素が同定され，**毒素ショック症候群外毒素** toxic shock syndrome toxin-1（TSST-1）と命名された．さらに，**レンサ球菌発熱性外毒素** streptococcal pyrogenic exotoxin（SPE）にも同じような作用があることがわかった．これらの毒素の特徴は，細胞機能に対する直接の障害性は少なく，宿主の免疫応答を不適切に誘導し毒性を発現することである．すなわち，これらの毒素により多数のTリンパ球（T細胞）が一挙に活性化され，さまざまなサイトカイン（例えばインターロイキン2やインターフェロンγなど）（9.3.3参照）が大量に産生され過剰な免疫反応が起こる．次いでマクロファージの活性化も誘導され，炎症性サイトカインと呼ばれるインターロイキン1（IL-1）や腫瘍壊死因子（TNF-α）が大量に分泌されることで宿主の生体制御系が混乱に陥りショック症状をもたらすものと考えられる．この機序については，9章で述べるが（9.7.3参照），Tリンパ球と抗原提示細胞との協同作用を混乱させ，Tリンパ球が過剰に反応してしまうことに起因する（図8.2D）．ふつうの免疫応答において1つの抗原によって活性化されるTリンパ球の数は少数であるが，これらの毒素は著しく多数のTリンパ球の活性化をもたらすので，**細菌性スーパー抗原** bacterial superantigen あるいは**スーパー抗原性外毒素** superantigenic exotoxin と呼ばれるようになった．ブドウ球菌のエンテロトキシンAや表皮剝脱毒素（エクスホリアチン）にもスーパー抗原としての活性がある．

6）その他の毒素

　百日咳毒素 pertussis toxin（PT）は，百日咳菌の主要な病原因子である．この毒素はさまざまな生物活性をもつことから，白血球増多因子（LPF），インスリン分泌促進タンパク質（IAP），ヒスタミン増感因子（HSF）などとも呼ばれていたが，すべて同一の毒素の活性であり，現在は統一して百日咳毒素と呼ばれている．この毒素のサブユニットの1つであるS1サブユニットは，種々の細胞の細胞膜に存在するGタンパク質（GTP結合タンパク質）であるGiおよびGoをADPリボシル化することにより不活性化する．Gタンパク質は，ホルモンや神経伝達物質の細胞膜レセプターから細胞内機能分子へ情報を伝達する役割をもっているので，毒素によってADPリボシル化されると，それらの細胞内情報伝達系が阻害され細胞機能の障害がもたらされる．Gタンパク質によって機能の制御を受ける分子としては，アデニル酸シクラーゼやホスホリパーゼCなどの酵素，あるいはK^+，Ca^{2+}イオンチャンネルなどが知られる．このような理由により，毒素が作用する細胞によって多様な生物活性が発揮される（図8.2E）．

　黄色ブドウ球菌が産生する毒素の1つに**ロイコシジン** leukocidin がある．この毒素の名称の由来が「白血球殺傷性タンパク質」（"*leuko*"＝白血球，"*cid*（*cidal*）"＝殺傷性の，"*in*"＝タンパク質の接尾語）であるように白血球傷害毒素である．黄色ブドウ球菌は化膿性疾患の起因菌となるが，その際に生じる白血球の死骸である膿の生成にもロイコシジンが関与すると考えられている．ロイコシジンは，F因子およびS因子の2つの成分の混合物で，これらが協力してリン脂質代謝の活性化，プ

ロスタグランジンやロイコトリエンなどアラキドン酸代謝物の合成の亢進，Gタンパク質のADPリボシル化を介したイオンチャンネルの機能変化などを通して細胞膜の機能を撹乱させ，白血球を死滅させる．

B 菌体外酵素

細菌が菌体外に放出する酵素を**菌体外酵素** extracellular enzyme という．外毒素にも酵素活性があるものが少なくないが，それらより毒性が低く，細菌の侵襲性の補助や宿主の防御機構からの回避のために働くものが多い．

1) ヒアルロニダーゼ hyaluronidase

グラム陽性菌が産生する**ヒアルロニダーゼ**は，宿主の結合組織中の細胞外マトリックスを構成する多糖成分のヒアルロン酸を分解し，菌が組織に侵襲するのを助ける．

2) コラゲナーゼ collagenase

ウェルシュ菌などの産生する**コラゲナーゼ**は，結合組織を構成する主要なタンパク質であるコラーゲンを分解する．ヒアルロニダーゼと同様に組織への菌の侵襲を助ける．

3) コアグラーゼ coagulase

黄色ブドウ球菌の産生する**コアグラーゼ**は，トロンビン様の活性をもち，宿主の血漿中のフィブリノーゲンを限定分解しフィブリンに変え，**凝固** coagulation を起こす．凝固因子であるプロトロンビンあるいはその誘導体と複合体を形成することによりトロンビン活性を発現する．この意味では，酵素そのものというより酵素の活性化因子である．コアグラーゼは，菌体の周囲にフィブリン塊をつくることによって宿主の食作用を妨害する働きがあり，菌の毒性発現に寄与するといわれる．

4) プラスミン様酵素

黄色ブドウ球菌の産生する**スタフィロキナーゼ** staphylokinase や化膿レンサ球菌の産生する**ストレプトキナーゼ** streptokinase は，フィブリンを溶解する**プラスミン** plasmin 活性がある．この活性はコアグラーゼとは逆の作用である．フィブリン形成は，細菌にとって宿主の防御から守るために有利であるが，感染部位から周囲への伝播，侵襲には不利に働くと考えられる．細菌が状況に応じて相反する2つの活性を使い分けていることになる．

C 内毒素（菌体内毒素）

グラム陰性菌感染症の経過中に，悪寒，発熱から始まり，急速な血圧低下，血栓症，循環不全を伴うショック症状が現れることは古くから知られていた．その後，このような病態が，グラム陰性菌の**内毒素** endotoxin が原因となって引き起こされることが明らかとなり，**エンドトキシンショック**と呼ばれるようになった．内毒素の作用を調べていくうちに，きわめて多彩な生物活性をもつことがわかった．

1) 化学的性質

内毒素の化学的な実体は，グラム陰性菌細胞壁（外膜）の成分である**リポ多糖** lipopolysaccharide（LPS）である．LPS は，その名称のとおり脂質 lipid 部分と多糖部分 polysaccharide とからなる複雑な分子である．細菌の種類によって LPS の構造は少しずつ異なるが，毒性の本体は**リピド A** 部分にある．リピド A は，アミノ糖であるグルコサミン，リン酸および脂肪酸より構成されている（図8.4）．

2) 免疫細胞に対する作用

マクロファージの活性化を促し，インターロイキン 1（IL-1）や腫瘍壊死因子（TNF-α）を代表とする**サイトカイン**の放出を誘導する．抗 IL-1 抗体や抗 TNF-α 抗体の投与によりエンドトキシンショックが緩和されることから，これらのサイトカインの果たす役割は大きいと考えられる（図8.5）．IL-1 は内因性発熱性物質でもあり，LPS による発熱に関与している．また，このようなサイトカインは，他の免疫系の細胞に作用し，アラキドン酸代謝物や血小板活性化因子（PAF）などの**炎症メディエーター**の産生を促す．さらに，LPS は B リンパ球にも作用し，抗原非特異的な分裂・増殖を引き起こすとともに，抗体産生細胞への分化も促進させる．

3) 血液凝固系に対する作用

血小板は LPS に対して敏感に反応する．血小板凝集反応が起こり，生成した血小板の凝集塊は血管壁に粘着し血管障害を引き起こす．また，活性化された血小板は血液凝固因子を放出し血液凝固系を作動させる．活性化された血液凝固因子は血漿中の**カリクレイン-キニン系***を介して血圧降下作

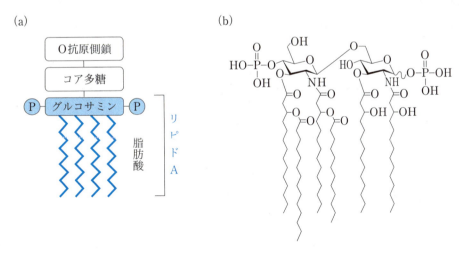

図 8.4 リポ多糖（LPS）の構造
(a) グラム陰性菌外膜の成分であるリポ多糖の構造の模式図．(b) リポ多糖の活性部分であるリピド A の構造．図は大腸菌のものを示した．

---

* カリクレイン-キニン系：活性化された血液凝固XII因子が血漿中のプレカリクレインを活性化しカリクレインを生成する．次いで，これが高分子キニノーゲンに作用し 9 個のペプチドからなるブラジキニンを遊離する．凝固XII因子やカリクレインはタンパク質分解酵素である．

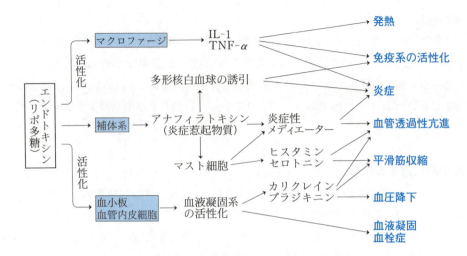

図 8.5　内毒素（エンドトキシン）の多様な作用
エンドトキシンは，生体のさまざまな機能に影響を与える．エンドトキシンによって起こる症状の多くは，生体の恒常性を保つ免疫系や血液凝固系が混乱させられた結果生じる．このような混乱が重度に起こると致命的な病態を引き起こすこともある．

用や平滑筋収縮作用をもつ**ブラジキニン**を遊離する．血小板以外にも，血液中の単球や血管内皮細胞も血液凝固を促進する因子を産生する．血液凝固系が過剰に進行すると全身のいたるところで血栓症を引き起こす．重篤な症例として**播種性血管内凝固症候群**（DIC）がある．**リムルステスト** limulus test は，カブトガニの凝固系が LPS に鋭敏なことを利用した LPS の検出法である．

4）補体系に対する作用

LPS は**補体の第二経路**[*1] alternative pathway を活性化する．補体系の活性化およびこれに続く炎症惹起物質[*2] の生成は，微小血管での炎症および血管傷害を引き起こすとともに，白血球の誘引やマスト細胞の脱顆粒反応によるヒスタミンやセロトニンの遊離を介して炎症反応を増悪させる．肺における重症例では**急性呼吸促迫症候群**（ARDS）などの危険な合併症を起こす．

8.1.4　微生物侵襲に対する宿主の抵抗性

健康な人は，生まれながらにして病原体から防御するためのさまざまな種類の抵抗性をもっている．外界に接する皮膚や粘膜は病原体侵入の物理的な障壁（バリアー）をつくっているし，皮膚や腸管に常在する**細菌叢（フローラ）**flora は他の微生物の排除に働いている．またヒトのような高等動物では免疫系が発達しており，たとえ病原体が体内に侵入してもこれを排除する機構が備わっている．

[*1] 補体の活性化経路として古典経路と第二経路が知られている．第二経路は抗体に依存しない経路で，LPS などで活性化される（詳しくは 9.6.2 参照）．
[*2] 補体の活性化によりアナフィラトキシンと呼ばれる急性炎症を惹起する物質が生成する（詳しくは 9.6.3 参照）．

A 生理的障壁

1) 皮膚と粘膜

身体の最外層の皮膚は，微生物の侵入に対する機械的な障壁となり生体を保護している．皮膚からの汗，皮脂腺から分泌される脂肪酸などの酸性物質が微生物に対しての防御に働いている．また，生体内ではあるが外界からの物質が入り込むことのできる呼吸器系，消化管，泌尿生殖器系も上皮細胞より構成される粘膜に覆われており，皮膚と同様に微生物に対する障壁となる．呼吸器系では，鼻腔の鼻毛や鼻汁，気道上皮細胞の繊毛運動，粘膜分泌物も微生物や有害物質の排除に働く．消化管においては，胃酸や消化酵素に殺菌作用があるほか，腸管上皮細胞の剝離や排便も有害な微生物の除去に役立っている．泌尿生殖器系においても粘膜分泌物や排尿が微生物の排除に貢献する．このほか涙液に含まれる**リゾチーム**には細菌の細胞壁を分解する作用がある．

2) 正常細菌叢

皮膚，気道，消化器の粘膜の表面には，多くの非病原菌が存在し，宿主と共生関係にある．皮膚にはおよそ 10^{12} 個の，そして消化管にはおよそ 10^{14} 個もの細菌が存在するという．このような微生物の集団を**正常細菌叢**（フローラ）normal flora という．正常フローラを形成する常在菌と外部から侵入した病原菌との間で，栄養素の拮抗が起こることにより，あるいは常在菌の産生する**バクテリオシン**のような抗菌物質により病原菌の生育が抑えられる．腟内においては常在細菌が乳酸を産生するため酸性に傾き外部からの細菌の侵入が阻止される．しかし，抗生物質などの長期投与で常在菌が減少すると，抗生物質に耐性のカンジダなどが増殖する．このような現象を**菌交代症**という．マウスの実験でも，抗生物質で腸内の正常フローラを破壊すると，ネズミチフス菌に対する感受性が数百倍に高まることが知られている．

B 免疫機構

1) 貪食作用

生理的障壁を運よく通過し生体内に侵入した微生物は，**単核食細胞** mononuclear phagocyte（単球・マクロファージなど）および**多形核白血球** polymorphonuclear leukocyte（好中球，好酸球，好塩基球）などの**食細胞**（これらの細胞の性質などについては 9.2.1 を参照）によって捕捉および貪食され，食細胞の内部で消化酵素や殺菌物質の作用を受ける．マクロファージは，血液中の単球が組織に定着し分化したものと考えられている．結合組織中の**組織球** histiocyte，肝臓の**クッパー細胞** Kupffer cell，骨組織中の**破骨細胞** osteoclast，神経組織の**ミクログリア** microglial cell などもマクロファージの仲間である．**肺胞マクロファージ** alveolar macrophage は，肺胞の表面に存在し，気道から侵入してくる異物の処理にあたっている．また，好中球などの多形核白血球は，通常は血液中を循環しているが，感染があると血管壁を通り抜け局所へ遊走する（図 8.1）．これを白血球の**血管外遊走** transendothelial migration と呼ぶ．

食細胞による**食作用** phagocytosis は，微生物に対する特異的抗体が存在すると，より活発に行われるようになる．抗体が結合した微生物は，食細胞表面にある抗体のレセプター（Fc レセプター）を介して，抗体と結合した形で効率よく取り込まれる．同時に，補体の活性化も食細胞の貪食作用に

対し促進的に働く．このような抗体や補体成分のように異物の処理の効率を上げる因子を**オプソニン** opsonin と呼ぶ（9.5.2，9.6.3 参照）．

2) リンパ組織

免疫系細胞は，血管やリンパ管を通り全身を循環しているが，体内の要所にこれらの細胞が集合しているリンパ組織（器官）がある．リンパ系器官は，リンパ球の成熟が起こる骨髄と胸腺（一次リンパ器官）と，それ以外の脾臓，リンパ節，粘膜関連リンパ組織など（二次リンパ器官）とに大別される（9.2.3 参照）．二次リンパ器官には免疫系に関与する細胞が集合しており，外界から侵入する微生物など異物に対する免疫応答の前線基地となっている．これらのリンパ組織は，微生物の侵入経路になりそうな戦略的に重要なところにある．例えば，**扁桃腺**や**アデノイド**は，口や鼻から侵入する異物の監視をしているし，腸管からの侵入に対しては**パイエル板**に免疫細胞が集結し，鼠径部リンパ節は足から来るリンパ管の関所となっている．

3) 炎 症

微生物が感染した組織では，しばしば**炎症** inflammation が起こる．炎症は，血管の透過性の亢進，多形核白血球の遊走と貪食，マクロファージによる微生物や白血球の残骸の処理，組織の修復などの多くの現象を含む複雑な過程であり，生体防御反応の1つであると考えられる．炎症の惹起には，補体成分の活性化，マスト細胞の脱顆粒反応によるヒスタミンの遊離，アラキドン酸代謝物など**炎症メディエーター**の産生と放出，免疫細胞からの**サイトカイン**の放出，肝臓での急性期タンパク質合成の亢進など数多くの因子が関わっている．炎症に伴う毛細血管の腫脹により血漿が滲出し，凝固系が作動しフィブリン形成が起こる（浮腫の形成）．これにより局所を閉鎖し，他の部位への微生物の拡散が抑制される．やがて，炎症局所では線維芽細胞が集積，増殖し，酸性ムコ多糖類やコラーゲンを産生することによって組織修復が始まる．また，これらの成分には，炎症反応に関与した多くの因子を吸収し炎症を沈静化させる作用も知られている．

4) ウイルスの干渉

ウイルスの感染を受けた宿主細胞は，他のウイルスの感染を受けにくくなる現象が知られる．これを**干渉** interference という．この現象には宿主細胞が産生する**インターフェロン** interferon（IFN）が重要な役割を果たす．インターフェロンは，α，β，γ 型の3種類が知られ，いずれも抗ウイルス作用を有する．α 型は主に白血球から，β 型は主に線維芽細胞から，γ 型は主に活性化Tリンパ球からそれぞれ産生される．γ 型には抗ウイルス作用以外にも，マクロファージやナチュラルキラー細胞（NK細胞）の機能を高める働きがあり（9.3.3，9.7.3 参照），免疫インターフェロンとも呼ばれる．インターフェロンの宿主細胞内での作用は，翻訳開始因子の不活性化をもたらすこと，およびリボヌクレアーゼの活性化を促すことにより mRNA の分解を促進することにより発揮される（図 8.6）．インターフェロンはウイルス性肝炎や悪性腫瘍の治療薬として用いられている．

5) 特異的免疫による防御機構

細菌や毒素に対する抗体が関与する体液性免疫機構や細胞内寄生微生物をリンパ球の働きで攻撃す

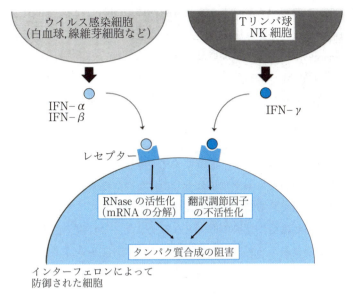

図 8.6　インターフェロンの作用
ウイルス感染細胞やリンパ球から抗ウイルス作用をもつインターフェロンが産生され放出される．インターフェロンがレセプターに結合すると，細胞内のリボヌクレアーゼ（RNase）が活性化されmRNAの分解が起こるとともに，翻訳調節因子が不活性化されタンパク質合成が阻害される．

る細胞性免疫機構は，微生物感染からの防御にきわめて大きな役割を演じているが，これについては9章で詳述する．

C　宿主の防御機構からの回避

微生物側にも宿主の免疫反応を回避するためのいろいろな手段が備わっている．例えば，
① 菌体の表面を防御物質で覆う
② 免疫反応による特異的認識を混乱させるために抗原構造を変化させる
③ 宿主の細胞内に寄生することにより身を隠す
④ 宿主の防御機構に障害を与えるような毒素や因子を放出する
などの微生物側の防御機構がある．

1）微生物の表層物質の変化

　一般にグラム陽性菌は，厚いペプチドグリカン層をもつので補体（9.6 節）に攻撃されにくいが，それに加えて肺炎レンサ球菌や黄色ブドウ球菌などは，**莢膜**と呼ばれる多糖体を主成分とする強固な膜で菌体を覆うことにより食細胞の攻撃から身を守る．遺伝的に莢膜を産生できない肺炎レンサ球菌は，宿主に対しての病原性が低い．また，宿主の組織内においては，環境条件の変化に応じて，細菌が**グリコカリックス**（糖被）glycocalix あるいは**細胞外多糖** extracellular polysaccharide（EPS）と呼ばれる被膜を形成することがある．このような多糖成分からなる被膜に囲まれて菌が生息している状態を**バイオフィルム** biofilm と呼ぶ．バイオフィルム内部には密集して細菌が生息し，被膜によって周囲から隔絶されるので，食作用や抗体などの宿主の免疫反応から守られる．さらには抗生物質

などの化学療法剤の作用も及びにくいことから感染症治療の問題となっている．

　原虫であるトリパノソーマは，1世代ごとに表面構造を変えることにより，宿主が感染初期につくった抗体の効果を次世代以降に対して減弱させることも知られている．インフルエンザウイルスやヒト免疫不全ウイルス（HIV）も，表面抗原の変異が起こりやすく，宿主の抗原特異的な免疫反応から回避しやすい．このような問題はワクチンの開発の障害になっている．

2） バイオフィルム

　バイオフィルムを形成している細菌は，消毒薬や化学療法薬に対して抵抗性をもつので，浮遊細菌に対して効力を示す濃度を用いても殺菌効果は十分ではない．感染防止のためには，細菌がバイオフィルムを形成する以前に処置をすることが重要となる．カテーテルに黄色ブドウ球菌のバイオフィルムが形成されることがしばしば院内感染の原因となる．また，むし歯や歯周病の原因となる歯垢もバイオフィルムの1つの形態と考えられている．通常，バイオフィルムは1種類の菌で構成されることはまれであり，好気性菌や嫌気性菌など複数種の菌が生息し，ある種の生態系を構築していると考えられている．バイオフィルム内で高密度に生育した菌は，高等生物のホルモンのような作用をもつクオルモン[*1] quormone と呼ばれる物質を介して互いにコミュニケーションを取り合っている．例えば，菌の密度が高くなるとクオルモン濃度が上昇し，これがシグナルとなって毒素遺伝子の発現が誘導される．宿主側からみれば，感染した細菌から一斉に毒素が放出されるので厄介な現象と考えられる．このように細菌がクオルモンなどのシグナル分子を用いて周囲の状況を把握しながら環境変化に対して応答することをクオラムセンシング[*2] quorum sensing と呼ぶ．

3） 細胞内寄生性

　結核菌，ブルセラ，レジオネラなどの細胞内寄生細菌やウイルスは，宿主の免疫反応によって抗体が十分産生される前に細胞内に寄生することによって身を隠してしまう．通常，マクロファージなどの食細胞に貪食された細菌は，食細胞の殺菌作用によって破壊されるが，細胞内寄生細菌はそれをも回避してしまう．細菌を取り込んだ食細胞内の小胞であるファゴソーム phagosome は，リソソーム lysosome と融合し，ファゴリソソーム phagolysosome を形成する．そして，リソソーム内に貯留されている加水分解酵素をファゴソームに導入し，細菌に対して作用させるが（9.3.1 参照），例えば結核菌の場合は，細胞壁に脂質含量の高いロウ wax のような疎水的な被膜をもつため食細胞の攻撃に抵抗性を示す．また同時に，結核菌やレジオネラは，ファゴソームとリソソームの融合を妨害する分子を分泌することが知られている．

[*1] 生物の細胞間情報伝達にはさまざまな物質が用いられる．動物や植物でのホルモン，昆虫類でのフェロモンと同様に，細菌においても細胞間シグナル分子が放出されクオルモンと命名されている．アミノ酸や脂肪酸の誘導体などが知られている．別名オートインデューサー autoinducer とも呼ばれる．
[*2] 「クオラム quorum」は議会の「定足数」を表す用語で，出席議員がこの数を超えることによって議決が成立することになぞらえている．

4) 食細胞の機能妨害

結核菌やレジオネラがファゴリソソームの形成を妨害することを述べたが，この他にも細菌は食細胞の機能を阻害するようにふるまうことがある．例えば，黄色ブドウ球菌の産生する**コアグラーゼ**は，宿主の血液凝固系に作用しフィブリン凝固を起こす．その結果，菌体の表面にフィブリン線維が付着し食細胞の接触が妨げられてしまう．また，細菌の産生する毒素の中には，食細胞に対し細胞傷害性をもつものがある．ロイコシジン（黄色ブドウ球菌），ストレプトリジン（化膿レンサ球菌），ニューモリジン（肺炎レンサ球菌）などがその例である．この他にも，補体成分を破壊することによって感染局所への白血球の遊走を阻害する分子が緑膿菌によって産生されることが知られている．

5) 胃酸の中和

胃内は胃酸の分泌によって強酸性になっているので，細菌にとっては生存の難しい環境である．ところが，慢性胃炎や胃潰瘍の原因として注目されている**ピロリ菌** *Helicobacter pylori* には酸を中和するしくみが備わっている．この菌の産生する**ウレアーゼ**[*1] urease が，尿素を分解して生成するアンモニアによって胃酸を中和し，胃内での菌の生存能力を高めていると考えられている．

8.1.5 感染症の感染経路

感染が成立するためにはいくつかの要件が必要である．その第1は感染源の存在である．病原微生物を体内にもち，これを他の健常人に伝達する可能性のある患者や保菌者が感染源となる．第2には感染経路の存在である．すなわち，感染症の患者や保菌者から病原体を運ぶ媒介体の問題である．第3は，宿主の感受性あるいは抵抗性である．感染源から感染経路を介して，病原体が他の個体に伝播した場合，宿主に感受性がなければ感染しないか，または感染しても発病にはいたらないが，感受性が高い場合には感染が成立する．これらの要件は，感染症の予防において重要なポイントとなる．

A 感染源

感染症の患者は，体内で増殖した病原体を糞便，尿，喀痰，嘔吐物などに排泄するため患者が感染源となる場合が多い．したがって感染症の伝播を防ぐためには，患者の速やかな発見や患者に対しての適切な処置によって，病原体の散布を防止することが有効な対策となる．

特定の病原体の感染があっても発症していない感染者を保菌者[*2] carrier という．保菌者には，次の3通りがある．健康保菌者 healthy carrier とは，病原体の侵入によって感染を受けたのちにも自覚的あるいは他覚的に臨床症状が認められない者で，いわゆる**不顕性感染** inapparent infection を受けている．病原体を排泄していることも多い．潜伏期保菌者 latent carrier とは，病原体が体内に侵入したが，まだ臨床的症状が現れていない潜伏期にある者をいう．持続保菌者[*3] chronic carrier とは，感染症に罹患し回復後も病原体を体外に排泄する者をいう．保菌者には症状がないため，その存在がわかりにくく，患者の場合に比較して感染の危険性に対する警戒が薄い．このことが感染の機会

[*1] $(NH_2)_2CO + H_2O \longrightarrow CO_2 + 2NH_3$ の反応を触媒する．
[*2] 細菌以外のウイルスや原虫などの病原体の場合にも保菌者という言葉が使われることも多い．
[*3] 病後保菌者あるいは回復期保菌者ともいう．

の増加につながっている．

B 感染経路

感染経路は，直接伝播 direct transmission と間接伝播 indirect transmission の2種類に大別される．

1) 直接伝播

病原体の伝播がヒトからヒトへと直接に起こる場合を直接伝播という．例えば，性感染症 sexually transmitted disease（STD）のように患者との性的接触などによる直接接触と，インフルエンザ，百日咳，肺結核などの呼吸器感染症のように咳，くしゃみ，唾液を介する飛沫感染（直接投射）とがある．また，妊婦の感染が胎盤を通じて胎児に波及することを胎盤感染 placental infection という．妊婦が梅毒や風疹に罹患していると，胎児が先天梅毒や先天性風疹症候群に罹ることがある．垂直感染 vertical infection という言葉も使われる．

2) 間接伝播

患者の使用した寝具やタオル，食器，包帯，注射針など菌に汚染された器物を通じて（間接接触），あるいは食物，飲料水などの媒介物により病原体が宿主に運ばれる伝播形式である．食中毒原因菌に汚染された飲食物やトラコーマ患者の病原体に汚染されたタオルなどがその例である．食物による間接伝播は，食物中で病原体の増殖が起こるため，潜伏期が短く，発症率および致命率が高い．また飲料水汚染の場合，しばしば広範囲に爆発的に発生することが多い．間接伝播で，もう1つ重要なものに媒介動物感染 vector-borne infection がある．蚊により媒介されるマラリア，日本脳炎，デング熱，シラミにより媒介される発疹チフスや回帰熱，ノミにより媒介されるペストなどは，中間宿主である節足動物体内で増殖した病原微生物が，刺咬あるいは吐出物や糞を通して伝播される．ハエやゴキブリなど動物体表に付着した病原体により伝播する腸チフス，赤痢などの経口伝染病の例もある．

C 宿主の感受性

病原微生物が宿主の体内に侵入したとき発症するか否かは，宿主の感受性により決まる．感受性に影響を与える因子は次のものがあげられる．

1) 先天性抵抗性

宿主が先天的にもっている解剖学的あるいは生理的機構による抵抗性が病原体に対する感受性を決定する因子の1つとなる．皮膚や粘膜による物理的な障壁や正常細菌叢は，病原体の組織への侵入に対して宿主に抵抗性を与える（8.1.4参照）．また，経口的な感染経路の場合，胃酸による殺菌が効果的である．下痢，嘔吐，喀痰なども病原体を排除するための一種の防御機構であるといえる．

2) 免疫反応

病原微生物あるいは産生される毒素に対して非特異的あるいは特異的な排除を行う免疫反応は，宿主の重要な防御機構である（詳しくは9章で述べる）．過去の感染歴や疑似的な感染であるワクチン接種などが免疫反応による抵抗性を高める．このような抵抗性には有効な期間に長短がある．例えば，

麻疹のように一度罹患して免疫を獲得すればほとんど終生にわたって維持されるものや，種痘のように有効期間が数年のものなど多様である．

3) 栄養と疲労

栄養状態の良否，疲労の有無は感染症に対する感受性に影響を与える．良好な栄養状態を維持し，過労に陥らないようにすることが全身的な抵抗性を高め，感染症の予防につながる．

4) 日和見感染

正常細菌叢を形成する細菌あるいはカンジダやアスペルギルスなどの真菌は，健常人に対しては病原性を示さないが，抵抗性が低下した宿主に対して感染症を起こすことがある．これを日和見感染 opportunistic infection といい，またこのような状態の宿主を易感染性宿主 compromised host という．例えば，臓器移植後に免疫抑制剤の投与を受けている患者，白血病やエイズ（後天性免疫不全症候群）で免疫能力の低下している患者，放射線や抗悪性腫瘍薬の治療を受けている末期がんの患者，手術後の患者，高齢者，新生児などは日和見感染を起こしやすい．また，広域抗生物質の使用により細菌叢が変化したために起こる菌交代症も広義の日和見感染といえる．

8.2 感染症の予防

　感染症の予防には感染源および感染経路を含めた環境条件の整備や，宿主の抵抗性を高めるための予防接種など国家あるいは国際的なレベルでの総合的な対策が重要となる．わが国においては，1897（明治30）年に制定された「伝染病予防法」を中心に「性病予防法」，「結核予防法」，「食品衛生法」などと併せて，感染症の予防および蔓延の防止について施策がとられてきた．しかし近年，新興感染症（エボラ出血熱，エイズ，C型肝炎など）の出現や，すでに克服されたと考えられていた感染症が再興感染症（結核，マラリアなど）として再び脅威となっているように感染症の発生状況に変化が生じている．また，保健医療をとりまく環境の変化，国際交流の進展，患者の人権への配慮などが考慮され，従来の「伝染病予防法」が全面的に改められ，同時に「性病予防法」，「後天性免疫不全症候群の予防に関する法律」（エイズ予防法）が廃止統合され「感染症の予防及び感染症の患者に対する医療に関する法律」（以下「感染症法」）が制定され，1999（平成11）年より施行された．平成11年の厚生白書では「感染症新法では，従来のように感染症が発生してから対策を講じるといった事後対応型行政から，普段から感染症の発生・拡大を防止するために施策を講ずる事前対応型行政への転換を図っている．この一環として，国が感染症発生動向の調査体制の充実を図り，感染症情報の収集と分析に基づいて，国民や医療関係者に対して感染症予防のために必要な情報を提供する．」と謳われている．「感染症法」では，対象とする感染症をその感染力や罹った場合の症状の重篤性などに基づいて，一類感染症から五類感染症に分類し，類型に応じて入院，就業制限などの対応がとられる（表8.3）．

表8.3 「感染症法」の対象となる感染症

類型および性格	感染症名等	主な対応・措置
[一類感染症] 感染力，罹患した場合の重篤性等に基づく総合的な観点からみた危険性が極めて高い感染症	エボラ出血熱，クリミア・コンゴ出血熱，痘そう，南米出血熱，ペスト，マールブルグ病，ラッサ熱	対人：原則入院 対物：消毒等の措置 交通制限等の措置が可能
[二類感染症] 感染力，罹患した場合の重篤性等に基づく総合的な観点からみた危険性が高い感染症	急性灰白髄炎，ジフテリア，重症急性呼吸器症候群（SARSコロナウイルス），結核，鳥インフルエンザ（H5N1）	対人：状況に応じて入院 対物：消毒等の措置
[三類感染症] 感染力，罹患した場合の重篤性等に基づく総合的な観点からみた危険性が高くないが，特定の職業への就業によって感染症の集団発生を起こし得る感染症	腸管出血性大腸菌感染症，コレラ，細菌性赤痢，腸チフス，パラチフス	対人：特定職種への就業制限 対物：消毒等の措置
[四類感染症] 人から人への感染はほとんどないが，動物，飲食物等の物件を介して感染するため，動物や物件の消毒，廃棄などの措置が必要となる感染症	E型肝炎，A型肝炎，黄熱，Q熱，狂犬病，炭疽，鳥インフルエンザ（H5N1を除く），ボツリヌス症，マラリア，野兎病，【政令】ウエストナイル熱，エキノコックス症，オウム病，オムスク出血熱，回帰熱，キャサヌル森林病，コクシジオイデス症，サル痘，重症熱性血小板減少症候群（SFTS），腎症候性出血熱，西部ウマ脳炎，ダニ媒介脳炎，チクングニア熱，つつが虫病，デング熱，東部ウマ脳炎，ニパウイルス感染症，日本紅斑熱，日本脳炎，ハンタウイルス肺症候群，Bウイルス病，鼻疽，ブルセラ症，ベネズエラウマ脳炎，ヘンドラウイルス感染症，発しんチフス，ライム病，リッサウイルス感染症，リフトバレー熱，類鼻疽，レジオネラ症，レプトスピラ症，ロッキー山紅斑熱	動物への措置を含む消毒等の措置
[五類感染症] 感染症発生動向調査を行い，その結果等に基づいて必要な情報を一般国民や医療関係者に提供・公開していくことによって，発生・拡大を防止すべき感染症	インフルエンザ（鳥インフルエンザ及び新型インフルエンザ等感染症を除く），ウイルス性肝炎（E型及びA型肝炎を除く），クリプトスポリジウム症，後天性免疫不全症候群，性器クラミジア感染症，梅毒，麻しん，メチシリン耐性黄色ブドウ球菌感染症，【省令】アメーバ赤痢，RSウイルス感染症，咽頭結膜熱，A群溶血性レンサ球菌咽頭炎，感染性胃腸炎，急性出血性結膜炎，急性脳炎（ウエストナイル脳炎，西部ウマ脳炎，ダニ媒介脳炎，東部ウマ脳炎，日本脳炎，ベネズエラ	発生動向の調査

表 8.3 つづき

類型および性格	感染症名等	主な対応・措置
	ウマ脳炎及びリフトバレー熱を除く），クラミジア肺炎（オウム病を除く），クロイツフェルト・ヤコブ病，劇症型溶血性レンサ球菌感染症，細菌性髄膜炎，ジアルジア症，侵襲性インフルエンザ菌感染症，侵襲性髄膜炎菌感染症，侵襲性肺炎球菌感染症，水痘，性器ヘルペスウイルス感染症，尖圭コンジローマ，先天性風しん症候群，手足口病，伝染性紅斑，突発性発しん，破傷風，バンコマイシン耐性黄色ブドウ球菌感染症，バンコマイシン耐性腸球菌感染症，百日咳，風しん，ペニシリン耐性肺炎球菌感染症，ヘルパンギーナ，マイコプラズマ肺炎，無菌性髄膜炎，薬剤耐性アシネトバクター感染症，薬剤耐性緑膿菌感染症，流行性角結膜炎，流行性耳下腺炎，淋菌感染症	
新型インフルエンザ等感染症	新型インフルエンザ，再興型インフルエンザ	対人：原則入院 対物：消毒等の措置
指定感染症	鳥インフルエンザ（H7N9）	一類から三類に準じた措置
新感染症	（現在は該当なし）	

（厚生労働省ホームページより（平成26年3月））

8.2.1 病原体対策

病原体の伝播を防御するための原則は，患者および保菌者を早期に発見し，適切な消毒や治療，必要ならば隔離し感染源の拡大を防止することである．そのために以下のような対策がとられる．

A 消 毒

感染者から排出される汚染物またはそれと接触した器物を，できるだけ速やかに消毒することが病原体の拡散防止につながる．また，間接接触で伝播する感染症では，患者の使用した物品や寝具の洗浄および消毒を行う（消毒については8.3節を参照）．

B 感染源の発見と処置

患者および保菌者の早期発見および早期治療のために，「感染症法」では，5分類された感染症について，医師が感染症情報を保健所へ届け出るように義務づけられている*．また，獣医師に対し，エボラ出血熱などに罹ったサルなどの動物由来感染症の届出も義務づけられている．これらの情報は，感染症の発生動向調査（サーベイランス surveillance）として国立感染症研究所感染症情報センター

---

*「感染症法」では「全数把握」と「定点把握」の感染症を分類している．一類から四類感染症，新型インフルエンザ等感染症および五類感染症のうち厚生省令で「全数把握」に指定されている疾患については，医師が感染症の発生情報を保健所に届け出ることになっている．また，五類感染症のうち「定点把握」に指定されている疾患については，定点医療機関から届け出を行うことが定められている．

でまとめられ感染症対策に役立てられている*1．

患者および保菌者に対しては，まず適切な治療が行われることが重要である．また直接あるいは間接に伝播するのを防ぐために必要ならば患者に隔離治療を施す．「感染症法」では，感染症患者の人権を尊重しつつ説明と同意（インフォームドコンセント）に基づいた入院勧告，応急的な入院，入院の必要性を確認するための協議会による診査や審査請求などの制度が設けられている．また，食品取扱い従事者については，伝染可能期間の従事の停止なども病原体の伝播防止に重要な処置となる．

C 検 疫

国内に常在しない病原体が海外から持ち込まれ流行する感染症を**外来感染症** exotic infectious disease という．これらの感染症の流行を防ぐために，空港，港，国境で**検疫***2 quarantine が行われる．例えば，対象となる感染症の流行地から到着した船舶の乗客および乗組員の保菌者検索を行い，保菌者が発見された場合に必要に応じて入院や行動制限を行う．検疫の対象となる検疫感染症には，一類感染症の全疾患（7種類），二類感染症のうち鳥インフルエンザ（H5N1），四類感染症のうちデング熱，チクングニア熱，マラリア等が指定されている．

D 媒介動物対策

動物は病原巣あるいは病原体を保有する場合がある．特に，節足動物類は病原体を運搬する役割を果たすことも多い．したがって，これらの有害動物の駆除は，病原体対策としても，感染経路対策としても重要である．ネズミの駆除，野犬の撲滅や畜犬に対する予防接種，蚊，ノミ，シラミの殺滅などが例としてあげられる．また，輸入動物に対しても対策がとられている．エボラ出血熱を媒介するサルなどについて輸入が制限されている．また，一部改正された狂犬病予防法において，これまで対象であったイヌに加え，狂犬病を媒介する可能性のあるネコ，アライグマ，キツネ，スカンクが輸入検疫の対象となっている．

8.2.2 感染経路対策

A 直接伝播

感染者との直接接触を防ぐためには，感染予防の正しい知識を普及する必要がある．性感染症では，不特定多数との接触を避けることやコンドームなどの衛生器具の使用が感染予防になる．飛沫感染（直接投射）を防ぐためには，感染者との接近を避けるとともに，やむを得ず接近するときには感染者，健康者ともマスクを使用する．うがいも有効である．胎盤感染の防止については，妊婦の梅毒血清検査をできるだけ早期に実施し，梅毒感染の考えられる場合には直ちに治療を開始する．風疹は予防接種により予防が可能であり，生後12〜90月と12〜15歳に定期接種が行われている．麻疹，水

---

*1 調査結果は国立感染症研究所感染症情報センターに集約され，感染症発生動向調査，病原微生物検出情報，感染症流行予測調査等にまとめられ公表されている（国立感染症研究所のホームページから閲覧できる）．
*2 「検疫」はイタリア語で「40日間」を意味する．14世紀にペスト予防のためにイタリアのラグザ（現在はクロアチア共和国のドブロブニク）において，入港する船舶を40日間繋留したことが語源となっている．

痘，インフルエンザは，幼稚園や学校を中心として蔓延することが多く，流行の兆候が認められたときには，学級閉鎖，学校閉鎖などの措置をとり，健康児童への感染を防ぐ．

B 間接伝播

患者の排泄物，病原体に汚染された器物の消毒は，感染経路の遮断にきわめて重要となる．飲食物については，食事前後の手洗い，食物の保存，調理などの取り扱いへの衛生的注意，調理者の健康診断，調理場の清潔保持などがあげられる．また，生水や生の魚介類，肉類を避けることも重要である．

8.2.3 感染の予防と治療

A 感受性対策

平常時における健康の保持増進に努めることは，病原体に対する抵抗性を維持する上で基本的に重要である．また，個々の病原体に対する抵抗性を増強させる手段として予防接種（ワクチンの接種）が効果的である．予防接種はヒトばかりでなく，狂犬病ワクチンなどのように動物に対しても行われることもある．予防接種の他に，免疫血清や免疫グロブリンの投与など受動的に免疫能を高める方法もとられる．

B ワクチンの接種

微生物あるいは微生物由来の抗原をヒトや動物に接種し，これらの外来抗原に対する免疫応答を促すものである．宿主の**能動免疫** active immunity を利用するものであり，この処置を**予防接種** vaccination といい，接種する抗原を**ワクチン**[*1] vaccine という．これまでさまざまな感染症に対してワクチンが開発され，感染症の予防に貢献してきた．1980 年に WHO が天然痘撲滅宣言を出したが，予防接種の果たした役割は大きい．ワクチンとしては，病原性をもった細菌を殺したもの（死菌）または病原性ウイルスを化学的な処理で不活性化したもの（不活化ワクチン）を接種する場合，弱毒菌や弱毒ウイルス（生ワクチン）を接種する場合，あるいは精製された外毒素を化学処理して不活化したもの（トキソイド）を接種する場合がある．最近では，微生物から抗原成分を精製して副作用を軽減させたコンポーネントワクチンも用いられている．

予防接種は，従来「**予防接種法**」によって義務づけられていたが，感染症の発生状況の推移や副作用に対する国民の意識の変化に対応して，1994（平成 6）年に改正が行われた．この改正の基本となる考え方は，予防接種は法律によって強制するのではなく，必要な予防接種を国が勧め，子どもや保護者はこれを受ける努力をするといういわゆる「勧奨接種」となった．勧奨される予防接種（定期予防接種）は，百日咳，ジフテリア，破傷風，ポリオ，麻疹，風疹，日本脳炎，BCG（結核），肺炎球菌感染症，インフルエンザ菌 b 型（Hib）感染症，ヒトパピローマウイルス感染症である[*2]（表 8.4）．このうち，ジフテリア diphtheria，百日咳 pertussis および破傷風 tetanus は三種混合ワクチン

[*1] 18 世紀末の E. Jenner は，牛痘に罹った人が天然痘（痘そう）に罹らないことを知り，健康な人に牛痘の膿疱を接種したのが予防接種の始まりである．種痘 vaccinia にちなんで「ワクチン」と命名された．
[*2] 定期接種となっているワクチンでも，副作用が疑われる場合には，勧奨が差し控えられることがある．

(DPT）が用いられる．最近では，ポリオを加え四種混合ワクチンが用いられている．混合ワクチンを用いることにより，接種回数を減らすことができるとともに，百日咳菌のアジュバント効果（9.5.3 参照）により効率的な免疫が期待できる．インフルエンザ，おたふくかぜ（流行性耳下腺炎），水痘，A 型肝炎，B 型肝炎，ロタウイルスなどは任意の予防接種となっている．

C 血清療法

　外毒素によって病原性が発揮される感染症の場合に，外毒素に対する抗血清を用いて毒素を中和し，感染症を治療することを血清療法 serum therapy と呼ぶ．予防接種がワクチンによる能動免疫の獲得を目指すのに対して，血清療法では，すでに血清に含まれている抗体を利用する受動免疫である．ジフテリア，破傷風，ガス壊疽，ボツリヌス中毒に対する血清療法には，これらの毒素を化学処理で無毒化したトキソイド toxoid をウマに注射して作成した抗毒素血清を使用する．マムシなどの毒蛇に咬まれた場合の毒素の中和にも抗毒素血清が用いられる．また，治療目的以外に麻疹，百日咳などの小児が罹りやすい感染症では，家族にこれらの感染症が発生した場合，未感染児の二次感染を防ぐために，その病気に感染した人の血清やガンマグロブリン分画を投与することもある．このような場

表 8.4　法律による定期予防接種

ワクチンの種類	対象年齢等	備　考
四種混合（DPT-IPV） ［ジフテリア・百日咳・破傷風・ポリオ］	I 期初回：生後 3～12 か月（3 回） I 期追加：初回接種終了後，生後 12～18 か月の間に 1 回 II 期：11 歳で DT（ジフテリア・破傷風）ワクチンを 1 回接種	三種混合（DPT）とポリオワクチンを別々に接種も可
二種混合（MR） ［麻疹・風疹］	I 期：1～2 歳の間に 1 回 II 期：5～7 歳の間に 1 回（小学校入学前の 1 年間）	
BCG（結核）	生後 5～8 か月に 1 回	
日本脳炎	I 期初回：3～4 歳に 2 回 I 期追加：4～5 歳に 1 回 II 期：9～10 歳に 1 回	副作用のため平成 17～21 年度は積極的勧奨が差し控えられていたが，その後新たなワクチンが開発され復活
インフルエンザ菌 b 型（Hib）	初回：生後 2～7 か月未満（4～8 週間の間隔で 3 回） 追加：初回接種後 7～13 か月の間に 1 回	初回接種を受ける時期により接種回数が変わる
小児用肺炎球菌	初回：生後 2～7 か月未満（27 日以上の間隔で 3 回） 追加：初回接種終了後 60 日以上の間隔をあけて生後 12～15 か月で 1 回	初回接種を受ける時期により接種回数が変わる
ヒトパピローマウイルス	中学 1 年～高校 3 年生相当の女子 初回：概ね中学 1 年 1～2 か月の間隔をあけて 2 回目，初回接種の 6 か月後に 3 回目を接種	平成 25 年より積極的勧奨が差し控えられている

（国立感染症研究所ホームページより（平成 26 年 4 月））

合，ワクチン接種による能動免疫で免疫能を獲得するまでの時間的な余裕がないので血清療法による処置が行われる．血清療法で異種（例えばウマ）の抗血清を使用する場合には血清病に対する注意が必要である（9.9.3 参照）．

D 化学療法

細菌による感染症には抗生物質や合成抗菌薬などの化学療法が有効で，治療の中心となっている．真菌，原虫に対しても化学療法剤が開発されている．これらについては7章に詳述されている．また，ウイルス性疾患に対しても抗ウイルス薬が開発されているが，細菌に対する化学療法剤に比べると種類も少ないので，有効性が高くかつ副作用の少ない薬剤の開発が望まれている．

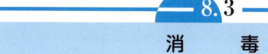

8.3 消毒

感染症の予防には，病原微生物の体内への侵入および他の個体への拡散を防ぐことがきわめて効果的であり，このために病原微生物を化学的あるいは物理的手段で直接に殺すことが重要となる．これを**消毒** disinfection という．この用語を使用するときには，同時に存在している非病原性微生物の生死は問題としない．これに対し，**滅菌**あるいは**殺菌**は，病原，非病原を問わずあらゆる微生物を死滅させることを意味している．滅菌については10章で述べる．近年，抗生物質を含む化学療法剤の発達により，消毒薬に対する関心が薄れる傾向にあったが，最近MRSA（メチシリン耐性黄色ブドウ球菌）など院内感染の問題が注目され，また鳥インフルエンザの流行により，消毒薬の重要性が見直されてきている．消毒の対象や用途に応じてさまざまな消毒薬が使用されている．

8.3.1 消毒薬の効力検定

消毒薬の殺菌効力の検定には，多数の方法が考案されている．このうち代表的な例を紹介する．

A 最小発育阻止濃度測定法

抗生物質や抗菌薬の抗菌力の指標として用いられる**最小発育阻止濃度**（最小生育阻止濃度）minimum inhibitory concentration（MIC）を消毒薬にも応用したもので，接種した細菌の発育を阻止する消毒薬の最小濃度を測定する方法である．MICの値が小さいほど消毒薬の効力が強いことを表す．具体的な方法は7章を参照されたい．

B フェノール係数

さまざまな消毒薬の殺菌力を，代表的な消毒薬であるフェノール（石炭酸）の殺菌力と比較する方法である．最小生育阻止濃度測定法の場合と同様に，被検消毒薬と標準フェノールの希釈液をいろいろな濃度で作成し，これを菌に作用させ一定時間後の殺菌効果を比べる．検定用の菌としてチフス菌あるいは黄色ブドウ球菌を使用する．具体的な操作は以下のように行う（図8.7）．

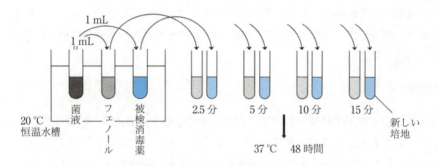

図 8.7 フェノール係数の測定法

表 8.5 フェノール係数の測定例

消毒薬	希釈倍率	作用時間			
		2.5 分	5 分	10 分	15 分
フェノール	1:80	−	−	−	−
	1:90	+	+	−	−
	1:100	+	+	+	−
	1:110	+	+	+	+
被検体	1:400	−	−	−	−
	1:500	+	+	−	−
	1:600	+	+	+	−
	1:700	+	+	+	+

＋：菌が生存，−：菌が死滅

① 被検消毒薬あるいは標準フェノールの希釈液を 10 mL ずつ入れた試験管を 20 ℃の恒温水槽に入れておき，接種菌液 1 mL を加える．
② 菌を接種してから 2.5，5，10，15 分後に，それぞれ白金耳で菌を取り，新しい培地に接種する．
③ 37 ℃で 48 時間培養後，肉眼的に菌の増殖を判定する．
④ 消毒薬と標準フェノールのそれぞれについて，消毒薬との接触が 5 分間では生存し 10 分間で死滅するような希釈倍数を求め，以下の式より**フェノール係数**（石炭酸係数）phenol coefficient を求める．

$$\frac{被検消毒液の希釈倍数}{フェノールの希釈倍数} = フェノール係数$$

表 8.5 に 1 例を示したが，この場合のフェノール係数は，500/90 ＝ 5.5 となる．フェノール係数は，消毒薬の効力が比較的簡単に数値化され有用な指標となるが，問題点もないわけではない．それは，作用温度（通常 20 ℃），検定に用いる菌種（チフス菌あるいは黄色ブドウ球菌），消毒薬との接触時間（5〜10 分）などの設定条件が変わると係数も変化することである．特に消毒薬との接触時間が 5〜10 分であり，手指の消毒などの場合においては時間が長すぎて実状にそぐわないとも考えられる．また有機物の共存下においては殺菌効力が変化する場合も多い．

C 有機物の共存の影響

消毒薬を実際に使用する状況においては，血液，喀痰，膿，汚物などの有機物が混在することも少なくない．消毒薬によっては，混在する有機物の有無や種類によって効力が低下するものも多いが，

フェノール係数の数値にはこの点は考慮されていない．このような点を改良した殺菌効力の検定法も考案されている．KelseyとSykesの方法では，有機物のない状況での効力と有機物の存在する状況での効力とを区別して求める．後者の場合には，使用する菌液の中に高圧蒸気滅菌された酵母を1〜5％の割合で添加する．また，被検菌としては，緑膿菌，変形菌，大腸菌，黄色ブドウ球菌の4菌株を用いる．

8.3.2 消毒薬

消毒薬がもつべき望ましい条件をあげると，
① 細菌，真菌，ウイルスなど広範な種類の病原微生物に対して効力があること．
② 作用が速効性で，しかも持続的であること．
③ 生体に適用する場合には，刺激性や毒性が低いこと．
④ 器具や衣類への適用の場合，それらを変質させないこと．
⑤ 化学的に安定であり，経済的に高価でないこと．
などがあるが，これらのすべてを満たす消毒薬はないといってよい．それぞれの消毒薬には長所と短所があり，目的にあった消毒薬を選択し使用している．主な消毒薬について表8.6にまとめた．

A アルコール類

1) エタノール ethanol

70％（日本薬局方では，76.9〜81.4％）エタノールが，注射前の皮膚，手指，器具などの消毒に用いられる．蒸発が速やかで残留がないという特長があり頻用されるが，消毒力はそれほど強くないので殺菌作用を期待しすぎてはならない．芽胞には無効であるが，細菌や一部のウイルスには有効である．タンパク質変性作用や溶菌作用によって効果を示す．

2) イソプロパノール isopropanol

エタノールに比べて殺菌力が強いが刺激性も強い．30〜70％で器具類の消毒に用いられる．

B フェノール類

1) フェノール（石炭酸）phenol

強力なタンパク質変性作用があり，抗酸菌を含む細菌に対して強い殺菌作用を示す．芽胞やウイルスに対しては効力が弱い．有機物の存在下でも殺菌作用があるので排泄物の消毒にも用いられる．3〜5％の濃度で使用される．主に器具の消毒にも用いられる．化学的に純粋なものが得られ，また効力も安定しているので消毒薬の効力検定の標準薬として用いられる（フェノール係数）．

2) クレゾール cresol

クレゾールには o, m, p の3異性体があり，いずれにも殺菌作用がある．消毒薬としては3異性体の混合物が使用されている（フェノール係数：3）．水に対する溶解度が低いので，カリ石けんと混合し乳化させ，同時に洗浄効果をも得るようにしたクレゾール石ケン液が用いられる．1％溶液を手

表 8.6　主な消毒薬

消毒薬	使用濃度・用途と対象		殺菌効果					その他の性質
			細菌	抗酸菌	芽胞	真菌	ウイルス	
アルコール類								
エタノール	70〜80%	皮膚，手指，器具	+	+		+	+	揮発性，粘膜刺激
イソプロパノール	30〜70%	器具，環境	+	+		+	+	揮発性，粘膜刺激
フェノール類								
フェノール(石炭酸)	3〜5%	器具，汚物	+	+		+		刺激臭，皮膚刺激
クレゾール石ケン液	1〜2%	手指	+	+		+		
	2〜5%	器具，汚物	+	+		+		
ハロゲン化合物								
塩素	1 ppm	上水，下水	+	+	+	+	+	塩素ガスは毒性が強い
サラシ粉	2〜5%	プール，下水など	+	+	+	+		
次亜塩素酸ナトリウム	0.01〜1%	飲料水，プール，浴槽，器具，布類	+	+	+	+	+	金属腐蝕性
ヨードチンキ	原液，50%	皮膚	+	+		+	+	皮膚刺激，着色
ヨードホルム	10%	皮膚	+	+	+	+	+	
ポビドンヨード	7〜10%	皮膚，器具，粘膜	+	+	+	+	+	着色（黄褐色）
酸化剤								
オキシドール	3% H_2O_2	皮膚創傷，口腔	+			+		発泡性
過マンガン酸カリウム	0.1%	口腔，膀胱洗浄	+			+		着色（赤紫色）
アルデヒド類								
ホルマリン	0.5〜5%	衣類，器具，部屋	+	+	+	+	+	刺激臭
グルタルアルデヒド	2%	衣類，器具	+	+	+	+	+	
界面活性剤								
陽イオン性界面活性剤	0.02〜0.1%	皮膚，粘膜	+			+		石けんと併用不可
（塩化ベンザルコニウム，塩化ベンゼトニウム）	0.1〜0.5%	器具						
両性界面活性剤	0.05〜0.2%	手指，皮膚，粘膜，器具	+	+		+		
（アルキルポリアミノエチルグリシン）								
色素類								
アクリノール	0.1〜0.2%	皮膚創傷	+					
金属								
硝酸銀	1%	点眼	+			+		
塩化第二水銀	0.1%	皮膚	+			+	+	
マーキュロクロム	2%	皮膚創傷	+			+	+	
その他								
クロルヘキシジン	0.1〜0.5%	皮膚，手指，器具	+			+		塩，有機物と沈殿形成

指の消毒に，2%溶液を器具の消毒に，3〜5%溶液を汚物の消毒にそれぞれ用いる．

3) その他

サリチル酸，ヘキシルレゾルシノール，ヘキサクロロフェンも消毒薬として使われる．**ヘキサクロロフェン**は，グラム陽性菌に対し強い殺菌作用があり，薬用石けんに配合されている．

フェノール　　o-クレゾール　　サリチル酸

ヘキシルレゾルシノール　　ヘキサクロロフェン

C　ハロゲン化合物

1) 塩素

　塩素ガス Cl_2 は，上水，下水などの殺菌に用いられる．上水道では末端給水栓における遊離残留塩素濃度が 0.1 ppm 以上を保つことが水道法で規定されている．

　　$Cl_2 + H_2O \longrightarrow HCl + HOCl$ の反応で生成する次亜塩素酸によって殺菌作用が発揮される．

2) サラシ粉 $CaOCl_2 \cdot Ca(OCl)_2$

　水中で HOCl が生成し殺菌作用を示す．プール，井戸水，下水などの消毒に用いられる．特有の刺激臭がある．

3) 次亜塩素酸ナトリウム NaOCl

　塩素やサラシ粉と同様に，水中で次亜塩素酸を生じ，酵素などタンパク質の酸化作用により殺菌作用が発揮される．抗酸菌を除く細菌，芽胞，ウイルスなど広範囲の微生物に対して有効である．飲料水，プール，浴槽，下水，汚物の消毒や脱臭に広く利用される．器具，布類の消毒には，汚染の程度に応じて 0.01～1% の範囲で用いられる．酸化による金属腐蝕性があるので金属製の器具類には適用されない．

4) クロラミン T

　次亜塩素酸ほど速やかに効力が現れず殺菌作用も緩徐であるが，安定で刺激性が少なく効力に持続性があるので，0.5% 溶液で手指や器具の消毒に使用される．

クロラミン T

5） ヨードチンキ

ヨウ素 I_2 は，細菌，芽胞，真菌，ウイルスなどほとんどすべての微生物に対し傷害作用をもつ．酸化作用とタンパク質変性作用により効力を発揮する．しかし，水に不溶のため，KI とともに消毒用エタノールで溶解し調製したものがヨードチンキである（ヨウ素 60 g，KI 40 g，消毒用エタノール 1 L）．皮膚の消毒に使用されるが刺激性が強い．一般にヨウ素は皮膚刺激性や過敏反応の誘発性があるので注意を要する．創傷面には作用の緩和な希ヨードチンキ（ヨードチンキの2倍希釈液）が用いられる．

6） ヨードホルム CHI_3

ヨードホルム自体には殺菌作用がないが，組織や滲出液に接するとヨウ素を遊離し殺菌作用をもつようになる．

7） ポビドンヨード povidone-iodine

ヨウ素の局所刺激性を弱めるために，ヨウ素とポリビニルピロリドン（PVP）の複合体を形成させたものである．刺激臭や皮膚に対する刺激性が緩和されている．細菌，真菌に強い殺菌作用を示す．皮膚の消毒，うがい薬，器具の消毒などに用いられる．

D 酸化剤

1） オキシドール

3％過酸化水素水 H_2O_2 が創傷面や口腔の洗浄および消毒に用いられる．組織や血液などのカタラーゼによって $H_2O_2 \longrightarrow H_2O + (O)$ となって殺菌作用を示す．

2） 過マンガン酸カリウム $KMnO_4$

過酸化水素の場合と同様に発生期の酸素の産生により殺菌作用を示す．0.1％溶液が口腔や膀胱の粘膜洗浄に用いられる．

E アルデヒド類

1） ホルマリン formalin

ホルムアルデヒド HCHO の 35～38％水溶液がホルマリンである．局方ホルマリン水は1％水溶液で，衣服，医療器具，家具などの消毒に用いられる．細菌，芽胞，ウイルスなど広範囲の微生物に有効である．ホルムアルデヒドのガスで部屋全体のくん蒸にも使用される．

2） グルタルアルデヒド glutaraldehyde

グルタルアルデヒド $OHC-CH_2CH_2CH_2-CHO$ は，ホルムアルデヒドより作用が緩和で，眼や皮膚に対する刺激性が弱い．アルデヒド類は，タンパク質の NH_2 基や SH 基に反応し，強力なタンパク質変性作用をもつ．一般に殺菌力も強いが毒性も強いので，器具や環境の消毒に使用されるが，皮膚や粘膜などの消毒には使用されない．

F 界面活性剤

1) 陽イオン界面活性剤

　陽イオン性（4級アンモニウム塩）で，普通の石けんと逆の荷電をもつことから逆性石けんと呼ばれる．菌体細胞膜のタンパク質や脂質に結合し，細菌の呼吸や膜透過性などの膜機能を障害することにより殺菌効果を表す．**塩化ベンザルコニウム** benzalkonium chloride（フェノール係数：25）や**塩化ベンゼトニウム** benzethonium chloride（フェノール係数：20）の0.02～0.1％が手指の消毒に，0.1～0.5％が器具の洗浄に用いられる．細菌や真菌には有効であるが，緑膿菌の一部，芽胞，結核菌には無効である．普通の陰イオン性の石けんや多量の有機物の共存により効力が著しく低下する．

2) 両性界面活性剤

　分子内に陽イオンおよび陰イオンの両方をもつ．陰イオン性界面活性剤の洗浄力と陽イオン性界面活性剤の殺菌力を合わせもつ．一般細菌や結核菌に有効であるが，芽胞には無効である．アルキルジアミノエチルグリシンやアルキルポリアミノエチルグリシンの0.05～0.2％が皮膚および器具の消毒に逆性石けんと同様に使用される．普通石けんや有機物と併用すると効力が低下する．

塩化ベンザルコニウム
$R = C_8H_{17} \sim C_{18}H_{37}$

$R\text{-}(NHCH_2CH_2)_2\text{-}NH\text{-}CH_2\text{-}COOH$
アルキルジアミノエチルグリシン

$R\text{-}(NHCH_2CH_2)_n\text{-}NH\text{-}CH_2\text{-}COOH$
アルキルポリアミノエチルグリシン

塩化ベンゼトニウム

G 色素類

　アクリノール（リバノール）acrinolや**アクリフラビン** acriflavineなどのアクリジン系色素には殺菌作用があり，組織刺激性が少ないので創傷面の消毒に用いられる．細菌のDNAの二重鎖に結合し

アクリノール(リバノール)　　アクリフラビン

ゲンチアナバイオレット

メチレンブルー

て複製を阻害する．ゲンチアナバイオレット gentiana violet やメチレンブルー methylene blue などの色素にも殺菌作用がある．真菌性口内炎などの局所治療薬としても用いられる．

H 金属

水銀 Hg や銀 Ag はタンパク質（特に SH 基）と結合し酵素活性を阻害する性質があるため殺菌作用をもつ．かつては水銀化合物（塩化第二水銀，マーキュロクロム，チメロサールなど）がよく使われたが，毒性や環境汚染の問題があり現在では使用が限られている．硝酸銀 $AgNO_3$ は 2 ％溶液で眼の消毒に点眼液として使用されることがある．

マーキュロクロム

チメロサール

I その他

1） クロルヘキシジン chlorhexidine

塩基性の消毒薬であるクロルヘキシジンは，細菌細胞膜のタンパク質を変性させ膜機能を障害することにより殺菌作用を示す．塩酸塩である塩酸クロルヘキシジンあるいはグルコン酸塩であるグルコン酸クロルヘキシジンが使われる．細菌には有効であるが，結核菌，芽胞，ウイルスには無効である．低濃度で殺菌力が強く 0.02 ～ 0.1 ％の濃度で皮膚消毒，器具清拭，床や家具の消毒など広く使用されている．粘膜には，毒性があるので用いられない．高濃度の塩や有機物の混在で沈殿し不活性化されやすい．

クロルヘキシジン

2）酸およびアルカリ

ふつうの細菌は，pH 4 以下や pH 9 以上では増殖阻害を受ける．強酸や強アルカリは殺菌作用が強いが，組織傷害性が強いので生体に対して直接には用いられない．ホウ酸 H_3BO_3（1〜5％水溶液）が眼結膜や口腔の洗浄および消毒に用いられる．殺菌作用は弱い．水酸化ナトリウム NaOH および水酸化カリウム KOH 水溶液（2〜5％）が器具類や汚物の消毒に用いられる．

3）ガス消毒

水分や加熱が好ましくない器具などにガス消毒が用いられる．従来はホルムアルデヒドが用いられていたが，現在では**エチレンオキシド** ethylene oxide, プロピレンオキシド propylene oxide, β-プロピオラクトン β-propiolactone などが用いられる．エチレンオキシドは引火性が強いので CO_2 などで希釈し，プラスチック容器などに使用する．透過性は高い．微生物の核酸，タンパク質の NH_2 基，SH 基，OH 基などに反応する．

エチレンオキシド　　プロピレンオキシド　　β-プロピオラクトン

8.4 食中毒原因菌

食中毒の病因物質は，微生物，化学物質，寄生虫および自然毒の4つのグループに分けられる．最近の統計によれば，この中で微生物が原因となったものが，件数で90％以上，患者数で95％以上というように圧倒的多数を占めている．かつては腸炎ビブリオ，ブドウ球菌，サルモネラの3種類が三大食中毒起因菌といわれていたが，近年カンピロバクターによるものが増加し，食中毒起因菌の第1位となっている．病原性大腸菌，ウェルシュ菌，セレウス菌が原因となる食中毒は，件数に比べ患者数の多いのが特徴である．腸管出血性大腸菌 O157 による集団食中毒が1996年に大阪府や岡山県で，また2011年には焼肉チェーン店で O111 による食中毒が発生し大きな社会問題となった．一方，最近ではウイルスが原因となる食中毒が増加しており，なかでもノロウイルスによる食中毒が急増している．ノロウイルスは感染力が強く，大規模な食中毒の発生を起こしやすい．

細菌による食中毒は，その発症機序によって**感染型食中毒**と**毒素型食中毒**に大別される（表8.7）．感染型食中毒は，食物中で増殖した細菌が食物とともに腸管内に入り，さらに増殖を繰り返すことが発症につながる．起因菌はサルモネラ，腸炎ビブリオ，腸管出血性大腸菌，カンピロバクターなどである．一方，毒素型食中毒は，食物中で増殖した細菌が菌体外に放出した毒素を摂取することによって発症する．起因菌としてはボツリヌス菌やブドウ球菌が含まれる．このタイプの食中毒では，汚染された食物中に発症に必要な毒素が含まれているので，原因となる食物を摂取してから発症までの時間が感染型のものに比べ短いのが特徴である．両者の中間のタイプとして，消化管内での菌の増殖に

表 8.7 細菌性食中毒の起因菌

食中毒の型	菌 名
感染型	*Salmonella*（サルモネラ属菌） *Vibrio parahaemolyticus*（腸炎ビブリオ） *Escherichia coli*（病原大腸菌） 　Enterohemorrhagic *E. coli*（EHEC）（腸管出血性大腸菌）など *Campylobacter jejuni*（カンピロバクター・ジェジュニ） *Campylobacter coli*（カンピロバクター・コリ） *Listeria monocytogenes*（リステリア・モノサイトゲネス） *Yersinia enterocolitica*（エルシニア・エンテロコリチカ） *Vibrio cholerae* non-O1（NAG ビブリオ） *Vibrio cholerae* O1（コレラ菌） *Shigella* spp.（赤痢菌）
中間型 （感染毒素型）	*Bacillus cereus*（セレウス菌）* *Clostridium perfringens*（ウェルシュ菌）
毒素型	*Staphylococcus aureus*（黄色ブドウ球菌） *Clostridium botulinum*（ボツリヌス菌）

*セレウス菌による食中毒は下痢型と嘔吐型とに分けられる．前者は，感染型食中毒であり，腸管で増殖した菌が産生する易熱性のエンテロトキシンに起因する．後者は，毒素型食中毒であり，食品中に産生された耐熱性の嘔吐毒（セレウリド）に起因する．

伴い毒素を生成するものがあり**中間型食中毒**（感染毒素型）とも呼ばれる．ウェルシュ菌やセレウス菌がこのタイプである．

　感染型食中毒では，①腸管内で増殖した起因菌がエンテロトキシン（腸管毒素）を産出し，その毒素が腸上皮細胞を刺激して下痢が起こるもの（生体内毒素型）と，②起因菌が腸上皮細胞に侵入，増殖し炎症性病変をもたらすことにより下痢が起こるもの（侵襲型）がある．①のような感染型食中毒の毒素は，たとえ食品中で産生されていたとしても，胃酸およびペプシンで分解，不活性化されるので経口摂取された毒素そのものが直接腸管に作用し下痢を起こすことは少ない．これに対し毒素型食中毒を引き起こす菌の産生する毒素（ブドウ球菌エンテロトキシン，ボツリヌス毒素）は，胃酸やペプシンに耐性で，食物中に入っていると胃で不活化されることなく腸管に達し毒性を発揮する．

　食中毒原因菌についての各論は 11 章で述べる．

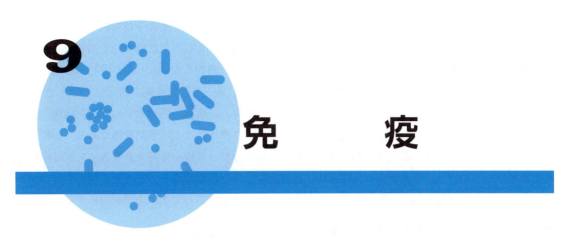

9 免 疫

9.1 免疫系のあらまし

A 免疫系は自然免疫と獲得免疫からできている

　私たちは外界から侵入する微生物や異物に対して防御するしくみをもっている．これを**免疫** immunity という．神経系や内分泌系と同様に，システムを表す意味で**免疫系**とも呼ばれる．病原性細菌やウイルスに遭遇しても必ず発病するわけではないし，風邪をひいても静養していればたいてい治癒し快復する．防御のしくみである免疫系は，生まれながらにしてもっている**自然免疫** natural immunity（先天性免疫）と個体が誕生してから後天的に得る**獲得免疫** acquired immunity（後天性免疫あるいは適応免疫）とに大まかに分けられる（図9.1）．自然免疫の例としては，抗菌物質による殺菌，酵素による異物の消化，食細胞による微生物など異物の貪食作用などがあげられる．これらは侵入する異物（抗原）に対して非特異的であることが多く，動物の進化の過程においても下等な動物

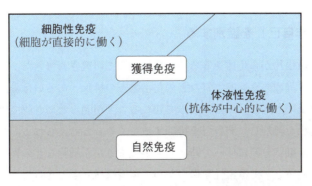

図 9.1　**自然免疫と獲得免疫**

にも備わっている能力である．一方，獲得免疫は，動物の進化の過程で築き上げられてきたものであり，高等動物に備わった能力である．獲得免疫による応答は，個々の異物に特異的であり，これをきびしく識別する．獲得免疫のもう1つの特徴は，一度侵入した異物を記憶し，再び同じものに出会った場合には，初回に比べ，より効率的な防衛機構が発動される．これを**免疫学的記憶**と呼んでいる．例えば，はしかや風疹に一度罹ると再び罹りにくくなるのは，一度目の感染によって防衛機構が強化されるためである．これらのしくみを巧みに利用したのがワクチンによる**予防接種**である．弱毒化あるいは死滅させた病原体を動物や人間に投与することによって，免疫を獲得させる方法として広く利用されている（8.2節）．このように免疫系は，自然免疫という基盤があり，その上に獲得免疫が加わり，相乗的に機能するという二重の構造が構築され，これらが協調して生体防御を担っている．

B 免疫応答には免疫細胞および細胞が作る抗体が重要である

19世紀末に破傷風菌やジフテリア菌の感染症から回復した動物の血液中に，これらの細菌の有毒作用を中和する活性をもつ**抗毒素**と呼ばれる物質の存在が確認された．北里とベーリング von Behring の業績として有名である．そして，この抗毒素を他の動物に投与することによって，細菌に対する抵抗性を移すことが可能であることが示された．この抗毒素は，現在では**抗体** antibody と呼ばれるタンパク質であることが明らかにされており，免疫系が異物を識別するための強力な武器の1つとなっている．このように血液中に存在する抗体によって担われている免疫応答を**体液性免疫** humoral immunity と呼んでいる．抗体は，侵入した細菌あるいは産生される毒素に結合し，これを排除するように働くが，他の細菌に対してはまったく無力である．そして抗体の産生をもたらす物質あるいは抗体に反応する物質としての**抗原** antigen の概念が生まれた．つまり，抗原とは免疫系に認識される異物のことである．抗原と抗体との結合はきわめて厳密な認識によるもので，しばしば「鍵と鍵穴」の関係にたとえられる．免疫反応が「抗原特異的」に起こるのは，抗体のように異物を識別する分子の役割によるところが大きい．その後の研究で，ウイルスや細胞内寄生細菌の感染においては，これらの微生物に対する抵抗性が抗体によっては移せず，血液中の免疫細胞を移入することによって達成されることが示され，細胞が直接に関わる免疫反応も重要であることが明らかになった．このしくみは**細胞性免疫** cell-mediated immunity（あるいは cellular immunity）と呼ばれる．体液性免疫と細胞性免疫は，完全に独立したシステムではなく，互いに協調しながら免疫系を推し進めている．免疫を担当する細胞について次節で解説するが，多くの個性的な免疫細胞が分担し協力しながら効率的な免疫応答を遂行している．

C 免疫系は「自己」と「非自己」を識別する

このように免疫学は，病原微生物から生体を守る防衛機構として研究されてきた．しかし，研究が進むにつれ，微生物のみならず異種のタンパク質などの化学物質の排除，あるいは輸血や臓器移植など他人の組織に対しての拒絶反応も同じしくみによって起こることが明らかにされてきた．したがって，免疫反応は「自己と非自己を識別し，非自己を排除するしくみ」と考えられる．また，体内で不要になった組織や細胞の処理，細胞分裂に伴って時として出現するがん細胞などの異常な細胞の除去にも免疫系が関与しており，個体として恒常性を保つための監視機構とも考えられる．このような観点から**免疫監視機構** immune surveillance という言葉で呼ばれることもある．免疫機構に何らかの欠

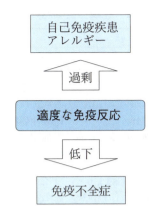

図9.2　免疫の異常は疾病の原因となる

陥が生じれば免疫不全症に陥り，病原微生物の感染にさらされるが，逆に免疫機構が過剰に働いても**過敏症** hypersensitivity あるいは**アレルギー** allergy と呼ばれる有害作用がもたらされる．あるいは，自己を守るべき免疫系が混乱をきたし自己を攻撃してしまう**自己免疫疾患** autoimmune disease という異常事態が発生することもある（図9.2）．この章では，動物が進化の過程で獲得してきた免疫系という巧妙な生体防御機構について学ぶ．

9.2 免疫を担当する細胞と器官

9.2.1 免疫担当細胞

　免疫系で働く細胞は免疫担当細胞（免疫細胞）と総称され，さまざまな細胞群より構成される．表9.1にそれらをまとめた．これらの細胞はいずれも血液の白血球の仲間たちで，すべて骨髄の多能性の幹細胞から造られる．全身に分布するリンパ組織に移動し，さらに教育を受け，あるものはリンパ系組織に定着し，またあるものは血液やリンパ液の流れに乗って体内を循環している．そして免疫反応のいろいろな局面において，これらの細胞が分業体制をとると同時に共同作業によって免疫応答を担っている．この章に登場する主役となる細胞たちを紹介する．

A　リンパ球

　リンパ球は免疫応答，特に獲得免疫の主役となる細胞である．血液中の白血球の20〜40％を占める．球形の細胞で，直径約10 μmと他の免疫細胞に比べ小型であるので小リンパ球とも呼ばれる．比較的大型の核をもち，細胞質は小さく，顆粒が少ない．リンパ球の最大の特徴は，細胞の表面に抗原を認識する受容体（レセプター）をもつことである．この受容体によって抗原を認識して，抗原特異的な免疫応答を引き起こす．リンパ球は，機能の違いによってB細胞およびT細胞に分けられる．

表 9.1　免疫担当細胞の種類

細胞		形状	役割
リンパ球	T 細胞	直径 10 μm. 大型の球形の核をもち細胞質が少ない.	細胞性免疫反応の主役. B 細胞の機能を調節. 細胞表面に抗原受容体（T 細胞受容体）をもつ. ヘルパー T 細胞と細胞傷害性（キラー）T 細胞とに大別される.
	B 細胞	直径 10 μm. 大型の球形の核をもち細胞質が少ない.	体液性免疫反応の主役. 抗原刺激によって抗体産生細胞に分化する. 細胞表面に免疫グロブリンをもつ. 形態的には T 細胞と区別が難しい.
	NK 細胞	T 細胞や B 細胞より大型で細胞質に顆粒をもつ.	ウイルス感染細胞や腫瘍細胞に対して細胞傷害活性を有する. ナチュラルキラー細胞.
顆粒球（多形核白血球）	好中球	直径 12〜15 μm. 核は 2〜4 に分葉. 細胞内顆粒に富む.	微生物や異物の貪食. 活性酸素などの殺菌性物質の産生, 白血球の中では最も数が多い.
	好酸球	直径 12〜15 μm. 分葉核. 細胞内顆粒に富む.	寄生虫の感染防御に関わる. 喘息の発症に関与する.
	好塩基球	直径 12〜15 μm. 分葉核. 細胞内顆粒に富む.	IgE レセプターをもち I 型アレルギー反応に関与. ヒスタミン等の生理活性物質を放出する.
単核食細胞	単球	直径 13〜18 μm. 核は比較的丸い.	組織マクロファージの前駆細胞. 異物の貪食. サイトカインを産生し免疫反応に参加する.
	マクロファージ	直径 15〜20 μm. 偽足をもつ不定形.	大食細胞. 血液中の単球が組織に定着してマクロファージとなる. 外来微生物や自己の組織の老廃物の貪食作用. 活性酸素, 一酸化窒素, サイトカインを産生する. 抗原提示機能をもつ.
樹状細胞		樹枝状の形態.	ほとんど全身の組織中に存在する. 抗原提示細胞としてリンパ球と協力する. 貪食作用は強くない.
マスト細胞（肥満細胞）		細胞内顆粒に富む.	粘膜組織および結合組織に存在する. 好塩基球と同様に IgE レセプターをもち I 型アレルギーに関与する.
その他の血液細胞*	赤血球	円盤状. 核はない. 赤色. 直径 7 μm, 厚さ 2 μm.	多量のヘモグロビンを含む. 酸素および二酸化炭素の運搬.
	血小板	直径 2〜3 μm. 核はない. 細胞内に顆粒がある.	血小板刺激物質により活性化され, 凝集し血栓を形成. 血液凝固反応の始動.

*赤血球と血小板は免疫細胞ではないが, 骨髄幹細胞由来の血液細胞である.

両細胞は形態的には区別が難しいが，細胞表面に発現する分子が異なる．

小リンパ球よりも少し大きく，細胞質に顆粒をもつ**大型顆粒リンパ球** large granular lymphocyte と呼ばれるリンパ球がある．この細胞集団には，ウイルス感染細胞や腫瘍細胞に対する免疫応答にあずかる**ナチュラルキラー細胞**（NK 細胞）が属する．

1) B 細胞 B cell

細胞表面に**免疫グロブリン** immunoglobulin（9.5 節参照）をもつことが特徴である．細胞膜結合型の免疫グロブリンは B 細胞における抗原受容体として働く．抗原に出会うと活性化され，B 細胞は分裂・増殖するとともに**抗体産生細胞**（**形質細胞** plasma cell）に分化する．分泌される抗体は，細胞表面の免疫グロブリンと同一の抗原に結合する．B 細胞の「B」は骨髄 bone marrow 由来のリンパ球という意味である．もともとは鳥類の B 細胞が鳥類独特のリンパ系器官であるファブリキウス嚢 Bursa of Fabricius で分化することから命名された．

2) T 細胞 T cell

T 細胞の「T」は**胸腺** thymus で成熟したリンパ球という意味である．骨髄において T 細胞への分化が決定された未熟な細胞は胸腺へと移動し，T 細胞抗原受容体（T 細胞レセプター）を細胞表面に発現する成熟 T 細胞となる．機能の違いから，B 細胞の機能を助ける**ヘルパー T 細胞** helper T cell（介助性 T 細胞）とウイルス感染細胞や腫瘍細胞を傷害する**細胞傷害性 T 細胞** cytotoxic T cell（**キラー T 細胞**）とに分けられる．ヘルパー T 細胞は，免疫反応を調節する因子であるサイトカイン cytokine を産生するが，産生するサイトカインの種類の違いによってさらに Th1 細胞と Th2 細胞とに分けられる．T 細胞は，B 細胞が抗体産生細胞に分化するのを調節する役割をもち，また，細胞性免疫反応においては主役を務める．

3) ナチュラルキラー細胞 natural killer cell（NK 細胞）

B 細胞や T 細胞に比べ大型のリンパ球で，ウイルス感染細胞や腫瘍細胞に対して細胞傷害活性をもつ．この細胞による傷害活性は，前もって標的細胞に出会うことが必須でない先天的な防御機構であるが，インターフェロンなどのサイトカインによって細胞傷害活性が高められる．

B 骨髄球系細胞

骨髄球系細胞は**顆粒球** granulocyte と**単核食細胞** mononuclear phagocyte に大別される．顆粒球は，その名前のとおり細胞質にたくさんの顆粒をもつ．また核がいくつかに分かれているように見えるので**多形核白血球** polymorphonuclear leukocyte とも呼ばれる．組織化学的な染色性からさらに**好中球**，**好酸球**，**好塩基球**に分類される．**単球**と**マクロファージ**をまとめて単核食細胞と呼ぶ．血中を循環する単球が，組織に定着してマクロファージとなり，各組織での異物の貪食作用を担う．顆粒球の寿命が短いのに対して，マクロファージは数か月から数年間も生存することが特徴である．幹細胞からの**樹状細胞**や**マスト細胞**への分化については未知の部分があるが，骨髄球系と考えられている．

1) 好中球 neutrophil

血液中の白血球のうち 40〜70％を占め，最も数の多い白血球である．それゆえ多形核白血球を好中球の意味で使うこともある．外界から侵入した細菌の貪食や急性炎症に関わる．細菌成分，補体成分，サイトカインなどが好中球に対し走化性*をもち，感染や炎症の局所への集積を促す．殺菌効果をもつ活性酸素を産生し，また細胞内のリソゾームには，異物の消化や殺菌にあずかる酵素群を含む．

2) 好酸球 eosinophil

血液中の白血球のうち 1〜3％を占める．貪食能をもつが，細胞数が少ないので食細胞としての役割は大きくない．しかし寄生虫感染では中心的役割を演じる．細胞内顆粒の中に寄生虫に対して傷害作用をもつタンパク質を含む．喘息などの疾患にも関係している．

3) 好塩基球 basophil

血液中の白血球のうち 1％以下である．組織中のマスト細胞 mast cell（肥満細胞）と同様に即時型アレルギーに関与する．細胞表面に IgE に対する受容体をもち，これに結合した IgE にさらに抗原が結合することにより細胞内の脱顆粒反応が起こり，ヒスタミン，セロトニン，ヘパリン，血小板活性化因子 platelet activating factor（PAF）などの炎症性のメディエーターが放出される．

4) 単球 monocyte

組織マクロファージの前駆細胞である．血液中の白血球のうち数％を占める．単球とマクロファージは，好中球と同様に主要な食細胞であり，活性酸素産生能も高い．細胞表面に抗体や補体に対する受容体をもち，これらが媒介する貪食も行う．

5) マクロファージ macrophage

リンパ系組織をはじめとし全身の組織に定着して，外来性の異物や不要となった自己組織の貪食を通じて組織の清掃を行う．T細胞に対しての抗原提示作用あるいはサイトカインの産生を通じて免疫炎症反応に参画している．皮膚などの結合組織の組織球 histiocyte，骨組織の破骨細胞 osteoclast，肝臓のクッパー細胞 Kupffer cell，脳のミクログリア microglial cell，肺の肺胞マクロファージ alveolar macrophage などは各組織におけるマクロファージの仲間たちで，少しずつ性状が異なる．

6) 樹状細胞 dendritic cell

生体内のいろいろな組織に分布する骨髄由来の樹枝状あるいは星状の形態をとる細胞をまとめて樹状細胞（樹枝状細胞）dendritic cell と呼ぶ．マクロファージと同様にリンパ球に対しての抗原提示機能を有するが，貪食作用は強くない．例えば，皮膚のランゲルハンス細胞が樹状細胞の仲間である．

---

* 化学物質の濃度勾配があるときに，高い濃度に向かって，あるいは低い濃度に向かって生物個体や細胞が移動する現象のことを走化性 chemotaxis という（9.3.3 参照）．化学走性ともいう．

7) マスト細胞（肥満細胞）mast cell

主に結合組織や粘膜組織に存在し，即時型アレルギーに関係する細胞である．細胞の活性化に伴い，細胞内顆粒に蓄えられているヒスタミンなどの炎症メディエーターを細胞外に放出する．同時に，プロスタグランジンやロイコトリエンなどのアラキドン酸代謝物も遊離させる．

9.2.2 免疫担当細胞の分化

すべての免疫担当細胞は骨髄の**多能性造血幹細胞** pluripotent hematopoietic stem cell を起源とし，さまざまな分化増殖因子の作用を受け，形態および機能の異なる細胞へと分化する（図9.3）．分化の初期において，多能性造血幹細胞はリンパ球（B細胞およびT細胞）に分化する**リンパ球系幹細胞**と，顆粒球，単球・マクロファージ，血小板，赤血球に分化する**骨髄系幹細胞**とに分かれる．リンパ球系幹細胞から分かれたT細胞系幹細胞は胸腺へ移動しT細胞へと分化する．これらの細胞の分化は，コロニー刺激因子に代表されるさまざまな造血因子やサイトカインの作用，骨髄のストローマ細胞との相互作用によって調節される．

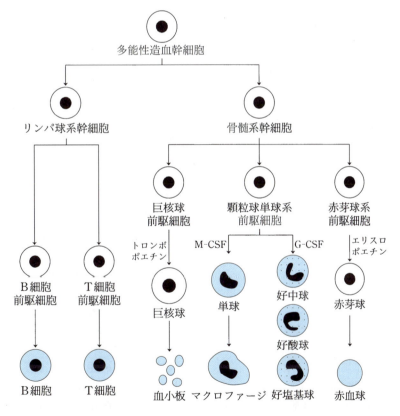

図9.3 免疫担当細胞の分化
免疫担当細胞は骨髄において多能性造血幹細胞と呼ばれる未分化な細胞からつくられる．はじめに多能性造血幹細胞は，リンパ球に分化するリンパ球系幹細胞と，顆粒球，単球・マクロファージ，血小板，赤血球に分化する骨髄系幹細胞とに分かれる．T細胞系前駆細胞からT細胞への分化は胸腺で行われる．免疫担当細胞の分化には多くの造血因子やサイトカインが関わる．

A　コロニー刺激因子

　幹細胞は試験管内で増殖し集落（コロニー）を形成するが，このコロニー形成を促進する**コロニー刺激因子** colony-stimulating factor（**CSF**）と呼ばれる造血因子が骨髄のストローマ細胞，線維芽細胞，T細胞などから産生される．これには顆粒球コロニー刺激因子（**G-CSF**），マクロファージコロニー刺激因子（**M-CSF**），顆粒球マクロファージコロニー刺激因子（**GM-CSF**）および多機能コロニー刺激因子（インターロイキン3，**IL-3**）の4種類が知られる．遺伝子組換え型の G-CSF 製剤が開発され，骨髄移植時の好中球増加促進やさまざまな原因による好中球減少症の治療に用いられている．また，赤血球の分化に関わるエリスロポエチンや血小板の分化に関わるトロンボポエチンが知られる．これらをまとめて造血サイトカインと呼ぶこともある（9.3.3）．

B　分化マーカー（分化抗原）

　免疫担当細胞の細胞膜には，細胞の種類および分化段階に対応する特異的な分子が多数発現している．これらの大部分は**モノクローナル抗体**（9.5.5参照）によって検出される．多数のモノクローナル抗体が開発され，それに伴い，対応する多種類の抗原が発見され，物質的な異同について混乱をきたした時期もあったが，現在ではCD（cluster of differentiation）番号によって整理されている（**CD分類**）．今までに300以上の分子種が知られている．例えば，T細胞にはCD3と番号付けされた抗原が特徴的に発現している．また，T細胞の中でもヘルパーT細胞ではCD4抗原が，また細胞傷害性T細胞ではCD8抗原がそれぞれ発現している．このように免疫担当細胞の表面抗原の発現パターンを調べることによって，細胞の亜集団や分化段階を知ることができる．この意味からこれらの抗原を

表9.2　免疫担当細胞に発現する主な分化マーカー（CD抗原）

CD抗原	発現する細胞	他の名称，性質，機能など
CD3	胸腺細胞，T細胞	T細胞レセプター（TCR）と複合体を形成
CD4	胸腺細胞，ヘルパーT細胞	MHCクラスII分子と結合
CD8	胸腺細胞，細胞傷害性T細胞	MHCクラスI分子と結合
CD11a	T細胞，B細胞，単球・マクロファージ	LFA-1（α鎖），細胞接着分子
CD11b	単球・マクロファージ，顆粒球	Mac-1（α鎖），補体レセプター（CR3）
CD11c	単球・マクロファージ，顆粒球	p150/95（α鎖），補体レセプター（CR4）
CD14	単球・マクロファージ，顆粒球，B細胞	リポ多糖（LPS）結合分子
CD16	顆粒球，NK細胞	Fcγレセプター（FcγRIII）
CD18	リンパ球，単球，マクロファージ，顆粒球	CD11a/b/cの共通のβ鎖（インテグリンβ_2鎖）
CD25	活性化T細胞	IL-2レセプターα鎖
CD28	活性化T細胞	細胞接着分子（B7分子と結合）
CD32	単球，顆粒球，B細胞	Fcγレセプター（FcγRII）
CD40	B細胞，単球，樹状細胞	細胞接着分子（CD40L分子と結合）
CD45	すべての白血球	白血球共通抗原（細胞の種類によって分子量が異なる）
CD54	活性化T細胞，マクロファージ，内皮細胞	ICAM-1，細胞接着分子（LFA-1分子と結合）
CD64	単球，顆粒球	Fcγレセプター（FcγRI）
CD80	マクロファージ，樹状細胞，活性化B細胞	B7-1，細胞接着分子（CD28分子と結合）

細胞の**分化マーカー**ともいう．主な分化マーカーを表9.2にまとめた．この表から，免疫担当細胞の種類によって異なる分子を細胞表面に発現していることがわかる．これらのうち機能が未知のものもあるが，免疫反応を調節する因子，抗体あるいは補体のレセプター（受容体）や免疫細胞間相互作用に関与する細胞接着分子として機能している分子も含まれている．

C　リンパ球の分化

B細胞は骨髄において分化・成熟し，T細胞は胸腺において分化・成熟を遂げる．この過程でリンパ球は，抗原特異的な免疫応答をするための能力を獲得する．すなわち，抗原認識受容体（B細胞においては免疫グロブリン，T細胞においてはT細胞レセプター）が抗原に反応できるような分子になるために遺伝子の再構成が起こる（詳しくは9.5節で述べる）．

1）B細胞の分化

成熟の過程で細胞表面に免疫グロブリンが発現するようになる．未成熟なB細胞にはIgMクラスの免疫グロブリン（9.5.1参照）のみが発現されているが，成熟B細胞ではこれに加えてIgDクラスなど他のクラスの免疫グロブリンも発現する（図9.4）．成熟B細胞は，細胞表面の免疫グロブリンに結合する抗原に遭遇すると，増殖し**抗体産生細胞**（形質細胞）へと分化して同じ抗原結合特異性をもつ抗体を分泌する．

2）T細胞の分化

T細胞への分化が決定づけられたT細胞前駆細胞は**胸腺**に移動し，分化・成熟する．胸腺内での分化の過程において，CD4およびCD8の2つの分化抗原が出現したり消失したりする（図9.4）．T細胞分化は，

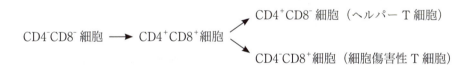

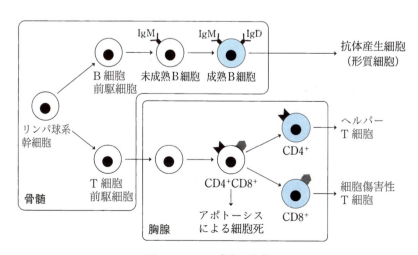

図9.4　リンパ球の分化

というように進行する．この分化の過程で，T 細胞抗原受容体（T 細胞レセプター）の遺伝子再構成（9.5.4 参照）がうまくいかなかった細胞や自己の成分に反応する細胞は**アポトーシス** apoptosis によって死滅し（**負の選択**，ネガティブセレクション），将来遭遇するかもしれない外来の非自己抗原に反応する細胞のみが生き残り増殖する（**正の選択**，ポジティブセレクション）．つまり，胸腺での分化で「自己と非自己を識別する」能力を獲得することになる．

3) アポトーシス

細胞は，遺伝子にプログラムされた計画的な死を迎えるしくみをもっていることが最近の研究でわかってきた．このような細胞死を**アポトーシス**と呼び，生物にとって不必要な細胞を消去するという意義があると考えられる．よくあげられる例は，オタマジャクシがカエルになるときに尾が消失する現象で，尾をつくる細胞が計画的に死を迎え個体から排除された結果であると考えられる．強い放射線や化学物質に細胞がさらされることによってもアポトーシスが起こる．修復不可能な遺伝子のダメージを「自殺」によって子孫の細胞に残さないようにするしくみでもあると考えられる．リンパ球の成熟過程でも，自己の組織に対して反応する細胞がアポトーシスによって消失し，自己を攻撃しないしくみができあがる．これを自己成分に対する**免疫寛容**（**トレランス**）tolerance という言葉で表す．

アポトーシスによる細胞死は，細胞の縮小，核の断片化を経て，やがて細胞が小胞に分かれ，食細胞に取り込まれ消失するというように比較的短時間のうちに整然と進行するのが特徴である．もう1つの細胞死である**ネクローシス**（壊死）は，毒素による細胞膜傷害，低酸素，火傷など外的因子による強制的な細胞死である．広範囲の細胞が同時に死を迎え，また細胞の内容物を拡散させるためにしばしば炎症を伴う．この点で，アポトーシスはネクローシスに比べて「クリーンな細胞死」ということができる．

9.2.3 免疫細胞の体内移行とリンパ組織

免疫細胞は，血管系およびリンパ系の2つの循環系を通り全身の各組織を循環している．特にリンパ球は血液とリンパ液との間を行き来しながら全身をくまなく巡回し監視活動を行っている．リンパ液は，末梢の組織から毛細リンパ管に入り，次第に集合し小リンパ管，さらに**リンパ本幹**（左上半身および下半身からのリンパ管が集合するリンパ本幹を**胸管** thoracic duct と呼ぶ）となって鎖骨下で静脈に合流する（図 9.5）．体のいたるところにリンパ系の組織が関所のようにあり，外界から侵入する細菌やウイルスなどの異物に対する免疫応答に備える．これらの組織にはマクロファージや樹状細胞などの他の免疫担当細胞も集合しており生体防御の前線基地となっている．B 細胞および T 細胞がそれぞれ分化，成熟する骨髄と胸腺を**一次リンパ器官**（中枢性リンパ器官）と呼ぶ．分化を終えたリンパ球は，脾臓，リンパ節，粘膜関連リンパ組織などの**二次リンパ器官**（末梢リンパ器官）へと移動し，そこで他の免疫担当細胞と共同しつつ免疫応答を行う．

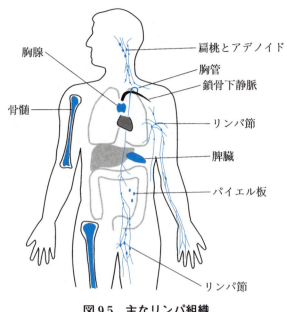

図9.5 主なリンパ組織

A 主なリンパ組織

1) 骨髄 bone marrow

すべての免疫担当細胞および血液細胞は骨髄で造られる．造血幹細胞がコロニー刺激因子などのサイトカインやホルモンの調節を受け，増殖・分化を繰り返し，それぞれの免疫担当細胞に成熟する．若年ではほとんどの骨髄において造血が行われているが，成人になると大腿骨，骨盤，胸骨，肋骨など比較的大きな骨髄に限られてくる．B細胞の分化の過程で免疫グロブリン（抗体）遺伝子の再構成が行われ，抗原結合能の多様性を獲得する（9.5節）．

2) 胸腺 thymus

心臓の上部に左右二葉に分かれ存在する．思春期までは成長するが，それ以後退縮し，50～60歳代では小さくなり脂肪組織と置き変わる．胸腺を構成する細胞のうち大多数は分化過程のT細胞であるが，胸腺の構造を形成する細胞の主なものは上皮細胞である．表層部の胸腺皮質には主に未成熟T細胞が，また深部の胸腺髄質には主に成熟T細胞がそれぞれ存在する．T細胞の前駆細胞は骨髄から胸腺に移動し，サイトカインやホルモンおよび胸腺上皮細胞との相互作用を通して増殖・分化し，抗原認識能を有する成熟T細胞となるが，成熟できなかった多数の未分化T細胞はアポトーシスによって細胞死する．

3) 脾臓 spleen

脾臓は，左腹腔上部にある握りこぶし大の大きさの臓器で，最も大きなリンパ系器官である．胎児では一時的に造血にあずかるが，生後は主にリンパ球の増殖と免疫機能の発現制御に関与する．マクロファージなど多数の貪食細胞が存在するため，血液中に侵入した微生物などの異物の排除，また老

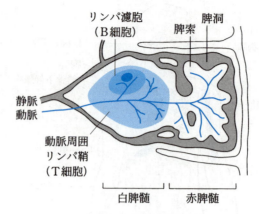

図 9.6　脾臓の構造

脾臓は血液の浄化装置である．脾動脈から流入した血液は，マクロファージ，細網細胞，リンパ球などが存在する細網内皮系組織を通り脾静脈から流出する間に，不要な老廃物質が除去され浄化される．他のリンパ組織と同様，抗原刺激によるリンパ球の活性化を誘導する主要な部位となっている．白脾髄の動脈周囲リンパ鞘やリンパ濾胞にはリンパ球が集落を形成している．

化赤血球の破壊などを通して血液の浄化装置としての役割をもつ．脾動脈より流入した血液は，リンパ球が集落を形成する白脾髄 white pulp，マクロファージ，細網細胞，リンパ球などの存在する細網内皮系組織 reticular endothelial tissue である脾索 splenic cord や血液の貯留場所である脾洞 splenic sinus からなる赤脾髄 red pulp を通って脾静脈に至る（図9.6）．他のリンパ組織と同様，抗原刺激によるリンパ球の活性化を誘導する主要な部位であり，活性化されたリンパ球は血液中に出ていく．

4） リンパ節 lymph node

リンパ管の経路中全身に分布する器官で，リンパ球が多数集合している．リンパ液は輸入リンパ管からリンパ節の皮質部に入り，髄質部を通り輸出リンパ管より出ていく（図9.7）．この間のリンパ洞内面は連続した内皮細胞ではなく，入り組んだ細網内皮系を形成し，リンパ球やリンパ液は実質へも流れ込む．マクロファージなどの抗原提示細胞も多数存在し，抗原刺激を受けたリンパ球の増殖および抗体産生細胞への分化が盛んに行われている．リンパ節は，組織に侵入した外来性の異物に対しての免疫反応の前線基地となっている．血液中のリンパ球は，リンパ節の細静脈からリンパ節の実質にもぐり込むことが可能で，リンパ節は血液とリンパとの交差点にもなっている．

5） 粘膜関連リンパ組織 mucosa-associated lymphoid tissue

扁桃 tonsil や小腸のパイエル板 Peyer's patch がこれに含まれ，粘膜の免疫応答に重要な役割をしている．気道，消化管，泌尿器などの粘膜下に，リンパ節や脾臓とは異なり被膜をもたないリンパ組織が点在しており，外来微生物の侵入を入口で防御している．

B　リンパ球の循環

成熟リンパ球は血液とリンパ組織の間を行き来している．血液中を流れているリンパ球は，二次リンパ組織に入り定着したり，あるいは別の組織に移動したりしながら全身を循環する（図9.8）．リ

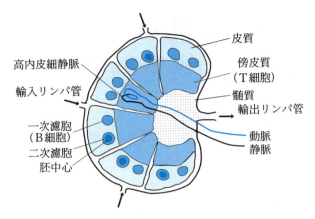

図 9.7　リンパ節の構造

B細胞は主に皮質に存在し濾胞にまとまっている．二次濾胞には胚中心があり，活発に増殖するB細胞および抗原提示機能をもつ樹状細胞とマクロファージを含む．傍皮質にはT細胞が多く含まれる．高内皮細静脈はリンパ球が血液からリンパ節の実質へ流れ込む部位である．動脈と静脈は，それぞれ1本のみを示した．

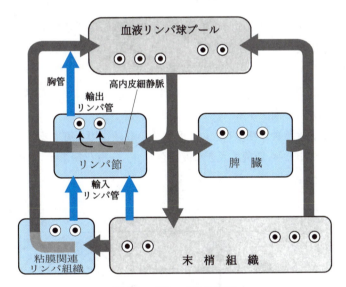

図 9.8　リンパ球の循環

リンパ球の血管系とリンパ管系での循環の様子を模式的に示している．黒色の矢印は血管系を，青色の矢印はリンパ管系をそれぞれ表す．リンパ節あるいは粘膜関連リンパ組織では，リンパ球は高内皮細静脈から血流を離れ実質に移動できる．末梢組織において組織間隙に入り込んだリンパ球もリンパ管を通りリンパ節に集められ，最終的にリンパ本幹（胸管）を経由して静脈に戻る．脾臓に流入したリンパ球は，一部は脾臓内に留まり，また一部は細網内皮系を通り静脈に戻る．

ンパ節あるいは粘膜関連リンパ組織においては，リンパ球が高内皮細静脈 high endothelial venule (HEV) と呼ばれる細静脈から血流を離れ実質に移動できる．末梢組織で組織間隙に入り込んだリンパ球もリンパ管を通りリンパ節に集められ，最終的にリンパ本幹（胸管）を経由して静脈に戻る．脾臓に入ったリンパ球は，白脾髄の動脈の周辺部に集まる．その後赤脾髄を通り静脈に戻る．このようにリンパ球は，血管系およびリンパ管系を往復しながら全身を巡回し免疫監視の活動を行っている．

9.3 免疫応答の概要

本章の冒頭で免疫反応は大きく2つのしくみに分けられることを述べた．生まれながらにしてもつ先天的な**自然免疫**と生まれてから後天的に形成される**獲得免疫**である．8章で解説したように，皮膚や粘膜などの物理的バリヤー，正常細菌叢，炎症の惹起，インターフェロンによる抗ウイルス作用などは自然免疫の一翼を担っている（8.1.4参照）．ここでは，自然免疫において中心的な役割を担い，初期の感染防御に重要である食細胞の活動をはじめに紹介する．

9.3.1 食細胞のはたらき

A 好中球やマクロファージによる食作用

組織に常在するマクロファージや血管から感染部位に集積してくる好中球が，侵入者である細菌などの病原体を細胞内に取り込むのが食作用の第一歩である（図8.1, 図9.9）．食細胞の細胞膜の一部がくびれて，細菌を包み込むように小胞を形成する．形成された小胞は**ファゴソーム**（食胞）と呼ばれる．食細胞は，NADPHオキシダーゼという酵素を使って酸素を還元し**スーパーオキシドアニオン** superoxide anion（O_2^-）を産生する．O_2^- は，過酸化水素，ヒドロキシラジカルなどに変換されるが，これらはまとめて**活性酸素**と呼ばれ，いずれも強い殺菌作用を有する．また，マクロファージが産生する**一酸化窒素**（NO）も殺菌に大きな役割をもつ．一酸化窒素は，一酸化窒素合成酵素NO

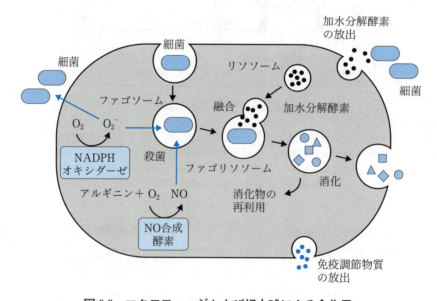

図9.9 マクロファージおよび好中球による食作用

synthase（NOS）の触媒でアルギニンから合成される．マクロファージの NO 合成酵素は，細胞の活性化に伴って誘導されるので誘導型 inducible NOS（iNOS）と呼ばれる．その後，ファゴソームはリソソームと融合し，ファゴリソソームを形成する．リソソームに存在するリゾチームなど殺菌作用をもつ酵素や加水分解酵素の作用で殺菌および消化を行う．また，脱顆粒反応によって細胞外へも酵素を放出することによって外部の細菌も死滅させることができる．特に細胞内に取り込めないような大きな異物に対して有効である．

マクロファージには，さらに獲得免疫との橋渡しとなるような大切な働きがある．サイトカインと呼ばれる免疫調節物質の分泌や獲得免疫系の主役となるリンパ球への抗原提示という役割である．詳しくは 9.7 節で述べる．

B 食細胞の異物の識別

食細胞は病原微生物などの異物をどのように識別しているのだろうか．微生物の表面には，リポ多糖（LPS），リポタンパク質，ペプチドグリカン，べん毛のフィラメント，タイコ酸，真菌表層の多糖など独特の構造体が存在する．食細胞の細胞膜には，これらの分子構造の共通性を認識する受容体が発現しており，パターン認識受容体 pattern recognition receptor と総称されている．そのなかで，最も重要なものは Toll 様受容体 Toll-like receptor（TLR）[*]である．TLR には，複数の種類が存在し，それぞれ特有のパターンを認識している．その他，スカベンジャー受容体，マンノース受容体などのパターン認識受容体が知られている．また，好中球やマクロファージの細胞表面には，後述する抗体の Fc 領域に対する受容体（9.5.2 参照）や補体に対する受容体（9.6.3 参照）が発現しており，これらの受容体も食作用に関わっている．

9.3.2 体液性免疫と細胞性免疫

本章のはじめに獲得免疫は 2 つのタイプに分類されることを述べた．抗体が主役となる体液性免疫と細胞が主役となる細胞性免疫である．体液性免疫と細胞性免疫は，独立に作動するものではなく互いに協調しながら効率のよい免疫応答を誘導する（図 9.10）．

A 体液性免疫

血液中の抗体すなわち免疫グロブリン（9.5 節参照）が中心的に働く免疫反応を体液性免疫という．抗体は，B 細胞由来の抗体産生細胞（形質細胞）から分泌され，外界から侵入した異物（抗原）に特異的に結合するタンパク質である．抗体が抗原と結合することによって感染の防御機構の引き金が引かれる．図 9.10 の例について以下に説明する．
① 抗体が細菌毒素に結合し毒素を中和したり，ウイルスに結合し細胞への感染を抑制したりする．
② 細菌に結合した抗体が血液中の補体を活性化し溶菌する（補体については 9.6 節で述べる）．
③ 細菌やウイルスに結合した抗体が食細胞による貪食の効率を高め消化を促進する．好中球やマ

---

[*] ショウジョウバエの発生に関係する Toll 遺伝子と類似の遺伝子がほ乳類でも発見され，この名称が付けられた．

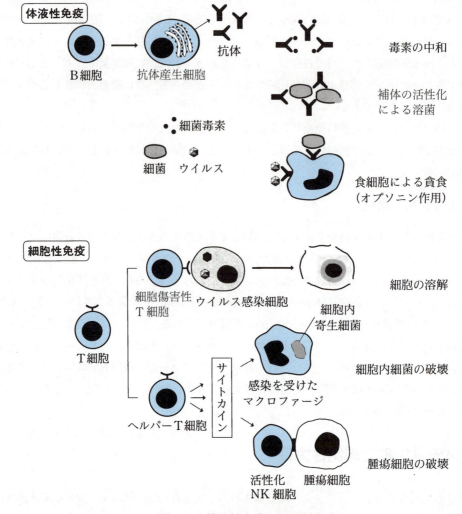

図 9.10 体液性免疫と細胞性免疫
体液性免疫は，B細胞より分化した抗体産生細胞が分泌する抗体によって媒介されるタイプの免疫応答である．細胞性免疫は，2種類のT細胞および食細胞によって媒介されるタイプの免疫応答である．T細胞の分泌する種々のサイトカインによって調節される．

クロファージなどの食細胞の微生物に対する認識機構を抗体が助けているともいえる．これを**オプソニン**作用という．

上記の②および③でみられるような補体の活性化やオプソニン作用などの抗原結合機能以外の抗体の機能を**エフェクター機能**という．この機能は，抗体分子中の抗原結合部位とは異なる領域によって担われている（9.5.2 参照）．

B 細胞性免疫

細胞外に分泌された抗体によらず，細胞が直接抗原と反応して誘導される免疫を**細胞性免疫**あるいは**細胞媒介性免疫**という．例えば，結核菌に対しての免疫応答（ツベルクリン反応など）は，抗体の移入によっては伝達されず，リンパ球を移入することによってはじめて伝達される．このように，細

胞性免疫は，細胞内に寄生しているウイルスや細菌に対しても効果を発揮する．この機構においては2つの異なったタイプのT細胞（細胞傷害性T細胞およびヘルパーT細胞）と食細胞が重要な役割を演じる．図9.10の例で説明する．

① ウイルス感染細胞に対して，細胞傷害性T細胞がT細胞抗原受容体を介して感染細胞表面に結合したウイルス抗原を認識し，これを破壊する．
② 細菌の寄生したマクロファージが，ヘルパーT細胞の分泌するインターフェロンなどのサイトカインにより活性化され，寄生細菌を死滅させる．
③ ヘルパーT細胞が分泌するサイトカインの中には，NK細胞の細胞傷害作用を高める働きをもつもの（インターロイキン2など）があり，ウイルス感染細胞や腫瘍細胞を破壊する．

体液性免疫はB細胞，細胞性免疫はT細胞というように，リンパ球の分業体制が行われているように簡略化して説明したが，実際にはB細胞およびT細胞が互いに協力して免疫応答を進行させている．例えば，B細胞が抗体産生細胞に分化する際にはヘルパーT細胞の介助が必要であるし，**抗体依存性細胞傷害反応** antibody-dependent cell-mediated cytotoxicity（ADCC）（9.5.2参照）による標的細胞の破壊に抗体が関与している．このように，どちらのシステムにおいてもリンパ球間および他の免疫担当細胞との相互作用がきわめて重要になっている．

9.3.3 サイトカインによる免疫調節

さまざまな免疫細胞の協同作用には，細胞間の直接の接触以外にも多数の液性因子が関わっている．これらの多くはタンパク質性の因子であり，まとめて**サイトカイン** cytokineと総称される．サイトカインは免疫細胞間の情報伝達分子であり，下記のようなさまざまな作用がある（図9.11）．

① 免疫細胞の増殖，分化，成熟因子
② 免疫応答の促進および抑制の調節因子
③ 細胞傷害作用の実効分子（エフェクター分子）

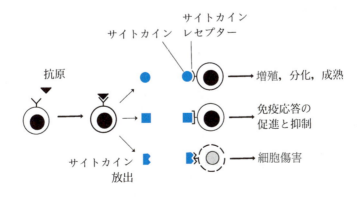

図9.11 細胞間の情報伝達物質：サイトカイン
免疫細胞はサイトカインと呼ばれるタンパク質性因子によって連絡を取り合い，お互いの機能を調節している．標的細胞の表面には個々のサイトカインに対する受容体が存在し，サイトカインが結合することによって細胞内に信号（シグナル）が送り込まれる．

表9.3 主なサイトカインとその作用

サイトカイン	主な産生細胞	主な作用
インターロイキン		
IL-1	単球・マクロファージ，血管内皮細胞など	T細胞活性化，好中球活性化，炎症性サイトカイン，発熱性物質
IL-2	T細胞	T細胞の増殖，NK細胞の活性化
IL-3	T細胞	骨髄幹細胞の増殖と分化（マルチCSF）
IL-4	T細胞	B細胞の増殖と分化，Th2細胞の誘導
IL-5	T細胞	B細胞の増殖と分化，好酸球の増殖と分化
IL-6	T細胞，マクロファージ，線維芽細胞など	B細胞の形質細胞への分化，造血因子，肝細胞での急性期タンパク質産生
IL-7	骨髄，胸腺の間質細胞	未成熟BおよびT細胞の増殖と分化
IL-8	単球・マクロファージ	好中球走化性因子，顆粒球の活性化
IL-10	T細胞	Th1細胞のサイトカイン産生抑制，T細胞の増殖抑制
IL-12	マクロファージ，B細胞	NK細胞活性化，細胞性免疫の誘導（Th1細胞の誘導）
IL-17	T細胞（主にTh17細胞）	リンパ球，マクロファージ，血管内皮細胞，線維芽細胞などからの炎症性サイトカインおよびケモカイン産生の誘導
インターフェロン		
IFN-α	食細胞など	ウイルスの複製の阻害
IFN-β	線維芽細胞など	ウイルスの複製の阻害
IFN-γ	T細胞，NK細胞	ウイルスの複製の阻害，マクロファージ・NK細胞の活性化，細胞性免疫の誘導（Th1細胞の誘導）
腫瘍壊死因子		
TNF-α	単球・マクロファージ，NK細胞	細胞傷害活性，炎症性サイトカイン，発熱性物質
TNF-β（リンホトキシン）	TおよびB細胞	細胞傷害活性，炎症性サイトカイン，発熱性物質
コロニー刺激因子		
G-CSF	マクロファージ，骨髄ストローマ細胞	顆粒球の増殖と分化，顆粒球の活性化
M-CSF	T細胞，マクロファージ，内皮細胞，線維芽細胞	単球・マクロファージ系細胞の増殖と分化，マクロファージの細胞傷害活性の亢進
GM-CSF	T細胞，内皮細胞，線維芽細胞，マクロファージ	骨髄球系細胞（顆粒球，単球・マクロファージなど）の増殖と分化，顆粒球や単球の機能の活性化

サイトカインのうち，リンパ球が産生するものを**リンホカイン** lymphokine，単球・マクロファージが産生するものを**モノカイン** monokine と分けて呼ぶこともある．サイトカインは免疫系におけるホルモンであるともいえるが，ホルモンのように遠隔の組織に作用するものではなく，一般には近接した細胞にのみ作用することが多い．

現在までに多数のサイトカインが発見されているが，代表的なものを表9.3にまとめた．発見の早かったものについては，その作用から命名されている．例えば，**インターフェロン** interferon（IFN）（ウイルスの複製を「妨害する（interfere）因子」），**腫瘍壊死因子** tumor necrosis factor（TNF）（腫瘍を縮退させる因子），**コロニー刺激因子** colony-stimulating factor（CSF）（骨髄の幹細胞の増殖を促進しコロニーをつくらせる因子）などである．近年になって発見されたものは，**インターロイキン** interleukin（「白血球の間」の意味）とまとめて呼ばれ，個々の因子については，おおよそ発見の順序に従い IL-1，IL-2，……のように番号が付けられている．

サイトカインの構造や機能はさまざまであるが，以下のような共通した性質も多い．

① 分子量が 10,000〜30,000 のタンパク質（糖タンパク質）である．
② 標的細胞表面の受容体に結合することにより作用が発現する．
③ サイトカイン自体は一般に抗原に非特異的である（抗原で刺激された細胞がサイトカインを産生し，あるいは受容体を発現するので，結果的には抗原に依存する）．
④ 複数の種類の細胞が同じサイトカインをつくることが多い．
⑤ 複数の種類の細胞が同じサイトカインの標的細胞になることが多い．標的細胞によって作用が異なることもある．
⑥ 異なるサイトカインが類似の作用をもつこともある．

A 体液性免疫および細胞性免疫のバランスの調節

表9.3にあげたサイトカインには，主に体液性免疫を活性化するものと，主に細胞性免疫を活性化するものが含まれる．抗原刺激によって体液性免疫あるいは細胞性免疫のどちらが優勢になるかを決定する要因の1つは，T細胞が産生するサイトカインの種類である．**ヘルパーT細胞**は多種類のサイトカインを産生するが，産生するサイトカインの種類によって **Th1細胞** と **Th2細胞**（Th はヘル

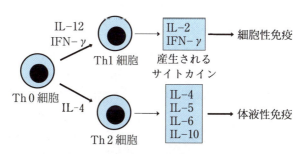

図 9.12 2種類のヘルパー T 細胞
抗原刺激によってヘルパー T 細胞（Th0細胞）は，異なるサイトカインを産生する2種類のT細胞（Th1細胞または Th2細胞）に分化する．Th1細胞は，IL-2 や IFN-γ を産生し，T細胞，マクロファージ，NK細胞を活性化し細胞性免疫を増強する．また Th2細胞は，IL-4，IL-5，IL-6，IL-10 などの産生を介して B 細胞の抗体産生細胞への分化を促し，体液性免疫を強化する．

パー T 細胞を表す）とに分類される（図9.12）．

Th1 細胞：IL-2，IFN-γ を産生し，T 細胞，マクロファージ，NK 細胞を活性化して細胞性免疫を増強する．

Th2 細胞：IL-4，IL-5，IL-6 および IL-10 を産生することにより B 細胞の分化を促進して体液性免疫を増強する．

　Th1 細胞と Th2 細胞は，いずれも胸腺由来の $CD4^+$ T 細胞が起源である．Th1 細胞と Th2 細胞のどちらの分化経路をとるかの決定にもサイトカインが重要な働きをしている．Th1 細胞と Th2 細胞の前駆細胞（Th0 細胞）に IL-12 や IFN-γ が作用すると Th1 細胞が誘導され，IL-4 の作用で Th2 細胞が誘導される．これらのサイトカイン以外に，抗原の量，抗原提示細胞の種類，分化の場所（組織）などもこの分化を決定するための要因となる．

　通常の免疫応答において，多かれ少なかれ 2 種類のタイプのヘルパー T 細胞が誘導されるが，両者のバランスが変化することによって微生物感染の結果が大きく変動することがある．例えば，細胞内寄生細菌である *Mycobacterium leprae*（らい菌）の感染に対して細胞性免疫は有効であるが，体液性免疫はほとんど無効である．Th1 細胞が優勢になり細胞性免疫が活性化されれば，食細胞内での細菌の増殖は抑制される．しかし逆に Th2 細胞が優位になると，抗体は産生されるものの食細胞内での細菌への効果は得られず，病態は悪化する．したがって，感染に対する防御には，2 種類のヘルパー T 細胞の適切な誘導が重要となる．

　最近になって，自己免疫疾患の発症に関連する第 3 のヘルパー T 細胞が発見され **Th17 細胞** と呼ばれている．名称は，この細胞が IL-17 を産生するという特徴から由来している．実験的自己免疫性脳脊髄炎（EAE）の発症に IL-17 を産生する T 細胞が関与していることが示されたのが発見のきっかけとなった．Th17 細胞も Th0 細胞から分化するが，この過程には IL-6 と TGF-β が関わっている．

B　ケモカイン

　細菌由来のペプチドや補体成分（9.6.3 参照）の一部は，免疫細胞を呼び寄せる作用がある．このような作用は **走化性** chemotaxis と呼ばれ，走化性を促す液性因子を **走化性因子** という．すなわち走化性因子とは，特定の細胞に作用し，濃度勾配にしたがって（つまり濃度の低い方から高い方へ）細胞を遊走させる働きをもつ因子のことである．免疫細胞間の調節因子であるサイトカインの中にも走化性因子としての作用をもつものが発見され **ケモカイン** chemokine と呼ばれる．インターロイキン 8（IL-8）は，好中球に対する代表的なケモカインで（表9.3），活性化された単球やマクロファージより放出される．単球に対して走化性をもつケモカインとして MCP-1（monocyte chemotactic protein-1）が知られる．現在では多種類のケモカインが発見されており，それぞれに対する特異的な受容体をもつ免疫細胞を炎症局所や免疫応答の場所へと集積させるために働く．

　近年，ケモカインが次々と発見され，その種類も多数になってきたので整理作業が行われている．ケモカイン分子の N 末端付近に含まれるシステインの数と並び方により，CC ケモカイン（2 残基のシステインが並ぶ）と CXC ケモカイン（2 残基のシステインの間に他のアミノ酸がある）に分けられる．その他，CX3C ケモカイン（3 残基のアミノ酸が挿入）や C ケモカイン（システインが 1 残基のみ）も知られる．そして，ケモカインには L の添え字を，受容体には R の添え字を付け，番号付けされている．例えば，IL-8 は CXCL8，その受容体は CXCR1（または CXCR2），MCP-1 は CCL2，

その受容体はCCR2と命名されている．

9.4 抗原：免疫反応により認識される分子

9.4.1 抗原と免疫原

生体の免疫反応において異物として認識される物質を一般に抗原 antigen という．例えば，動物個体に侵入する細菌やウイルスは，異物として認識される抗原である．また，ニワトリの卵に含まれる卵白アルブミンをウサギに投与すると免疫応答が起こるが，ニワトリに投与しても免疫応答は起こらない．すなわち，免疫応答を起こすための抗原はその個体にとって「異物」であることが必要である．

細菌の産生するタンパク質毒素に対する抗毒素の存在から，タンパク質は免疫反応を引き起こす抗原であることは間違いない．それでは，異種のタンパク質がすべて免疫応答を起こす抗原となるのだろうか．タンパク質を構成するアミノ酸自体が抗原とはならないように，免疫系で抗原として認識されるためには，分子の複雑な構造とある程度の大きさとが必要である．例えば卵白アルブミンの分子量は約45,000であるが，分子量の小さなタンパク質に対しては抗体が産生されにくく，おおよそ数千程度の分子量が必要である．タンパク質ホルモンであるグルカゴン（分子量：約3,800）に対しては抗体が産生されるが，この程度の分子量が小さい方の限界である．

多糖類に対しても抗体が産生される．しかし，分子量600,000のデキストランはよい抗原となるが，分子量100,000のデキストランはあまりよい抗原とはならない．両者が同じグルコースの重合体であることを考えると，やはり分子の大きさが免疫応答を起こすための重要な因子であることがわかる．また，グラム陰性菌の外膜に存在するリポ多糖 lipopolysaccharide の糖鎖部分に対しても抗体が産生

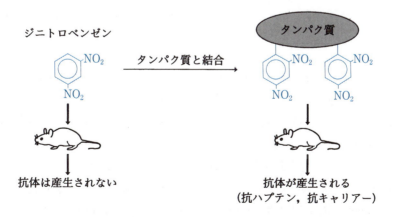

図9.13 ハプテンとキャリアー
低分子の化合物であるジニトロベンゼンを単独でマウスに投与しても抗体は産生されないが，タンパク質と複合体を形成することにより，完全抗原となってジニトロフェニル基に結合する抗体が産生されることを示している．キャリアータンパク質に対する抗体も同時に産生される．

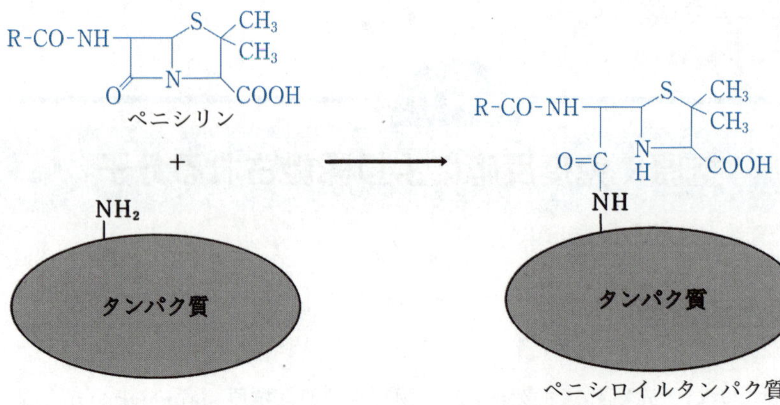

図 9.14 ペニシリンとタンパク質の複合体

ペニシリンなどのβ-ラクタム系抗生物質は，体内でタンパク質のアミノ基に結合してハプテン–キャリアー複合体（ペニシロイルタンパク質）を形成し，これが抗原となって過敏症を誘発することがある．

される．細菌の種類によってリポ多糖の構造が多様であるため多種類の抗体が産生され，これらは細菌の分類（血清型）に応用されている．

脂質も抗原となる．カルジオリピン cardiolipin（分子量：約1,500）は細菌と動物細胞（特に心臓）とに共通に存在するリン脂質の1つで，これに対する抗体は梅毒の血清診断（ワッセルマン Wassermann 反応）にも使われる．分子量の小さなリン脂質に対する抗体がどのように産生されるかは不明の点も多いが，ミセルなどの多量体形成や他のタンパク質分子との結合などによって大きな分子になっていることも考えられる．

モルモットの臓器を破砕しウサギに注射して得られる抗体が，全く関連のないヤギの赤血球に反応することから，モルモットとヤギに共通の抗原があることが予想された．このような交差反応性 cross-reactivity を示す抗原を異好性抗原 heterophile antigen と呼ぶ．この抗体に結合する抗原を詳しく調べてみると，アルコールにより抽出される糖脂質であることがわかりフォルスマン抗原 Forssman antigen と呼ばれている．しかし，この糖脂質を単独でウサギに投与しても抗体は産生されなかった．

この結果から「抗原」には，次の2通りの性質があることがわかる．
① 単独で免疫応答を起こすことができる物質を指す．このような物質を免疫原 immunogen と呼び，この性質を免疫原性 immunogenecity と呼ぶ．
② 免疫応答によって生じた抗体や感作リンパ球によって認識され結合する物質を指す．この性質を特異的反応性 specific reaction と呼ぶ．

ふつう①の免疫原は②の特異的反応性を同時にもつが，逆に②の性質をもつからといって①のように免疫反応を誘導するとは限らない．そこで，免疫原性と特異的反応性の両方をもつ物質を完全抗原 complete antigen，特異的反応性のみをもつ物質を不完全抗原 incomplete antigen またはハプテン hapten と区別して呼んでいる．この意味ではフォルスマン抗原は不完全抗原であり，フォルスマンハプテンと呼ばれることもある．

ハプテンは，一般に低分子物質であることが多いが，これに免疫原性をもたせるためにはキャリア

— carrier と呼ばれる高分子物質（例えばタンパク質）に結合させることが必要である．図9.13の例では，低分子の化学物質であるジニトロベンゼンを単独でマウスに投与しても，これに反応する抗体は産生されないが，タンパク質との複合体を合成して投与することにより，ジニトロフェニル基に結合する抗体が産生されることを示している．

種々の低分子の薬剤に対する免疫反応もこのようなハプテン–キャリアーのしくみで起こることが多い．例えば，ペニシリンやスルホンアミドの副作用とて過敏症（アレルギー）（9.9節）がよく知られている．ハプテンとしてのこれらの薬剤とキャリアーとしての組織タンパク質とが共有結合により複合体をつくるために免疫原性が高まり，完全抗原になると考えられている（図9.14）．

9.4.2 抗原決定基

細菌やウイルスなどの抗原を免疫系が認識するときには，細菌やウイルス粒子全体を認識するわけではなく，もう少し狭い範囲の特徴のある構造を認識する．これを**抗原決定基** antigenic determinant あるいは**エピトープ** epitope という．例えば，1つのタンパク質分子をとっても抗体が結合しうるエピトープが複数ある．ウイルスや細菌の表面には，より多くの種類のエピトープが存在し，侵入したこれらの微生物に対してはさまざまなエピトープに結合する異なる抗体が産生される（図9.15）．前節でモルモットの臓器を免疫原としたにもかかわらず，得られた抗体がヤギの細胞に反応する例を述べたが，これはモルモットとヤギの両方の細胞に共通に存在する糖脂質であるフォルスマン抗原がエピトープとなっているからである．

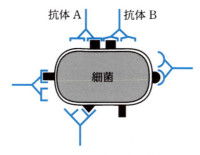

図 9.15 抗原決定基
たいていの抗原にはいくつかの抗原決定基（エピトープ）が存在し，その構造に相補的な構造をもつ抗体がつくられ結合する．1つのエピトープに対して異なる種類の抗体が産生されることもある．抗体Aと抗体Bとは同じエピトープに異なる親和力で結合する．

9.4.3 血液型抗原

赤血球表面に存在し遺伝的な多型を示す抗原を一般的に**血液型**という．同一の種であっても他の個体に免疫応答を引き起こす抗原を**同種抗原（アロ抗原）** allogenic antigen（alloantigen）という．医療において重要な血液型は **ABO式血液型**および **Rh式血液型**である．輸血のときに誤って異なる血液型の血液を輸血すると，赤血球表面の血液型抗原が異物として認識され免疫応答が誘導され重篤な

表 9.4 ABO 式血液型

表現型	遺伝子型	赤血球表面の抗原	血漿中の凝集素*	日本人の頻度
O	O	−	抗A, 抗B	31.5 %
A	AA, AO	A	抗B	37.3 %
B	BB, BO	B	抗A	22.1 %
AB	AB	A および B	−	9.1 %

* 自己の赤血球にない抗原に対する抗体を血漿中にもつ.

輸血副作用をもたらす.

A ABO 式血液型

ラントシュタイナー K. Landsteiner により発見され，医療では最も重要な血液型である（表 9.4）．赤血球のほか臓器細胞や体液にも存在する．A 型赤血球には A 抗原が，B 型赤血球には B 抗原が，AB 型赤血球には両者がそれぞれ発現しており，O 型赤血球にはいずれも発現していない．これらの抗原は赤血球表面の糖鎖構造によって担われている．この血液型の遺伝はメンデル Mendel の遺伝法則に従う．A，B および O の 3 種の対立遺伝子からなり，A および B は，それぞれ O に対して優性である．A 遺伝子および B 遺伝子は，A 抗原および B 抗原を合成する糖転移酵素をコードしており，O 型赤血球にも存在する O(H) 抗原を共通の前駆体とし，これらに別々の単糖を転移することにより A 抗原および B 抗原を合成する．図 9.16 にみられるように，A 型および B 型の抗原決定基の構造はきわめて類似しており，免疫系はこのような微妙な構造の違いを識別することができる．

B Rh 式血液型

歴史的には，レビン R. Levine らが流産後の婦人の血清中から発見した抗体とラントシュタイナーとウィーナー A. S. Wiener がアカゲザル赤血球で免疫して得たウサギ血清中の抗体が類似の抗原を

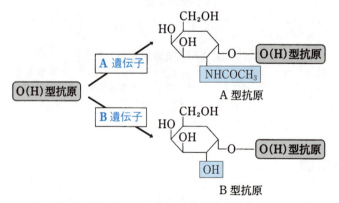

図 9.16 ABO 式血液型抗原
ABO 式血液型抗原は糖鎖抗原である．A 型および B 型抗原は共通の O(H) 型糖鎖抗原から糖転移酵素の作用によって合成される．A 型抗原では N-アセチルガラクトサミンが，B 型抗原ではガラクトースがそれぞれ付加される．両者の構造上の違いはヒドロキシ基とアセタミド基のみである（四角で囲んである）．

認識することからアカゲザル *Macacus rhesus* にちなみ Rh 式血液型と呼ばれるようになった．この血液型抗原はいくつかの抗原系からなる複雑なものであるが，通常 Rh 陽性あるいは陰性というときには，最も抗原性の強い $Rh_0(D)$ 抗原の有無を示す．Rh 陰性の人に Rh 陽性の血液を輸血すると強い免疫反応が起こり輸血副作用をもたらす．また，母子間での Rh 式血液型の不適合が新生児溶血性疾患の原因となることがある．Rh 陰性の母親が Rh 陽性の子を妊娠分娩すると，しばしば母体に抗 Rh 抗体が産生される．そして再度 Rh 陽性の子を妊娠すると，抗体が母親から胎盤を通り胎児に移行し，胎児の赤血球を破壊することによって新生児溶血性疾患が起こる．Rh 陰性の頻度は白人では約 15％であるが，日本人では約 0.5％である．

9.4.4 主要組織適合抗原

異なる個体の間での皮膚移植や臓器移植は一般に難しい．それは，移植された皮膚や臓器を異物として認識し，これを拒絶するための免疫反応を起こすからである．一卵性双生児や近交系マウスの間では移植が成立することから，遺伝子に支配された形質であることがわかる．このような組織適合性に関わる遺伝子は多くの高等動物に存在し，このうち主要なものはいくつかの遺伝子が集合した遺伝子複合体を形成している．これを主要組織適合遺伝子複合体 major histocompatibility complex（MHC）と呼び，この遺伝子複合体によってコードされる分子を主要組織適合抗原（MHC 抗原 MHC antigen）という．MHC 抗原も同種抗原（アロ抗原）である．ヒトの MHC は HLA，マウスの HLA は H-2 と呼ばれる．

詳しくは 9.10 節で解説するが，MHC にコードされる抗原分子は，それらの構造的な特徴からクラス I 分子（HLA-A，B，C など），クラス II 分子（HLA-DP，DQ，DR など）およびクラス III 分子

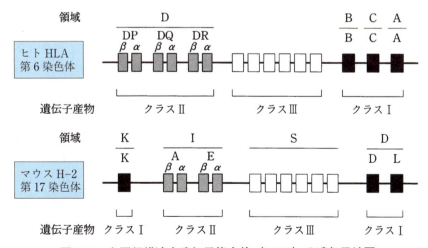

図 9.17 主要組織適合遺伝子複合体（MHC）の遺伝子地図
ヒトの MHC（HLA）およびマウスの MHC（H-2）遺伝子の概略を示した．これらの遺伝子はクラス I，II および III と呼ばれるタンパク質をコードしている．ヒトの場合は，*HLA-A*，*B* および *C* がクラス I 分子を，*HLA-DP*，*HLA-DQ* および *HLA-DR* がクラス II 分子をそれぞれコードしている．クラス II 分子のサブユニットである α 鎖と β 鎖の遺伝子は隣接して存在する．クラス I 分子を構成する $β_2$ ミクログロブリン遺伝子は別の染色体にある．

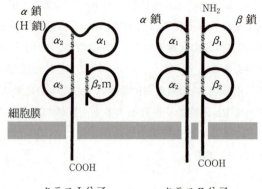

図 9.18 MHC クラス I 分子とクラス II 分子の構造
クラス I 分子は，細胞の外側に 3 つの球状のドメイン（α_1，α_2，α_3）をもつ膜を貫通する α 鎖（H 鎖）が β_2 ミクログロブリン（β_2m）と非共有結合している．クラス II 分子は，α 鎖および β 鎖の 2 つの膜貫通サブユニットからなる 2 量体を形成している．どちらのサブユニットも 2 つの球状ドメイン（α_1，α_2 および β_1，β_2）をもつ．クラス I 分子の H 鎖およびクラス II 分子の α 鎖および β 鎖に遺伝的な多型が存在する．両分子の先端部分にはペプチド抗原を結合する溝が存在し，これらの分子のもつ抗原提示機能に関与する．

に分類される．このうちクラス I 分子とクラス II 分子は細胞膜に発現するタンパク質で，臓器移植に伴う拒絶反応に関わる同種抗原であるばかりでなく（9.10.1 参照），免疫担当細胞間の抗原認識に関与する分子でもある（9.7.1 参照）．クラス III 分子は補体成分など血清タンパク質をコードしている（図 9.17）．

A クラス I 分子

細胞膜を貫通する分子量約 45,000 のポリペプチド（H 鎖）と分子量約 12,000 の β_2- ミクログロブリン β_2-microglobulin（L 鎖）とが非共有結合で結合した 2 量体として細胞膜に存在する（図 9.18）．遺伝的な多型は H 鎖に存在し，ヒトでは HLA-A，B および C 領域によって，マウスでは H-2K，D および L 領域によってそれぞれコードされている（図 9.17）．赤血球には発現されていないが，白血球をはじめとしてほとんどの有核細胞に発現されている．

B クラス II 分子

分子量約 34,000 の α 鎖と分子量約 29,000 の β 鎖が非共有結合で結合した 2 量体である．両サブユニットは細胞膜を貫通するポリペプチドである（図 9.18）．遺伝的な多型は α 鎖と β 鎖の両者に存在し，ヒトでは HLA-D 領域に DP，DQ，DR の 3 分子が，マウスでは H-2 I 領域に I-A および I-E の 2 分子がそれぞれコードされている（図 9.17）．マウスの場合，I 領域にコードされているので Ia 抗原 I-region associated antigen といわれることもある．クラス II 分子の発現は，マクロファージ，樹状細胞，B 細胞などの免疫細胞に限られている．

9.5 抗体：抗原認識分子

抗体 antibody は，B 細胞が抗原刺激を受け活性化され分化した抗体産生細胞（形質細胞）が産生し，その抗原に特異的に結合するタンパク質である．血液や体液中に放出され，体液性免疫の主役となるとともに，B 細胞の細胞膜において抗原に対する受容体としても機能している．

9.5.1 抗体の種類と構造

A 抗体の種類

正常な動物でも血液中には抗体がある程度含まれている．微生物などの感染から回復した動物の血液から調製された血清中には，その微生物あるいは産生される毒素に対する抗体を多量に含み抗血清 antiserum と呼ばれる．血清に含まれる多種類のタンパク質は，それらの電荷の違いから電気泳動法によって分離される（図 9.19）．

大部分の抗体は γ グロブリンから β グロブリンと呼ばれる分画に含まれるので，免疫グロブリン immunoglobulin とも呼ばれる．免疫グロブリンは，さらに性質の異なる 5 種類のクラス class またはイソタイプ isotype と呼ばれるグループに分けられる．それらは，IgG, IgA, IgM, IgD, IgE（Ig は immunoglobulin の略）と呼ばれ，分子の大きさ，電荷，生物学的機能などが異なっているが，基本構造は類似している（図 9.20，表 9.5）．

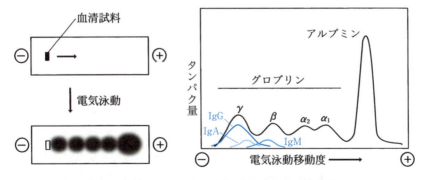

図 9.19 血清タンパク質の電気泳動による分離
血清試料をアガロースなどの支持体につくられた穴に入れ，電場をかけ電気泳動を行う．血清に含まれるいろいろなタンパク質は電荷によって異なる移動度を与える．電気泳動終了後にタンパク質を染色する．右側のグラフは染色度を測定したもの．陰電荷の大きいアルブミンは移動度が高い．グロブリンは移動度の大きい方から α_1，α_2，β，γ と呼ばれる．IgG は γ グロブリンの分画に泳動される．

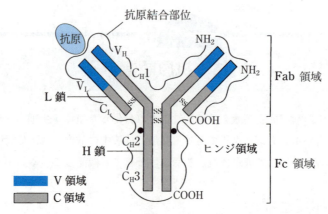

図 9.20　抗体分子の基本構造

2本のH鎖と2本のL鎖がジスルフィド結合により結合し，全体としてY字型をしている．抗原結合部位はN末端側に2か所存在する．図はIgGをモデルとしている．抗原結合部位を含むFab領域，その他の抗体機能に関わるFc領域およびヒンジ領域に大まかに分かれる．H鎖は4つのドメインから，L鎖は2個のドメインから構成される．●は糖鎖を表す．

表 9.5　ヒトの抗体の種類と性質

性質	免疫グロブリンのクラス				
	IgG	IgA	IgM	IgD	IgE
H鎖の種類	γ	α	μ	δ	ε
血液中の濃度 (mg/mL)	14.0	3.0	1.5	0.05	0.00005
分子の大きさ					
分子量 (kDa)	150	160 (420)[*1]	970	184	188
基本単位[*2]の数	1	1 (2)[*1]	5	1	1
サブクラス	IgG1, IgG2 IgG3, IgG4	IgA1, IgA2			
糖含量 (%)	2〜3	7〜11	9〜12	9〜11	9〜12
特徴的な性質	補体の活性化．胎盤通過．	分泌液中に存在．	初期の応答で出現．補体の活性化．	B細胞表面にも存在．	I型アレルギーに関与．

[*1] かっこ内の数値は分泌型IgAのものを表す．
[*2] H鎖2本およびL鎖2本からなる基本的な単位構造をさす．

B　抗体の構造

いずれのクラスの抗体分子も，2本のL鎖 light chain（分子量：25,000）および2本のH鎖 heavy chain（分子量：50,000〜70,000）の合計4本のポリペプチド鎖からなる基本構造をもつ．L鎖はκ（カッパ）鎖およびλ（ラムダ）鎖の2種類が知られるが，1つの抗体分子中の2本のL鎖は同種類である．つまりκ鎖を2本もつか，あるいはλ鎖を2本もつかのどちらかである．H鎖はL鎖に比べ種類が多く，H鎖の種類によって抗体のクラスが決まる．IgGはγ鎖，IgAはα鎖，IgMはμ鎖，IgDはδ鎖そしてIgEはε鎖をもつ．これら4本の鎖は互いにジスルフィド結合によって連結されている．

いろいろな抗体のL鎖の構造を調べてみると，C末端の半分はκ鎖あるいはλ鎖の中ではすべて

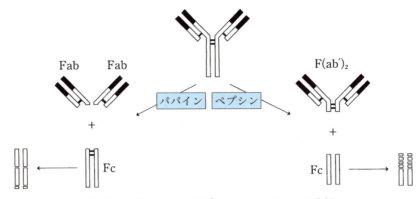

図9.21 パパインとペプシンによるIgGの分解
IgGのパパイン消化によりパラトープ（抗原結合部位）を含む2個のFabフラグメントとFcフラグメントが得られる．さらに消化が進むとFcフラグメントの分解が起こる．また，ペプシン消化により2個のパラトープを含むF(ab')2フラグメントと多数の小さなフラグメントが生じる．

同じアミノ酸配列をもつのに対して，N末端の半分は抗体によって配列が著しく多様であることがわかった．前者を定常領域 constant region（C領域），後者を可変領域 variable region（V領域）と呼ぶ．これらの領域の大きさは，いずれもアミノ酸残基にして約110個に相当し，この構造的なまとまりをドメイン domainという．両者は，それぞれC_L（L鎖のC領域の意味）およびV_L（L鎖のV領域の意味）と称される．同様のことはH鎖でもみられ，N末端から1/4～1/5の部分が可変領域（V_H：H鎖のV領域の意味）で，C末端側の残りの部分が定常領域（C_H：H鎖のC領域の意味）である．IgGの場合C_Hは，C_H1，C_H2およびC_H3の3つのドメインからできている（図9.20）．

V_LとV_Hとが組み合わされることによって生じる三次元構造が，抗原結合部位（パラトープ）paratopeの形を決定する．V_LとV_Hとの組合せは，抗体の基本構造（1つのY字型）あたり2か所あるので，同じ抗原結合特異性をもつパラトープが2個存在することになる．一方，定常領域は抗原結合以外の生物活性に関わる（9.5.2参照）．

C_H1ドメインとC_H2ドメインの間には，2本のH鎖を連結するジスルフィド結合の存在するヒンジ領域 hinge regionと呼ばれる領域がある．この部位はフレキシブルな構造をもち，2か所の抗原結合部位の間隔を調節することができる．また，ヒンジ領域は，種々のタンパク質分解酵素に感受性があり，適当な酵素を用いることにより，抗原結合能をもった抗体の断片を得ることができる（図9.21）．例えば，IgGにパパイン papainを作用させると，抗原結合部位をもつ2個のFabフラグメントと，C_H1ドメインおよびC_H2ドメインを中心とするFcフラグメント（あるいは，さらに消化が進んだ小さなフラグメント）とに分解される．また，ペプシン pepsinの作用により，2か所の抗原結合部位をもったF(ab')2フラグメントが得られる．これらのフラグメントは，抗体を試薬として利用するときに用いられる．

C 抗体のクラスと特徴

1) IgG

血液中に最も多量に含まれる免疫グロブリンである．補体系の活性化，貪食作用の促進などの機能をもつ．胎盤を通過できるので，母親から移行するIgGは胎児や新生児の生体防御の観点からも

重要である．H鎖としてγ鎖をもつが，ヒトの場合，アミノ酸配列が少し異なるγ鎖をもつIgG1，IgG2，IgG3およびIgG4のサブクラス subclass がある．これらは鎖間のジスルフィド結合の数や位置，補体系の活性化能などの生物学的機能が異なる．マウスでも4種類のサブクラスが知られる．

2) IgA

血液にも含まれるが，唾液，涙，母乳，粘膜分泌液などにも多く含まれるので外分泌性抗体とも呼ばれる．初乳中のIgAは新生児の生体防御に働く．血清型IgAは，ヒトの場合ではほとんどが単量体（2本のH鎖および2本のL鎖）として存在するが，分泌型のものは，J鎖と呼ばれるポリペプチド鎖で連結された2量体として存在する（図9.22）．さらに分泌成分 secretary component（SC）と呼ばれる特別の成分が付加している．分泌成分は，粘膜上皮細胞からのIgA分子の分泌に関与している．IgAは，粘膜での感染防御に重要な役割を演じている．

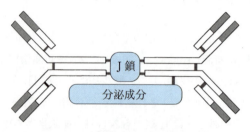

図9.22 分泌型IgAの構造
分泌型IgAは2個の基本単位（2本のH鎖および2本のL鎖）がJ鎖によって連結されている．分泌成分と呼ばれる特別な成分を含む．

3) IgM

最も分子量の大きな免疫グロブリンである．血液中では通常，H鎖2本とL鎖2本とからなる基本単位の5量体として存在する．H鎖間のジスルフィド結合およびJ鎖によって5量体が保持されて

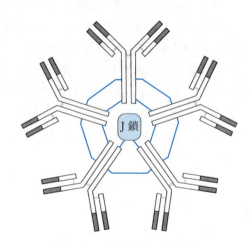

図9.23 5量体IgMの構造
血液中のIgMは5個の基本単位およびJ鎖がジスルフィド結合によって連結されている．B細胞表面の膜結合型IgMは単量体である．

いる（図9.23）．IgMのH鎖であるμ鎖は，IgGのγ鎖より1つ多い5つのドメインをもつので分子量が少し大きい．免疫応答の最初に産生される抗体である．補体系の活性化能が高い．B細胞表面にも細胞膜結合型のIgM（単量体）が存在し，抗原受容体として働いている．

4) IgD

血液中での含量は，全免疫グロブリンの1％以下である．機能はあまりわかっていないが，成熟したB細胞表面に存在し，IgMと同様に抗原受容体として働いている．

5) IgE

血液中に微量存在する．好塩基球やマスト細胞の表面にはIgEに対する受容体があり，IgEのFc部分を介してこれらの細胞に結合する．この抗体に抗原が結合すると，好塩基球やマスト細胞の脱顆粒反応が起こり，ヒスタミンなどの生理活性物質が放出され，平滑筋収縮や血管透過性の増大をもたらす．このような反応が過剰に起こるとI型アレルギーとなる．寄生虫に対する免疫反応に重要な役割を果たす．

9.5.2 抗体の働き

抗体の最も重要な働きは抗原に結合することである．抗原に結合した抗体は，その後，いろいろな生体防御反応を引き起こし体液性免疫反応で中心的な役割を担う．抗原結合により起こる抗体の生物学的な働きをエフェクター機能という．

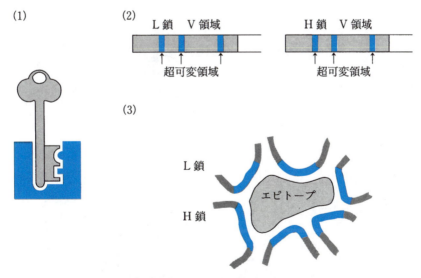

図9.24 抗体の抗原結合部位
(1) 抗原と抗体の結合は「鍵と鍵穴」の関係にたとえられる．(2) H鎖およびL鎖の可変領域（V領域）内には，アミノ酸配列の多様性が著しい超可変領域が3か所ずつ存在する．(3) 超可変領域は，抗原決定基（エピトープ）と直接接触するアミノ酸残基を含む．相補性決定領域とも呼ばれる．図中では青色の太線で表されている．

A 抗原結合機能

抗原と抗体の反応は，きわめて特異的で親和性の高いものであるため，酵素と基質の結合と同様に「**鍵と鍵穴**」の関係にたとえられる．抗体の抗原結合部位は，H鎖とL鎖のV領域（可変領域）が組み合わされることによってできる三次元的な構造によってつくられる．抗原の多様性に対応して，抗体のV領域にも名前のとおり多様性がある．しかし，多様性はV領域全体にわたって存在するわけではなく，一部の領域に限定している．その領域は**超可変領域** hypervariable region と呼ばれ，H鎖とL鎖に3か所ずつ存在している（図9.24）．抗原のエピトープに対して相補的な構造をとることから，**相補性決定領域** complementarity determining region（CDR）とも呼ばれる．この領域以外の部分は，V領域の大まかな枠組み（フレームワーク）を形づくり，抗原結合部位の構造を保持している．

抗原と抗体の結合には，多数の水素結合，イオン結合，ファンデルワールス力，疎水的な相互作用などが関与している．そのため，この結合は，環境の温度，pH，イオン強度などによって影響を受ける．

B エフェクター機能

抗体の第一の機能が抗原との結合であることはすでに述べた．抗原との結合自体が生体防御に役立つこともある．例えば，細菌が産生する毒素に結合することによって毒素の活性発現を阻害したり，ウイルスや細菌に結合することによって宿主細胞への接着を阻害し感染を防止したりすることも抗体の大切な働きである．このような機能に加えて，抗体は他の免疫系の機構を活性化し，より大がかりな免疫応答を引き起こすことができる．概略についてはすでに述べたが（9.3.2参照），図9.25で示すような (1) 補体系の活性化，(2) 貪食機能の活性化，(3) 抗体の媒介による細胞傷害反応がある．

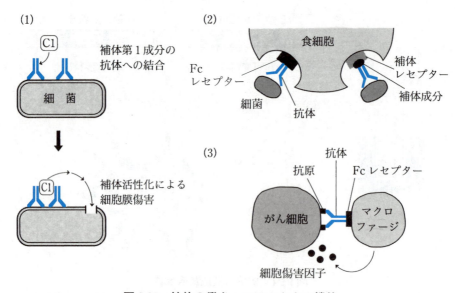

図9.25 抗体の働き：エフェクター機能
(1) 抗体による補体活性化．(2) Fcレセプターあるいは補体レセプターを介する貪食作用の促進．(3) 抗体依存性細胞傷害作用（ADCC）．例としてマクロファージのがん細胞に対する細胞傷害作用を示した．

これらの機能のうち，(1) と (2) は体液性免疫反応において重要な位置を占めており，また，(3) は，体液性免疫と細胞性免疫の架け橋となる反応である．

1) 補体活性化

　抗体は，細菌などの抗原と特異的に結合するが，抗体だけでは細菌を殺傷することはできない．しかし，血漿中の一群のタンパク質を利用することにより細菌を破壊し溶菌することができるようになる．抗体の機能を「補う」という意味で，この血漿タンパク質は**補体** complement と命名されている．補体は血漿中に含まれる約 20 種類のタンパク質の総称で，これらが連続的に活性化されるシステムである補体系をつくっている．この活性化の引き金の 1 つが抗原と結合した抗体である．ヒトでは，IgM と IgG（IgG4 は除く）のクラスの抗体に補体の活性化能がある．抗体が抗原に結合すると，補体の第 1 成分（C1）が抗体の Fc 領域（IgG では C_H2 ドメイン）に結合する．これが引き金となって，他の補体成分が次々と活性化され，最終的に細菌の細胞膜を傷害し溶菌させる（補体の活性化機序については 9.6 節で述べる）．また，補体の活性化の途中で生成する**アナフィラトキシン** anaphylatoxin と呼ばれる炎症性のメディエーターは，血管透過性の増大，食細胞の誘引，マスト細胞からのヒスタミンの遊離などをもたらし，さらに強力な免疫応答を誘導する．

2) 貪食機能の活性化

　細菌に結合した抗体は，食細胞による貪食作用を促進させるはたらきがある．この作用を**オプソニン化** opsonization と呼ぶ．マクロファージや顆粒球の細胞表面には，抗体の Fc 領域と結合するクラス特異的な **Fc レセプター** Fc receptor が存在し，抗原抗体複合体を結合することができる．IgG に対しては Fcγ レセプターが，IgM に対しては Fcμ レセプターが，IgE に対しては Fcε レセプターがそれぞれ存在する．Fc レセプターに抗原抗体複合体が結合すると細胞内への取り込みが促進されるとともに，取り込んだ抗原（細菌など）の消化，分解の反応を活性化するシグナルが Fc レセプターを介して細胞内に伝達される．

　また，抗原抗体複合体によって補体が活性化されると，新たに生成する補体成分のうちのいくつか（例えば C3b や C4b）が複合体に結合する．このようにして生成した抗原−抗体−補体の複合体は，食細胞の表面に存在する**補体レセプター** complement receptor に結合し，Fc レセプターを介する場合と同様に貪食を受けやすくなる．

3) 抗体依存性細胞傷害作用（ADCC）

　微生物や寄生虫，ウイルス感染細胞，あるいはがん細胞の表面の特異抗原を認識する抗体がこれらに結合することにより，**抗体依存性細胞傷害反応** antibody-dependent cell-mediated cytotoxicity（**ADCC**）と呼ばれる細胞傷害反応が起こる．細胞を殺す細胞（エフェクター細胞）は，一般に**キラー細胞** killer cell と呼ばれ，細胞表面に Fc レセプターをもつ．キラー細胞となる細胞は，単球・マクロファージ，顆粒球，NK 細胞などが含まれる．標的となる寄生虫，原虫，がん細胞などが大きすぎて取り込むことができない場合には，エフェクター細胞が細胞傷害因子を放出し標的細胞を破壊する．単球・マクロファージの産生する**腫瘍壊死因子**（TNF-α），NK 細胞が放出する**パーフォリン** perforin，好酸球の放出する**主要塩基性タンパク質** major basic protein などが細胞傷害因子である．

9.5.3 クローン選択

　免疫系は，きわめて多様な抗原に対して抗体を産生することができる．前に述べたように，動物が今まで遭遇したことのないような人工抗原であるジニトロフェニル基に対しても抗体が産生されることは驚くべきことである（9.4.1 参照）．こんなにも多様な抗原と反応する抗体の多様性がどのように生み出されるのであろうか．

[A] 指令説と選択説

　抗体の多様性を生み出すしくみについていろいろな考え方が提出されてきたが，初期のものは指令説と呼ばれる考え方に基づいていた．それによれば，「抗体は一種類の（あるいは限られた種類の）ポリペプチド鎖からできていて，抗原と出会うと抗原の構造を鋳型として折れ曲がり相補的な構造をもつようになる」というものであった．しかし，この考え方は，抗体タンパク質を一度変性させ三次元構造を失わせたのち，抗原のないところで変性剤を除いても，もとの抗原との反応性が回復するという実験結果から否定された．一方，指令説に対して，抗原に出会う前からそれぞれの抗原に反応するようなアミノ酸配列をもつような抗体があらかじめ用意されていると考える選択説がある．この考

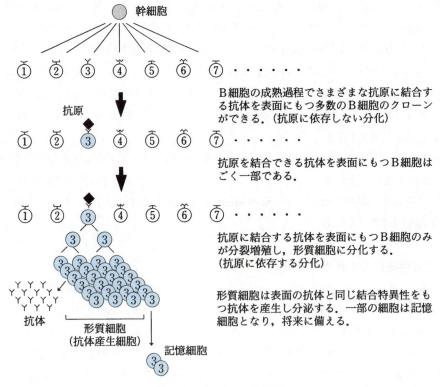

図 9.26　クローン選択説
さまざまな抗原に結合する抗体をもつ多数の細胞の中から，抗原に反応する抗体を表面にもつ細胞が選ばれ増殖し，抗体を産生する形質細胞に分化するものと記憶細胞として残るものとに分かれる．図ではB細胞について書かれているが，T細胞においても同様な機序でクローンが選択される．

え方では，あらかじめ用意されていた抗体のレパートリーから，抗原に結合できる構造をもつ抗体が「選ばれる」というものである．現在では，後者の説が正しいことが証明され免疫学の重要な基盤の1つとなっている（図9.26）．

B クローン選択説

成熟した1個のB細胞は，1つの抗原決定基に反応する1種類の抗体のみを産生するように分化する．また，産生される抗体の抗原に対する反応性は，細胞表面に存在する抗原受容体と同じ特異性をもつ．このように，ただ1つの抗原特異性をもつ抗体の産生能をもつ細胞の集団をクローン clone と呼ぶ．B細胞の集団全体を考えれば，多種類の抗体が産生されることになる．したがって，1つのクローンはB細胞の集団の中では，通常ほんの小さな部分を占めるにすぎない．しかし，ある抗原に反応するB細胞が抗原によって選択されると，そのクローンは増殖を始め，形質細胞（抗体産生細胞）に分化し，抗原受容体と同じ抗原特異性をもつ抗体を多量に放出する．一部のリンパ球は，記憶細胞 memory cell として残り，次回の免疫応答に備える．

1957年オーストラリアの免疫学者バーネット F. M. Burnet は，免疫の多様性と特異性を説明するために，上記のような「選択」と「増殖」との組合せを基盤としたクローン選択説 clonal selection theory を提唱した．ここでは，B細胞について述べたが，T細胞についても，1種類の抗原受容体をもつ多数のクローンの集団であり，同様のクローン選択が行われる．彼は，この説の中で，自己成分に反応する抗体を産生するクローンは禁止クローンとしてリンパ球の成熟過程において除去されることを示し，「非自己」を認識する免疫応答における「自己」の認識の重要性を示唆した．自己の成分に対する免疫寛容（トレランス）の成立は，おおむねこのクローン選択説によって説明される．

C 一次免疫応答と二次免疫応答

一度出会ったことのある抗原に対して，2度目の免疫応答が迅速かつ強力なものになるという現象が免疫反応の重要な特性であることはすでに述べた．はしかに2度罹りにくいことやワクチンの接種などは，このような特性に基づいたものである．図9.27に，1回目の抗原投与時および2回目に同じ抗原を投与したときの抗体産生の応答を示した．初めて抗原に出会ったときには，抗体の産生はゆっくりと起こり，血液中の抗体のレベルもそれほど高いものではない（一次免疫応答）．しかし，同じ抗原を再び投与するとすばやい抗体価の上昇が認められ，しかも産生される抗体量も多く，長期間にわたって維持される（二次免疫応答）．この現象はクローン選択説によって説明される．すなわち，1度目の抗原感作*で生じた記憶細胞が個体の中で生存しており，2度目の感作時に免疫反応に参画できる体制が整っているためである．二次免疫応答のもう1つの特徴は産生される抗体のクラスである．一次免疫応答の時には，主にIgMの産生が見られるのに対して，二次免疫応答の場合には，IgM産生は一次応答の場合とあまり変わらないが，IgGの産生が著しく高まる．このように抗原に対する特異性が変わらずに抗体のクラスが変化する現象をクラススイッチ class switch と呼ぶ（9.5.4参照）．

---

* 生体に抗原を投与することを感作という．

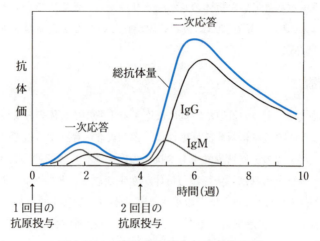

図 9.27　一次免疫応答と二次免疫応答
免疫系には学習能力がある．初めて出会った抗原に対しては，ゆっくり少量の抗体（主に IgM）が産生される一次応答が起こる．2回目に同じ抗原を投与するとすみやかに，しかも多量の抗体（主に IgG）が産生される二次応答が起こる．これは一次応答の時に記憶細胞が生じ，二次応答で迅速に形質細胞となり抗体産生を行うことによる．

D　アジュバント

　2度目の感作の後，適当な期間をおいて3度目，4度目と抗原の投与を続けると，抗体価のレベルが高く維持されるか，またはさらに上昇する．これを上手に利用したものが**アジュバント** adjuvant である．アジュバントは抗原と混合し，強力な免疫応答を得るために用いられる一種の免疫強化剤である．例えば，**フロイント完全アジュバント** Freund's complete adjuvant は，鉱物油，界面活性剤および結核死菌を混合したものである．これと抗原とを混合しエマルジョンにして動物に注射すると，抗原がエマルジョンから徐々に遊離し，長期間にわたって免疫細胞を刺激することができ，抗原投与を繰り返すのと同様な効果をもたらす．結核死菌の効果については解明されていない点も多いが，リンパ球やマクロファージの局所への集積を高めたり，免疫細胞の増殖を促進させたりする効果があると考えられている．しかしながら，このアジュバントの投与により重度の炎症を引き起こすので，ヒトには用いることはできないし，動物愛護の観点からも使用が制限されている．この他に，水酸化アルミニウムもアジュバントとして用いられる．抗原を水酸化アルミニウムのゲルに吸着させ粒子状抗原に変化させることによって，持続的な刺激の効果がもたらされる．

9.5.4　抗体の多様性ができるしくみ

　いかなる抗原に対しても反応する抗体の多様なレパートリーが，あらかじめ用意されているとすると，抗体タンパク質をコードする遺伝子は膨大な数になり，ヒトの遺伝子の大部分が抗体の遺伝子によって占拠されてしまうことにもなりかねない．しかし，実際には，抗体の遺伝子はそれほど多くはない．パラトープ（抗原結合部位）をつくるV領域の遺伝子は，数百種類くらい存在するものの，数十万あるいは数百万種類というような大きな数ではない．それでは免疫系は，どのようなしくみで

数百万種類以上といわれる抗体の多様性を獲得するのだろうか．これには，抗体をコードする**遺伝子の再構成**（再編成）が重要な役割を果たしており，遺伝子の「組合せ」によって大きな多様性が生み出される．

A L鎖遺伝子

抗体のL鎖であるκ鎖とλ鎖の遺伝子は，それぞれ異なる染色体に存在し，個々のB細胞によってどちらの遺伝子が発現されるかが決まっている．κ鎖とλ鎖の多様性の生成のしくみは多少異なっているが，だいたい同じなのでκ鎖を例として説明しよう（図9.28）．κ鎖をつくるための遺伝子は，ヒトでは第2染色体に散らばって存在する．そして，1つのκ鎖をつくるための遺伝子は，3つの遺伝子断片（セグメント segment と呼ぶこともある）が組み合わされることによってできあがる．3つ遺伝子断片はV，JおよびCと名付けられている．C遺伝子断片は定常領域（C領域）をつくるための遺伝子であり，可変領域（V領域）は2つの遺伝子断片VおよびJによりコードされる．Vは約100種類，Jは5種類あり，これらの中からVとJの1つずつがランダムに組み合わされる．V遺

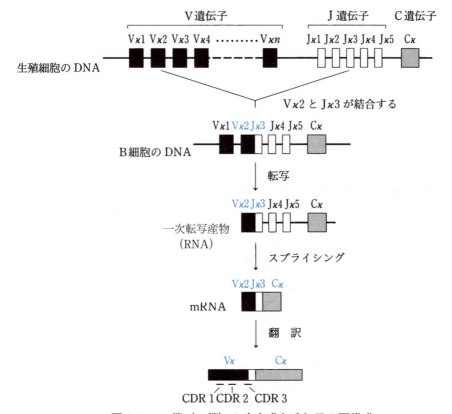

図9.28 L鎖（κ鎖）の生合成と遺伝子の再構成

B細胞の成熟過程でL鎖のV領域をコードする遺伝子の再構成が起こる．VとJ遺伝子断片から1つずつ（この列ではVκ2およびJκ3）が選ばれ連結する（V-J連結）．相補性決定領域の3番目（CDR3）はV-Jの連結部位によってコードされるので，このような組合せによってV領域の多様性が増加する．最終的には，RNAのスプライシングによって使用されないJ遺伝子断片およびイントロンは除去されてV領域とC領域が結合した成熟mRNAが生成する．「Vκ」はκ鎖のV遺伝子断片を，「Jκ」はκ鎖のJ遺伝子断片を，「Cκ」はκ鎖のC遺伝子断片をそれぞれ表す．

伝子断片の多様性が基本となり，これに短い J 遺伝子断片が組み合わされることによって多様性が増加する．V 領域をコードする遺伝子の生成は以下のように行われる．

① B 細胞が成熟する過程で，V および J 遺伝子断片から，それぞれ 1 つずつが選ばれ両者が結合する（V-J 連結）．これらの間に挟まれた DNA の部分は除去され，可変領域のアミノ酸をコードする遺伝子ができあがる．

② 再構成された DNA が RNA へと転写され一次転写産物が生成する．この中には，抗体タンパク質に翻訳されないイントロンの部分およびこの細胞で使用されない J 遺伝子断片の一部が含まれている．

③ スプライシングによってイントロンと不要の J 遺伝子断片が除去された成熟 mRNA ができあがる．これがタンパク質に翻訳されて L 鎖が生成する．

L 鎖の可変領域は，V と J 遺伝子断片とによってコードされるが，3 か所の相補性決定領域（CDR）のうち CDR1 と CDR2 は V 遺伝子断片によってコードされ，3 番目の CDR3 は V-J の連結部位によってコードされる．その結果，1 つの V 遺伝子断片が使用された場合でも，組み合わされる J 遺伝子断片により可変領域の抗原結合部位に多様性が生じる．V が約 100 種類，J が 5 種類なので，κ 鎖の種類は約 $100 \times 5 =$ 約 500 となる．可変領域をコードする遺伝子をはじめから 500 種類ももっているわけではなく，V と J の「組合せ」によって多様性を増加させている．

B H 鎖遺伝子

ヒトでは H 鎖の遺伝子は第 14 染色体に存在する．H 鎖の可変領域も L 鎖と同じような DNA の再

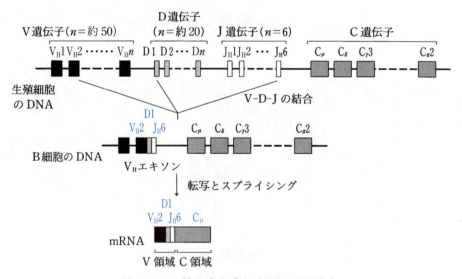

図 9.29　H 鎖の生合成と遺伝子の再構成

H 鎖の遺伝子も L 鎖と同じような DNA の再構成によってつくられる．H 鎖の V 領域は V，J，D の 3 種類の遺伝子断片の組合せによってできる．遺伝子の再構成は，D と J 遺伝子断片の結合（D-J 連結），次いで V 遺伝子断片の結合（V-D-J 連結）が起こる．C 領域の遺伝子は，V 領域遺伝子の下流に一定の順序で並んでいる．B 細胞の分化の初期においては，V-D-J と $C\mu$ の組合せで RNA へと転写され，IgM の mRNA がつくられる．抗体のクラススイッチは，用いられる C 遺伝子断片よりも上流にある C 遺伝子断片が削除されることにより行われる．抗体のクラスが変わっても同じ V-D-J が用いられる．

構成によってつくられるが，L鎖の可変領域がVとJの遺伝子断片の組合せであったのに対して，H鎖の可変領域はこの2つに加えて第3のD遺伝子断片が参加する（図9.29）．D遺伝子断片は，ほんの数個のアミノ酸をコードする小さな領域であるが，抗体の多様性を増加させるために寄与している．ヒトでは，約50個のV，6個のJ，および約20個のD遺伝子断片がある．遺伝子の再構成は，まずDとJが結合し，次にVが結合するという順序で行われる（V-D-J連結）．L鎖の場合と同様に，V-D-Jの組合せで生じる部位が相補性決定領域の3番目（CDR3）をコードするので，抗原結合部位の多様性を増加させることになる．多様性の数は大まかに $50 \times 20 \times 6 = 6,000$ と計算される．一方，定常領域をコードするC遺伝子断片は，V，DおよびJ遺伝子断片の下流に一定の順序で並んでいる（図9.29，上流から μ，δ，$\gamma 3$，$\gamma 1$，$\alpha 1$，$\gamma 2$，$\gamma 4$，ε，$\alpha 2$ の順）．μ鎖のC遺伝子断片（C_μ）がV-D-J連結によって再構成されたV領域遺伝子のすぐ下流に存在するので，B細胞の分化の初期においては，まずV-D-JがC_μと組み合わされIgMがつくられる．こうしてできたH鎖とL鎖の複合体は細胞表面に発現し抗原のレセプターとなり，その後の抗原刺激に応じて血液中に可溶性IgMを放出するようになる．

ここで述べた抗体遺伝子の再構成は，リコンビナーゼ（組換え酵素，RAG-1およびRAG-2）と呼ばれる酵素によって行われる．これらの酵素を遺伝的に欠損すると重篤な免疫不全が起こる．

C クラススイッチ

免疫応答の進行にともなって，IgM以外の他のクラスの抗体が産生されるようになる．例えば，一次免疫応答ではIgMが主に産生され，二次免疫応答においてはIgG産生が優位となることは前節で述べた．この現象を抗体のクラススイッチと呼び，これにも遺伝子の再構成が関わっている．IgMからIgG3へのスイッチを例にとると，DNA上からC_μとC_δ遺伝子断片が削除され$C_\gamma 3$遺伝子断片が可変領域遺伝子のすぐ下流に位置するようになりV-D-Jと$C_\gamma 3$とが組み合わされる．RNAへ転写された後，スプライシングによりIgG3のmRNAができあがる．注意したいのは，1つのB細胞の産生する抗体のH鎖は，クラスが変わっても同じ可変領域をもつことである．すなわち抗原結合部位（パラトープ）は変化しない．

D 対立遺伝子排除

父親と母親とから由来する1対の染色体のうち，片方の染色体においてH鎖遺伝子の再構成が起こり機能をもつV領域ができあがると，もう一方の染色体の遺伝子の再構成が抑制されることが知られている．この現象は対立遺伝子排除 alleic exclusion と呼ばれる．L鎖遺伝子についても同じ現象が起こる．また，κ鎖あるいはλ鎖のどちらかで再構成が起こると，もう一方の鎖の再構成は起こらない．つまり，1個のB細胞は1種類のV_Hおよび1種類のV_L領域をもつ抗体のみを合成することになる．

E 抗体の多様性が増加するしくみ

さまざまな構造をもつ抗原に反応できるように抗体が多様性を獲得するしくみについて述べてきたが，それらをまとめると以下の①から③になる．

① 基本となるV遺伝子断片の多様性

② V-J あるいは V-D-J 連結のような遺伝子断片の組合せ

③ H 鎖と L 鎖の組合せ

① から ③ でできる多様性は，(L 鎖の多様性)×(H 鎖の多様性) であり，L 鎖として κ 鎖のみを考えたとしても，$(5×10^2)×(6×10^3) = 3×10^6$ と概算される．もちろんこれらすべてが機能をもつ抗体になるとは限らないが，おおまかには百万から千万種類の抗体の多様性が生じることになる．これらに加えて，さらに免疫系は抗体を多様にするしくみをもつ．それは，以下の ④ および ⑤ に示す機序である．

④ V-J および V-D-J 連結の不正確さ：V-J あるいは V-D-J 連結において，結合点が少しずつ変化することが知られている．結合点が 1, 2 塩基変化するだけでも，アミノ酸に翻訳されるときには読み枠のずれ（フレームシフト）が生じるので，結合点以降異なったアミノ酸配列をもつことになる．また，結合点に鋳型 DNA とは無関係のヌクレオチドが挿入されることもあり，さらにアミノ酸配列の多様性が増加する．

⑤ 体細胞突然変異：抗体産生細胞のように急速に分裂する細胞においては，DNA の突然変異が起こりやすい．しかも，抗体の可変領域をコードする遺伝子では突然変異の確率が高いことが知られている．塩基置換型の突然変異ではコードするアミノ酸が変化することが多く，これも抗体の多様性を増加させる原因となる．

以上述べた ① から ⑤ のしくみによって，天文学的な数の抗体の多様性が生み出され，生体に侵入してくるどのような抗原に対しても応答できる体制をつくり出している．抗体の多様性が生じる過程は「偶然」によるものが多いが，たまたま抗原に強く結合できるような抗体ができると，その抗体を産生するクローンが抗原によって刺激され分裂・増殖を繰り返し，またたく間に細胞数が増加する．それにともなって分泌される抗体量も増加する．このような抗原による抗体の「選択」と「増殖」が，個体全体として見ると抗原に対する抗体の親和性を上昇させる要因となる．このような現象を **親和性の成熟** affinity maturation と呼ぶ．

9.5.5 モノクローナル抗体

血清から調製した抗体の分画は，さまざまなエピトープに対する抗体群の混合物である．高度に精製された抗原で動物を免疫しても，免疫する前あるいは免疫の期間に自然に遭遇した抗原に対する抗体を含むことになる．また，1 種類の抗原に複数の抗原決定基が存在することもきわめてふつうである．一方，単一の B 細胞由来の形質細胞が悪性化したと考えられる 骨髄腫（ミエローマ）細胞は，1 種類の抗体を産生することがある．これらは抗体の構造を詳しく解析するために利用されてきた．しかし，抗原に対する反応性に関しては，望み通りの特異性をもつ抗体を得ることは困難である．1975 年にケーラー G. J. F. Kohler とミルスタイン C. Milstein は単一の抗原結合部位をもつ抗体，すなわち **モノクローナル抗体**（単クローン性抗体）monoclonal antibody を取得する方法を開発した．1 個の B 細胞あるいはこれに由来する形質細胞は 1 種類の抗体を産生するので，これを長期間培養すればモノクローナル抗体が得られるはずである．しかし，形質細胞を培養しても数日のうちに死滅してしまう．そこで彼らは，ほとんど永久に培養可能な骨髄腫細胞と B 細胞とを細胞融合させ，増殖能

力をもつ**ハイブリドーマ** hybridoma（融合細胞）を作成することを考案した．ここで用いる骨髄腫細胞は以下のような性質をもつことが必要である．

① それ自身抗体を産生しないこと．
② 融合しなかった骨髄腫細胞を選択的に死滅させることができること．

これらの条件を満たす骨髄腫細胞が何種類か知られている．特に②の条件については，核酸に含まれるプリン塩基の再利用経路（サルベージ経路）の代謝酵素であるチミジンキナーゼ（TK）あるいはヒポキサンチングアニンホスホリボシルトランスフェラーゼ（HGPRT）の欠損株がよく用いら

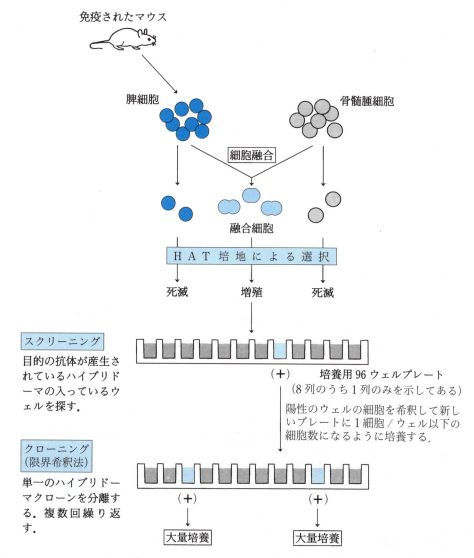

図9.30 モノクローナル抗体作成の方法
免疫マウスから調製した脾細胞（B細胞を含む）と骨髄腫細胞を融合させ，HAT培地でハイブリドーマ（融合細胞）を選択する．培養用プレート中で増殖したハイブリドーマの培養上清について，目的とする抗体が産生されているか適当な方法で調べる．抗体が陽性のウェルのハイブリドーマを限界希釈法でクローニングする．クローン化したハイブリドーマを大量に培養する．

れる．細胞融合後に HAT 培地（ヒポキサンチン (H)，アミノプテリン (A)，チミジン (T) を含む培地）で選択すると，アミノプテリンによりもう一方の経路である新生 (*de novo*) 経路が阻害され，再利用経路の基質となるヒポキサンチンとチミジンを加えても骨髄腫細胞は DNA 合成ができず死滅する．一方，融合した細胞は B 細胞から再利用経路の酵素遺伝子を獲得するので生存できる．最も広く使われているマウス由来のモノクローナル抗体を作成する方法について以下に述べる（図 9.30）．

① 目的の抗体を得るために適当な免疫原でマウスを何回か免疫する．最終免疫から 3 日後に脾細胞を取り出す．この時期には，細胞融合にふさわしい B 細胞芽球が盛んに分裂している．
② 免疫マウスから調製した脾細胞と骨髄腫細胞を混合し，ここにポリエチレングリコールを加え細胞融合を起こさせる．
③ HAT 培地で培養することによりハイブリドーマを選択する．B 細胞は数日で死滅し，また融合しなかった骨髄腫細胞も DNA 合成ができず死滅する．ハイブリドーマだけが生き残り増殖を始める．
④ ハイブリドーマが増殖してきたウェルについて，目的とする抗体が産生されているか適当な方法で調べる．このためによく ELISA 法が用いられる（9.8.4 参照）．
⑤ 抗体が陽性のウェルのハイブリドーマを単一のクローンにするためにクローニングを行う．よく使われる方法に限界希釈法がある．この方法では，1 ウェルに 1 個以下の細胞が含まれるようにハイブリドーマ浮遊液を希釈し培養を続け増殖させる．このようにして得られたハイブリドーマクローンを大量に培養することによって，あるいはマウスの腹腔内に投与することによって抗体を得ることができる．

ハイブリドーマは B 細胞から抗体産生の能力を，また骨髄腫細胞から無限に増殖する能力を受け継ぎ，1 種類の抗体を長期間にわたって分泌する．モノクローナル抗体の有利な点の 1 つは，抗原を精製しなくても抗体が取得できることである．これは，生体に微量しか存在しない成分に対して抗体を作成する場合にはきわめて有用である．細胞そのものを免疫原として用いて，多くの細胞表面抗原に対するモノクローナル抗体が取得されている．表 9.2 にまとめた CD 抗原のほとんどがモノクローナル抗体によって同定されたものである．今や免疫学ばかりでなく，生物科学全般や医療の分野においてモノクローナル抗体は不可欠の道具となっている．

9.6 補体：抗体の協力分子

9.6.1 補体とは

抗体は，生体に侵入した異物を特異的に認識し結合したのち，血漿中に存在する一群のタンパク質である**補体** complement を利用して異物を排除する．補体は，抗体の機能を「補う」ことによって免疫系の賦活化に協力する．補体は 1 つの成分ではなく約 20 種類のタンパク質の総称であり，**補体**

系 complement system と呼ばれることもある．補体系のタンパク質は正常の血漿中に存在しているが，ふつうは特に生物活性を示さない．しかし，免疫系がいったん作動すると「活性化」され機能しはじめる．抗原と結合した抗体は活性化の引き金となる．引き金が引かれると**補体成分**が次々と活性化される一連の連鎖反応が起こる．補体成分の多くはタンパク質分解酵素の前駆体である．活性化された酵素が，別の酵素前駆体を基質として分解することで活性型の酵素に転換させるという反応が連続的に起こるカスケード反応*であり，補体の成分が複雑に絡み合って活性化を増幅していく．この様子は血液凝固系と類似している．補体の活性化の最後には，細胞膜に傷害を与える**膜侵襲複合体** membrane attack complex（MAC）が形成され，細菌やウイルス感染細胞の溶解が起こる．また，補体成分の活性化の途中で，貪食作用を促進する活性をもつ成分や炎症性のメディエーターなどが産生され，これらも補体の生物活性の重要なものである．

抗原を認識するのは抗体の役割であり，補体には抗原の認識能力はほとんどないといってよいが，まったくないわけではない．高等動物には存在しない細菌や酵母の細胞壁の成分を補体が識別することができ，抗体がなくても補体系の活性化が起こる場合もある．このような性質から，補体系は自然免疫の一部を担っていると考えられる．しかし，抗体が存在すると，より強力に活性化を受ける．

補体が過剰に活性化されないように不活性化も調節されている．一般に活性化された補体成分はすばやく分解される．これには自然分解および特異的なタンパク分解酵素による分解，あるいは結合タンパクによる不活性化も知られる．補体系の不適切な活性化が原因となる自己免疫疾患も多い．

9.6.2 補体成分と活性化機構

補体系は約20種類の血漿タンパク質から構成される．それぞれのタンパク質は**補体成分**と呼ばれ，

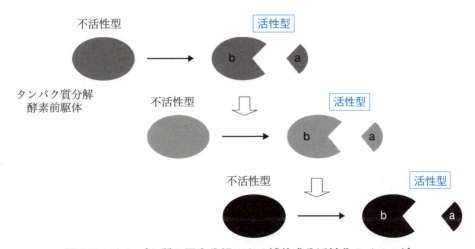

図9.31 タンパク質の限定分解による補体成分活性化のイメージ
補体成分のいくつかは，タンパク質分解酵素の前駆体であり，限定分解を受けることにより連鎖的に活性化される．

---

*急峻な河川などで，滝が連続して落ちる様をカスケードといい，血液凝固系や補体系などの連鎖反応をたとえることばとして用いられる．

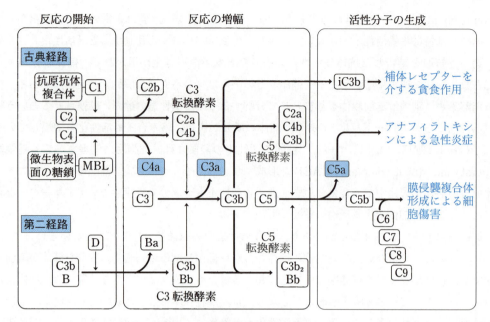

図 9.32　補体系の活性化経路

補体系の活性化経路は，1) 反応の開始，2) 反応の増幅，3) 活性分子の生成，の 3 つのステップに分けて考えることができる．C1～C9：補体第 1～9 成分，B：B 因子，D：D 因子，MBL：マンノース結合レクチン．C3a, C4a, C5a（青色で示す）はアナフィラトキシンの活性がある．

番号付けされた補体第 1～第 9 成分（C1～C9），B 因子，D 因子，マンノース結合レクチン（MBL）などが含まれる．補体成分のあるものはタンパク質分解酵素の前駆物質であり，またあるものは酵素活性をもたない制御タンパク質である．補体系の活性化により，多くのタンパク質のペプチド結合が特定の部位で切断され，2 つの断片（フラグメント）が生じる．これらの分解物を「a」または「b」の添字を付けて呼ぶ（小さなフラグメントを「a」，大きなフラグメントを「b」と呼ぶ場合が多い）（図 9.31）．例えば，第 3 成分の C3 は，C3 転換酵素の作用によって C3a と C3b とに分かれる．C3b はやがて不活性化され iC3b となる（「i」は不活性化された成分の意味）．これら 3 種類のフラグメント（C3a, C3b, iC3b）は，いずれも免疫反応での重要な機能分子である．

また，活性化された補体成分の多くは他の成分と複合体を形成する．複合体の形成によって，それまで酵素活性をもたなかったものが活性分子になることも多い．例えば C3 転換酵素は C4b と C2a の複合体である．このような複合体を「C4b2a」のように記述する．

補体系の活性化経路には 2 種類が知られる．1 つは，発見が古いことから**古典経路** classical pathway と呼ばれ，活性化の引き金が抗体によって引かれる．もう 1 つは，抗体に依存しない活性化機構で，**第二経路** alternative pathway と呼ばれる．いずれの経路も，活性化の初期段階が異なっているものの，経路の途中からは共通した反応となる．最近になって，抗体を必要としない古典経路も存在することがわかった．これは**レクチン*経路**と呼ばれ，抗体の代わりに血漿中のマンノース結合レクチンが細菌や酵母など微生物表面のマンノースを含む糖鎖に結合することにより引き金が引か

---

* 糖鎖に結合するタンパク質を一般にレクチン lectin という．

れる．

　いずれの経路も複雑であるが，1) 反応の開始，2) 反応の増幅，3) 活性分子の生成，の3つのステップに分けて考えることができる（図9.32）．

A　古典経路による活性化

1) 反応の開始

　古典経路による補体の活性化は，第1成分（C1）が抗体のFc領域に結合することにより始まる．C1は，C1q, C1r, C1sという3種類のタンパク質がCaイオンを介して結合した複合体である．C1qが抗体に結合すると，タンパク質分解酵素の前駆体であるC1rおよびC1sが次々と活性化されタンパク質分解活性をもつようになる．活性化されたC1sは，C4とC2を順番に切断する（C4 ⟶ C4a + C4b および C2 ⟶ C2a + C2b）．

2) 反応の増幅

　生成したC4bとC2aが複合体を形成しC3転換酵素 C3 convertaseとなりC3 ⟶ C3a + C3bの分解反応を触媒する．生成したC3bはC4b2a複合体に結合し，C4b2a3b複合体をつくりC5を分解する（C5 ⟶ C5a + C5b）．この活性からC4b2a3b複合体はC5転換酵素 C5 convertaseと呼ばれる．

3) 活性分子の生成

　C5から生じたC5bはC6と複合体を形成しC5b6複合体となり，次いでC7が結合しC5b67複合体となる．C5b67複合体には疎水性の部分ができ，細胞膜の脂質二重層に突き刺さるように埋没し始め，さらにC8およびC9の結合によって細胞膜にドーナツ型の管状の構造体をつくる．この構造体は膜侵襲複合体 membrane attack complex（MAC）と呼ばれる（図9.33）．このドーナツの中央の穴から細胞内物質の流出や細胞外からの水やイオンの流入が起こり細胞が溶解する．

　この経路の途中で生成したC3bや不活性型のiC3bなどのように食細胞の表面のレセプターを介して貪食作用を高める働きもある．またC5a, C3a, C4aには，炎症性メディエーターであるアナフィラ

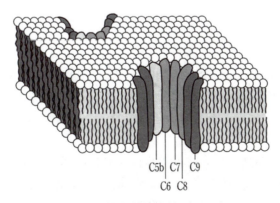

図9.33　膜侵襲複合体（MAC）
典型的な膜侵襲複合体は，各1分子のC5b, C6, C7, C8および10〜18分子のC9が集合しドーナツ型の管状の構造をつくり，脂質二重層に内径約10 nmの孔を形成する．類似の構造体は，細胞傷害性T細胞やNK細胞が放出するパーフォリンによっても形成される．

トキシン anaphylatoxin としての活性がある．

B 第二経路による活性化

1) 反応の開始

　第二経路による補体活性化には，抗体，C1，C2，C4 が関与せず，反応は C3 から開始される．古典経路において C3b が生成することは既に述べたが，C3 は抗体とは無関係に，少しずつではあるが自発的に分解される．これにより生じた微量の C3b は，通常はすぐに分解され消失してしまうので補体活性化には至らない．しかし，細菌や真菌の細胞壁があると，C3b がこれらに結合するため分解されにくくなり，B 因子 factor B と呼ばれる補体成分との複合体 C3bB を形成し，さらに D 因子 factor D によって切断され，C3bBb が生成する（図 9.32）．

2) 反応の増幅

　生成した C3bBb は，古典経路の C4b2a と同様に，C3 転換酵素としての活性をもつので，多量の C3b が供給される．すなわち，微生物の細胞壁成分は，C3b の安定供給という増幅機序により第二経路の促進作用をもつこととなる．次にさらに 1 分子の C3b が C3bBb 複合体に結合し，$(C3b)_2Bb$ となり C5 を分解する C5 転換酵素となる．

3) 活性分子の生成

　C5 の活性化以降の反応は，古典経路とまったく同様で，MAC の形成へと続く．

C レクチン経路による活性化

　古典経路での抗体による C1 の活性化の代わりに，マンノース結合レクチン（MBL）により補体活性化が始動される経路が新たに発見された．酵母など微生物の表面に存在するマンノースを含む多糖体を認識して血液中の MBL が結合する．MBL には，C1q や C1s と類似のタンパク質分解酵素前駆体である MASP（MBL-assocaited serine protease）が結合しており，これらが活性化され C4 および C2 を切断する．引き続く反応は古典経路の場合と同様である．

9.6.3 補体系の働き

　古典経路，第二経路にかかわらず補体が活性化されると，異物の除去に関わる多数の因子が生じる．これまでにも述べてきた補体系の働きは，大まかに以下の 3 つに分けることができる（図 9.34）．

A 細胞傷害作用

　C5b，C6，C7，C8 および C9 からなる膜侵襲複合体（MAC）の作用で，細菌，原虫，ウイルス感染細胞などの細胞膜が傷害され死滅する．このような補体の活性化による細胞傷害を補体依存性細胞傷害反応 complement-dependent cytotoxicity（CDC）と呼ぶ．細胞壁の薄い細菌，トリパノソーマ，マラリア原虫などは MAC に対する感受性が高く傷害されやすい．一方，頑強な細胞壁をもつ細菌に対しては，多形核白血球（好中球など）が産生するリゾチームの細胞壁破壊作用と協力して溶菌する．

B オプソニン作用

　食細胞の多くは補体成分に対するレセプターをもつので，補体に覆われた細菌やウイルス粒子などは食細胞への取り込みが促進される（9.3.1 参照）．このような**オプソニン作用**は，C3b，不活性型のiC3b，および作用は弱いながら C4b などの補体成分が活性をもつ．これらの補体成分に対するレセプターが同定されている．

C アナフィラトキシンの生成

　補体系の活性化カスケードの途中で生成する C5a，C3a，C4a には，急性炎症を惹起する**アナフィラトキシン**活性がある．これらは，毛細血管の透過性の増大，平滑筋の収縮，多形核白血球の誘引，マスト細胞や好塩基球からのヒスタミンやセロトニンの遊離などの作用をもつ．アナフィラトキシンとしての活性の強さは C5a ＞ C3a ＞ C4a の順である．炎症が起こることによって免疫系の大規模な活性化が起こる．

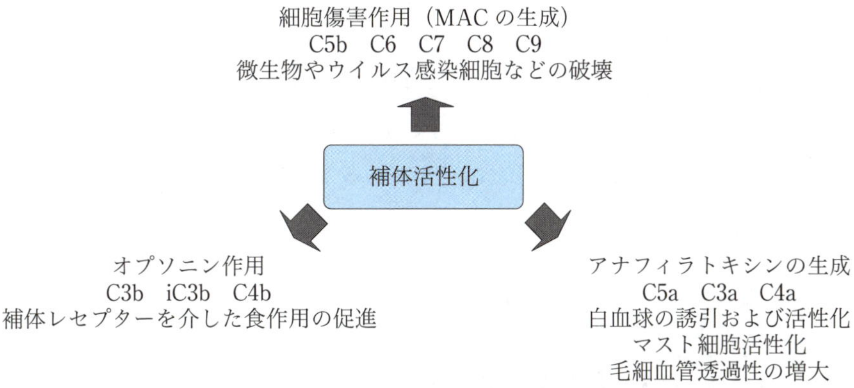

細胞傷害作用（MAC の生成）
C5b　C6　C7　C8　C9
微生物やウイルス感染細胞などの破壊

補体活性化

オプソニン作用
C3b　iC3b　C4b
補体レセプターを介した食作用の促進

アナフィラトキシンの生成
C5a　C3a　C4a
白血球の誘引および活性化
マスト細胞活性化
毛細血管透過性の増大

図 9.34　補体の働き
補体が活性化されると，さまざまな免疫・炎症反応が引き起こされる．

9.7 リンパ球の活性化

9.7.1　リンパ球の抗原受容体

　リンパ球は，細胞膜に抗原を認識する抗原受容体（レセプター）をもつ．B 細胞と T 細胞とでは，それぞれ構造の異なる抗原受容体を細胞表面に発現している．抗原受容体に抗原が結合することにより免疫系の最大の特徴である抗原特異的な応答が誘導される．

A　B細胞抗原受容体

　B細胞の抗原受容体は**免疫グロブリン**つまり**抗体**である．免疫グロブリンは，血液などの体液中では可溶性分子（分泌型抗体）として存在するが，B細胞の表面にも膜結合型抗体として発現している．IgMクラスの抗体の場合，分泌型は5量体（図9.23）を形成していることが多いが，B細胞表面では単量体（2本のH鎖と2本のL鎖）として存在する．分泌型IgMとは異なる膜結合型IgMのもう1つの特徴は，H鎖のC末端に疎水性アミノ酸に富む膜貫通部位をもつことであり，この部分で細胞膜に結合している（図9.35）．すでに述べたように，1個のB細胞表面に存在する抗体は1種類の抗原結合部位をもつ．この抗体に親和性をもつ抗原が結合することが引き金となり，さまざまな免疫細胞の介助を得て，同じ抗原結合性をもつ分泌型の抗体が産生される．膜結合型抗体は，細胞膜上で多くの他の分子と複合体を形成しており，抗原が結合することによって生じるシグナルを細胞内へ伝達するしくみを備えている．

B　T細胞抗原受容体

1）T細胞レセプターの構造

　T細胞表面にもB細胞と同様に抗原を認識する受容体が発現している．B細胞の抗原受容体が膜結合型抗体であることがわかってからも，しばらくT細胞の抗原受容体についての実体は謎であった．1980年代の後半になってT細胞の抗原認識分子である**T細胞レセプター** T cell receptor（**TCR**）

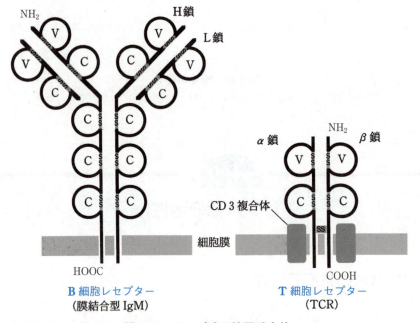

図9.35　リンパ球の抗原受容体
B細胞の抗原受容体としての膜結合型IgM（左）およびT細胞の抗原受容体であるT細胞レセプター（右）の構造の模式図を示す．ジスルフィド結合（SSで示されている）で結ばれたループ状のドメイン構造が共通に見られる．共通の祖先遺伝子から進化してきたものと考えられ，免疫グロブリンスーパーファミリーを構成する．V：可変領域（V領域），C：定常領域（C領域）．

が同定された．T細胞レセプターは分子量 40,000 〜 50,000 の膜貫通型糖タンパク質である α 鎖と β 鎖からなるヘテロ二量体である（図9.35）．一部の T 細胞（5％以下）は α 鎖と β 鎖の代わりに γ 鎖と δ 鎖をもち，特殊な機能をもつと推定されている．α 鎖と β 鎖はジスルフィド結合により細胞膜の近傍で連結している．T 細胞レセプターは B 細胞の抗原受容体である膜結合型抗体に比べて小さな分子であるが，その構造は免疫グロブリンに類似しており，可変領域（V 領域）と定常領域（C 領域）とをもち，それぞれの領域はジスルフィド結合で結ばれたループ状の構造をとっている．V 領域が抗原認識部位であり，C 領域は他の分子との相互作用に関与する．V 領域の多様性は，抗体で見られたのと同様の機序による遺伝子の再構成によって生み出される．

2) T 細胞レセプター遺伝子

ヒトの α 鎖の遺伝子は第 14 染色体に存在する．抗体の L 鎖遺伝子と同じような種類の遺伝子断片（セグメント），すなわち 40 〜 50 個の V, 60 〜 70 個の J および 1 個の C 遺伝子断片から構成される（図9.36）．β 鎖の遺伝子は第 7 染色体にあり，抗体の H 鎖遺伝子と同じように，V, J, C に加えて D 遺伝子断片を含む．約 50 個の V，13 〜 14 個の D/J および 2 個の C 遺伝子断片から構成される．機能をもつ T 細胞レセプターになるためには，T 細胞の成熟過程においてこれらの**遺伝子の再構成**が行われる．β 鎖遺伝子の V-D-J 連結から再構成が始まり，次に α 鎖遺伝子の V-J 連結が起こる．

免疫グロブリンと比べると T 細胞レセプターの V 遺伝子断片の数は少ないが，J 遺伝子断片の数が多いのが特徴である．V-D-J 結合領域や V-J 結合領域が相補性決定領域の CDR3 をコードすることを考えると，CDR3 の多様性が大きいことを示している．

3) TCR-CD3 複合体

T 細胞レセプター（TCR）は，細胞膜で CD3 と呼ばれる分子と会合している．CD3 分子は 4 種類のポリペプチド鎖で構成されることから **CD3 複合体** CD3 complex と呼ばれる．4 種類のポリペプチド鎖は，それぞれ γ（ガンマ）鎖，δ（デルタ）鎖，ε（イプシロン）鎖および ζ（ゼータ）鎖と呼ばれ，いずれも膜貫通型のタンパク質であり，非共有結合による複合体を形成する．T 細胞レセプターの α 鎖や β 鎖の V 領域のような多様性はない．CD3 分子は，T 細胞レセプターに抗原が結合して発生するシグナルを細胞内へ伝達する役割をしている．

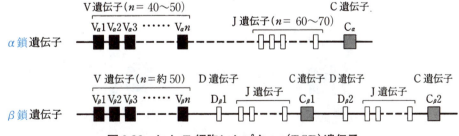

図9.36 ヒト T 細胞レセプター（TCR）遺伝子
ヒトの α 鎖の遺伝子は第 14 染色体に，β 鎖の遺伝子は第 7 染色体にそれぞれ存在する．α 鎖の遺伝子は V, J および C の遺伝子断片から構成される．β 鎖の遺伝子は，V, J, C に加えて D 遺伝子断片を含む．抗体の遺伝子と同様に，T 細胞の成熟過程において遺伝子の再構成が行われ，機能をもつ T 細胞レセプター mRNA がつくられる．

4) 免疫グロブリンスーパーファミリー

　B細胞の抗原受容体である免疫グロブリンやT細胞の抗原受容体であるT細胞レセプターには，約100〜110個のアミノ酸残基からなるジスルフィド結合で結ばれたループ状のドメイン構造が共通に見られる（図9.35）．このような構造は，免疫グロブリンやT細胞レセプター以外にも存在し，主要組織適合遺伝子複合体の産物（MHCクラスIおよびII分子）（9.4.4参照），CD4およびCD8分子（9.2.2参照）などが類似の構造をもつ．これらの仲間をまとめて**免疫グロブリンスーパーファミリー** immunoglobulin superfamily と呼んでいる．これらのメンバーのうち，免疫グロブリンやT細胞レセプターは抗原に結合するための多様な構造をもち，またMHCクラスIおよびII分子は遺伝的な多型が存在する．CD4およびCD8分子には多型がない．抗体のFc領域に対する受容体であるFcレセプター（CD32）や免疫細胞間の相互作用に関与する細胞接着分子 cell adhesion molecule の一部も免疫グロブリンスーパーファミリーに属する分子である．

5) T細胞レセプターによる抗原認識

　T細胞による抗原認識は，B細胞の場合と多少異なる．B細胞が可溶性の抗原でも直接認識できるのに対して，T細胞レセプターはMHC分子（9.4.4参照）に結合した抗原をMHC分子とともに認識する．つまり，T細胞の抗原認識にはMHC分子を発現している**抗原提示細胞**を必要とする．MHCクラスIおよびII分子には，8〜30残基のアミノ酸からなるペプチドを結合できるポケットがあり，ここに抗原ペプチドを結合してT細胞が認識できるようにしている．例えば，**樹状細胞**や**マクロファージ**などの抗原提示細胞（9.2.1参照）は，食作用によって細胞内に取り込んだ抗原を適当な大きさにまで消化した後，MHCクラスII分子とともに細胞表面に表出しT細胞に提示する（図9.37左）．このとき抗原提示細胞のMHCは自己のものでなければならない．つまり，抗原提示細胞とT細胞のMHCの型が一致していることが必要である．これを**MHC拘束性** MHC restriction と呼ぶ．MHCクラスII分子に結合した抗原ペプチドを認識するのはCD4$^+$のヘルパーT細胞である（9.2.1および9.2.2参照）．一方，クラスI分子に結合した抗原ペプチドは，CD8$^+$の細胞傷害性T細胞によって認識される．例えば，ウイルス感染細胞（標的細胞）が細胞傷害性T細胞によって攻撃されるときには，細胞内で複製されるウイルスのタンパク質の一部がクラスI分子に結合した状態で感染細胞の表面に表出され，これが細胞傷害性T細胞（キラーT細胞）によって認識される（図9.37右）．T細

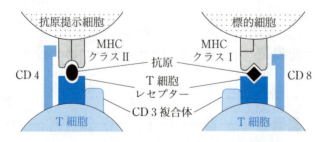

図9.37　T細胞レセプターによる抗原認識
T細胞レセプターはMHC分子に結合した抗原を認識する．MHCクラスII分子に結合した抗原を認識するのはCD4陽性T細胞であり，クラスI分子に結合した抗原を認識するのはCD8陽性T細胞である．CD4およびCD8分子はMHC分子に結合し，T細胞レセプターによる認識機構にかかわる．CD3複合体は，T細胞レセプターを介したシグナル伝達に関与する．

胞レセプターが MHC 分子に結合した抗原を認識する際に，CD4 分子はクラス II 分子に結合し，また CD8 分子はクラス I 分子にそれぞれ結合し，T 細胞レセプターによる認識機構を助けている．

9.7.2　B 細胞の活性化：抗体産生細胞への分化

B 細胞は，抗原刺激によって活性化され増殖し抗体産生細胞（形質細胞）へと分化する．この過程は，B 細胞と抗原のみでは進行せず，これら以外にもマクロファージなどの抗原提示細胞や T 細胞の協力，あるいはサイトカインからのシグナルが必要となる．

A　ヘルパー T 細胞の役割

表 9.6 は，抗体産生に B 細胞ばかりでなく T 細胞が必要であることを示す実験である．まず，マウスを X 線照射し体内のリンパ球を死滅させる．このマウスに別の同系マウス[*1]から取り出した脾細胞（B 細胞および T 細胞が混ざっている）を移入する．このとき，取り出した脾細胞から T 細胞を除去[*2]したもの，B 細胞を除去[*2]したもの，あるいは両者を混合したものを移入したマウスも同時につくる．このようにして作成したリンパ球移入マウスをヒツジ赤血球（SRBC）で免疫し，適当な時間の経過後，SRBC に対する抗体（抗 SRBC 抗体[*3]）の産生量を測定した．その結果，脾細胞全体を移入したマウスでは高いレベルの抗体が産生されたが，B 細胞あるいは T 細胞をそれぞれ単独で移入したマウスではほとんど抗体産生が見られなかった．しかし，両細胞を混合して移入したマウスでは，活発に抗体が産生された．この結果は，B 細胞だけでは抗体が産生されず，T 細胞が必要であることを示している．

表 9.6　抗体産生に B および T 細胞が必要であることを示す実験

実　験	移入細胞	ヒツジ赤血球に対する抗体産生
X 線照射　別のマウスから脾細胞（または B, T 細胞）を移入　ヒツジ赤血球（SRBC）	脾細胞	++
	B 細胞	±
	T 細胞	±
	B 細胞 + T 細胞	++

[*1] 同じ系統に属す近交系マウスの意味．近親交配によってほとんど同じ遺伝子をもつように育成されたマウスを近交系マウスと呼ぶ．これらのマウスの間では均一な遺伝子をもつため移植が可能である．

[*2] T 細胞を除去するためには，マウス T 細胞にはあるが B 細胞にはない Thy-1 抗原と呼ばれる抗原に対する抗体を補体共存下で作用させて T 細胞のみを溶解させる．同様に B 細胞を除去ためには，B 細胞のみに存在する免疫グロブリンに対する抗体と補体とで処理する．

[*3] ○○に対する抗体を「抗○○抗体」と表す．

表 9.7 キャリアー効果と T 細胞の役割

免疫のしかた		DNP に対する抗体産生
初回免疫	2 回目免疫	
DNP-BSA	DNP-BSA	+++
DNP-BSA	DNP-OVA	±
DNP-BSA + OVA	DNP-OVA	+++
DNP-BSA / OVA（脾細胞を分離）	DNP-OVA	+++
DNP-BSA / OVA（脾細胞を分離，T 細胞を除去）	DNP-OVA	±

　このような T 細胞のヘルパー機能を調べるためにハプテン-キャリアー系（9.4.1 参照）を用いた実験が行われた（表 9.7）．ハプテンとしてジニトロフェノール（DNP），キャリアーとしてウシ血清アルブミン（BSA）または卵白アルブミン（OVA）を用い，ハプテンとキャリアーの複合体（DNP-BSA および DNP-OVA）を合成した．まずマウスを DNP-BSA で免疫し，しばらく経過した後に同じ DNP-BSA で 2 回目の免疫を行うと，二次免疫応答が起こり高いレベルの抗ハプテン抗体（抗 DNP 抗体）の産生が起こる．しかし，2 回目の免疫にキャリアーの異なる DNP-OVA を用いると，抗 DNP 抗体の産生は一次免疫応答と同程度の低いレベルでしか起こらない．この結果は，ハプテンに対する強い二次免疫応答が誘導されるためには，キャリアーも同じでなければならないことを示している．この現象はキャリアー効果と呼ばれる．ここで，DNP-BSA で初回免疫するときに，ハプテンの結合していない OVA を同時に免疫しておくと，2 回目の DNP-OVA による免疫によって高いレベルの抗 DNP 抗体の産生が見られた．

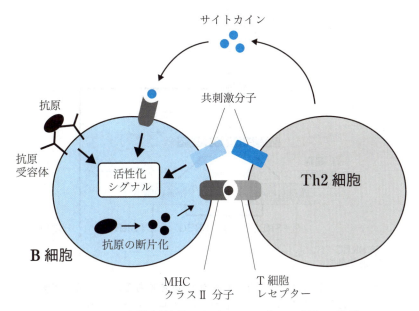

図 9.38　B 細胞活性化におけるヘルパー T 細胞の役割

　そこで今度は，OVA で免疫する代わりに，OVA で免疫した別の同系マウスから取り出した脾細胞を，DNP-BSA で免疫したマウスに移入した．このマウスに対し 2 回目の免疫を DNP-OVA で行うと，高いレベルの抗 DNP 抗体が産生された．しかし，移入する脾細胞から T 細胞を除去すると，抗 DNP 抗体はほとんど検出されなかった．この結果は，OVA で免疫したマウスの脾臓中の T 細胞が二次免疫応答を起こすために重要な役割を担っていることを示し，ヘルパー T 細胞の存在を示唆する重要な実験であった．

　ヘルパー T 細胞は，Th1 型と Th2 型に大別される（9.3.3 参照）．このうち B 細胞の活性化を介助するのは主に Th2 型のヘルパー T 細胞である．B 細胞は，抗原受容体に抗原が結合して生じるシグナルに加え，Th2 細胞から 2 種類のシグナルを受け取る．その 1 つは，Th2 細胞が産生するサイトカインによるシグナルである（図 9.38）．Th2 細胞は，B 細胞の増殖と活性化を促進する IL-4，IL-5，IL-6 などのサイトカインを放出する．もう 1 つは，Th2 細胞と直接に接触して，Th2 細胞表面に発現する共刺激分子から提供されるシグナルである．B 細胞に発現する CD40 が Th2 細胞に発現する CD40L（CD154）と結合することによって活性化シグナルが生じる．

　B 細胞は，抗原特異的な T 細胞のヘルパー機能を受けるために，次項で述べるマクロファージや樹状細胞と同様に，抗原の一部を T 細胞に対して提示する抗原提示細胞としても機能する．細胞内で断片化された抗原が MHC クラス II 分子に結合し細胞表面に提示されると Th2 細胞の T 細胞レセプターにより認識される．このような細胞間相互作用により Th2 細胞のヘルパー機能が促進され，効率のよい二次免疫応答が誘導される．

B　マクロファージの役割

　マクロファージには，細胞性免疫において細胞傷害作用をもつエフェクター細胞 effector cell としての働き（9.3.2 参照）と免疫応答を補助するアクセサリー細胞 accessory cell としての働きとがある．

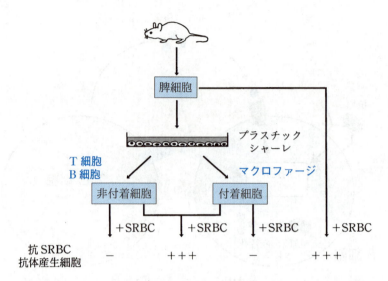

図 9.39　マクロファージが抗体産生に必要であることを示す実験
プラスチックに対する付着性の違いにより，脾細胞はマクロファージの分画（付着細胞）とBおよびT細胞の分画（非付着細胞）とに分けられる．それぞれの細胞分画単独の培養中に抗原のヒツジ赤血球（SRBC）を加えても，SRBCに対する抗体産生細胞が出現しないが，両分画を混合して培養した場合には抗体産生細胞が出現する．

B細胞の活性化におけるアクセサリー細胞としての働きは，2通りの機序に分けられる．その1つはヘルパーT細胞に対する抗原提示機能で，もう1つはサイトカイン産生の機能である．

　B細胞が抗体産生細胞になるために，マクロファージの介助が必要であることを明らかにした実験を紹介しよう（図9.39）．マウスよりBおよびT細胞，マクロファージを含む脾臓の細胞を取り出し，プラスチックのシャーレに入れる．マクロファージの粘着性が高いことを利用して，付着細胞（主にマクロファージ）と非付着細胞（主にBおよびT細胞）とに分画する．分画していない脾細胞の培養系に抗原であるヒツジ赤血球（SRBC）を加えると抗体産生細胞が出現してくるが，マクロファージを除いた非付着細胞の分画では，BおよびT細胞が揃っていても抗体産生細胞が認められない．そこで，ここにマクロファージを含む付着細胞の分画を加えてSRBCに対する応答を見ると抗体産生細胞が出現する．この結果から抗体産生にはBおよびT細胞ばかりでなくマクロファージも必要であることがわかる．

1）抗原提示機能

　マクロファージの抗体産生に対する介助機能にはMHCが重要な役割を果たす．この現象は，ヘルパーT細胞表面のT細胞レセプターがマクロファージ表面のMHCクラスII分子上に提示された抗原分解物を認識するために起こる（図9.37）．T細胞への抗原提示機能をもつ細胞を**抗原提示細胞** antigen presenting cell（APC）と呼び，マクロファージや樹状細胞 dendritic cell（DC）がその機能をもつ（9.2.1参照）．皮膚の**ランゲルハンス細胞**は樹状細胞の仲間で，皮膚に侵入した抗原を飲み込み，近くのリンパ節にすばやく移動して抗原提示機能を通じて免疫応答に参加する．

2) サイトカイン産生

マクロファージを抗原とともに培養して得られる培養上清をBおよびT細胞の混合浮遊液に加えると，抗体産生が促進されることが知られていた．その後，この培養上清に含まれる液性因子が同定され，リンパ球活性化因子 lymphocyte activating factor（LAF）と呼ばれた．マクロファージからのLAFの放出は，マクロファージの抗原貪食や細菌のリポ多糖の刺激により著しく高まる．LAFの作用する細胞が主にT細胞であり，T細胞の活性化を促進することが観察された．現在では，LAFはインターロイキン1（IL-1）と呼ばれている（表9.3）．

C 細胞間相互作用とサイトカインの役割

B細胞が抗体産生細胞へと分化するためには，マクロファージなど抗原提示細胞およびT細胞の補助が必要であることを述べた．この過程には，細胞間の直接の接触と細胞間の情報伝達物質であるサイトカインの働きの両方が重要であり，これらを大まかにまとめると，以下の3つのステップにより進行する．

(1) T細胞への抗原提示とT細胞の活性化．
(2) 抗原によるB細胞の活性化．
(3) 活性化T細胞によるB細胞の増殖および分化の介助．

もう少し詳しい順序を模式図で見てみよう（図9.40）．

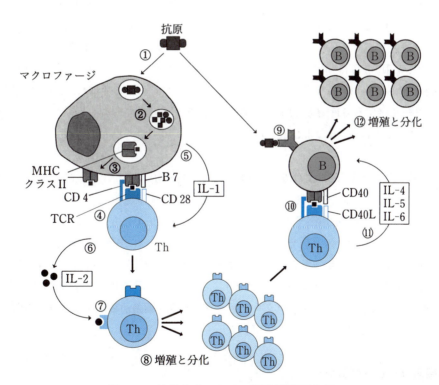

図9.40 抗体産生における細胞間相互作用
B細胞が抗体産生細胞へと分化するためには，B細胞，T細胞，マクロファージなど抗原提示細胞の間の細胞間相互作用が重要である．細胞同士の直接の接着および細胞間の情報伝達物質であるサイトカインの両方が必要である．図中の①〜⑫は本文の説明に対応している．

① 個体に侵入した抗原はマクロファージなどの抗原提示細胞に取り込まれる．
② 抗原は細胞内で適当な大きさのペプチドに分解される．
③ MHCクラスⅡ分子のポケットに結合し細胞表面に提示される．
④ クラスⅡ分子に結合した抗原断片をCD4$^+$ヘルパーT細胞（Th）がT細胞レセプター（TCR）を介して認識する．
⑤ マクロファージが活性化されIL-1を放出しT細胞を活性化する．
⑥ 活性化T細胞はIL-2を産生し放出する．
⑦ 活性化T細胞は同時にIL-2レセプターを細胞表面に発現しIL-2を結合する．
⑧ IL-2で刺激された活性化T細胞は分裂・増殖し，同じ抗原特異性をもったクローンが増幅する．
⑨ 一方，抗原に適応する抗原受容体をもったB細胞クローンが抗原と結合し，これを細胞内に取り込み，その一部をクラスⅡ分子に結合した形で細胞表面に提示する．
⑩ ヘルパーT細胞が抗原提示しているB細胞にT細胞レセプターを介して結合する．
⑪ ヘルパーT細胞からサイトカイン（IL-4，IL-5，IL-6など）が放出される．
⑫ これらのサイトカインがB細胞に作用し，B細胞クローンの増殖および抗体産生細胞への分化が促される．

1) インターロイキン2（IL-2）

マクロファージを介した抗原刺激およびマクロファージからのIL-1の作用を受けたT細胞はIL-2を放出する．IL-2はもともとT細胞増殖因子と呼ばれ，T細胞に対して強い増殖促進作用がある．IL-2を産生するT細胞はTh1（9.3.3参照）と呼ばれるヘルパーT細胞である．このT細胞は自ら放出したIL-2を自分自身のIL-2レセプターで受容し分裂・増殖する．この機序を自己分泌 autocrine と呼ぶ．ヘルパーT細胞のもう1つのグループはTh2と呼ばれ，IL-2は産生しないが，IL-2レセプターを発現して近隣のTh1が産生したIL-2を受容して分裂・増殖する．そしてB細胞の分化を促進するIL-4, IL-5およびIL-6を産生する．

2) インターロイキン4，5および6（IL-4, IL-5, IL-6）

これらは，いずれもB細胞の増殖と分化を促進するので，体液性免疫において重要なサイトカインである．IL-4は，B細胞増殖因子Ⅰあるいは B細胞刺激因子Ⅰとも呼ばれ，B細胞の増殖促進作用およびMHCクラスⅡ分子の発現を高める作用がある．IL-5は，B細胞増殖因子Ⅱあるいは T細胞代替因子（T細胞がなくても，その代わりになる因子という意味）とも呼ばれ，B細胞の増殖促進作用およびB細胞の分化促進作用がある．IL-6は，B細胞刺激因子Ⅱとも呼ばれ，B細胞の抗体産生誘導を促進する作用がある．また，マクロファージや線維芽細胞からも産生され，造血や急性炎症にも深くかかわる多機能性のサイトカインである．

3) 細胞接着分子と共刺激シグナル

T細胞は，マクロファージやB細胞に接着して，提示された抗原を認識する（図9.40）．これらの細胞間接着は，抗原由来のペプチド断片を結合したMHC Ⅱ分子とT細胞レセプターの結合が媒介しているが，この結合をCD4分子が補助している．これらに加えて，マクロファージ/T細胞の場

合には B7（CD80/86）と CD28 の相互作用が，B 細胞/T 細胞の場合には CD40 と CD40L（CD154）の相互作用が，それぞれの細胞接着を補強している．これらの分子をまとめて**細胞接着分子** cell adhesion molecule と呼んでいる．これらの分子は細胞間の接着を媒介する働きをもつと同時に，接着分子間の結合によって生じる信号（シグナル）を細胞内に伝えて細胞の機能の活性化をもたらす．これを**共刺激シグナル**（補助刺激シグナル）co-stimulatory signal と呼び，T 細胞レセプターからの主シグナルとともに細胞の活性化に必須のものである．

D 胸腺依存性抗原と胸腺非依存性抗原

表 9.6 および表 9.7 で紹介した実験のように，抗体産生に T 細胞の関与を必要とする抗原を**胸腺依存性抗原**という．自然界のほとんどの抗原はこのタイプであるが，T 細胞の介助を必要とせず B 細胞のみで抗体産生を導く抗原もある．このような抗原を**胸腺非依存性抗原**という．例えば，肺炎球菌由来の莢膜多糖，細菌のべん毛タンパク質であるフラジェリンポリマー，グラム陰性菌由来のリポ多糖（LPS），デキストランなどの多糖類などが胸腺非依存性抗原として知られる．このような抗原の共通の特徴は，規則的な繰り返しのエピトープをもつことである．繰り返しのエピトープに複数の B 細胞の抗原受容体が結合し，結果として B 細胞レセプターが架橋されることで B 細胞活性化のシグナルが発生すると考えられている．リポ多糖や糖鎖結合タンパクであるレクチンは，多数の B 細胞クローンを同時に活性化し分裂・増殖させることができる．このような分裂促進活性をもつ物質を**マイトーゲン** mitogen という．胸腺非依存性抗原による抗体産生は IgM が主体となる．また，記憶細胞ができにくく結果として二次免疫応答が弱いのが特徴である．

E 制御性 T 細胞

きわめて多量の抗原で動物を免疫すると，意外にもその抗原に対する免疫応答を失ってしまうことがある．この現象は一種の**免疫寛容**（トレランス）と考えられる．自己成分に対する免疫寛容の場合には，リンパ球の分化段階で自己反応性のクローンが除去されることにより成立するが（9.5.3 参照），多量の抗原で誘導される免疫寛容にも T 細胞の関与が示唆されている．図 9.41（1）に示す実験では，多量の抗原を投与したマウスから T 細胞を調製し，別のマウスに移入する実験を行った．T 細胞移入マウスでは，適量の抗原を投与しても無処理のマウスに比べ抗体産生の低下が観察された．

次の実験では，胸腺非依存性抗原の1つである肺炎球菌の莢膜多糖に対する抗体産生を調べた（図 9.41（2））．この抗原は胸腺非依存性抗原なので基本的にはヘルパー T 細胞は不要である．しかし，胸腺の摘出あるいは T 細胞の除去によって逆に莢膜多糖に対する抗体産生が増加した．さらに，この T 細胞欠損マウスに正常マウスから T 細胞を移入すると，このような増強効果が消失した．

3つ目は，先天的に胸腺を欠損するヌードマウス（T 細胞欠損マウス）を使用した実験である．正常マウスの脾臓由来の T 細胞から一部の細胞集団を除去した残りを T 細胞欠損マウスに移入すると，2〜3か月後に自己免疫性甲状腺炎や1型糖尿病などの自己免疫疾患が高率に発症する（図 9.41（3））．このような実験結果から，T 細胞の中に免疫応答を抑制する機能をもつ集団が存在することが示され，**制御性 T 細胞**（調節性 T 細胞）regulatory T cell（Treg）と名づけられた．

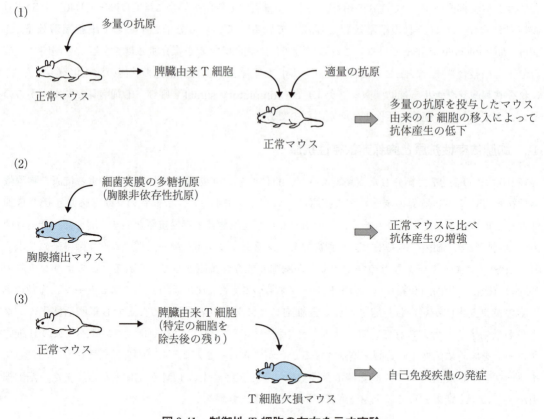

図 9.41 制御性 T 細胞の存在を示す実験

9.7.3 T 細胞の活性化：細胞性免疫応答

A　T 細胞活性化とマクロファージ

　結核菌などに対する免疫応答能（ツベルクリン反応など）は，抗体では免疫が伝達されず，感作された細胞の移入によってはじめて伝達が可能である．このような免疫を**細胞性免疫**という．細胞性免疫は，結核菌，レジオネラ，リステリアなどの細菌やウイルスなど，主として細胞内に寄生する微生物が感染したとき，また腫瘍や移植された組織に対する免疫応答や過敏症の一部に認められる．このような細胞性免疫応答を示す次のような実験がある（表 9.8）．

　リステリア Listeria monocytogenes を少量マウスに感染させ，数日後症状が軽快してから，その血清および脾細胞を取り出し，それぞれを別の正常マウスに移入し，次いで致死量のリステリアを接種したところ，血清には免疫伝達能力が存在せず，脾細胞の移入によって免疫能は伝達された．この免疫能はリステリアに対して有効であったが，結核菌に対しては無効であった．ここで，もう 1 つ注意したいことは，リステリアと結核菌とを混合し，脾細胞移入マウスに接種すると，リステリアに対して発動した免疫能は結核菌に対しても働き，両菌の増殖を抑制した．この結果は，細胞性免疫も抗原特異的に発動するが，いったん発動すると，ある程度抗原非特異的にも働くことを意味している．

表 9.8 リステリア免疫マウスの免疫能の伝達

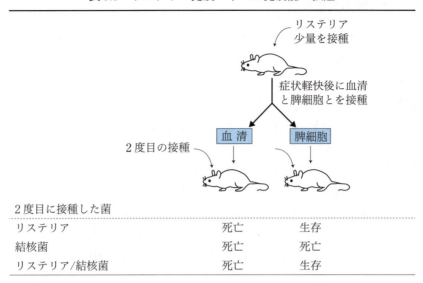

2度目に接種した菌		
リステリア	死亡	生存
結核菌	死亡	死亡
リステリア/結核菌	死亡	生存

　感染病巣を調べると，主に T 細胞とマクロファージが集積，浸潤している肉芽腫 granuloma を形成しており，これらの細胞が関与していることが推測される．リステリアはマクロファージに貪食されても，細胞内で生き残って増殖を続けることがあるが，ここに T 細胞由来のサイトカインが加わることにより，マクロファージの殺菌能力が高まり，リステリアを死滅させることができるようになる．インターフェロン γ（IFN-γ）は，このようなサイトカインの代表であり，強力なマクロファージ活性化作用がある（図 9.42）．IFN-γ は，活性化された Th1 細胞が産生するが，IFN-γ 以外にも，細胞傷害作用をもつリンホトキシン lymphotoxin（TNF-β），マクロファージを局所に誘引する作用をもつマクロファージ走化性因子 macrophage chemotactic factor（MCF），マクロファージを局所に留めておく作用をもつマクロファージ遊走阻止因子 migration inhibitory factor（MIF）などのサイトカインも同時に放出される．表 9.8 の実験では，リステリア抗原に反応する活性化 Th1 細胞が産生したサイトカインによりマクロファージが誘引され，活性化されて結核菌に対しても非特異的に殺菌作用を示すようになったと考えられる．

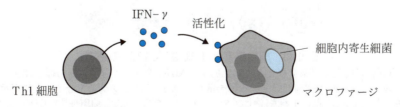

図 9.42　活性化マクロファージによる細胞内寄生細菌の破壊
Th1 細胞が放出するインターフェロン γ（IFN-γ）などのサイトカインによりマクロファージが活性化され，細胞内細菌に対する殺傷能力が増強する．

B 細胞媒介性の細胞傷害反応

細胞傷害作用をもつ細胞としては，活性化マクロファージの他に，**細胞傷害性T細胞**（CTL）や**ナチュラルキラー細胞**（NK細胞）が知られる．

1) 細胞傷害性（キラー）T細胞（CTL）

CTLは，ウイルス感染細胞や腫瘍細胞の排除や同種移植片に対する拒絶反応に関与している．標的細胞の表面に表出している抗原をT細胞が認識するときには，同時にMHCクラスI分子をも認識する（9.7.1，図9.37参照）．ここではウイルス感染細胞を例にとって説明する（図9.43）．ウイルスが感染した細胞内において，ウイルス抗原の断片がMHCクラスI分子と結合する．この過程は，抗原提示細胞（APC）内において，クラスII分子のポケットに抗原断片が入り込むのと似ている．クラスII分子を発現する細胞は一部の細胞に限られるが，クラスI分子は，ほとんどすべての有核細胞に発現されているので，ウイルスに感染した細胞の多くがウイルス抗原断片とクラスI分子の複合物を細胞表面に表出させることができる．この抗原-クラスI分子複合体と結合するT細胞レセプターをもつCTL前駆細胞（CD4$^-$ CD8$^+$）がウイルス感染細胞に接着する．このときには，細胞表面のCD8分子が接着を補助する．これも，ヘルパーT細胞とAPCの相互作用をCD4分子が補助をするのと似ている（図9.37）．一方，Th1細胞も，APCに提示される抗原の刺激により活性化されIL-2など

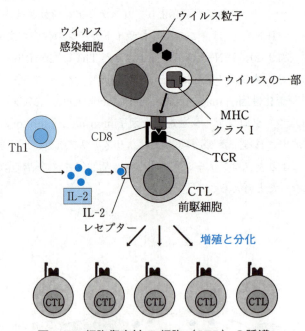

図9.43 細胞傷害性T細胞（CTL）の誘導
CTLが標的細胞の抗原を認識するときには，抗原とMHCクラスI分子の複合体を認識する．この図ではウイルス感染細胞が標的細胞となる例を示している．MHCクラスI分子の上に提示されたウイルス抗原の断片に適応するT細胞レセプター（TCR）をもつCTL前駆細胞（CD4$^-$ CD8$^+$）が標的細胞に結合する．この結合をCD8分子が補助する．一方，抗原刺激により活性化されたヘルパーT細胞（Th1）から放出されるIL-2などのサイトカインは，CTL前駆細胞を分裂・増殖させるとともに成熟CTLへの分化を誘導する．

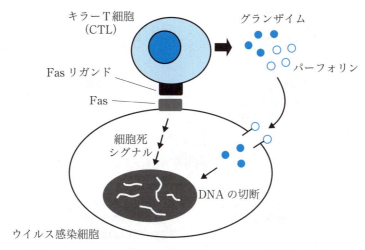

図 9.44 ウイルス感染細胞に対するキラー T 細胞の攻撃

のサイトカインを放出する．次いで，CTL 前駆細胞が IL-2 の刺激を受け，分裂・増殖しクローンを拡大しながら成熟 CTL に分化する．また，一部の細胞は，記憶細胞として将来の感染に備えることとなる．

CTL は，主に 2 種類の武器を使用してウイルス感染細胞を破壊する．1 つは，**パーフォリン/グランザイム経路**と呼ばれる．パーフォリンは，補体活性化に伴い生成する膜侵襲複合体 (9.6.2 参照) と類似のものであり，細胞膜に穴をあける．また，グランザイムは，標的細胞に入り，DNA を切断することによって細胞死を誘導する (図 9.44)．もう 1 つは，**細胞死受容体** death receptor と呼ばれる受容体を刺激することにより，細胞の**アポトーシス**を誘導するものである．細胞死受容体はいくつか知られているが，図 9.44 では **Fas-Fas リガンド系**を示した．感染細胞の表面にある Fas（受容体）と CTL の表面にある Fas リガンドとが結合することによって細胞死を誘導するシグナルが伝達される．また，図では省略したが，CTL は**リンホトキシン**（LT）と呼ばれるサイトカインを放出し，受容体をもつ標的細胞のアポトーシスを誘導する．LT は，単球・マクロファージが産生する腫瘍壊死因子（TNF-α）との相同性から TNF-β とも呼ばれる．

2） リンパ球混合反応

リンパ球混合培養 mixed lymphocyte culture（MLC）と呼ばれる方法によっても CTL が誘導される．異系のマウスから取り出したリンパ球（脾細胞）を混合して培養すると，両マウス由来のリンパ球が，互いに他のマウス由来の細胞を異物と見なし排除しようとして分裂を始める（図 9.45）．**リンパ球混合反応** mixed lymphocyte reaction（MLR）とも呼ばれる．一方のマウス由来の細胞が反応しないように，あらかじめ X 線照射あるいはマイトマイシン C で処理し分裂能を消失させる方法もとられる（図 9.45 の場合には A 系マウス由来のリンパ球は分裂能が消失している）．B 系マウス由来のリンパ球は，A 系マウス由来のリンパ球を異物抗原と見なし，自身が分裂増殖するとともに A 系マウス由来のリンパ球を標的細胞とする CTL が誘導される．この反応は一種の**移植片拒絶反応**とも見なされる．

このように誘導された CTL の細胞表面の分化抗原マーカーは，$CD4^-\ CD8^+$ であり，ヘルパー T

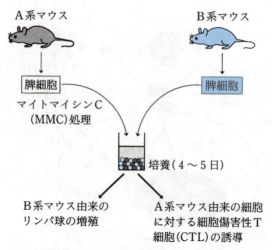

図9.45 リンパ球混合反応（MLR）
系統の異なるマウス由来のリンパ球を混合して培養すると，互いに他のマウス由来の細胞を異物と見なし分裂・増殖を始める．この実験では，A系マウス由来のリンパ球はマイトマイシンCで処理し分裂能の消失させているので，B系マウス由来のリンパ球のみが増殖し，A系マウス由来の細胞に対する細胞傷害性T細胞（CTL）が誘導される．

細胞の表現型である $CD4^+CD8^-$ と反対の発現パターンを示す．リンパ球混合培養を行った後に，抗CD8抗体と補体で処理して $CD8^+$ 細胞を除去すると細胞傷害活性が消失する．CTLの誘導の過程においては，前述のようにIL-2を産生するTh1細胞の介助が必要である．

3) CTL の MHC 拘束性

CTL（キラーT細胞）がウイルス感染細胞を攻撃するときに，両細胞のMHCの型の一致が重要であることを示す実験を紹介する（表9.9）．

表9.9 MHC拘束性細胞傷害性T細胞

実　験	標的細胞 ($H-2^?$)	細胞傷害*
LCMV投与 C3Hマウス ($H-2^k$) → T細胞 + いろいろな系統のマウスの由来のLCMV感染細胞 → 細胞傷害性の測定	非感染細胞	
	$H-2^k$	−
	感染細胞	
	$H-2^a$	−
	$H-2^b$	−
	$H-2^d$	−
	$H-2^k$	＋

* −：傷害されない，＋：傷害される

リンパ球性脈絡髄膜炎ウイルス（LCMV）をC3Hマウス（H-2^k）に感染させ，このウイルスに対するCTLが誘導された頃を見はからってT細胞を取り出す．このT細胞をMHCの遺伝型の異なるいろいろな細胞と混合し，細胞傷害性を調べた．その結果，T細胞と同じH-2ハプロタイプ*（H-2^k）をもつLCMV感染細胞を標的とした場合に強い細胞傷害性が観察されたが，異なるH-2ハプロタイプをもつ細胞では，たとえLCMVに感染していてもCTLによって傷害作用を受けないことがわかった．もちろん，H-2^kハプロタイプをもつ細胞でも，このウイルスに感染していない細胞はCTLの標的とはならない．この結果は，CTLが感染細胞表面のウイルス抗原だけでなく，MHC抗原も同時に認識していることを示すものである．すなわち，CTLによる標的細胞の認識においても，ヘルパーT細胞と抗原提示細胞との相互作用の場合と同様にMHC拘束性があることがわかる（9.7.1参照）．

4) ナチュラルキラー細胞（NK細胞）

ウイルス抗原やがん細胞によって誘導されたキラーT細胞は，同じ抗原をもつ細胞を標的細胞として認識し傷害する．一方，NK細胞（9.2.1参照）は抗原特異性が緩く，またMHCの拘束を受けることなくがん細胞やウイルス感染細胞を傷害する．この点で活性化マクロファージと似ている．NK細胞のキラー活性は，IFN-γ，IL-2，IL-12などのサイトカインによって増強される．NK細胞は，抗原刺激がなくてもいつもIL-2レセプターを発現しており，IL-2の刺激によって活性化され，より広範な細胞に対して細胞傷害性を発揮する．このように活性化されたNK細胞はLAK細胞 lymphokine-activated killer cellと呼ばれ，がん治療への応用が試みられている．

NK細胞が細胞傷害を起こす機序は，キラーT細胞（CTL）の場合と類似しており，パーフォリン/グランザイム経路やFas-Fasリガンド系（図9.44）を用いる．

C 細菌性スーパー抗原

細菌の外毒素の中には，抗原提示細胞表面のMHCクラスⅡ分子に結合するものがある（8.1.3参照）．このような毒素とクラスⅡ分子の複合体は，T細胞レセプターを介してT細胞によって認識される（図8.2）．このとき活性化されるT細胞は，そのT細胞レセプターの抗原特異性とは無関係の多数のクローンで（全体の30％に達する場合もある），その結果，莫大な数のT細胞が一括して活性化されるのでスーパー抗原 superantigen あるいはスーパー抗原性外毒素 superantigenic exotoxinと呼ばれる．例えば，黄色ブドウ球菌の産生する腸管毒素 staphylococcal enterotoxin（SEA～SEE）や毒素ショック症候群 toxic shock syndrome（TSS）の原因毒素であるTSST-1，化膿レンサ球菌の産生する発熱性外毒素 streptococcal pyrogenic exotoxin（SPE），エルシニア菌のマイトーゲン（YPM）などが知られる．

通常の抗原の場合，抗原提示細胞内である程度の分解を受け，クラスⅡ分子のポケットに入り込みT細胞に提示されるが，これらの毒素は分解されずに直接クラスⅡ分子に結合する．このような毒素

---

*同一染色体上で遺伝的に関連のある遺伝子の組合せをハプロタイプと呼ぶ．既に述べたようにMHCは著しい多型があるため，遺伝子型の組合せで表すことも多い．実験に使用される近交系マウスの場合，その組合せをH-2^b，H-2^d，H-2^kのように表す．

の毒性は，直接の細胞機能障害によるものではなく，むしろ無差別なT細胞の活性化による多量のサイトカイン（IFN-γ，IL-2など）の放出，引き続き起こるマクロファージの活性化とマクロファージ由来のサイトカイン（TNF-α，IL-1など）産生の亢進による免疫系の混乱が原因となる．これらの細菌感染症に見られる発熱，発疹，ショックなどの症状はスーパー抗原が原因となることが少なくない．

9.8 抗原抗体反応：分析への応用

　抗原と抗体との結合の特徴は，前にも述べた「鍵と鍵穴」の関係にたとえられるような厳密な特異性である（9.5.2参照）．この特異性を利用した抗原あるいは抗体の定性および定量分析への応用法がいろいろと開発されている．

9.8.1 凝集反応

　細菌や赤血球などの粒子抗原が抗体によって橋渡し（架橋）され，肉眼でも見えるような大きな複合体を形成することを凝集 agglutination と呼ぶ．細菌，ウイルス，赤血球など多くの粒子抗原は分子中に複数のエピトープをもち，また抗体も複数の抗原結合部位をもつ（IgG は2個，IgM は10個）ので，大きく複雑な抗原抗体複合体をつくることができる（図9.46）．

A　細菌凝集反応

　細菌浮遊液に抗体を加えると凝集塊をつくる．この反応は，感染症の診断や菌の同定などに用いられる．腸内細菌は，凝集反応によって詳細な分類が行われている．表層のべん毛に由来するH抗原およびリポ多糖に由来するO抗原が代表的な抗原となっている．

B　赤血球凝集反応

　ABO式やRh式血液型抗原などの赤血球表面の同種抗原の存在は，赤血球凝集 hemagglutination によって明らかにされてきた（9.4.3参照）．例えば，A型の赤血球に，B型の血液から調製した血清

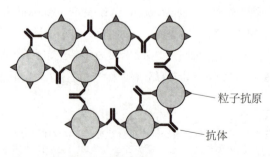

図9.46　凝集反応

を加えると凝集反応が起こる．これは，B型の血清中に存在する抗A抗体がA型赤血球を架橋するからである．同様に，A型の血清中には抗B抗体が存在し，B型の赤血球を凝集する．O型の人の血清中には抗Aおよび抗Bの両方の抗体が存在し，またAB型の人の血清にはいずれも存在しない．輸血に際しては，受容者の血液型に適合する血液型の血液が輸血されるが，両者の血液を混合しても凝集反応が起こらないことを輸血前に確認するのがふつうである．

9.8.2 沈降反応

タンパク質や多糖などの可溶性の高分子抗原を抗血清あるいは抗体と反応させると抗原抗体複合体（免疫複合体）が形成される．可溶性の抗原分子も分子内に複数のエピトープをもち，抗体も複数の抗原結合部位をもつので，水に溶けていた抗原と抗体が巨大な格子状の複合体をつくり沈殿する．これを**沈降反応** precipitation と呼ぶ．この場合，沈殿を起こすような大きな複合体が形成されるためには，溶液中に抗原と抗体が適当な比率で存在することが必要である（図9.47）．抗原が過剰でも，抗体が過剰になっても大きな複合体はできない．沈降反応が起こるような適当な抗原と抗体の量比を等量域あるいは最適比という．

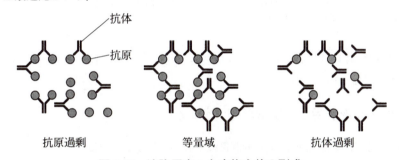

図 9.47 沈降反応：免疫複合体の形成

可溶性抗原と抗体が適当な量比（等量域）で存在すると，抗原抗体複合体（免疫複合体）の巨大な格子が形成され，水に不溶性となり沈殿する．抗原量が過剰でも，抗体量が過剰でも，沈殿を生じるような大きな複合体は形成されない．

A　ゲル内沈降反応（Ouchterlony法）

沈降反応は，寒天（アガロース）などのゲルの中でも行わせることができる（図9.48）．アガロースの薄い平板に適当な大きさのウェル（孔）を複数つくり，それぞれに抗原と抗体（ふつうポリクローン抗体）を入れ，両者をゲル内で拡散させる．ウェルに近いところは濃度が高く，離れるに従って濃度が低くなる．両者の比が等量域となった場所に抗原抗体複合体が形成され，沈降線と呼ばれる線状の白い沈殿が見えるようになる．この方法は二次元拡散法によるゲル内沈降反応，あるいは考案者の名前をとって**Ouchterlony法**と呼ばれる．

この方法では，2つの抗原の異同を調べることも可能である．図9.48のように，正三角形の頂点に位置する3つのウェルのうち2つを2種類の抗原AおよびBで満たし，残りのウェルには抗体を入れ拡散させる．抗原AおよびBが同じ抗原であれば，生成する沈降線は融合し連続するが，まったく異なる抗原であれば沈降線は交差する．また，抗原AおよびBが共通のエピトープをもつが，抗

(1)

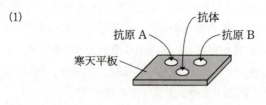

(2)

 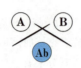 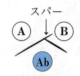

　　AとBとは同じ抗原　　AとBとは異なる抗原　　AのエピトープのⅠ部がBに存在する

図 9.48　二次元拡散法によるゲル内沈降反応（Ouchterlony 法）
(1) 実験方法を示す．寒天平板に穴をあけ，抗原および抗体溶液を満たす．湿度を高く保ちながら一夜静置する．この間に抗原および抗体が寒天ゲル中を拡散していき，等量域（最適比）の部位で沈降反応が起こる．
(2) 抗原抗体複合体が白い線状の沈降線を形成するので肉眼的に観察できる．
　　A：抗原 A，B：抗原 B，Ab：抗体．

原 A にはあるが抗原 B にはないエピトープが存在するときには，融合した沈降線のほかにスパーと呼ばれる延長した沈降線が見られる．

B　プロテイン A を利用した沈降反応

　抗体に対応する抗原を沈殿させ，他の無関係の分子から分離する方法としても沈降反応が応用される．精製されていない抗原を免疫原として作成されたモノクローナル抗体の抗原を探索する場合にもよく使われる．モノクローナル抗体は単一のエピトープに反応する均一な抗体である．しかし抗原分子のただ 1 か所に結合するので大きな免疫複合体を形成しにくい．このような場合にはプロテイン A あるいはプロテイン G*と呼ばれる細菌由来の免疫グロブリン結合性のタンパク質を利用する．これらのタンパク質を細かなアガロースのビーズに共有結合させ，これにモノクローナル抗体を結合させた複合体（アガロースビーズ-プロテイン A-モノクローナル抗体）を用意する．この複合体を抗原の含まれている溶液に加え，抗原をアガロースビーズとともに沈降させることにより抗体に結合した抗原を他の分子から分離できる．

---

* プロテイン A protein A は黄色ブドウ球菌の菌体表面，プロテイン G protein G は G 群のレンサ球菌の菌体表面に存在するタンパク質で，それぞれ結合できる免疫グロブリンのクラスが決まっている．例えば，プロテイン A はヒトの IgG にはだいたい結合できるが，IgM には結合できないプロテイン G は，プロテイン A に比べて結合できる免疫グロブリンのクラスが多い．これらは免疫グロブリンの Fc 領域に結合する．

9.8.3 補体結合反応

　抗原抗体複合体が補体を活性化して消費することを利用して，抗原抗体複合体の形成量を定量する試験法を**補体結合試験** complement fixation test という．抗原抗体反応により，凝集反応や沈降反応が起これば肉眼的に判定されるが，このような反応が起こりにくい場合などに用いられる．一定量の補体を共存させた状況で，抗原抗体反応を行わせる．もし抗原抗体反応が起これば，複合体形成により補体が活性化され消費されるが，補体の消費量は肉眼的には見えないので，これを補体依存性の溶血反応を用いて可視化する．例えば，反応後に感作赤血球（例えばヒツジ赤血球と抗ヒツジ赤血球抗体とを結合させたもの）を加えると，抗原抗体複合体の生成によって補体が消費されていれば溶血が起こらない（補体結合反応陽性）し，抗原抗体反応が起きていなければ補体が残存しているので溶血反応が起こる（補体結合反応陰性）．整理すると以下のようになる．

　　　溶血（＋）⟶ 補体結合反応（−）すなわち抗原抗体反応（−）

　　　溶血（−）⟶ 補体結合反応（＋）すなわち抗原抗体反応（＋）

　この反応を利用したものに，梅毒トレポネーマに対する血清中の抗体の検出を目的とした**ワッセルマン** Wassermann **反応**が知られる（10.5.2参照）．初期には抗原として先天梅毒胎児の肝浸出液が用いられたが，その後リン脂質の1つであるカルジオリピンのミセルが抗原として有効であることがわかり，これが使用されている．

9.8.4 酵素免疫測定法

　酵素反応と抗原抗体反応を利用して微量の抗原あるいは抗体を定量する方法を一般に**酵素免疫測定法** enzyme immunoasssay という．その中で，最もよく利用される方法は，固相化した抗原または抗体を用いる方法であり，酵素結合免疫吸着法 enzyme-linked immunosorbent assy (ELISA) と呼ばれる．日本語でも「エライサ」または「エライザ」と呼ばれることが多い．抗原または抗体を酵素により標識して，酵素活性を指標として抗原抗体複合体の量を算定することが酵素免疫測定法の原理となっている．ELISAにはいろいろな方法が考案されているが，広く利用されているサンドイッチ法と呼ばれる方法で抗原量の定量を行う例を紹介する（図9.49）．

① プラスチック製のマイクロプレートの各ウェルに抗体を吸着させる．
② 抗体が吸着していないプラスチック表面に無関係のタンパク質を吸着させる（非特異的な吸着を抑えるため）．この操作をブロッキングという．
③ 測定したい抗原の溶液を加え，抗体に結合させる．
④ 酵素標識した別の抗体を加え，抗原に結合させる．その後，抗原に結合していない過剰の抗体を洗い流す．
⑤ 酵素反応により発色するような基質を加え，酵素反応を行わせる．
⑥ 酵素反応による生成物の濃度をELISA用の分光光度計により測定する．

　最後のステップで測定した呈色物の量は，抗体に結合している酵素の量に比例するので，抗原に結合した抗体量がわかる．これから抗原量を推定することができる．抗体に結合させる酵素としては，

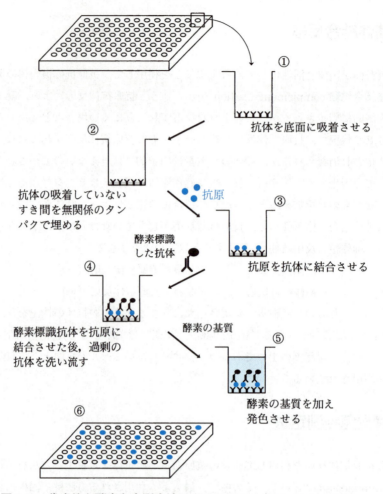

図9.49 代表的な酵素免疫測定法であるELISA（サンドイッチ法）
サンドイッチ法（2種類の抗体で抗原をサンドイッチのようにはさむことが命名の由来）によるELISA法の概略．図中の①～⑥は本文の説明に対応している．

ペルオキシダーゼ，アルカリホスファターゼ，β-ガラクトシダーゼなどがよく使われている．ここでは，酵素反応による生成物を比色定量したが，蛍光基質や化学発光を用いることによってさらに感度を上昇させることができる．以前は，酵素標識抗体の代わりに，放射性同位体で標識された抗体を用いるラジオイムノアッセイ（RIA）がよく使われていたが，現在では放射能の被曝や汚染の危険のないELISAが主流となっている．ホルモン，サイトカイン，酵素など生体内のさまざまな微量成分の定量，ウイルスに対する抗体の定量など広く利用されている．

9.8.5 フローサイトメトリー

ある特定の抗原に対する抗体を用いて，その抗原を発現している細胞を検出する方法の1つとしてフローサイトメトリー法 flow cytometry が開発されている（図9.50）．この方法について簡単に説明する．まず，蛍光色素で標識した抗体（モノクローナル抗体がよく使用される）を細胞の浮遊液に加

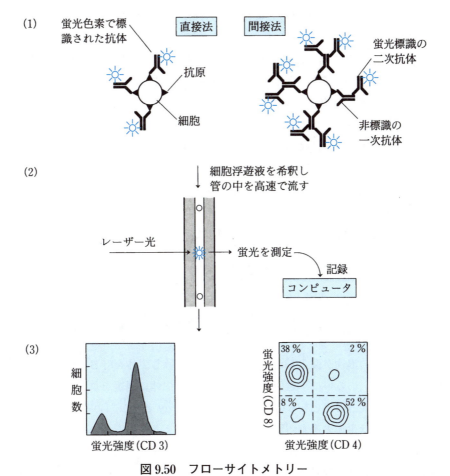

図 9.50　フローサイトメトリー
(1) 蛍光色素で標識した抗体で細胞を染色する．**直接法**では，細胞表面抗原に対する抗体が蛍光色素により標識されている．**間接法**では，細胞表面抗原に対する抗体（一次抗体）は標識されておらず，抗免疫グロブリン抗体（二次抗体）が蛍光標識されている．
(2) 細胞に結合している蛍光標識抗体がレーザー光の照射によって発する蛍光を1つ1つの細胞について定量し記録する．
(3) フローサイトメトリーの実験例．（左）末梢血のリンパ球について抗CD3抗体で分析した．横軸は蛍光強度を表し，縦軸は細胞数を表す．右側の方が蛍光強度が強く，抗原量が多いことを示す．CD3陽性細胞（右のピーク）と陰性細胞（左のピーク）が存在することがわかる．それらの細胞数もピークの高さからわかる．（右）脾臓のT細胞について，2種類の抗体を別々の蛍光色素（例えば緑色と赤色）で標識したものを用い分析した．緑色の蛍光色素で標識した抗CD4抗体と赤色の蛍光色素で標識した抗CD8抗体とで分析し，横軸に緑色の蛍光強度（CD4の量），縦軸に赤色の蛍光強度（CD8の量），等高線で細胞数を表した．この結果より，約52％の細胞が$CD4^+CD8^-$であり，約38％の細胞が$CD4^-CD8^+$であることがわかる．

え一定時間反応させる．このように抗体を直接標識する直接法の他に，蛍光標識した抗免疫グロブリン抗体を二次抗体として用いる間接法もある．いずれかの方法で蛍光標識された細胞浮遊液を透明な細い管の中を高速で流し，流路にレーザー光をあて，それによって発する蛍光を検出する．きわめて感度のよい検出器とコンピューターを備えた自動解析機（フローサイトメーター）を用いることによって，1秒間あたり1万個以上もの細胞について，1つ1つの細胞の発光量を定量し記録することができる．細胞表面に発現している抗原量が多ければ抗体の結合量が多くなり，抗原量が少なければ抗

体の結合量が少なくなる．抗体の結合量と蛍光強度とは比例するので，蛍光強度から細胞表面の抗原の発現量を知ることができる．

図 9.50 に応用例を示した．(3) の左側の図では，ヒト末梢血のリンパ球の CD3 の発現について調べた．左側のピークは CD3 陰性細胞で，右側のピークは CD3 陽性細胞である．CD3 は T 細胞に特徴的に存在する分子である (9.7.1 参照) ので，T 細胞が約 70 % であることを示している．(3) の右側の図では，マウス脾臓由来の T 細胞の CD4 および CD8 の発現のようすを二重染色法で調べた．CD4 抗体を緑色，CD8 抗体を赤色の蛍光色素でそれぞれ標識しフローサイトメーターで分析した．この結果より，T 細胞のほとんどが CD4$^+$CD8$^-$ または CD4$^-$CD8$^+$ のいずれかであることがわかる．

細胞表面の抗原発現量を分析するだけでなく，抗原の発現量の多少によって細胞を分離する装置 (<u>セルソーター</u>, fluorescence-activated cell sorter, FACS) も開発されている．この装置を利用することによって，ある抗原を発現している細胞と発現していない細胞を選別して分取することができる．

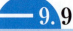

9.9 過敏症

生体内に微生物などの異物が侵入したときに，これを排除し生体を守るのが免疫系の役割であるが，この機能が過剰に，あるいは不適切に働き，かえって生体に傷害を及ぼすことがある．この傷害反応を<u>過敏症</u> hypersensitivity あるいは<u>アレルギー</u> allergy と呼び，いろいろな疾病の原因となる．いわばアレルギーは生体の過剰防衛反応であるともいえる．免疫系の働きが複雑であることを反映して過剰防衛反応もまた複雑である．さまざまなアレルギーが知られるが，それらは発症機序によって表 9.10 のような I～IV 型の 4 種類に分類されている．また，抗原と接触してから発症までの時間の長短によって<u>即時型過敏症</u> immediate-type hypersensitivity と<u>遅延型過敏症</u> delayed-type hypersensitivity の 2 つのグループに分類される．即時型過敏症では，抗原と反応してから数分から数時間で傷害反応が現れるのに対して，遅延型過敏症では数時間から数日後に傷害反応が最大となる．4 種類に分類されたアレルギーのうち I～III 型は即時型過敏症であり，発症に抗体が関与する．また，IV 型は遅延型過敏症であり，発症には T 細胞を中心とする細胞性免疫が関与する．

表 9.10 アレルギーの分類

型	アレルギー反応	関与する因子	補体系の関与	主な症状
即時型				
I 型	アナフィラキシー	IgE	−	花粉症，じん麻疹，喘息
II 型	細胞傷害反応	IgG, IgM	+	血液型不適合による溶血
III 型	免疫複合体反応	IgG	+	アルサス反応，血清病
遅延型				
IV 型	遅延型過敏症	活性化 T 細胞	−	ツベルクリン反応，接触性皮膚炎

9.9.1　I型アレルギー：アナフィラキシー反応

　モルモットに卵白アルブミンなどの異種のタンパク質を少量注射しても特に有害な反応は認められないが，約2週間ほど経過してから再び少量の同じタンパク質を皮内注射すると，30分以内に注射部位に発赤や発疹が起こる．また，同じ抗原を静脈注射すると数分以内にさらに激しい反応が起こる．例えば，くしゃみや咳に始まり，血圧降下，呼吸困難，けいれんなどの全身的な症状を呈する．このように抗原の再投与によって短時間で発症する過敏症をアナフィラキシー anaphylaxis という．反応が皮膚や鼻粘膜などの局所に限定される場合（局所性アナフィラキシー）とショック症状のような全身的な反応（全身性アナフィラキシー）とに分けられる．急性の全身性アナフィラキシーはショック死を起こすこともあるので非常に危険である．

　アレルギー反応を引き起こす抗原をアレルゲン allergen という．同じアレルゲンに接触してもアレルギー症状を呈する人もいれば，全く症状のない人もいる．発症するか否かは遺伝的な個人差によると考えられている．家族性に発症するアレルギー疾患をアトピー atopy（アトピー性疾患）という用語で表すこともある．いろいろなものがアレルゲンとなる．例えば，スギなどの植物の花粉，動物の毛，室内のほこりなどは呼吸器を通して体内に侵入する．また，食物では牛乳，鶏卵，魚介類，ソバなどがある．医薬品ではペニシリンによるショックがよく知られている（9.4.1参照）．またワクチンもアレルゲンとなる．

A　IgE抗体の役割

　I型アレルギーを引き起こす要因が血清中の可溶性の因子であることが，プラウスニッツ-キュストナー反応 Prausnitz-Küstner reaction と呼ばれる受動感作の実験によって明らかにされた．この実験は，魚肉に過敏症を起こした人の血清を過敏症のない人の皮内に注射し，1～2日後に同じ部位に魚肉抽出物を注射すると，数分後に紅斑と膨疹を伴う皮膚反応が現れるというものである．この反応に関わる血清中の因子をレアギン reagin と呼んでいたが，後に石坂らによって IgE 抗体であることが証明された．アレルゲンに対しては IgE クラス以外の抗体（例えば IgG）も産生されるが，後に述べるマスト細胞に対する作用や血清中の IgE のレベルが高い人がアレルギーを起こしやすいという統計を考えると IgE クラスの抗体が最も重要である．アレルゲンとなる抗原が生体に侵入すると，T細胞の調節を受けたB細胞が分化し IgE を産生する．このT細胞は Th2 型のヘルパーT細胞で，この細胞が産生する IL-4 が IgE 抗体へのクラススイッチを促すように働く．

B　マスト細胞および好塩基球の役割

　IgE に対するレセプターをもつ血液中の好塩基球や組織中のマスト細胞（肥満細胞）（9.2.1参照）は，レセプターを介して IgE を表面に結合する．ここに再度抗原が投与されると細胞に結合した IgE が抗原を捕捉する．このとき複数のエピトープをもつ抗原によって，IgE レセプターが抗体を介して架橋されると，細胞内にシグナルが伝達され細胞の活性化が誘導される（図9.51）．IgE レセプターの架橋反応によって生成したシグナルが膜酵素系の活性化を引き起こし，細胞内の顆粒に蓄えられていたヒスタミン histamine，セロトニン serotonin，ヘパリン heparin などの生理活性物質が細胞の外

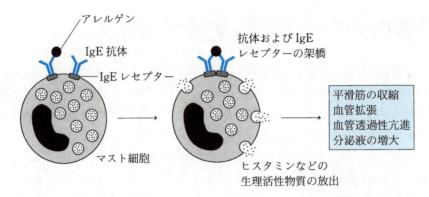

図 9.51　I 型アレルギー：IgE レセプターを介したマスト細胞の活性化
マスト細胞（肥満細胞）表面のレセプターを介して結合した IgE に抗原が捕捉されると IgE および IgE レセプターの架橋が起こる．これが引き金となり細胞内へ活性化シグナルが伝達され脱顆粒反応が起こり，顆粒に蓄えられていたヒスタミンやセロトニンなどの生理活性物質が細胞の外に放出され，アナフィラキシーのさまざまな症状が誘発される．

に放出される．この現象を脱顆粒反応という．細胞外に遊離するこれらの活性物質の中でも，特にヒスタミンは平滑筋の収縮，血管拡張，血管透過性の亢進，分泌腺での分泌亢進などを起こし，アナフィラキシーのさまざまな症状を発現する．また，好酸球走化性因子，好中球走化性因子などのサイトカインの放出により，さまざまな免疫細胞が集積し，より大規模な免疫応答が惹起される．また，プロスタグランジン，ロイコトリエン，トロンボキサンなどのアラキドン酸代謝物や血小板活性化因子 platelet activating factor（PAF）の産生も誘導され炎症反応が進行する．ヒスタミンやセロトニンは代謝されやすく，これら物質の作用はすみやかに消失するが，ロイコトリエンなどの炎症性メディエーターの作用で炎症がある程度持続することとなる．これらは気管支平滑筋の収縮をもたらし，喘息の原因となる．

IgE の産生が寄生虫の感染によって長期間にわたり認められることから，本来は寄生虫感染に対する防御機構の 1 つと考えられるが，過剰あるいは不適切に働くことによってアレルギー反応が起こると考えられる．

9.9.2　II 型アレルギー：細胞傷害反応

細胞表面に存在する抗原に抗体が結合することによって誘発される細胞傷害性過敏症 cytotoxic hypersensitivity が II 型アレルギーである．このタイプのアレルギーの原因は，細胞表面に結合する抗体の産生である．抗体が向けられるエピトープは，細胞表面に吸着した薬物や微生物由来の分子であることもあるが，自己の成分であることもある．サルモネラなどの感染症で溶血性貧血がしばしば起こるが，これは宿主の赤血球の表面に吸着したサルモネラのリポ多糖に向けられた抗体により引き起こされる II 型アレルギーであると考えられている．一方，自己免疫疾患 autoimmune disease は，本来攻撃されるはずのない自己の細胞や組織が免疫系の異常によって損傷される疾患で，自己の構成分子に対する抗体（自己抗体）の産生が原因となっていることも多い．

A 細胞傷害反応

抗体が細胞に結合すると2通りの機序によって細胞が傷害を受ける．第1は，補体系の活性化である．細胞膜上の抗原抗体複合体により補体系が活性化し，最終的に膜侵襲複合体（MAC）が形成され，細胞を溶解したり傷害したりする機序である．**補体依存性細胞傷害**（CDC）と呼ばれる．補体活性化により生成するC3bがマクロファージなどの食細胞の補体レセプターにより認識され，活性化された食細胞により傷害を受けることもある（9.6.3参照）．第2の機序は，**抗体依存性細胞傷害反応**（ADCC）である（9.5.2参照）．抗体のFc領域に対するレセプター（Fcレセプター）をもつキラー細胞が抗体を介して標的細胞に結合し，細胞のアポトーシスを誘導するリンホトキシンやTNF-αなどのサイトカインを放出したり，あるいはパーフォリンを放出したりして標的細胞を破壊する．

B Ⅱ型アレルギーと自己免疫疾患

自己成分に反応する抗体を産生するリンパ球クローンの大部分は，出生までに除去されているが，ほんの少数の自己反応性のクローンが残っている．これらのクローンは極めて少数であり，健常人では免疫応答しないように制御されている．しかし，この制御が何らかの原因で障害され，自己反応性のクローンが活性化されると，免疫寛容が破綻し自己抗体が産生されてしまう．

赤血球に対する**自己抗体**により赤血球が破壊されて起こる**自己免疫性溶血性疾患**や抗血小板自己抗体により血小板が破壊され起こる**血小板減少性紫斑病**は代表的なⅡ型アレルギーである．また，**重症筋無力症**では抗アセチルコリンレセプター抗体，**橋本病**（橋本甲状腺炎）では抗甲状腺抗体，**1型糖尿病**（インスリン依存型糖尿病）では膵臓β細胞に対する自己抗体の関与がそれぞれ明らかにされている．

C 血液型不適合

血液型不適合の血液を輸血したときに起こる溶血反応も人為的な細胞傷害反応の例である．例えば，A型の人にB型の血液を誤って輸血すると，輸血を受けた人の血液中にはB型赤血球に対する抗体（抗B抗体）があるので，これが輸血されたB型赤血球に結合し，次いで補体系の活性化を通して溶血が起こり重篤な輸血副作用をもたらす．

輸血という人為的な操作を加えなくても，母子の**Rh式血液型不適合**の場合には赤血球に対する傷害反応が起こることがある．Rh陰性の母親が，父親からの遺伝でRh陽性の赤血球をもつ子を妊娠分娩すると母体はRh抗原によって感作される．第2子以降の妊娠に際して，母親の抗Rh抗体（主にIgG抗体）が胎盤を通り胎児に移行し，胎児の赤血球を破壊することによって新生児溶血性疾患の原因となる（9.4.3参照）．

9.9.3 Ⅲ型アレルギー：免疫複合体反応

抗体に捕捉された抗原は，抗原抗体複合体（免疫複合体）をつくった後，好中球やマクロファージなどの食細胞によって貪食されるが，免疫複合体が過剰につくられたり，処理するシステムに異常があったり，また持続的な感染が起こったりすると，免疫複合体が除去できず血管壁や組織に沈着して

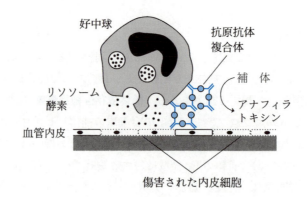

図 9.52　Ⅲ型アレルギー：抗原抗体複合体が起こす血管傷害
血管壁に沈着した免疫複合体が補体系や食細胞を活性化することによって，しばしば血管の傷害が起こる．補体系の活性化によって生成したアナフィラトキシンによって誘引された好中球が免疫複合体を処理する過程において，好中球から放出される活性酸素やリソソーム酵素により血管内皮細胞が傷害される．

炎症を引き起こす．このように免疫複合体が起こす過敏症を**Ⅲ型アレルギー**という．後述するアルサス反応や血清病が代表的なⅢ型アレルギーである．

Ⅲ型アレルギーは主に IgG 抗体によって起こり，沈着した免疫複合体が補体系，食細胞，血小板などを活性化し複雑な過程を経る．補体が活性化されると急性の炎症反応を引き起こす C5a や C3a などのアナフィラトキシンの産生が起こる（9.6.3 参照）．アナフィラトキシンによって誘引された好中球が免疫複合体を処理し始めるが，この過程において，好中球から放出される活性酸素やリソソームのタンパク質分解酵素により組織傷害が進行し炎症反応が増幅される（図 9.52）．また，アナフィラトキシンは好塩基球やマスト細胞に作用し，血小板活性化因子の放出を介して血小板凝集を促し血栓の形成をまねき，虚血性の組織破壊をもたらす．このような炎症反応を惹起する免疫複合体の沈着はいたるところで起こるが，血管，皮膚，関節，腎臓，心臓が影響を受けやすい．

A　アルサス反応

抗原を動物に繰り返し投与すると，始めは何の反応も起こらないが，数回の投与後に局所に出血を伴う炎症反応が起こることが M. Arthus によって見つけられた．これを**アルサス反応** Arthus reaction と呼ぶ．Ⅲ型アレルギーの代表的な例で，発症の機序については，上述のように免疫複合体の血管および組織への沈着による補体系の活性化および食細胞の活性化によると考えられている．感染微生物から放出された抗原を含む免疫複合体の形成が血管系の炎症を起こすこともある．

B　血清病

ジフテリアや破傷風などの治療を目的として行われる血清療法の副作用として起こる組織傷害反応である．例えば，ジフテリアの毒素に対する抗体を含むウマの血清を投与するとジフテリア感染症からは回復するが，ウマの血清タンパク質がヒトに対しては異種タンパク質なので，これに反応する抗体が産生されるようになる．こうして形成される免疫複合体が組織に沈着して，発熱，発疹，関節炎，腎炎などの疾病を引き起こす．これを**血清病** serum sickness と呼ぶ．

C　Ⅲ型アレルギーと自己免疫疾患

多くの臓器や組織に同時に発症するような，いわゆる臓器非特異的自己免疫疾患の病態にはⅢ型アレルギーが関与することが少なくない．例えば，全身性エリテマトーデス systemic lupus erythematosus（SLE）では，抗 DNA 抗体や抗核タンパク質抗体などの自己抗体が産生され，自己抗原との複合体が多量に形成される．これらが皮膚や腎糸球体の血管系に沈着し炎症を引き起こす．また，関節リウマチ rheumatoid arthritis（RA）では，リウマチ因子 rheumatoid factor（RF）と呼ばれる抗 IgG 抗体を含む免疫複合体の関節病変への沈着が認められている．

9.9.4　Ⅳ型アレルギー：遅延型過敏症

結核に対する免疫が成立しているかどうかを判定する方法としてツベルクリン反応 tuberculin reaction がよく知られる．これは，結核菌から精製されたタンパク質を皮内に投与すると，免疫が成立した個体では1～2日後に注射した部位の皮膚に発赤，硬結が現れ1～2週間持続する．この反応は，もともとは結核に感染したモルモットの皮内に結核菌あるいは結核菌抽出物を注射することにより硬結性の炎症反応が起こることを R. Koch が発見したことに始まる（コッホ現象）．このような炎症反応をⅣ型アレルギーと呼び，次のような特徴がある．

① 炎症反応が起こるまでに要する時間が長く，1～2日後になって反応が現れる．Ⅰ～Ⅲ型アレルギーは，抗原に接触してから数分から数時間以内で起こるので即時型過敏症と呼ばれるのに対して，Ⅳ型アレルギーは遅延型過敏症といわれる．
② 即時型過敏症では，炎症局所に顆粒球（好中球，好酸球，抗塩基球）を中心とした浸潤が認められるのに対し，Ⅳ型アレルギーではリンパ球とマクロファージの浸潤が主体となっている．
③ 陽性反応の動物から得られる血清によっては過敏症が伝達されず，T 細胞を含むリンパ球の移入によって免疫応答能力の伝達が可能となる．これより，Ⅳ型アレルギーは細胞性免疫応答に属する反応であると考えられる．

Ⅳ型アレルギーの発症は，基本的には細胞性免疫応答の機序によって発現する（9.7.3参照）．すなわち，感作された T 細胞が，再度侵入した抗原と特異的に反応すると，分裂増殖するとともにさまざまなサイトカインを産生，放出することがきっかけとなる．この中に含まれる走化性因子（ケモカイン）（9.3.3参照）によりマクロファージが誘引され集積し，また IFN-γ などの活性化因子により，細胞傷害性のサイトカイン，加水分解酵素，活性酸素，一酸化窒素などを放出する．同時に細胞傷害性 T 細胞への分化が誘導されマクロファージとともに過剰な免疫応答を起こす．このような過程を経て，組織細胞の傷害，血管の拡張，発赤，硬結を伴う炎症が引き起こされるものと考えられている．このタイプの過敏症は，細菌，ウイルス，真菌に対する多くのアレルギー反応，特定の化学物質により起こる接触性皮膚炎，移植片拒絶反応（後述）において見られる．

A　接触過敏症

塩化ピクリル，ジニトロクロルベンゼンなど化学反応性に富む低分子を溶媒に溶かして皮膚に塗布し，数日後に再び同じ物質を皮膚の別の部位に塗布すると，1～2日後に湿疹などの皮膚反応が起こる．

これを**接触過敏症** contact hypersensitivity あるいは**接触性皮膚炎** contact dermatitis という．これらの低分子物質が組織のタンパク質と結合し，ハプテン-キャリアー複合体をつくり T 細胞を感作することが引き金になる．このときに，表皮に存在するランゲルハンス細胞が T 細胞に対しての抗原提示細胞として働いている．軟膏やクリームに含まれるペニシリン系抗生物質，うるしに含まれるウルシオール，毛染料のパラフェニレンジアミン，あるいはクロムやニッケルなどの金属も接触過敏症を起こすことがある．

B 肉芽腫形成反応

結核菌，らい菌，リステリア，梅毒トレポネーマ，リーシュマニアなどの細胞内寄生性細菌や原虫による感染で，宿主の免疫反応が病原微生物を駆逐できずにいると，持続的な感作が起こり T 細胞が過度に活性化され多量のサイトカイン（リンホカイン）を産生する．その結果，マクロファージの強度の集積と活性化が起こり，一部は活性化マクロファージ由来の類上皮細胞や多核巨細胞となり局所に結節塊を形成する．これを**肉芽腫** granuloma と呼ぶ．さらに反応が進行すると細胞死を伴う組織傷害が起こる．肉芽腫形成は，免疫反応によってうまく処理できず残存する細菌などを局所に孤立化させようとする生体防御反応であると考えられる．肉芽腫はシリカやタルクのような分解の困難な異物が生体内に侵入したときにも形成される．

9.10 移植と拒絶反応

生体の組織の一部を摘出し，同一の個体または他の個体へ移し植えることを**移植** transplantation という．この場合組織の提供者をドナー donor，移植の受容者をレシピエント recipient といい，移植される組織を**移植片** graft という．ドナーとレシピエントが同一の個体あるいは一卵性双生児ならば移植は成功するが，他人の場合はふつう拒絶反応が起こり移植は成功しない．これはレシピエントの免疫機構により移植された組織が異物と見なされ攻撃を受けるからである．これを**移植片拒絶** graft rejection と呼ぶ．最近はすぐれた免疫抑制薬が開発され，拒絶反応を制御できるようになり臓器移植の成功率が高まっている．

マウスの場合には，ほとんど同一の遺伝子をもつ近交系マウスが開発されており，同じ系統のマウスの間では拒絶反応は起こらないが，異なる系統のマウスの間での移植は成功しない．マウスという同じ種間でも遺伝的素因が異なると拒絶反応が起こる．同種であるが異系の動物間の移植を**同種移植**という．ヒトの場合には，個人個人が遺伝的に異なっているので，親子の間といえども拒絶反応が起こる．異なる個体から取り出した脾細胞を混合すると，互いに他を異物として認識し分裂・増殖し細胞傷害性 T 細胞が誘導される**リンパ球混合反応**（MLR）について述べたが（9.7.3 参照），この反応も一種の移植片拒絶反応と考えられる．

9.10.1 移植抗原

移植片が生着するか拒絶されるかは,移植片がレシピエントに異物として認識されるか否かにかかっている.拒絶反応には,多くの抗原系が関わっていることがわかっている.これらを**移植抗原** transplantation antigen あるいは**組織適合抗原** histocompatibility antigen と呼ぶ.ABO 式などの血液型抗原も一種の組織適合抗原であるが,もっとも強く拒絶反応に関与している抗原系として**主要組織適合抗原(MHC 抗原)**が発見された.ヒトでは **HLA 抗原** human leukocyte antigen,マウスでは **H-2 抗原** H-2 antigen が MHC 抗原である(9.4.4 参照).すでに述べたように,この抗原系は**主要組織適合遺伝子複合体(MHC)**によりコードされており,遺伝的に多くの多型が存在するのが特徴である.そのため,ドナーとレシピエントの HLA の型をあらかじめ検査し,なるべく近い抗原型をもつ組合せで移植を行うことがよい成績につながる.一卵性双生児の場合は特別であるが,HLA が同一の兄弟間の移植がもっとも成功率が高い.MHC によってコードされるクラス I およびクラス II 分子の役割について表 9.11 にまとめた.

表 9.11 MHC クラス I および II 分子の役割

性質,役割など	クラス I 分子	クラス II 分子
移植片拒絶反応	++	+
移植片対宿主反応(GVH)	+	++
混合リンパ球反応	+	++
抗原提示機能*	++	++
遺伝子領域		
ヒト(HLA)	A, B, C	D
マウス(H-2)	K, D, L	I
抗原の分布	ほとんどの有核細胞 血小板	マクロファージ,樹状細胞,B 細胞など

* クラス I 分子に結合した抗原ペプチドは,$CD8^+$ のキラー T 細胞によって,クラス II 分子に結合した抗原ペプチドは $CD4^+$ のヘルパー T 細胞によってそれぞれ認識される.

9.10.2 拒絶反応の機序

同一のドナーから 2 度目に移植された動物の移植片拒絶反応は,1 度目の拒絶反応よりも強くて速い.これは,免疫系がドナーの抗原によってすでに感作されており,二次免疫応答と同様な機序と考えられる.このような拒絶の能力を,1 度も移植されていない別の動物に伝達するためには,血清ではなくリンパ球の移入によって達成されることから,拒絶反応には,細胞性免疫応答の機序が主に関与することが推察される.しかし,後述のように超急性拒絶反応と呼ばれる拒絶反応には,レシピエントの抗体が重要な役割を果たすので体液性免疫の関与もある.

A 超急性拒絶反応

移植直後から数時間（通常 24 時間以内）で起こる拒絶反応を**超急性拒絶反応** hyperacute rejection と呼ぶ．このタイプの拒絶反応には，移植前からレシピエントに存在する抗体（例えば抗 HLA 抗体や ABO 式血液型に対する抗体）が重要な役割を果たす．移植された臓器に抗体が反応すると同時に補体系の活性化が起こり，Ⅱ型アレルギー反応（9.9.2 参照）と類似の機序が進行する．特に，移植された臓器の血管の傷害が起こりやすい．血管損傷に伴い，血液凝固系が促進され血栓を生じ移植臓器・組織への血液の供給が断たれ壊死に陥る．移植前の抗体のスクリーニングが重要となる．このタイプの拒絶反応の頻度は低いが，効果的な治療法はなく，移植片除去が必要となる．

B 急性拒絶反応

移植後，数日から数週間で起こる拒絶反応を**急性拒絶反応** acute rejection と呼び，臨床でもっとも問題となる拒絶反応である．拒絶されつつある移植片を調べると，レシピエント由来のリンパ球およびマクロファージが組織内に浸潤しているのが観察される．ドナー臓器の **MHC 抗原**を T 細胞が認識し，細胞性免疫の機序が始動する．そして，活性化された T 細胞がさまざまなサイトカインを放出することによって細胞性免疫応答が進行し，多くのリンパ球やマクロファージが集積し，炎症を伴う大規模な反応が誘導された結果，移植片が拒絶されると考えられている．このような拒絶反応を抑制する目的で免疫抑制剤が用いられる．

C 慢性拒絶反応

移植後，数か月から数年かけて徐々に起こる拒絶反応を**慢性拒絶反応** chronic rejection と呼ぶ．病態を調べると，移植臓器の血管壁の肥厚および組織線維化が観察される．この反応の機序は，明確にはなっていないが，移植臓器に対する抗体の関与が示唆されている．抗体あるいは抗原抗体複合体が，血管壁に沈着し，Ⅲ型アレルギー（9.9.3 参照）と類似の機序で，血管内皮の傷害および修復反応が繰り返され血管壁の肥厚と線維化が進行するという仮説がある．残念なことに一般的な免疫抑制剤は無効である．

9.10.3 移植片対宿主反応（GVH 反応）

すべての血液細胞をつくる骨髄の幹細胞の障害である再生不良性貧血や血液のがんである白血病の治療のために**骨髄移植**が行われる．骨髄移植においては特別の形の拒絶反応が見られる．それは，移植された骨髄細胞にはリンパ球も含まれており，これがレシピエントの細胞や組織を逆に攻撃して傷害を与えてしまう．移植片がレシピエント（宿主）を傷害することから，この反応を**移植片対宿主反応（GVH 反応）** graft-versus-host reaction と呼ぶ．骨髄移植の重篤な副作用となる．

9.11 腫瘍免疫

がん細胞（腫瘍細胞）が生じる機序について完全に明らかになっているわけではないが，遺伝子の突然変異が原因の一部となっていることに疑いはない．生体内では，ある頻度でいつもがん細胞が生み出されているといわれる．しかし，がんの発生がそれほど高頻度で認められないのは，**免疫学的生体監視機構**によって異常な細胞を排除する機序が備わっているためであると考えられている．生体の免疫系が腫瘍の発生を抑えていることを示す証拠がいくつかあげられている．例をあげると，

① 胸腺摘出によってT細胞を欠損させたマウスでは，化学物質や腫瘍ウイルスによる発がん率が高い．
② 免疫抑制剤を使用している人（例えば臓器移植を受けた患者）では，がんの発生率が高い．
③ 後天性免疫不全症（AIDS）の患者や免疫能力が低下している高齢者にがんの発生率が高い．

などがある．

実験的にも，マウスのがんに対する抵抗性が，がん細胞に感作された動物からのリンパ球の移入によって伝達されることが明らかになっている（図9.53）．この実験では，増殖能力を失ったがん細胞で感作したマウスから，血清とリンパ球を採取し，同じ系統の別のマウスに移入した．次に感作に用いたのと同じがん細胞をそれぞれのマウスに接種すると，血清を移入したマウスでは，がん細胞が体内で増殖しマウスは死亡したが，リンパ球を移入したマウスではがん細胞に抵抗性を示しがん細胞の増殖が抑制された．この実験から，がん細胞によって感作された動物のリンパ球には，がん細胞の増

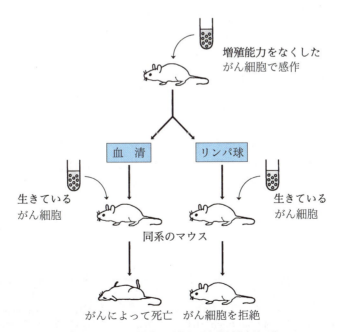

図9.53　がん細胞に対する抵抗性の伝達

殖を阻止する能力が備わることが示された．感作動物のリンパ球の移入によって抵抗性が伝達されたことから，少なくとも細胞性免疫の機序が関わっていることが推定される．

9.11.1 腫瘍抗原（がん抗原）

　がん細胞が免疫系に認識されることから，正常細胞とは異なる何らかの物質が，がん細胞に特別に表現されているに違いない．すなわち，免疫系がもはや「自己」と認識しない抗原の存在が予想される．がん細胞に特徴的に発現されている抗原を想定し腫瘍特異抗原あるいは移植免疫系に認識される抗原という意味で腫瘍特異移植抗原と呼ばれ，多くの研究者がそれらの実体を明らかにしようとしてきたが，分子的性状については不明の点も多い．ウイルスによる発がんの場合には，ウイルス由来の抗原が発現していることが多いので免疫系の標的になるが，自然発生がんの場合には，正常細胞には存在せず，がん細胞に共通して存在する特異抗原はなかなか見つからなかった．おそらくこのような抗原はあったとしても，がん細胞の由来する臓器あるいは個人によって異なる可能性もあるし，また宿主の免疫監視を逃れて発生したことを考えると，抗原性が微弱である可能性もある．

　一方，正常細胞にも存在するが，腫瘍細胞では質的，量的に異なって発現されている腫瘍関連抗原 tumor-associated antigen と呼ばれる抗原も発見されている．その代表例は胎児性がん抗原や糖鎖抗原である．胎児性がん抗原は，胎児の正常な分化の過程での一時期に出現する抗原であり，通常成人の組織では発現されていない抗原である．有名なものでは，がん胎児性抗原* carcinoembryonic antigen（CEA）やαフェトプロテインα-fetoprotein（AFP）が知られる．

A　胎児性がん抗原

　CEA は分子量約 18 万の糖タンパク質で，健常の成人の消化器では通常発現していないが，胎児の腸管と消化器系のがんで発現が認められるので，この名前で呼ばれている．その後，肺がん，乳がん，子宮がんなど多くの悪性腫瘍でも発現が認められることがわかった．CEA は，がん患者の血清中にも検出されることから，消化器系のがんの診断のためのマーカーとなる．しかし，膵炎や大腸炎などの炎症性疾患でも血清中のレベルが上昇するので，必ずしも腫瘍の特異的なマーカーではないことに注意が必要である．

　αフェトプロテインも胎児性がん抗原の 1 つで，胎児の肝臓および卵黄嚢でつくられる糖タンパク質である．肝臓がんや胚細胞の腫瘍の患者の血清中に認められるので，診断のためのに有用な情報を提供する．これらの抗原は，胎児期には活発であり成人になると抑制されている遺伝子が，がん化によって再び活性化することによって発現するようになるものと考えられる．

---

* 胎児性がん抗原 oncofetal antigen とがん胎児性抗原 carcinoembryonic antigen（CEA）とは日本語では紛らわしい用語である．本文中にあるように，胎児性がん抗原は，このような性質をもつ抗原の総称であり，がん胎児性抗原やαフェトプロテインなどが含まれる．つまり，胎児性がん抗原 oncofetal antigen の 1 つががん胎児性抗原 carcinoembryonic antigen（CEA）である．紛らわしいので和訳せずにそのまま「CEA」が用いられることも多い．

B 糖鎖抗原

細胞表面は糖タンパク質，糖脂質，プロテオグリカンなどの糖鎖を含む高分子物質に覆われている．がん細胞と正常細胞とで，細胞表面に発現している糖鎖の一部の構造が異なっていることが明らかにされた．例えば，メラノーマ（黒色腫）には，GM3 や GD3 と呼ばれる糖脂質が細胞表面に高密度に発現している．また，血液型に関係する CA19-9 や シアリル LeX と呼ばれる糖鎖抗原も，消化器のがん細胞に正常細胞に比べ多量に発現していることがわかっている．これらの糖鎖抗原も血清中に現れるので，診断のマーカーに用いられる．

C 腫瘍関連抗原に対する抗体医薬

がん細胞に発現する腫瘍関連抗原に対する抗体を医薬品として利用する試みも行われている．例えば，がん遺伝子の産物である HER2 タンパク質に対するモノクローナル抗体（トラスツズマブ）や悪性リンパ腫（非ホジキンリンパ腫）に高い発現の見られる CD20 抗原に対するモノクローナル抗体（リツキシマブ）などが医薬品として用いられている．従来の抗がん剤による治療に比べ，あるいは併用療法により良好な成績をあげている．

9.11.2 腫瘍免疫に関わる細胞

腫瘍に対する免疫においては，抗体の関与する体液性免疫も一部の役割を担っているが，細胞性免疫の役割が大きいことはすでに述べた．腫瘍免疫に関与するエフェクター細胞として働いていることが明らかになっている細胞としては，細胞傷害性 T 細胞（CTL），ナチュラルキラー細胞（NK 細胞），細胞傷害性マクロファージ，LAK 細胞 lymphokine-activated killer cell などがあげられる（図 9.54）．

A 細胞傷害性 T 細胞（CTL）

CTL は，がん細胞に対する免疫監視機構での重要な細胞集団であると考えられている．CTL はがん細胞表面の抗原を認識し，パーフォリンやリンホトキシンを放出することによってがん細胞を殺傷する．このような抗原特異的な CTL の誘導にマクロファージやヘルパー T 細胞が協力するので（9.7.3 参照），これらの細胞も腫瘍に浸潤する必要がある．また，がん細胞の認識においては，MHC クラス I 分子を同時に認識するが，腫瘍細胞は正常細胞に比べて一般にクラス I 分子の発現が弱いので，CTL の攻撃が有効に働きにくいことも観察されている．というように，がん細胞の破壊では，CTL に不利な点もあり，次に述べるような抗原非特異的な傷害反応も重要であると考えられる．

B ナチュラルキラー細胞（NK 細胞）

T 細胞の分化をつかさどる胸腺を生まれつき欠如しているヌードマウスと呼ばれる体毛のないマウスがいる．ヌードマウスでは T 細胞の分化が起こらないし，したがって CTL も誘導されない．それにもかかわらず，ヌードマウスにおいてがんの発症率が特別に高いわけでもない．この原因を調べてみると，ヌードマウスでは，NK 細胞の活性が正常マウスに比べて高いことがわかり，T 細胞の機能を補うことにより，がん細胞を個体から除去するのに貢献していると考えられた．

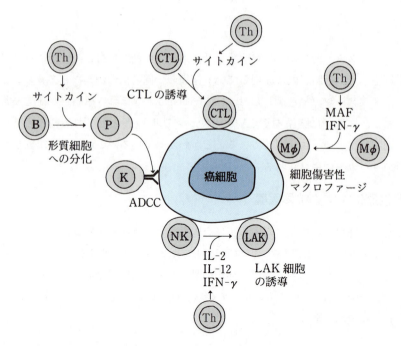

図9.54 がん細胞を攻撃する細胞群
CTL：細胞傷害性T細胞，NK：ナチュラルキラー細胞，LAK：LAK細胞，Mφ：マクロファージ，Th：ヘルパーT細胞，B：B細胞，K：キラー細胞，P：形質細胞（抗体産生細胞）．

NK細胞は，どんながん細胞でも殺傷できるかというとそうではない．T細胞が放出するIL-2やIFN-γがNK細胞に作用すると，広範ながん細胞に対して，しかも強力な傷害活性をもつようになる．このようなリンホカイン（サイトカイン）で活性化されたNK細胞をLAK細胞と呼ぶ（9.7.3参照）．また，マクロファージやB細胞から放出されるNK細胞刺激因子として発見されたIL-12が，NK細胞の細胞傷害活性を増強することが明らかにされた．

C 細胞傷害性マクロファージ

腫瘍抗原によって活性化されたT細胞由来のIFN-γ，MIF（マクロファージ遊走阻止因子），MAF（マクロファージ活性化因子）などによってマクロファージが活性化され，がん細胞に対して強い傷害作用をもつようになる．殺腫瘍性をもったマクロファージは，リソソーム酵素，TNF-α，活性酸素，一酸化窒素などの細胞傷害性因子を放出し，これらの協同作用によりがん細胞を傷害する．

D 抗体依存性細胞傷害（ADCC）と補体依存性細胞傷害（CDC）

Fcレセプターをもつマクロファージ，NK細胞，好中球などは，腫瘍抗原に対する抗体を介してがん細胞に接着してADCC（9.5.2参照）によりがん細胞を殺傷する．がん細胞に反応する抗体が，がんの患者の血清中に見いだされることも多いので，抗体依存的な免疫応答も腫瘍免疫において重要な役割を演じていると考えられる．また，がん細胞に抗体が結合すると古典経路による補体活性化が誘導され，補体依存性細胞傷害（CDC）（9.6.3参照）も作動する．ADCCとCDCが協調的に作用しがん細胞の排除に関わっている．

E　免疫監視機構からの回避

がん細胞も，生体の免疫系に攻撃される一方ではなく，下記のような免疫監視から回避する巧妙なしくみを獲得している．

① CTLの認識に必須のMHCクラスI分子の発現が低いか，あるいは他の細胞膜成分によってクラスI分子が覆い隠され，CTLによる攻撃から逃れやすい．
② 腫瘍抗原を細胞外に遊離させ，その抗原に対する抗体の抗原結合部位を塞ぐ．これによりキラー細胞によるADCCや補体依存性の細胞傷害の効率を低下させる．また，少量ずつ抗原を遊離することで，生体に免疫寛容（トレランス）を誘導する．
③ がん細胞がTGF-β（トランスフォーミング成長因子 transforming growth factor-β）やプロスタグランジンE_2（PGE_2）を放出することによって，腫瘍に対する免疫応答能を低下させる．

9.11.3　がんの免疫治療

生体の免疫応答能力を高めることによって，がんを排除しようという試みが行われている．腫瘍を形成したがん細胞は，生体の免疫監視機構から上手に逃れる術を獲得したがん細胞と考えられるので，これを免疫反応によって退治するのには困難が予想されるが，いくつかの試みについて紹介する．

A　非特異的免疫賦活療法

マクロファージやNK細胞を活性化するサイトカインであるインターフェロンγ（IFN-γ）やインターロイキン2（IL-2）などを投与することによりがんに対する抵抗性を高める療法が行われている．インターフェロンα（IFN-α）には，がん細胞に対する直接の細胞傷害性があり，白血病治療薬として臨床で用いられている．しかしながら，これらのサイトカイン療法は，生体の免疫系のバランスを大きく崩すことが多く，副作用も多いのが欠点である．一方，サイトカインを直接投与するのではなく，免疫機能を高めることの知られている細菌の菌体成分や真菌由来の多糖類を用いる方法もある（9.12.2参照）．生体のもつ免疫能を高めてがん細胞を排除する薬物を生体応答調節薬 biological response modifier（BRM）と呼んでいる

B　LAK細胞移入療法

がん患者の末梢血あるいはがん組織中に浸潤したリンパ球を取り出し，体外でIL-2と培養し増殖させ，数を増やすとともに，LAK細胞を誘導してがんに対する傷害性を高めた後，大量のIL-2とともに患者に戻すというLAK細胞移入療法が試みられている．体外でリンパ球を大量に培養しなければならないので手間と費用がかかるのが難点である．

C　抗体を用いたターゲティング

薬物あるいは毒物をがん細胞に選択的に配送するための手段として，腫瘍関連抗原に対するモノクローナル抗体を用いるターゲティング療法が試みられている．例えば，モノクローナル抗体と制がん剤あるいは細胞毒を結合させた複合体（いわゆるイムノトキシン immunotoxin）を調製し，がん細

胞を特異的に殺傷しようというミサイル療法も試みられている．

血液系腫瘍の１つである急性骨髄性白血病に対して，抗CD33モノクローナル抗体に抗がん剤であるカリケアマイシンを結合させた複合体（ゲムツズマブ・オゾガマイシン）が開発された．同様に，抗CD30抗体に微小管阻害薬モノメチルアウリスタチンを結合させた複合体（ブレンツキシマブ・ベドチン）が悪性リンパ腫の治療薬として開発されている．また，抗HER2モノクローナル抗体（9.11.1参照）に抗がん剤を結合させた複合体（トラスツズマブ・エムタンシン）が乳がんの治療薬として承認された．このような新薬が開発されること自体は素晴らしいが，いずれも高額な薬剤費がかかることが難点である．

細胞毒の代わりに放射性化合物を抗体に結合させた医薬品も考案されている．前述の悪性リンパ腫に対する抗CD20モノクローナル抗体（9.11.1参照）に放射性元素であるインジウム-111（^{111}In）あるいはイットリウム-90（^{90}Y）を導入した放射性医薬品（イブリツモマブ・チウキセタン）がある．抗体により誘導されるADCCやCDCに加え，放射性元素より放出されるβ線によって近傍の腫瘍細胞を傷害する効果もある．

免疫能を活性化するようなサイトカインをモノクローナル抗体に結合させた複合体の配送により，がん組織に浸潤しているマクロファージやCTLの活性化を期待する試みもある．抗体の特異的結合を利用することにより，サイトカインを効率よくがん組織に輸送し，局所に限定した免疫細胞の活性化を誘導する．治療の有効性や生体内での安定性など，実用化には課題も多い．

D 遺伝子治療

免疫機能を活性化するようなサイトカインの遺伝子をがん細胞に導入し，がん組織の環境を免疫細胞に有利な方向に傾ける試みが行われている．サイトカインとしては，IL-2，IFN-γ，IL-12，顆粒球マクロファージコロニー刺激因子（GM-CSF）などが候補になっている．同じような発想で，T細胞による認識を補助する細胞接着分子であるB7分子（CD80およびCD86）（9.7.2参照）をがん細胞に発現させる方法が試みられている．実際に生体に使用するときには，どのようにがん細胞に到達させるか，あるいは遺伝子を導入するためにどのようなベクターを用いたらよいかなど，多くの問題を解決しなければならない．

9.12 免疫調節薬

免疫反応が過剰に働き，望ましくない方向に作用してしまうために起こる疾患については，免疫を抑制的に調節する薬物が用いられ，また生体のもつ免疫反応を増強することによって疾患を克服する目的では免疫を賦活する薬物が用いられている．これらをまとめて**免疫調節薬** immunomodulator と呼ぶ（表9.12）．

表9.12 主な免疫調節薬

免疫抑制薬	リンパ球特異的シグナル伝達阻害薬	シクロスポリン，タクロリムス（FK506），エベロリムス
	糖質コルチコイド	ヒドロコルチゾン，デキサメタゾン，プレドニゾロン，ベタメタゾン，ベクロメタゾンなど
	細胞増殖阻害薬（細胞毒性薬）	メトトレキサート，シクロホスファミド，アザチオプリン，ミゾリビン，ミコフェノール酸モフェチル，レフルノミド，グスペリムス
	サイトカイン阻害薬	インフリキシマブ，アダリムマブ，エタネルセプト，トシリズマブ，バシリキシマブ，カナキヌマブ
	共刺激シグナル調節薬	アバタセプト
抗アレルギー薬	抗ヒスタミン薬	ジフェンヒドラミン，クロルフェニラミン，テルフェナジン，メキタジン，エピナスチンなど
	化学伝達物質遊離抑制薬	クロモグリク酸，ペミロラスト，トラニラスト，タザノラスト
	アラキドン酸代謝関連薬	プランルカスト，イブジラスト，セラトロダスト，オザグレル
	キサンチン誘導体	テオフィリン，アミノフィリン
	その他	グリチルリチン，スプラタスト
免疫賦活薬	細菌，真菌由来のもの	BCG，ムラミルジペプチド（MDP），OK-432（ピシバニール®），PSK（クレスチン®），レンチナン，シゾフィラン
	サイトカイン	IFN-$\alpha/\beta/\gamma$，IL-2，G-CSF
	その他	レバミゾール，ウベニメクス，イノシンプラノベクス

9.12.1 免疫抑制薬

免疫抑制薬 immunosuppressant は，免疫応答を抑制する薬物であり，移植片拒絶反応の抑制や自己免疫疾患の治療の目的に応用される．またアレルギー反応を抑制する抗アレルギー薬も広い意味で免疫抑制薬と考えられる．

A　リンパ球特異的シグナル伝達阻害薬

シクロスポリンとタクロリムス（FK506）は，いずれもリンパ球を標的とする類似の免疫抑制作用をもち，主に臓器移植後の拒絶反応を抑制する目的で用いられている．シクロスポリンは，ノルウェーの土壌中の真菌 *Tolypocladium inflatum* から抽出された環状ペプチドであり（図9.55），この薬物が導入されたことによって臓器移植の成功率が飛躍的に向上した．その後，つくば市の土壌中から分離された放線菌 *Streptomyces tukubaensis* が産生する大環状ラクトン-ラクタム系（マクロライド系）物質であるタクロリムスが開発された．

T細胞の細胞質内には，シクロスポリンに結合するタンパク質（シクロフィリン）およびタクロリムスに結合するタンパク質（FKBP）（イムノフィリンと総称される）が存在し，それぞれ複合体を形成する．いずれの複合体もカルシニューリンと呼ばれる脱リン酸化酵素（ホスファターゼ）の活性を阻害する．カルシニューリンは，IL-2などのサイトカインの発現に重要な転写因子であるNF-ATの核への移行を制御しているため，結果としてIL-2遺伝子の発現が低下し関連する免疫応答が抑制される（図9.56）．

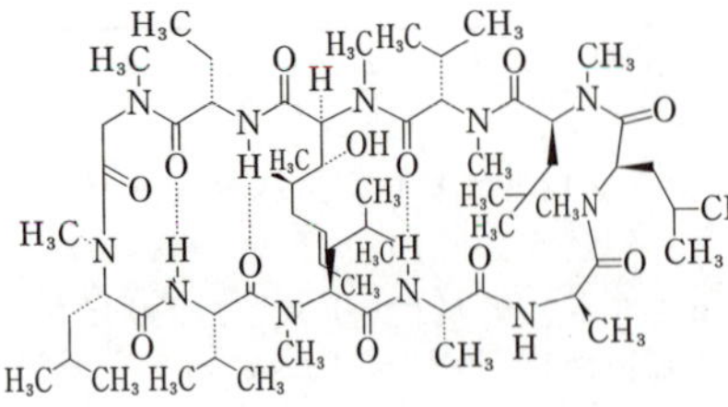

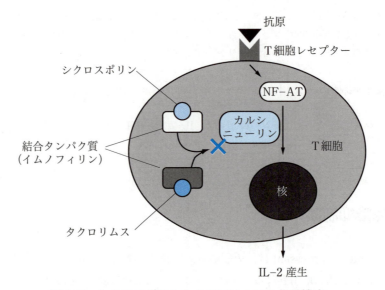

シクロスポリン 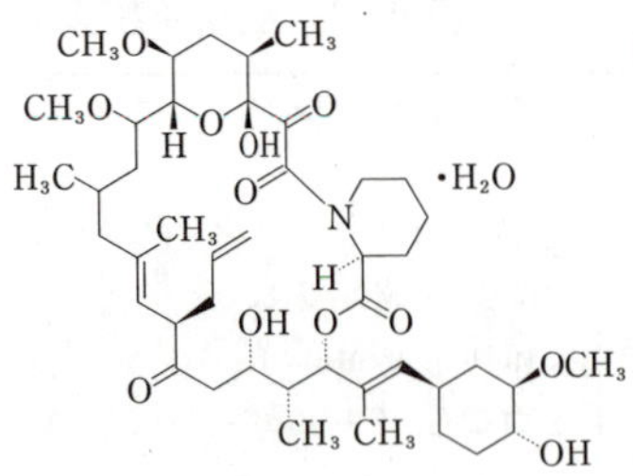　　タクロリムス(FK 506) 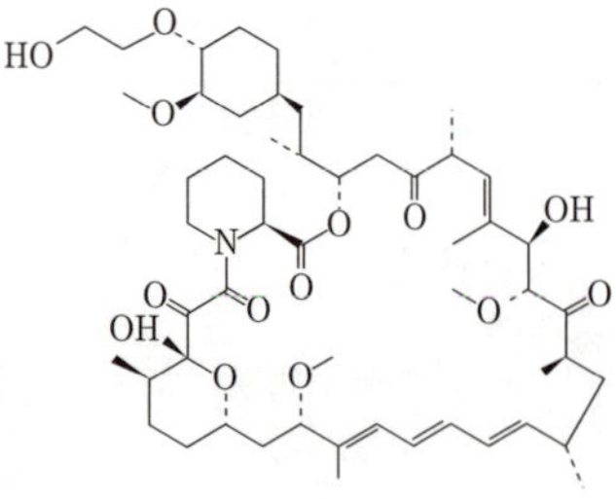　　エベロリムス

図 9.55　リンパ球特異的シグナル伝達阻害薬

図 9.56　シクロスポリンとタクロリムスの作用機序
両薬物は細胞内で結合タンパク質と複合体を形成し，カルシニューリン（タンパク質脱リン酸化酵素）を阻害する．その結果，IL-2 の発現を制御する NF-AT の核への移行が阻害され IL-2 産生が抑制される．

　これらの薬物は，T 細胞が主な標的となるため選択性に優れた免疫抑制薬となる．臓器移植の拒絶反応の抑制に加え，アトピー性皮膚炎，重症筋無力症，関節リウマチ，ループス腎炎，ベーチェット病，ネフローゼ症候群にも適用が拡大されている．
　シクロスポリンやタクロリムスと類似した IL-2 依存的 T 細胞増殖抑制作用を有する エベロリムス が開発された（図 9.55）．免疫抑制作用をもつ ラパマイシン の誘導体であり，細胞増殖に関わるシグナル伝達分子である mTOR（哺乳類ラパマイシン標的タンパク質）の機能を阻害することで免疫抑制作用を示す．mTOR が標的となる点で，カルシニューリンを標的分子とするシクロスポリンやタクロリムスとは作用メカニズムが異なる．

B 糖質コルチコイド（副腎皮質ステロイド）

　糖質コルチコイドの作用は，リンパ球，単球・マクロファージ，顆粒球など白血球機能全般にわた

っており，体液性免疫応答および細胞性免疫応答の抑制作用およびこれに密接に関係する抗炎症作用を有する．そのうち主なものを以下にあげる．

① T細胞の活性化抑制とリンホカイン（サイトカイン）産生の抑制．IL-2およびIL-2レセプターの発現抑制．結果として抗原特異的ヘルパーT細胞クローンの拡大の阻害，細胞傷害性T細胞の誘導の抑制，NK細胞の活性化の抑制などが起こる．
② IFN-γなどのサイトカインによるマクロファージの活性化促進作用を阻害．抗原処理能力および細胞傷害性の減弱．
③ 単球・マクロファージからのIL-1やTNF-αの産生抑制．結果として，抗原刺激によるT細胞活性化過程でのIL-1の促進効果の減弱およびTNF-αによりもたらされる炎症カスケードの抑制．
④ 好中球や単球に対する走化性因子の産生抑制による感染，炎症組織へのこれら白血球の遊走阻害．
⑤ アラキドン酸代謝物（プロスタグランジン類，ロイコトリエン類）や血小板活性化因子（PAF）などの炎症性メディエーターの産生抑制．

このように糖質コルチコイドの免疫抑制作用はきわめて多岐にわたる．臓器移植後の拒絶反応の予防，骨髄移植後の急性のGVH反応の抑制に，シクロスポリンやタクロリムスと併用し用いる．これ以外にも抗炎症薬，抗アレルギー薬としてもよく使用されている．ヒドロコルチゾン hydrocortisone, デキサメタゾン dexamethasone, プレドニゾロン prednisolone, ベタメタゾン betamethasone, ベクロメタゾン beclomethasone など多くの種類がある．

C 細胞増殖阻害薬（細胞毒性薬）

多くの細胞増殖阻害薬は，悪性腫瘍の治療薬として用いられている．免疫応答においてもリンパ球の分裂・増殖や造血器官である骨髄での幹細胞からの増殖・分化が細胞増殖阻害薬の影響を受けやすいことから免疫抑制作用を示す．

1) アザチオプリン azathiopurine

体内でメルカプトプリンに変化し，ヌクレオチドとなった後，RNAおよびDNAの前駆物質であるアデニンおよびグアニンヌクレオチドの合成および利用を阻害する．臓器移植後の拒絶反応の軽減や細胞増殖性の炎症を伴う関節リウマチの治療に用いられる．

2) メトトレキサート methotrexate

ジヒドロ葉酸還元酵素の阻害作用を介してDNA合成を阻害する．抗悪性腫瘍薬としても用いられる．免疫抑制作用は，TおよびB細胞の増殖と機能の抑制によると考えられている．骨髄移植後のGVH反応の予防の目的で，単独あるいはシクロスポリンやタクロリムスとの併用で用いられる．関節リウマチ治療薬としても使用される．

3) シクロホスファミド cyclophosphamide

アルキル化剤の1つで，抗悪性腫瘍薬として使用される．骨髄移植の前にレシピエントのリンパ球を除去する目的で用いられる．

4) ミゾリビン mizoribine

ヌクレオシド類似の構造をもち核酸合成阻害作用がある．リンパ球の増殖を阻害するが，骨髄抑制作用は比較的弱い．腎移植後の拒絶反応の抑制，一部の関節リウマチおよび糸球体腎炎の治療に用いられる．

5) ミコフェノール酸モフェチル mycophenolate mofetil

体内でミコフェノール酸となり，プリンヌクレオチドの新規生合成（*de novo* 合成）系の律速酵素であるイノシン酸合成酵素を特異的に阻害する．リンパ球のプリン代謝は，*de novo* 合成系への依存度が高いため，リンパ球に対して代謝抑制効果が強く現れる．臓器移植後の拒絶反応の抑制に用いる．

6) レフルノミド leflunomide

体内で代謝され活性型に変換された後，ピリミジンの新規生合成（*de novo* 合成）に関わるジヒドロオロト酸脱水素酵素の活性を阻害することにより，活性化リンパ球の増殖を抑制する．ヌクレオチドの *de novo* 合成への依存度が高いリンパ球が影響を受けやすい．関節リウマチ治療薬として用いられる．

7) グスペリムス gusperimus

活性化B細胞の増殖や分化を抑制することで抗体産生を抑制するとともに，細胞傷害性T細胞の成熟および増殖を抑制することで拒絶反応の進行を妨げる．核酸合成の阻害作用や細胞傷害作用はない．臓器移植後の拒絶反応（急性および促進型）の抑制に用いる．

D サイトカイン阻害薬

免疫担当細胞の機能を調節するサイトカインに対する抗体やサイトカイン受容体に対する抗体によりサイトカインの作用を阻害し，炎症・免疫反応の調節を指向する生物学的製剤の開発が近年盛んである（表9.13）．TNF-α，IL-1，IL-6などの炎症性サイトカインを標的とした関節リウマチ治療薬が代表的なものである．関節リウマチでは，関節の滑膜組織に浸潤した好中球，マクロファージ，T細胞，B細胞などの免疫担当細胞が産生するサイトカインが病態の進行に深く関わっているため，これらを阻害することによって，滑膜組織の炎症および関節の破壊が抑制される．その他，自己免疫疾患や移植拒絶反応の抑制に適用される製剤もある．

1) TNF-αを標的とするもの

インフリキシマブおよびアダリムマブは，いずれもTNF-αに対するモノクローナル抗体である．前者はヒト抗体とマウス抗体を遺伝子工学的に融合させたキメラ抗体であり，後者はヒト型抗体である．これらの抗体は，TNF-αの受容体への結合を阻害することに加え，膜結合型のTNF-αに結合

表9.13 サイトカイン阻害薬(生物学的製剤)

薬物名	標的分子	形状	適応
インフリキシマブ infliximab (レミケード®)	TNF-α	キメラ型 モノクローナル抗体	関節リウマチ,乾癬,ベーチェット病による難治性網膜ぶどう膜炎,クローン病,潰瘍性大腸炎,強直性脊椎炎
アダリムマブ adalimumab (ヒュミラ®)	TNF-α	ヒト型 モノクローナル抗体	関節リウマチ,乾癬,強直性脊椎炎,クローン病
ゴリムマブ golimumab (シンポニー®)	TNF-α	ヒト型 モノクローナル抗体	関節リウマチ
エタネルセプト etanercept (エンブレル®)	TNF-α/LT*	ヒト型 可溶性受容体	関節リウマチ,若年性特発性関節炎
アナキンラ anakinra (キネレット®)	IL-1受容体	ヒト型 IL-1受容体拮抗体	関節リウマチ(日本では未承認)
カナキヌマブ canakinumab (イラリス®)	IL-1β	ヒト型IgG1 モノクローナル抗体	クリオピリン関連周期性症候群(CAPS)
トシリズマブ tocilizumab (アクテムラ®)	IL-6受容体	ヒト化 モノクローナル抗体	関節リウマチ,若年性特発性関節炎,キャッスルマン病
バシリキシマブ basiliximab (シムレクト®)	IL-2受容体 (CD25)	キメラ型 モノクローナル抗体	腎移植後の急性拒絶反応の抑制

* LT:リンホトキシン(TNF-βとも呼ばれる)

し,TNF-α産生細胞を傷害する.

エタネルセプトは,可溶性TNF受容体とヒト免疫グロブリン(IgG)の一部(Fc領域)を遺伝子工学的手法により融合させたタンパク質である.抗体とは異なるが,TNF-αおよびTNF-β(リンホトキシンとも呼ばれる)を捕捉することによりTNFの作用を減弱させる.

2) IL-1を標的とするもの

アナキンラは,遺伝子組換え技術により製造されたIL-1受容体拮抗体 IL-1 receptor antagonist(IL-1Ra)と呼ばれるタンパク質である.IL-1Raは,IL-1の受容体への結合を拮抗的に阻害し,IL-1のT細胞活性化作用を抑制する.

カナキヌマブは,抗IL-1βモノクローナル抗体であり,IL-1の過剰産生を伴うまれな遺伝性炎症性疾患であるクリオピリン関連周期性症候群 cryopyrin-associated periodic syndrome(CAPS)の治療薬として承認された.

3) IL-6を標的とするもの

トシリズマブは,炎症性サイトカインの1つであるIL-6の受容体に対するヒト化モノクローナル抗体であり,受容体をブロックすることによりIL-6の作用を阻害する.また,IL-6のもつ破骨細胞

活性化作用も阻害し，関節リウマチの進行を防ぐ．

4) IL-2 を標的とするもの

バシリキシマブは，ヒト IL-2 受容体 α 鎖（CD25）に対するヒト/マウスキメラ型モノクローナル抗体である．T 細胞の活性化に対して抑制作用を示し，腎移植後の急性拒絶反応の抑制に適用される．

E 共刺激シグナル調節薬

抗原提示細胞と T 細胞の相互作用に作用する免疫抑制薬としてアバタセプト abatacept が開発された．ヘルパー T 細胞の活性化には，T 細胞レセプター・CD3 複合体が抗原特異的に刺激され生じる主シグナルに加え，抗原提示細胞表面の B7（CD80/86）と T 細胞表面の CD28 の相互作用による抗原非特異的な共刺激シグナル（補助刺激シグナル）が必要であることを述べた（9.7.2 参照）．アバタセプトは，CTLA-4（CD152）タンパク質と免疫グロブリン（IgG）とのキメラ分子であり，CD28 と拮抗して CD80/86 に強く結合することによって共刺激シグナルをブロックし，その結果 T 細胞の活性化を抑制する作用を有する（図 9.57）．T 細胞の活性化に必要な CD28 と CD80/CD86 を介した共刺激シグナルを選択的に調節する初めての免疫抑制剤である．関節リウマチの治療薬として用いられる．

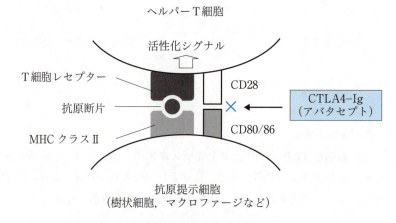

図 9.57 T 細胞活性化と共刺激シグナル

T 細胞活性化には，T 細胞レセプターからのシグナルに加え，CD28 からの共刺激シグナルが必要であり，CTLA-4 によりブロックされる．

F 抗アレルギー薬

アレルギー（過敏症）は，I〜IV型に分類されることはすでに述べた（9.9 節）．これらの有害反応を軽減する薬物が多数開発されており，総称して抗アレルギー薬と呼ぶ．これらは，活性化された免疫炎症細胞から放出される化学伝達物質（ケミカルメディエーター）の作用を阻害する薬物（抗ヒスタミン薬など）および細胞の活性化を抑えケミカルメディエーターの遊離を抑制する薬物（ケミカルメディエーター遊離阻害薬）に大別される（図 9.58）．

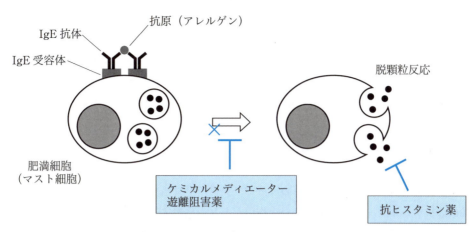

図9.58 抗アレルギー薬（ケミカルメディエーター遊離阻害薬と抗ヒスタミン薬）

1) 抗ヒスタミン薬

　I型アレルギーの症状は，マスト細胞や好塩基球から遊離されるヒスタミンにより引き起こされるものが多いため，症状の改善のため抗ヒスタミン薬が用いられる．その多くはヒスタミンH_1受容体拮抗薬である．古典的な薬物としてはジフェンヒドラミン diphenhydramine やクロルフェニラミン chlorpheniramine があり，じん麻疹やアレルギー性鼻炎などに有効である．眠気などの中枢神経抑制作用を抑えた第2世代のH_1受容体拮抗薬といわれるものには，テルフェナジン terfenadine, フェキソフェナジン fexofenadine, メキタジン mequitazine, ケトチフェン ketotifen, アゼラスチン azelastine, オロパタジン olopatadine, エピナスチン epinastine, ロラタジン loratadine などがある．

2) ケミカルメディエーター遊離阻害薬

　クロモグリク酸 cromoglycate は，マスト細胞からのヒスタミンや顆粒成分の細胞外への放出を抑制する作用がある．また，ロイコトリエン類の産生と遊離も抑制する．このような機序によって，アレルギー性気管支喘息発作の予防効果がある．ペミロラスト pemirolast, トラニラスト tranilast, タザノラスト tazanolast, アンレキサノクス amlexanox, イブジラスト ibudilast, レピリナスト repirinast など類似の作用機序をもつ薬物も気管支喘息，アレルギー性鼻炎，アトピー性皮膚炎などに使用されている．

3) アラキドン酸代謝物に関連する薬物

　プロスタグランジン，ロイコトリエン，トロンボキサンなどのアラキドン酸代謝物（エイコサノイド eicosanoid）は，強力な炎症性メディエーターである．これらの受容体拮抗薬や合成酵素の阻害薬が気管支喘息やアレルギー性鼻炎に適用される．例えば，抗ロイコトリエン薬であるプランルカスト pranlukast, モンテルカスト montelukast, ザフィルルカスト zafirlukast, 抗トロンボキサン薬であるセラトロダスト seratrodast, ラマトロバン ramatroban, トロンボキサン合成酵素阻害薬であるオザグレル ozagrel などがある．

4) キサンチン誘導体

テオフィリン theophylline やアミノフィリン aminophylline などのキサンチン誘導体が気管支喘息に適用される．テオフィリン類は気管支平滑筋弛緩作用のほか，マスト細胞や好塩基球からのケミカルメディエーターの放出を抑制する作用も知られる．これらの薬物のもつホスホジエステラーゼ阻害作用により細胞内の cAMP レベルが上昇し細胞の活性化が抑えられることがその作用機序であると考えられている．

5) その他の抗アレルギー薬

グリチルリチン glycyrrhizin は，甘草の成分でステロイド骨格をもつ配糖体である．糖質コルチコイドと類似の抗アレルギー作用および抗炎症作用があり，薬物アレルギー，じん麻疹，鼻炎，皮膚炎などのアレルギー性疾患に用いられる．肝臓での糖質コルチコイドの代謝を抑制し，その作用を増強することが作用機序であると考えられている．

スプラタスト suplatast は，気管支喘息，アレルギー性鼻炎，アトピー性皮膚炎などに有効である．Th2 細胞の IL-4 および IL-5 の産生を抑制することによって，B 細胞の IgE 産生を抑えることが作用機序とされている．Th2 サイトカイン阻害薬と呼ばれる．

9.12.2 免疫賦活薬

多くの免疫賦活薬は，免疫系全般に対して非特異的に活性化するアジュバント様の作用をもち，免疫刺激薬 immunostimulant あるいは免疫増強薬 immunopotentiator とも呼ばれる．悪性腫瘍やウイルス感染に対する治療を目的とするものが多い．生体応答調節薬 biological response modifier (BRM) と呼ばれることもある．

A 細菌や真菌由来の免疫増強薬

ウシ型結核菌である BCG の免疫賦活作用は古くから知られており，フロイント完全アジュバント (9.5.3 参照) にも含まれている．その後，結核菌の細胞壁から抽出した活性成分であるムラミルジペプチド (MDP) に，マクロファージを活性化し，IL-1，コロニー刺激因子 (CSF)，TNF-α の産生を促進する作用のあることがわかった．また，グラム陰性菌の菌体内毒素であるリポ多糖 (LPS) も B 細胞やマクロファージの活性化作用をもつことも知られるようになった．このような背景で，細菌細胞壁や真菌由来の成分に免疫賦活作用を求めての探索が行われた．そして溶血性レンサ球菌の菌体製剤 OK-432 (ピシバニール®)，カワラタケの菌糸体のタンパクと多糖体からなる製剤 PSK (クレスチン®)，シイタケから精製された多糖体の製剤レンチナン，スエヒロタケから精製された多糖体の製剤シゾフィランが開発された．いずれも，細胞傷害性 T 細胞 (CTL) や細胞傷害性マクロファージの誘導を促進し，また IFN の産生を高める作用をもち，抗悪性腫瘍薬として他の化学療法剤あるいは放射線療法との併用で用いられる．

B サイトカイン

生体内に微量しか存在しないサイトカイン類が，近年の遺伝子工学の進展で大量に得られるように

なり製剤化に至っている．IL-2，IFN-α，IFN-β，IFN-γ，G-CSFなどのサイトカインが臨床で用いられている．IL-2とIFN-α/β/γは，悪性腫瘍の治療に，またG-CSFが骨髄移植やがん化学療法時の好中球の増加促進にそれぞれ使用されている．IL-2は主にCTLの誘導やNK細胞の活性化を介して，IFN-γは主にマクロファージやNK細胞の活性化を介してそれぞれ抗腫瘍活性を発揮すると考えられている．IFNにはがん細胞に対する直接的な傷害性もあることがわかっている．またIFN-α/βは，B型およびC型肝炎ウイルスの感染による肝炎の治療にも適用される．

C その他の免疫賦活薬

レバミゾール levamisole は，免疫能の低下したがん患者の細胞性免疫反応を回復させる作用がある．肺がんの外科処置の後の再発や転移を減少させる作用が報告されている．ウベニメクス ubenimex も免疫賦活作用をもち，白血病など抗悪性腫瘍薬として使用される．イノシンプラノベクス inosine pranobex は，抗原刺激によるT細胞の増殖の促進およびマクロファージの活性化の増強などを介して，がんやウイルス感染によって低下した患者の細胞性免疫反応を高める作用がある．ヘルペスウイルスや肝炎ウイルスの感染症に対しても有効性が認められている．

参 考 資 料（8章，9章）

小林芳郎，他著：スタンダード免疫学 第4版，丸善（2013）
小山次郎，大沢利昭著：免疫学の基礎 第4版，東京化学同人（2004）
D. M. Weir, J. Stewart 著，大沢利昭，他訳：免疫学概説 第8版，共立出版（1999）
関水和久編著：やさしい微生物学，廣川書店（2011）
東　匡伸，小熊恵二著：シンプル微生物学 改訂第4版，南江堂（2006）
A. K. Abbas, A. H. Lichtman 著，松島綱治，山田幸宏訳：基礎免疫学 原著第2版，エルゼビア・ジャパン（2007）
重信弘毅監修，石井邦雄，栗原順一編：パートナー薬理学 改訂第2版，南江堂（2013）
豊島　聰監修，橋本隆男，他編：疾病と病態生理 改訂第3版，南江堂（2012）
J. K. Actor 著，大沢利昭，今井康之訳：免疫学・微生物学，東京化学同人（2010）
一般社団法人日本女性薬剤師会：平成24年度通信教育講座 診療ガイドライン・薬剤コーステキスト
辻　勉，入村達郎編：薬学生のための基礎シリーズ 基礎生命科学，培風館（2014）
山元　弘編：ベーシック薬学教科書シリーズ10 免疫学，化学同人（2008）
阿部章夫著：もっとよくわかる感染症，羊土社（2014）
日本薬学会編：スタンダード薬学シリーズ　健康と環境 第2版，東京化学同人（2012）
厚生労働省ホームページ　http://www.mhlw.go.jp
国立感染症研究所ホームページ　http://www.nih.go.jp/niid/ja/schedule.html

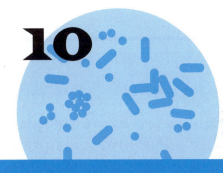

10 細菌学的検査法

　この章では，微生物を自然界から分離し，その性質や化学的成分，代謝産物の研究，生物学的製剤の検定などを実施するための基礎事項について説明する．細菌類の培養にあたっては，まず培地の調製および滅菌操作が必要となる．試験管での斜面培養，ペトリシャーレでの平板培養，フラスコでの液体培養などが代表的なものであり，その操作手順の概要を図10.1に示した．ガラスの培養器具の場合には乾熱滅菌によって滅菌処理を行うが，近年は滅菌済みのプラスチック培養器具が繁用される．高圧蒸気滅菌（オートクレーブ）などにより滅菌された培地を無菌的に分注する．ガラス製の培養器具は，オートクレーブに耐えるので，滅菌前の培地を分注した後に容器ごとオートクレーブによる滅菌処理を行うこともある．以下にこれらの操作を簡単に述べる．

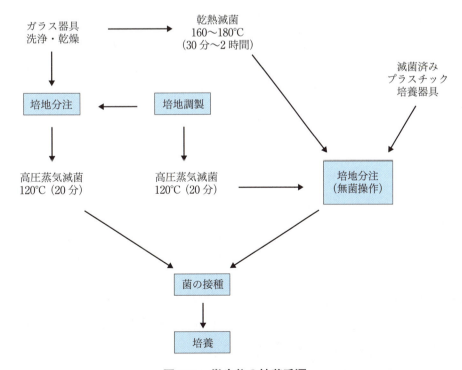

図10.1　微生物の培養手順

10.1 滅菌法

無菌的に実験を行うには，まず有害微生物を殺滅する**消毒** disinfection，または有害性の有無にかかわらず，すべての微生物を殺滅する**滅菌** sterilization とよばれる操作を行うが，これには次のような方法を用いる．

A）加熱による滅菌
 (1) 乾燥状態での加熱
     火炎滅菌，乾熱滅菌
 (2) 湿熱状態での滅菌
     蒸気滅菌
         常圧―コッホ釜
         高圧―オートクレーブ（高圧蒸気滅菌）
     沸騰滅菌
B）加熱以外の滅菌
 (1) ろ過滅菌
 (2) 化学的滅菌
 (3) 殺菌灯による滅菌

1) 火炎滅菌 flaming sterilization

白金耳，ピンセット，試験管口など耐熱器具の滅菌を行うもので，火炎で直接灼熱する方法である．白金耳の場合，まず先端を還元炎のなかに斜め上方からさし入れ，順次引き上げながら酸化炎で白金線部分全体を灼熱する．菌苔がついているものを直接加熱すると，生菌が飛散する危険があるので注意を要する．

2) 乾熱滅菌 dry heat sterilization

ガラス器，陶器製品などの滅菌を乾熱滅菌器を用いて行う．160～180℃で30分～2時間加熱する．

3) 常圧蒸気滅菌

コッホの蒸気釜を使用して滅菌する．100℃の流通蒸気で滅菌する．高圧蒸気滅菌に耐えられない熱に不安定な培地の滅菌に使用し，100℃，30分の滅菌を連続3日間，間欠的に行う（間欠滅菌）．

4) 高圧蒸気滅菌（**オートクレーブ** autoclave）

高温高圧の蒸気（約121℃）で15～20分の処理により完全に滅菌される．熱に安定な培地などに用いられる（図10.2）．気圧と温度の関係を表10.1に示す．

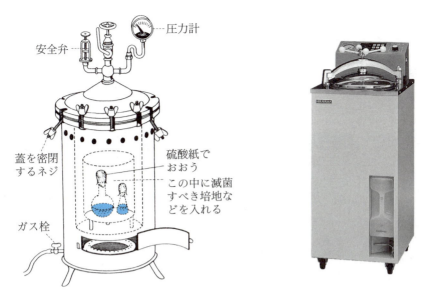

図 10.2 高圧蒸気滅菌器（オートクレーブ）
（左）オートクレーブの内部のようすを表している．ガスによって加熱する古典的なモデル．
（右）一般的な電熱ヒーターで加熱する装置の外観（写真提供：(株)平山製作所）．

表 10.1 気圧と温度の関係

気　圧	温度（℃）
1	100
1.5	111.7
2	120.5
3	133.9

5）煮沸滅菌

　熱湯あるいは 1～2% Na_2CO_3 溶液を Schimmerbusch 消毒器に入れ，15～30 分の煮沸による滅菌法で**煮沸滅菌** boiling sterilization という．

6）ろ過滅菌

　加熱で変性のおそれのある材料（血清，酵素溶液，抗生物質等）は，細菌ろ過器によって除菌する．現在よく用いられているのは，**メンブレンフィルター**を用いてろ過する方法である．メンブレンフィルターとしては，通常，ニトロセルロース，セルロースアセテート，ポリカーボネート，ナイロン，テフロンなどの膜が用いられる．膜にあいた穴（ポア）の大きさは，0.2～0.45 μm のものがよく使われる．ウイルスや一部のマイコプラズマは除去できないので注意を要する．図 10.3 に組立式のものを図示したが，使い捨ての一体成型タイプのものがよく使用される．

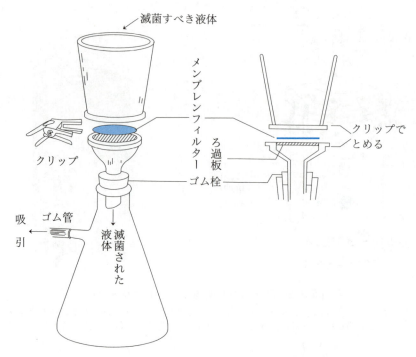

図10.3　メンブレンフィルターを用いたろ過滅菌装置

7) 殺菌灯による滅菌

紫外線の2500〜2800Åには殺菌作用がある．低圧水銀灯は，2537Åの紫外線が全輻射エネルギーの90%に相当するので殺菌灯として用いられる．

8) 化学的滅菌

ピューラックス®（次亜塩素酸ナトリウム），イソジン®（ポビドンヨード），逆性石けん，クレゾール，70%アルコールなどが一般に用いられる．また熱に不安定で，しかもろ過できないものは，ホルマリンガス，エチレンオキシドなどで殺菌する．

10.2 培地の調製

培地 culture media は，液体培地 liquid media，固形培地 solid media に分かれ，後者はさらに平板培地 plate media（シャーレに流して固めたもの），斜面培地 slant media（試験管内で斜面に固めたもの），高層培地 stab media（図10.4）に分けられる．また組成から分類すると，天然培地 complex media（天然物，例えば肉エキスやペプトンを使用するもの），合成培地 synthetic media（構成成分がすべて既知のもの）の2種類に分けられる．使用目的からは，増殖用培地，増菌用培地，分離用培地，確認培地，鑑別培地などに分類される．

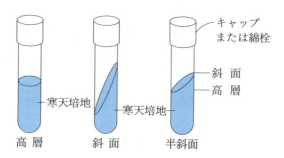

図 10.4 寒天培地の種類

1) 基礎的な培地

(1) ブイヨン nutrient broth, bouillon

肉エキス 10 g，ペプトン 10 g，食塩 2.5 g を水 900 mL と加熱して溶かし，10％ Na_2CO_3 液，または 10％ CH_3COOH 液で pH を 7.2～7.4 に調整し，水で 1000 mL とし，120 ℃ で 15 分高圧蒸気滅菌する．

(2) 普通寒天培地 nutrient agar

ブイヨン 1000 mL に寒天末約 20 g を添加する．

(3) 血液寒天培地 blood agar

45～50 ℃ に保った普通寒天培地に，脱繊維素血液（フィブリノーゲンを除去した血液）約 10％ を無菌的に加えて混合し，平板または斜面に固化させる．

2) 腸内細菌用の培地

(1) 増菌培地 enrichment media

① 胆汁培地：乾燥胆汁末 10％ 水溶液にペプトン 1％ を添加，6～8 mL ずつ分注する．

② Kauffmann 培地（サルモネラ増菌用）：(i) 基礎培地（ペプトン 1.0 g，胆汁末 0.5 g，局方沈降炭酸カルシウム 1.0 g，チオ硫酸ナトリウム（$Na_2S_2O_3・5H_2O$）5.0 g，水 100.0 mL）．(ii) ヨウ素，ヨウ化カリウム液 2.0 mL（ヨウ化カリウム 25 g を 10～22 mL の水に溶かし，ヨウ素 20 g を加えて完全に溶かす．滅菌の必要なし）．(iii) 0.1％ ブリリアントグリーン水溶液 1.0 mL．(i) を 15 分間煮沸し，4.5 ℃ 以下に冷却．(ii)，(iii) を無菌的に加えて振とうしながら約 10 mL ずつ分注する．

(2) 分離用培地 differential media

① 遠藤培地：普通寒天培地 1000 mL，乳糖 10 g，フクシンアルコール飽和溶液 0.5～1.5 mL，10％ 亜硫酸ナトリウム液をフクシンの色がうす桃色になるまで加える．乳糖分解菌は赤色集落（コロニー），非分解菌（主として腸内病原細菌）は無色コロニーを形成する．

② Drigalski（変法）培地：普通寒天培地 1000 mL，乳糖 10 g，0.2％ BTB 40 mL，pH 7.2～7.4，120 ℃ で 15 分高圧蒸気滅菌する．乳糖分解菌は黄色コロニーを形成する．

③ EMB 培地（Eosin-Methylene blue 培地）：ペプトン 10 g，乳糖 10 g，リン酸一水素カリウム 2 g，エオジン Y 0.4 g，メチレンブルー 0.065 g，寒天 15 g，蒸留水 1000 mL，加熱溶解，pH 6.8，乳糖分解菌は黒紫色，非分解菌は無色コロニーを形成する．

④ SS 培地（Salmonella-Shigella agar）：普通寒天培地 1000 mL，乳糖 10 g，デオキシコール酸塩

8.5 g, クエン酸ナトリウム 8.5 g, チオ硫酸ナトリウム 8.5 g, クエン酸鉄 1.0 g, ニュートラルレッド（中性紅）（1 %）2.5 mL, ブリリアントグリーン（0.1 %）0.33 mL. 加熱溶解, pH 7.0, 大腸菌を抑制. コロニーを形成した時は赤色, 病原細菌（赤痢菌）は無色.

(3) 確認用培地 identification media

① TSI 培地：普通寒天培地 1000 mL, 乳糖 10 g, 白糖 10 g, ブドウ糖 1 g, 硫酸第一鉄（$FeSO_4 \cdot 7H_2O$）0.2 g, 無水亜硫酸ナトリウム 0.4 g, チオ硫酸ナトリウム 0.08 g, 0.2 % フェノールレッド 10 mL, 120 ℃で 15 分高圧蒸気滅菌, 半斜面培地とする（図 10.4）.

培養時間の経過によって色調に変化が見られる. 乳糖分解菌は黄変, 非分解菌は斜面赤色, 高層部黄変, 硫化水素産生菌は黒変, ガス産生菌は高層部に割れ目を生じる（表 10.2）.

表 10.2　TSI 培地を用いた培養例

菌　種	高層部	斜面部
大 腸 菌	Y.G	Y
腸チフス菌	Y.B	R
サルモネラ菌	Y.G.B	R
赤 痢 菌	Y(G)	R
プロテウス菌	Y.G.B	R

Y：黄変，R：赤変，G：ガス産生，B：黒変
(G)：*Shigella flexneri* のみ

② SIM 培地：肉エキス 3 g, ペプトン 30 g, チオ硫酸ナトリウム 0.05 g, 塩酸シスチン 0.2 g, クエン酸鉄アンモニウム 0.5 g, 寒天 5 g, 蒸留水 1000 mL, 加熱溶解. 小試験管に分注, 120 ℃で 15 分高圧蒸気滅菌, 高層（半流動）培地（図 10.4）とする. 運動性菌は培地混濁, 硫化水素産生菌は黒変, インドール産生菌は試薬滴加による赤変で判定.

③ BLGB 培地（ブリリアントグリーン, 乳糖, 胆汁ブイヨン培地）：ペプトン 10 g, 乳糖 10 g, 0.1 % ブリリアントグリーン 13.3 mL, ウシ胆汁 200 mL（ウシ胆汁末 20 g, 水 200 mL）, 水を加えて 1000 mL とする. pH 7.4, ダーラム Durham 発酵管に分注（図 10.5）, 滅菌する. 乳糖分解菌（大腸菌群）はガス発生. ウェルシュ菌 *Clostridium perfringens*（*C. welchii*）はガス発生とともに色調を褐変させる.

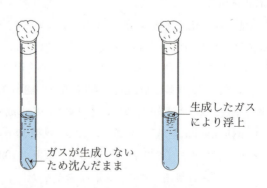

図 10.5　Durham 発酵管

(4) そのほか特殊な培地

　　ブドウ球菌 ……………… No. 110 培地
　　淋菌 …………………… GC 培地
　　百日ぜき菌 …………… Bordet-Gengou 培地
　　ジフテリア菌 ………… Löffler 培地，荒川培地
　　結核菌 ………………… 小川培地，Kirchner 培地，Dubos 培地，Sauton 培地など
　　コレラ菌 ……………… Aronson 培地
　　嫌気性菌 ……………… 肝片加肝臓ブイヨン

(5) 真菌用培地

　① Potato-dextrose agar
　　ジャガイモ煎汁 100 mL（ジャガイモ 300 g，水 1000 mL）
　　寒天 20 g，ブドウ糖 10 g，pH 5.5〜6.0
　② Czapek-Dok's media
　　ショ糖またはブドウ糖 30 g，$NaNO_3$ 3 g，K_2HPO_4 1 g，$MgSO_4$ 0.5 g，KCl 0.5 g，$FeSO_4$ 0.01 g，水 1000 mL，pH 5.5〜6.0
　③ Waksman's media
　　ブドウ糖 10 g，ペプトン 5 g，KH_2PO_4 1 g，$MgSO_4$ 0.5 g，寒天 20 g，水 1000 mL，pH 4.6〜4.8

(6) 生化学的性状検査用培地

　① ペプトン水：ペプトン 10 g，NaCl 5 g，水 1000 mL，pH 7.2〜7.4，120℃ 15分滅菌．インドール産生検査，KNO_2 と，H_2SO_4 滴下により赤変（ニトロソインドール）．
　② Barsiekow 培地：ペプトン水 1000 mL，各種糖 5 g，リトマス液 少量，pH 6.8，Durham 発酵管を入れ分注．
　③ ゼラチン培地：ブイヨン 1000 mL，ゼラチン 100〜300 g，pH 7.0，100℃，30分3回滅菌，ゼラチン液化能試験．

(7) 無菌試験用培地

ワクチンなどの混入雑菌検出用である．局方試験に用いられる．
　① 細菌用：無菌試験用液状チオグリコール酸培地，L-シスチン 0.5 g，寒天 0.8 g，NaCl 2.5 g，ブドウ糖 5.0 g，水溶性酵母エキス 5.0 g，カゼイン製ペプトン 15.0 g，チオグリコール酸ナトリウム[*1] 0.5 g，0.1％レサズリン液[*2]（新鮮）1.0 mL，精製水 1000 mL，120℃，20分滅菌，25℃に冷却，15〜30℃で保存する．上部1/3以上赤色のものは使用しない．
　② 真菌用：無菌試験用ブドウ糖ペプトン培地，ブドウ糖 20.0 g，酵母エキス 2.0 g，硫酸マグネシウム 0.5 g，ペプトン 5.0 g，KH_2PO_4 1.0 g，精製水 1000 mL，pH 5.6〜5.8，120℃，20分滅菌．

[*1] 電位調整剤
[*2] 酸化還元指示薬．好気性菌の代謝により還元型となり赤色蛍光を発する．

10.3 培養法

純粋な菌（単一種の菌）を得るためには，増殖，分離および純粋培養の順で行われる．また培養は，通性嫌気性菌，好気性菌は好気的培養 aerobic culture，嫌気性菌は嫌気的培養 anaerobic culture で，培養器（インキュベーター incubator）（図 10.6）を用い，一定温度で行う．

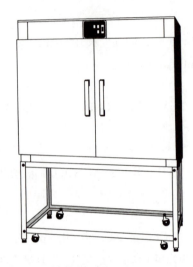

図 10.6　培養器（インキュベーター）

10.3.1　分離培養

寒天平板培地上に独立集落（コロニー）を形成させ，孤立したコロニーより菌を採取する．

1）塗布法

分離培養用の寒天平板培地の表面に，白金耳や白金線（図 10.7）を用いて，はじめは密に，続いて希釈されるよう検液を接種する（図 10.8）．一定時間培養すると，塗布の後半部に独立したコロニーが生ずる（streak method）．

2）混和法

一定量の検液を，あらかじめ分注したのち 50℃前後に保った寒天（軟寒天）培地と混和する．

3）集落（コロニー）の性状の観察

分離培養で生成した孤立コロニーをよく観察して，目的菌のコロニーの性状と一致するものを選び純粋培養する．

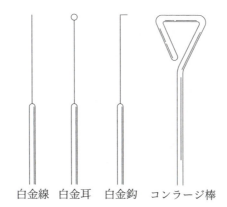

白金線　白金耳　白金鈎　コンラージ棒

図10.7　菌の接種に用いる白金耳などの器具

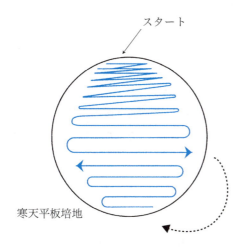

スタート

寒天平板培地

白金耳などで菌を取り，寒天培地の表面をジグザグになぞる．全体の2/3ほどに達したら，シャーレを回転させ，逆側から引き続きなぞっていく．

図10.8　平板塗布法（sreak method）による寒天平板培地への菌の接種の一例

10.3.2　純粋培養

分離培養から目的菌を釣菌 fish し，さらに増殖させる操作を純粋培養という．

1）画線培養　streak culture
斜面培地に培養する方法で，火炎滅菌した白金耳で分離培養から目的菌を釣菌して，斜面の下方から上方に，凝固水に触れてから線を書くようにして塗布した後，培養する．

2）穿刺培養　stab culture
高層寒天に接種するときは，白金線の先端に菌を付着させ，培地中央に穿刺する．

3) 液体培養

管壁を利用して，白金耳に付着した菌を洗い込むようにして菌液とする．偏性好気性菌は液表面に浮かべるようにする．

4) 菌株の保存

純菌は菌株 strain として保存することがあるが，普通寒天に発育したものは，1か月に一度，新鮮寒天に移植する．結核菌などは1～2か月に一度で十分であり，酵母は，液体培地に培養すると，管底に菌体が沈殿するので，そのまま管を密封すれば6か月～1年の保存に耐える．グリセロールを含む培地に懸濁し－80℃で凍結保存，あるいは保護剤を添加し凍結乾燥する方法も用いられる．

5) 振盪培養および通気

① 振盪（しんとう）および通気培養法：菌と空気（O_2）との接触をよくするため，表面の広い容器を使用することがあるが，そのほか振盪したり，気泡を通じたりすることもある（図10.9）．

② 嫌気培養法：嫌気性菌に対して，空気と絶縁する目的で高層培地に穿刺し，その上に寒天を流して重層したり，ガラス槽中に菌を接種した培地を入れ，空気を排除したり，N_2，CO_2 などと置換したりする．

③ 連続培養：対数増殖期をできるだけ延長させて，最も効率的に菌の増殖をはかる方法で，最初少量の培地に菌を接種し，あらかじめ用意しておいた培地を対数増殖期に無菌操作で連続注入する．

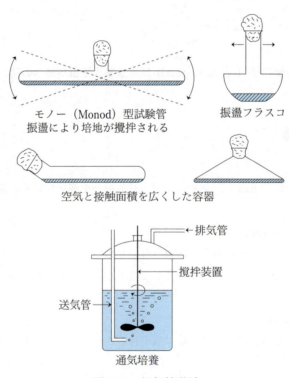

図10.9 好気培養法

10.4 形態的検査法

　微生物は微小であるため，顕微鏡を用いて形態や大きさなどを観察する．微生物の種類や性質の違いを区別するために適切な染色法を選択して観察に用いる．位相差顕微鏡や暗視野照射法を用いれば，染色していない試料も観察できる．ウイルスのように極微小のものは光学顕微鏡では見えないので，電子顕微鏡を用いて観察する．

10.4.1 顕微鏡と顕微鏡観察法

1) 顕微鏡

　単に顕微鏡という場合は<u>光学顕微鏡</u>をさす．図10.10は，光学顕微鏡の外観と構造を図示したものであるが，光学的部分は対物レンズ，接眼レンズ，光源，コンデンサーなどであり，器械的部分はレボルバー，粗微動共軸ハンドル，ステージなどであり，粗微動共軸ハンドルで鏡筒またはステージを上下させ，焦点を調節して鏡検する．倍率は対物レンズ倍率と接眼レンズ倍率をかけ合わせたものである．

　細菌などの微生物を鏡検するときは，通常，1000倍程度で観察するため，高倍率の対物レンズ（100×）と接眼レンズ（10×または15×）を使用する．細菌標本は，そのままでは見えにくいので染色液で染色するか，暗視野照射法または位相差顕微鏡によって鏡検する．

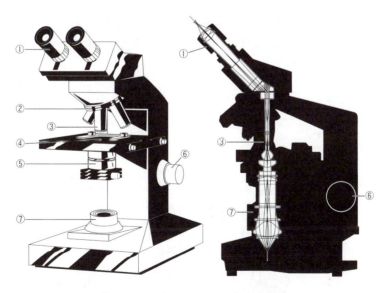

図10.10　光学顕微鏡の外観と構造
構造：①接眼レンズ　②レボルバー　③対物レンズ
　　　④ステージ　⑤コンデンサー　⑥粗微動共軸ハンドル
　　　⑦光源

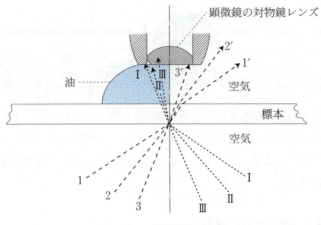

図 10.11　油浸系の原理

　細菌の観察に用いる高倍率の対物レンズの場合には，標本との距離が短く，またレンズの開口径が小さい．そのため標本を透過してきた光のうち入射角の浅いものは対物レンズに入り込めない．そこで，標本と対物レンズの間を屈折率の大きい油（ツェーデル油）で満たすことにより，標本を通過してきた光の屈折を減らし，できるだけ多くの光が対物レンズに向かうようにさせる**油浸法**が用いられる（図 10.11）．なお，油浸法による観察後は，対物レンズに付着したツェーデル油をエタノール/エーテル混液などでよく拭き取る．

(1) 位相差顕微鏡

　位相差顕微鏡 phase-contrast microscopy は，検体の光学的厚さ（屈折率×厚さ）の差を明暗として識別できるようにしたもので，細胞をそのままの状態で観察することが可能である．図 10.12 に示すように，実線は輪状絞りからの直接光束で，これは対物レンズの後焦点においた位相板上に集まる．一方，物体 P に当たって生じた回折光は位相版面の広い範囲を通過する．そこで直接光と回折光に対しておのおのを分離して別々に吸収や位相の遅れを与えることが可能になり，再び映像面で合わされて 1 つの映像と結ぶこととなる．

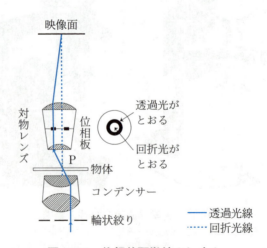

図 10.12　位相差顕微鏡のしくみ

(2) 染色標本検査法

　フクシン，メチレンブルー，クリスタルバイオレットなどの色素で微生物試料を染色し油浸法で鏡検する．微生物学の長い歴史の中で，さまざまな細菌染色法が考案され，菌の形態観察や分類法に貢献してきた．

10.4.2 微生物の染色法

　微生物の染色では死滅した状態でしか見られないが，染色による形態の明瞭化のほか，染色性の差異によって細菌を区別するのに役立つ．主な染色法について，以下に説明する．

1) 単染色法
(1) 染色操作
〔塗抹〕スライドグラスに滅菌水1滴をのせ，少量の菌を白金耳で薄く広げる．液体培地の場合はそのままスライドグラス上に塗抹する．
〔乾燥〕空気中で自然乾燥させる．
〔固定〕塗抹面を上に向けて火炎中を3回連続通過させる．
〔染色〕固定した標本上に染色液を滴下し，1〜2分放置する．染色しにくいとき，あるいは特殊な場合は加温染色を行う．
〔水洗〕スライドグラスの裏面に流水を受けるようにして染色液を洗い流す．
〔乾燥〕水を切り，ろ紙で水を軽く吸収させ，自然乾燥する．
〔鏡検〕標本面にツェーデル油を1滴のせ，油浸法を用いて1000〜1500倍で鏡検する．

(2) 染色液
i) 色素原液：色素粉末のエタノール飽和溶液を色素原液と呼ぶ．エタノール100 mLに対して，以下の量の色素粉末を加える．

　　　フクシン　　　　　　　　　　　　　　約 11 g
　　　メチレンブルー　　　　　　　　　　　約 5 g
　　　ゲンチアナ紫（クリスタルバイオレット）　　　約 7 g
　　　サフラニン　　　　　　　　　　　　　約 2.5 g

ii) 各種色素液
　a) Löffler のアルカリ性メチレンブルー液
　　　メチレンブルー原液　　　　　30 mL　　｝混合，ろ過
　　　0.01 % KOH　　　　　　　　100 mL
　b) Ziehl の石炭酸フクシン液
　　　フクシン原液　　　　　　　　10 mL　　｝混合，ろ過
　　　5 % 石炭酸溶液　　　　　　　100 mL
　c) Pfeiffer の液
　　　Ziehl の石炭酸フクシン液を蒸留水で5〜10倍に希釈したもの

d) 石炭酸ゲンチアナ紫液

| ゲンチアナ紫原液 | 10 mL |) 混合，ろ過 |
| 5％石炭酸溶液 | 100 mL | |

e) サフラニン液

　　サフラニン原液を蒸留水で10倍に希釈する．

f) ルゴール液

ヨウ素	1 g	) 褐色ビンに貯え，光線を避ける．
ヨウ化カリウム	2 g	
蒸留水	300 mL	

g) ビスマルクブラウン液

ビスマルクブラウン（Y）	1 g	) 混合，溶解，ろ過
エタノール	10 mL	
蒸留水	100 mL	

2) グラム染色法 Gram staining

　Gram（1884）により工夫されたもので，全細菌群を2つに分ける分類学上重要な染色法である．

　細菌を塗抹，乾燥，固定後，トリフェニルメタン系の塩基性色素であるクリスタルバイオレット（ゲンチアナ紫）で染色し，ルゴール液（ヨウ素-ヨウ化カリウム溶液）で処理すると，脱色液（アルコール）で脱色されない菌（グラム陽性菌）と脱色される菌（グラム陰性菌）とに分けられる．脱色された菌は，Pfeiffer液，ビスマルクブラウン液，サフラニンなどで対比染色する．これを**グラム染色**という．操作を以下に示す．

(1) 染色操作

　塗抹，乾燥，固定までは単染色と同じ．

〔染色〕石炭酸ゲンチアナ紫で1分加温染色し，水洗せずにルゴール液を注いで1～2分作用させたのち，エタノール（95～99％）で脱色する．

(2) 対比染色

　水洗後，サフラニン液（またはPfeiffer液やビスマルクブラウン液）で約2分対比染色すると，グラム陰性菌は，赤色または褐色に染色され，グラム陽性菌は濃紫色に染色される．

【グラム陽性菌の例】ブドウ球菌，レンサ球菌，肺炎球菌，結核菌，乳酸桿菌，炭疽菌，破傷風菌，枯草菌，放線菌など．

【グラム陰性菌の例】腸内細菌（大腸菌，腸チフス菌，赤痢菌など），肺炎桿菌，緑膿菌，コレラ菌，ペスト菌，淋菌，髄膜炎菌，スピロヘータなど．

3) 抗酸菌染色法

　主として結核菌の染色に使用する．フクシンで加温染色後，塩酸酸性アルコールでは脱色されなくなる菌を**抗酸菌**（抗酸性菌）と呼ぶ．これは，細菌表層に存在するワックス成分（mycolic acidなど）が原因である．この染色法のうち，代表的なZiehl-Neelsen法を述べる．

　塗抹，乾燥，固定後，Ziehl石炭酸フクシン液で3～5分間加温染色後，3％ HCl-エタノールで無

色になるまで数回脱色する．水洗後，Löfflerメチレンブルー液の希釈液（4〜5倍）で約30秒間対比染色する．水洗，乾燥すると，青色の視野の中に結核菌だけが赤く見える．

4) 莢膜染色法

主として，組織液，喀痰，血液など生体の材料について行う．

塗抹，乾燥，固定後，色素液（1％クリスタル紫水溶液など）で2分染色，水洗せずに20％硫酸銅水溶液で洗い，乾燥する．莢膜は淡紫色に染色される．

5) 鞭毛染色法

最も困難な染色法の1つである．脂肪を除いたスライドグラス上に新鮮培養菌（20時間以内）を白金耳で，軽く浮かせるようにのせ，混和せず自然乾燥する．軽く固定後，Löffler媒染剤（20％タンニン酸水溶液20 mL，$FeSO_4$の飽和水溶液10 mL，フクシン原液2 mLを混和し，使用前にろ過する）を満載し，約2分軽く加温染色，冷却してから静かに水洗し，エタノールにしばらく浸してから，さらに水洗，石炭酸ゲンチアナ紫液で1〜2分加温染色，水洗，乾燥，鏡検する．

6) 芽胞染色法

塗抹，乾燥，固定後，5％クロム酸水溶液で2〜3分処置，水洗，Ziehl石炭酸フクシン液で2〜3分加温染色し，水洗，1〜3％硫酸水で約5秒脱色後，直ちに水洗，Löfflerメチレンブルー液の4倍希釈液で30〜60秒間対比染色，水洗，乾燥すると菌体（栄養細胞）は青色，芽胞は赤色に染まる．例えば，破傷風菌では，青色の菌体の一端に赤く染まった芽胞が見られる．

7) Neisser 異染体染色法

ジフテリア菌の異染体を染色するには通常Neisser法を用いる．

塗抹，乾燥，固定後，Neisser液（第一液：メチレンブルー0.1 g，エタノール2 mL，氷酢酸5 mL，水100 mL，第二液：クリスタル紫0.1 g，エタノール1 mL，水30 mL，使用前に第一液と第二液を2：1で混和）で約10秒染色，水洗後，0.3％クリソイジン液で約10秒間対比染色し，水洗，乾燥すると，異染体は紫黒色に，菌体は褐色に染まる．

8) Giemsa 染色法

組織切片標本内の微生物を染色するためにギムザ染色 Giemsa stain が用いられる．Zenker液（Na_2SO_4 1 g，$K_2Cr_2O_7$ 2.5 g，$HgCl_2$ 5 g，H_2O 100 mL）に氷酢酸を5％の割合で加え，この中に2〜3 mmを超えない厚さの組織を入れて，4時間から24時間固定する．流水で水洗し，80％アルコールに入れる．これを取り出してパラフィン中に包埋後，薄切片として脱昇汞を行ってからギムザ染色法で染色する．すなわち，ギムザ染色液をプレパラート上にのせ，30分後，1時間後に染色液を取り換え，10時間以上染色する．水洗後，エタノールで脱水し，キシロールを通してバルサムに封入すると，目的物は桃色に染まる．背景は青色である．

ギムザ染色液：エオジン3 g，アズールⅡ 0.8 gにメタノール375 mL，グリセリン125 mLの混合液を徐々に加えながら溶かす．ろ過後，原液として保存し，用時，原液25 mL，メタノール3 mL，

蒸留水（0.5％重曹水数滴を加え，微アルカリ性にしておくとよい）を混じて染色液として使用する．

血清学的性状検査

微生物に対する抗体を利用して分離菌の同定を行うことができる．現在では，さまざまな特異性をもつ診断用抗血清が市販されている．

10.5.1 凝集反応

1) 試験的凝集反応（ためし凝集反応）

主として患者の生体試料から分離した菌の推定に用いる．この方法で陽性のときは，純培養した菌を用いて定量的凝集反応を行う．

抗血清を0.9％生理食塩水で100倍に希釈したもの1滴または生理食塩水に，被検菌を釣菌した白金耳を各々に平等に混和する．2～3分以内に血清滴の方が顆粒状の凝集塊を生じ，対象の食塩水が凝集塊をつくらないときは陽性と判定する（図10.13）．

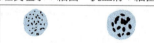

図10.13　試験的凝集反応

2) 定量的凝集反応

凝集反応用抗血清を希釈した内容液1 mLの小試験管列をつくる．別に斜面培地18～20時間培養の菌苔1 mgを含む生理食塩水1 mLの浮遊液をつくり，その0.5 mLを前記の各希釈血清に加える．これを37℃，2時間後，一度凝集反応を観察し，さらに1日後に凝集状態を判定する．凝集を起こした最大希釈倍数をもって凝集素価を表示する．

10.5.2 補体結合反応

梅毒トレポネーマ感染の検査法であるワッセルマン Wasserman 反応は補体結合反応を利用した方法である（9.8.3参照）．被検者の血液中の微生物に対する抗体の有無を調べるものである．抗原としてカルジオリピン*を用い，もし被検者が抗体をもつならば抗原抗体反応が起こる．これに伴い，補体が消費される．その結果，ヒツジ赤血球とそれに対する抗体が反応しても赤血球の破壊が起こらな

---

* リン脂質の一種．梅毒トレポネーマと交差抗原性を有するといわれる．

い. すなわち補体結合反応には, 抗原, 被検者の血清, 補体, 溶血素, 血球浮遊液の 5 因子が必要である. ワッセルマン反応の概要は以下のとおりである.

(1) 一定量の補体の存在下で, 被検者の血清と抗原（カルジオリピンとを含む脂質ミセル）を混合する.
(2) その後, 感作赤血球（例えばヒツジ赤血球と抗ヒツジ赤血球抗体を結合させたもの）を加え一定時間保温する.
(3) ヒツジ赤血球の溶血の程度を調べる.

   溶血が起こった場合　　　→　被検者の血清中に抗体が存在しない（検査結果陰性）
   溶血が起こらなかった場合　→　被検者の血清中に抗体が存在する（検査結果陽性）

10.6 腸内細菌の検査法

10.6.1 大腸菌の同定

ヒトの腸内に存在し, グラム陰性の桿菌で芽胞を形成せず, 運動性をもち, 乳糖を分解して酸とガスを生成するのが大腸菌群と呼ばれる菌群である. この群中には, 大腸菌 *E. coli* 以外に *Enterobacter aerogenes*（*Aerobacter aerogenes*）なども含まれている. この菌と大腸菌を区別するために下記のような試験法が用いられる.

1) 純培養

検体を, Drigalski（変法）培地または遠藤培地, EMB 培地などで分離培養し, 正円, スムーズなコロニーで, 乳糖分解能を示す菌を求めて純培養する.

2) 生物学的性状の検査

① グラム染色と形態観察
② IMVIC system による検査：大腸菌 *E. coli* と *E. aerogenes* の鑑別に利用されるのがこのシステ

表 10.3　IMVIC system による大腸菌群の鑑別

	インドール	M-R	V-P	クエン酸ナトリウム
E. coli I 型	+	+	−	−
E. coli II 型	−	+	−	−
中間型 I	−	+	−	+
中間型 II	+	+	−	+
E. aerogenes I 型	−	−	+	+
E. aerogenes II 型	+	−	+	+

ムである（表10.3）．

a) インドール反応：ペプトン水に培養し，トリプトファンからのインドール生成能を検査する．培養液に Ehrlich 試薬（第1液）5 mL を重層する．陰性のときは第2液 5 mL を加え，10分後に変化のないときは陰性とする（Ehrlich 試薬：第1液 p-ジメチルアミノベンズアルデヒド 1.0 g，96％エタノール 95 mL，HCl（比重1.19）20 mL．第2液 $K_2S_2O_8$ の飽和水溶液）．

b) Voges-Proskauer 反応（V-P 反応），Methyl-red 反応（M-R 反応）：ペプトン 5 g，KH_2PO_4 5 g，グルコース 5 g，水 1000 mL，pH 7.5 の培地を 100 ℃ 30 分 3 回滅菌したブドウ糖リン酸塩ペプトン水に菌を接種し，37 ℃ 3 日培養後，次の2つの試験を行う．

〔V-P 反応〕*E. aerogenes* は，ブドウ糖の分解物からアセチルメチルカルビノールをつくるが，これが KOH と酸素と反応しジアセチルを形成するため赤色を呈する．6％α-ナフトール・アルコール溶液 0.2 mL と 0.3％クレアチン 40％水酸化カリウム水溶液 0.1 mL を添加し，60分後に赤色を呈したときに陽性と判定する．

〔M-R 反応〕0.1 g のメチルレッドを 300 mL のエタノールに溶解し，蒸留水を加えて 500 mL とする．この液を培養液に添加すると，酸生成により赤色となる．酸を生成しないときは黄色．

c) クエン酸ナトリウム試験：*E. coli* はクエン酸のみを単独炭素源とした培地では増殖できない．Koser 培地（NH_4NaHPO_4 1.5 g，KH_2PO_4 1.0 g，$MgSO_4$ 0.2 g，クエン酸ナトリウム 3.0 g，水 1000 mL，pH 6.7，120 ℃，15 分滅菌）に接種して，37 ℃，2 日後の増殖の有無を調べる．

③ そのほかの検査

そのほか，TSL 培地，SIM 培地などによって性状を調べることもある．

10.6.2　サルモネラ属菌の分離

サルモネラ *Salmonella* は，グラム陰性桿菌である腸内細菌科の一属であり，腸チフスの起因菌 *S. Typhi* やパラチフスの起因菌 *S. Pratyphi* A が含まれる．外膜のリポ多糖（LPS）の抗原である O 抗原および鞭毛の抗原である H 抗原の組合せにより，血清学的に 2000 種類以上に分類される．サルモネラ属菌の同定は，次のような順序で行われる．

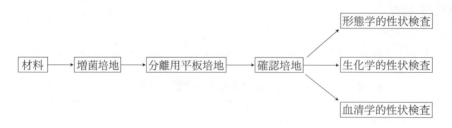

サルモネラ属菌の血清学的性状を検査するには，多価 O 血清，菌群診断用 O 血清，H 血清に加え，莢膜に由来する抗原に対する Vi 血清を使用する．被検菌の生化学的性状がサルモネラと一致し，多価 O 血清または Vi 血清で凝集するとサルモネラであると判断される．多価 O 血清反応陽性のときは菌群診断用 O 血清で菌群を決定し，多価 O 血清反応陰性 Vi 血清反応陽性のときは，100 ℃，数分加熱後，C 群，D 群診断用血清によって菌群を決定する．次に菌型決定用 H 血清で同様に試験凝集反

応を行い H 抗原を決定する．

10.7 微生物を用いた変異原性物質の検出法

突然変異誘起作用（変異原性）と発がん性との間には高い相関がある．したがって，食品や医薬品，あるいは環境中に存在する種々の物質の中から**変異原性物質**を検出することは，保健衛生上極めて重要である．実験動物を使用する方法に比べ，微生物を用いる方法は簡便であることから発癌物質の第1次スクリーニングとして利用される．

10.7.1 DNA 修復感受性試験（Rec assay）

DNA 修復感受性試験（Rec assay）とは，組換え修復 recombination repair 機構を欠損した変異株（Rec^-）と組換え修復能をもつ株（Rec^+）に同じ薬剤を作用させたときの生育感受性の差を利用する方法で，枯草菌 *Bacillus subtilis* の Rec^+ 株と，Rec^- 株を使用して行う．Rec^- 株は DNA 損傷が修復されにくいので，両株の生育に差が見られれば，突然変異が誘起された可能性が高い．

菌株：a. *Bacillus subtilis* H17（Rec^+）
　　　b. *Bacillus subtilis* M45（Rec^-）

培地：a. トリプトン・酵母エキス培地（トリプトン 1 %，酵母エキス 0.25 %，NaCl 0.25 %）
　　　　1）100 mL エルレンマイヤーフラスコに 30 mL 分注したもの 2 本
　　　　2）小試験管に 9 mL 分注したもの 1 本
　　　b. トリプトン・酵母エキス寒天培地（上記 a に寒天 1.5 % を添加）

検体（例）
　　a. カナマイシン　　　　　　　　　　　　　　　　　400 μg/mL
　　b. *N*-メチル-*N'*-ニトロ-*N*-ニトロソグアニジン（MNNG）　150 μg/mL
　　c. KNO_2　　　　　　　　　　　　　　　　　　　400 mg/mL
　　d. 滅菌水（対照）

(A) 菌液の接種　　　　　(B) ペーパーディスクの配置と発育阻止帯の出現

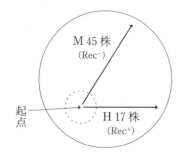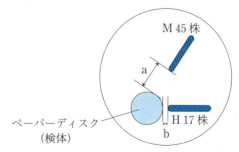

図 10.14　Rec-assay

【操作】

i） *B. subtilis* H17 および M45 株をそれぞれトリプトン・酵母エキス培地に接種し，37℃，15～18 時間振とう培養する．

ii） H17 株の培養液 1 mL を小試験管中の 9 mL のトリプトン・酵母エキス培地に入れ，混和して 10 倍希釈液をつくる．M45 株培養液 1 mL を小試験管にとる．

iii） トリプトン・酵母エキス寒天平板 8 枚を作成する．

iv） 寒天平板表面に毛細管ピペットを使って，H17 株菌液と，M45 株菌液をそれぞれ図 10.14(A) のように接種する．

v） 検体を毛細管ピペットで 0.05 mL とり，ペーパーディスクに浸み込ませる（各検体について 2 枚）．

vi） 検体が浸み込んだペーパーディスクを図 10.14(B) のように平板上に置き，37℃で 42 時間培養する．

【結果】

図 10.14(B) の a および b の発育阻止帯の長さを測定する．(a－b) 発育阻止帯の長さの差が 1.5 mm 以上あれば，変異原性陽性と判定する．DNA に変化を与える物質（変異原）が細菌に作用したとき，Rec^+ 菌は変異を修復する能力をもつため抵抗性が強く，変異原の高濃度領域まで増殖が可能であるが，Rec^- 菌は，一度変異が起こると修復不能のため，低濃度領域においても増殖できなくなるので，この差を利用して判定する．

10.7.2 エームス試験 (Ames test)

エームス試験は，変異原物質による栄養要求変異株から野生型への修復変異 (back mutation) を調べる方法である (6.2.3 参照)．一般に，ヒスチジン要求性 his^- のネズミチフス菌 *Salmonella* Typhimurium を用いるが，感受性を高めるため，除去修復 excision repair の機構を欠損した変異株 $uvrB^-$ であって，さらに比較的大きな分子も細胞内に透過しやすくするため，細胞表層のリポ多糖を欠失した変異株 rfa を用いる．

菌株：*Salmonella* Typhimurium TA 100 株 (his^-, $uvrB^-$, rfa, pKM 101)

培地：a. Vogel-Bonner の最少培地の 10 倍濃度原液 (10×VB) の組成

      $MgSO_4・7H_2O^*$ 0.2 g

      クエン酸   2 g

      K_2HPO_4 10 g

      $NaNH_4HPO_4・4H_2O$ 3.5 g

      蒸留水で 100 mL とする．

      (* 他の塩が完全に溶解してから加える)

   b. 最少グルコース寒天培地 minimum glucose agar medium (MGA)

      10×VB   20 mL

      グルコース   4 g

      寒天   3 g

蒸留水　　　　　　　　　　　　　　　　　　　　　180 mL

　　　　用時調製：蒸留水を 12：84：84 mL の割合で 3 つの容器に分注し，それぞれに 10×
　　　　VB，グルコース，寒天を入れ高圧滅菌したのちに混ぜ合わせる．
　c. 0.7％寒天-0.6％ NaCl 溶液（軟寒天）　　　　　　 20 mL
　d. 0.5 mM ヒスチジン-0.5 mM ビオチン溶液　　　　 3 mL
　e. 普通ブイヨン（NB）　　　　　　　　　　　　　　 5 mL

検体例：
　a. 4-ニトロキノリン-1-オキシド（4NQO）　　　　　 2 μg/mL
　b. N-メチル-N'-ニトロ-N-ニトロソグアニジン（MNNG）　2 μg/mL
　c. 100 mM Na-リン酸緩衝液（pH 7.4）（対照）

　エームス試験では，生体内で代謝活性化されたのちに変異原性を示す物質をも検出するため，検体を肝ミクロゾーム分画（S-9 分画）に，NADPH 産生系を加えた S-9 Mix（表 10.4）とインキュベーションする方法がよく用いられる．

【操作】

ⅰ）凍結保存中の TA100 株を白金耳で 5 mL の NB に接種し，37 ℃，14 〜 16 時間振とう培養する．濁度は OD 600 nm 約 1.7 となる．使用直前まで氷中に保存する．

ⅱ）MGA 200 mL を調製する．

ⅲ）MGA を用い寒天平板 9 枚を作製する．

ⅳ）ソフトアガー soft agar の調製：0.7％寒天-0.6％ NaCl 溶液 20 mL を完全に溶解し，滅菌した 0.5 mM ヒスチジン/0.5 mM ビオチン溶液 2 mL を加えて混和し，45 ℃に保つ．

ⅴ）2 μg/mL の 4NQO 溶液および MNNG 溶液，100 mM Na-リン酸緩衝液（pH 7.4）のそれぞれを，各 3 本の滅菌小試験管に 0.1 mL ずつ，滅菌ピペットで分注する．

ⅵ）S-9 Mix 0.5 mL を加える（S-9 Mix を使用しないときはこの項を省略する）．

ⅶ）TA 100 株の前培養液 0.1 mL ずつを上記の各小試験管に加える．

ⅷ）検体液，S-9 Mix および菌液をよく混和し，37 ℃，20 分間ゆるやかに振とうしながらプレインキュベートする（S-9 Mix を使用しないときは検体液，菌液だけでプレインキュベートする）．

表 10.4　S-9 Mix の組成（矢作らの改良法）

成　　分	組成（1 mL 中）
S-9 画分	0.5 mL
（肝ホモジネートの 9,000×g 遠心分離の上清）	
$MgCl_2 \cdot 6H_2O$	8 μmole（0.4 M，20 μL）
KCl	3.3 μmole（1.65 M，20 μL）
グルコース-6-リン酸（G6P）	5 μmole（1 M，5 μL）
グルコース-6-リン酸脱水素酵素（G6PD）	0.5 単位（100 単位/mL，5 μL）
NADPH	4 μmole（0.25 M，40 μL）
Na-リン酸緩衝液（pH 7.4）	100 μmole（0.25 M，0.4 mL）
蒸留水	0.21 mL
（ATP）	（5 μmole，1 M，5 μL）

ix) 45℃に保温したソフトアガー2 mL を各小試験管に加える[*1].
x) 手早く混合して寒天平板上に注ぎ,シャーレを動かして均一に拡げる.
xi) 37℃,48時間,光を遮って培養する.

【結果】

i) 平板上に生じた His$^+$ のコロニー数を数える.各検体および対照について,それぞれ3枚の平板上のコロニー数の平均を算出する.
ii) 各検体についての平均値から,対照の平均値を差し引いた値が,変異原物質によって復帰変異した菌数となる.

〔S-9 Mix〕(表 10.4)

　S-9 Mix は,ポリ塩化ビフェニル(PCB)[*2] を投与して薬物代謝酵素を誘導したラットの肝ホモジネートの 9,000×g 上清画分に NADH とグルコース-6-リン酸を添加したものである.これらを添加してプレインキュベーションを行うことにより,ジメチルニトロソアミンの変異原性が検出される.また S-9 Mix に NADPH,ATP を添加すると,4-ジメチルアミノアゾベンゼンの変異原性が強く検出される.

[*1] ソフトアガー(軟寒天)には少量のヒスチジンが加えてある.寒天平板上に分散した菌が数回分裂するのに必要な量で,この間に復帰変異し his$^+$ となった菌が引き続き分裂を続けコロニーを形成する.
[*2] PCB の使用が困難なときは,フェノバルビタールと 5,6-ベンゾフラボンを同時投与することによって代替できる.

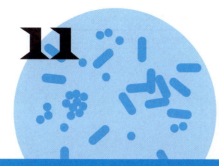

11 病原微生物各論

11.1 細菌類 bacteria

11.1.1 グラム陽性球菌

病原性を示すグラム陽性球菌としては，ブドウ球菌属 Genus *Staphylococcus*，レンサ球菌属 Genus *Streptococcus*，腸球菌属 Genus *Enterococcus* が代表的なものである．

◆**ブドウ球菌属** Genus *Staphylococcus*

直径，約 0.5〜1.5 μm の球状でブドウの房状に不規則に配列している．非運動性，胞子，莢膜を形成しない．細胞壁にペプチドグリカンとタイコ酸を有し，ペプチドグリカン中に L–リジンを含む．広く自然界に分布しているが，健康人の皮膚や粘膜にも広く分布しており，ヒトの鼻や皮膚表面の常在菌である．コアグラーゼ産生，マンニトール分解性の病原性の強い菌種（*S. aureus*）と非病原性の多数の菌種があるが，コアグラーゼ陰性菌（coagulase-negative staphylococci，CNS）の中にも日和見感染（8.1.5 参照）の原因となる菌種がある（表 11.1）．2005 年現在 36 菌種が知られている．DNA の GC（グアニン・シトシン）含量が低い（30〜39％）ことが特徴である．

黄色ブドウ球菌 *Staphylococcus aureus*

［性状］通性嫌気性菌 facultative anaerobe であり，普通寒天培地上でよく発育する．高濃度（10〜15％）の NaCl を培地に添加しても発育可能であり，本菌の分離に利用されている．選択培地としては卵黄加マンニット食塩培地が用いられている．黄色色素を産生するものがあり，寒天培地上で黄色のコロニーを形成する．血液寒天培地上で溶血を起こすものがある．本菌は日本薬局方の特定微生物試験の対象菌である．

表 11.1　代表的なブドウ球菌属の鑑別性状

性　状	S. aureus	S. epidermidis	S. saprophyticus
コアグラーゼ産生	+	−	−
マンニトール分解			
好気的分解	+	d*	d*
嫌気的分解	+	−	−
α-トキシン（α-溶血毒）	+	−	−
DNA 分解酵素	+	−	−
ビオチン要求性	−	+	−
プロテイン A（種特異的タンパク抗原）	+	−	−
ノボビオシン感受性**	有	有	無

* d：10～89％陽性．　** 有：MIC＜0.6 μg/mL，無：MIC＞2.0 μg/mL．

[病原性]　ヒトに種々の化膿症を引き起こす．ブドウ球菌性膿皮症は表皮より内部に侵入，侵襲する皮膚，付属器官，深さによりいろいろな臨床型に分けられている．毛包炎，膿痂疹，フルンケル[*1]，カルブンケル[*2] など．その他，中耳炎，腎盂炎，リンパ節の炎症，肺炎，心内膜炎，膿胸，敗血症などを起こす．メチシリン耐性黄色ブドウ球菌 methicillin-resistant *Staphylococcus aureus*（MRSA）による院内感染，広域抗生物質投与時に菌交代症として起こるブドウ球菌性腸炎（MRSA 腸炎と呼ばれる）などがある．MRSA による感染症は「感染症の予防及び感染症の患者に対する医療に関する法律」（略：感染症法）では「五類-定点」感染症に分類されている．本菌による感染症では，毒素が原因となるものが多い．

① **食中毒**：本菌による食中毒は本菌が食物上で増殖，その時に産生される 耐熱性エンテロトキシン（8.1.3 参照）により発症する．エンテロトキシンは分子量約 27,000 で，100 ℃，30 分の加熱でも失活しない．エンテロトキシンは現在 A，B，C（C_1，C_2，C_3），D，E 型の 5 種類が知られている．ヒトは本毒素に対し鋭敏な感受性を有しており，数 μg で中毒症状を引き起こすといわれている．エンテロトキシンという名前がついているが，本毒素は催吐中枢に作用し，悪心，嘔吐を起こすことが知られており，最近スーパー抗原作用（9.7.3 参照）のあることがわかった．本菌による食中毒は原因食品を摂取後 2～5 時間の潜伏期（平均 3 時間）の後，急激な吐き気，嘔吐，下痢などの急性胃腸炎症状を起こす．通常発熱はせず，1～2 日で回復し，死亡することはまれである．

② **毒素性ショック症候群** toxic shock syndrome（TSS）：1978 年 Todd らにより症例報告がなされた．突発的な発熱，頭痛，精神錯乱，咽頭炎，紅皮症，水様性下痢，血圧低下，急性腎不全，肝不全，播種性血管内凝固，皮膚の細かな剥落を伴う疾病であり，発症後の経過が速い．患者から黄色ブドウ球菌が検出された．1980 年頃にアメリカで生理用タンポンを使用した女性に多く発症し，致死率が約 5 ％と比較的高かったことから大きな社会問題となった．患者由来の株が毒素を産生していることがわかり TSST-1（TSS 毒素-1）と名付けられた（8.1.3 参照）．TSST-1 はスーパー抗原として T 細胞を異常に活性化し，生体に免疫系の異常反応を誘発する．これが

[*1] 感染により起こる毛包・皮脂腺の炎症．癤（せつ）ともいう．
[*2] 複数の毛包・皮脂腺が化膿した状態．癰（よう）ともいう．

TSS患者の重篤な臨床症状の原因と考えられているが，他のスーパー抗原においてもTSS患者と同様の症状が引き起こされる．最近では，MRSAによる院内感染の患者や，MRSA腸炎の患者の臨床症状にTSSの症状が現れることがある．

③ **黄色ブドウ球菌性熱傷様皮膚症候群**：広範な表皮の剥脱を起こす新生児のリッター病（Ritter病）や，幼児に多く見られる感染局所の表皮の剥脱を伴うブドウ球菌性膿痂疹を含む剥脱性皮膚炎である．表皮剥脱毒素 exfoliative toxin による．黄色ブドウ球菌は，このほかに，コアグラーゼ（ウサギやヒトの血漿を凝固させる酵素で，ほとんどの S. aureus により産生されるため同定に利用されている，8.1.3参照），ヒアルロニダーゼ，スタフィロキナーゼ，スタフィロリジン（溶血毒；ブドウ球菌は少なくとも4種類の溶血毒を産生することが知られており，溶血毒は赤血球の他に，組織細胞に作用して壊死を起こさせ，滲出性炎症の一因となる），ロイコシジン（白血球毒），DNase などの酵素や毒素を産生する．

［治療・予防など］　ブドウ球菌感染症では抗生物質による化学療法が有効であるが，β-ラクタマーゼ産生によるペニシリン耐性菌，あるいは染色体DNAの変異により，ペニシリン結合タンパク質が質的に変化することによって薬剤耐性を獲得したMRSAによる感染症が増加しているため（7.8.1参照），使用する抗生物質の選択には注意を要する．MRSA以外では第1，第2世代セフェム系，単独感染時には，β-ラクタマーゼ抵抗性狭域ペニシリンのクロキサシリン，オキサシリン，ナフシリンなどが第一選択薬，混合感染時はミノサイクリンなどが有効である．MRSA感染症では，バンコマイシン，テイコプラニン，アルベカシン，リネゾリド，ダプトマイシンなどが単独または併用療法で使用されている．

★菌がストレスに曝されると，細胞の表面に菌体外多糖を主成分としたグリコカリックス（糖被）が形成されることがある．これをバイオフィルム biofilm といい，菌がバリアーを設け，その内部で増殖している（8.1.4参照）．このような状態では抗菌薬の効きが悪くなり，最終的に抗菌薬不応性の慢性持続感染が成立する．バイオフィルム形成菌として，この他に *Streptococcus viridans*, *Pseudomonas aeruginosa* が知られている．

◆**レンサ球菌属**　Genus *Streptococcus*

レンサ球菌属は広く自然界に分布しており，ある種の菌はヒトの正常細菌叢に含まれているが，病原性のある菌種も多く存在する．直径2μm以下の球状または楕円体である．液体培地で培養すると2連状または連鎖状の配列となる．非運動性，無芽胞の通性嫌気性菌であるが，微好気性や嫌気性の菌種もある．莢膜を有する菌種もある．糖を発酵し，主に乳酸を産生する．ガス産生（−）である．DNAのGC含有量は34〜46％である．

レンサ球菌は血液寒天上のコロニーの性状により，β溶血性*を示す化膿菌群，α溶血性の緑色レ

---

*　溶血：赤血球膜が何らかの原因で破壊され，ヘモグロビンが流出する反応を溶血といい，細菌が産生する毒素により赤血球が破壊される時，溶血型の違いにより，3種類に分類されている．レンサ球菌の菌種の分類に利用されているが，一般的に血液寒天培地上のコロニーのまわりの溶血状態を表す表現法として使用されている．
　α溶血：コロニーのまわりに緑色の溶血環をつくる．メトヘモグロビン形成により緑色の色調になる．
　β溶血：コロニーのまわりにはっきりとした透明な溶血環をつくる．
　γ溶血：コロニーのまわりに変化がない．非溶血．

表11.2 Lancefield によるレンサ球菌の分類

Lancefield の分類	菌種	溶血性	代表的な感染症
A 群	S. pyogenes	β	上気道疾患，猩紅熱，化膿性疾患，敗血症，劇症型A型レンサ球菌感染症
B 群	S. agalactiae	β	髄膜炎（新生児），敗血症，尿路感染，心内膜炎
C 群	S. equi S. equisimilis S. zooepidemics	β	創傷感染，心内膜炎など
D 群 （腸球菌*）	E. faecalis E. faecium E. durans	非溶血 （または α）	腸内常在菌，尿路感染症，創傷感染症，心内膜炎
K 群	S. salivarius の一部 S. mutans	α （または非溶血）	口腔，上部気道常在菌，心内膜炎，う蝕
—	S. pneumoniae	α	大葉性肺炎，敗血症，髄膜炎，心内膜炎，中耳炎

* 腸球菌は *Streptococcus* 属から *Enterococcus* 属に移動した（Bergey's Manual of Systematic Bacteriology（vol. 2）1986）．

ンサ球菌，非溶血菌群に大別できる．さらに，細胞壁や細胞表層にある群特異的抗原型により，血清学的にA～H，K～O～Vの20群に分類されている（表11.2）．

化膿レンサ球菌　*Streptococcus pyogenes*

[形状]　通性嫌気性である．普通寒天培地では発育しにくいが，血清または血液を添加した培地ではよく増殖し，直径1～2 mmの円盤状のコロニーを形成する．二酸化炭素濃度5％の微好気培養を行うと発育が促進される．本菌はβ溶血性で，Lancefieldの分類のA群菌であり，ヒトに対する病原性が強い．本菌は菌体外に多くの毒素や酵素を産生する．代表的なものを以下に示す．

① **レンサ球菌性発熱毒素** Streptococcal pyogenic exotoxins（Spe）：発赤毒 dick toxin と呼ばれていた猩紅熱に特有な紅斑の原因物質であり，血清学的に異なる SpeA, B, Cの3種類がある．発赤作用と発熱作用が知られていた耐熱性外毒素である．最近，生体の免疫機構をかく乱するスーパー抗原活性をもっていることがわかった．本毒素に対する感受性試験を Dick テストという．発疹部位に本毒素の抗体を注入すると，中和され発疹が消退する（Schults-Charton の消退現象）．

② **溶血毒**：ストレプトリジンO streptolysin O は，熱や酸素に不安定な分子量60,000のタンパク質である．ヒトの病態と関係が深く，赤血球を溶血するばかりでなく白血球・マクロファージなどの細胞膜に障害作用を示す．感染者では特異的抗体（anti-streptolysin O：ASLO）の上昇が認められる．A群菌以外，C，G群菌も産生する．血清中の抗体価を定量することにより，感染症の診断に利用する．このほかに，β溶血の形成に関与し，酸素に安定であるストレプトリジンSがある．

③ **ストレプトキナーゼ** streptokinase（fibrinolysin）：ヒト血清中のプラスミノーゲンを活性化しフィブリン fibrin の凝塊を溶解する．感染者の血中の抗ストレプトキナーゼ価（ASK 価）を測定し診断の一助とする．A 群以外 C，G 群の一部の菌も産生する．

④ **ストレプトドルナーゼ**：DNA 分解酵素である．

⑤ **ヒアルロニダーゼ**：結合組織のヒアルロン酸を分解し，皮下組織への菌の侵入を助ける．このほか，生理活性を有する物質が数多く報告されているが，最近になって，SpeA，B，C 以外にスーパー抗原活性を示す SpeF や，レンサ球菌性スーパー抗原 streptococcal superantigen（SSA）が発見されている．これらはレンサ球菌感染症の臨床症状に深くかかわっていると考えられている．

[病原性] 本菌による化膿および炎症性疾患は局在性，全身性とさまざまな感染病像をとる．

① **レンサ球菌性膿皮症**：表皮性に広がる膿痂疹，真皮部分におよびフルンケル，カルブンケル，リンパ節炎の見られる丹毒など．

② **化膿性疾患**：扁桃炎，咽頭炎，喉頭炎，中耳炎，乳様突起炎，化膿性関節炎，骨髄炎，心内膜炎，産褥熱，敗血症，肺炎など．猩紅熱は発赤毒を産生する A 群レンサ球菌の感染により発症し伝染性が強い．咽頭炎に始まり菌の産生する発赤毒が全身にまわり特有の皮膚発疹を生じる．劇症型 A 群レンサ球菌症は 1994 年イギリスで発生した際に，死亡率が高いことと，短期間のうちに悪化することなどから人食いバクテリアによると報道された．高頻度にショック症状や，軟部組織の壊死性炎症を伴う重篤な感染症で，レンサ球菌性毒素ショック様症候群（TSLS）とも呼ばれ，敗血症を伴うことが多い．感染症法では，A 群溶血性レンサ球菌咽頭炎（猩紅熱）は「五類−定点」，劇症型溶血性レンサ球菌感染症は「五類−全数」に分類されている．

③ **続発性疾患**：急性リウマチ熱，急性糸球体腎炎などであるが，これはレンサ球菌感染に続いて，1〜4 週間後に発症する．この疾患は生体成分と一部抗原を共通する菌体成分に対する抗体が生体成分と反応するために起こるとされている．

[治療など] 第一選択薬としてペニシリン系抗生物質が有効である．ペニシリンアレルギーの場合はセフェム系を用いる．マクロライド，テトラサイクリン，ニューキノロン系抗菌薬にも感受性はあ

表 11.3 ヒト由来のレンサ球菌の鑑別性状

区分	β 型溶血レンサ球菌	D 群レンサ球菌（腸球菌）	緑色レンサ球菌	肺炎球菌
球菌の配列	レンサ	短レンサ	レンサ	双球・短レンサ
溶血型	β	α	α，非溶血	α
抗原	A, B, C, F, G	D	なし	なし
胆汁-エスクリン加水分解	−	+	−	−
6.5 % NaCl 発育	−	腸球菌+	−	−
胆汁溶解	−	−	−	+
バシトラシン感受性	A 群菌+			
オプトヒン感受性				+
馬尿酸水解	B 群菌+			

るが，β-ラクタム剤より弱い．アミノグリコシド系抗生物質に対する感受性は低い．発赤毒に対する抗体は感染防御には無効である．

肺炎球菌　*Streptococcus pneumoniae*

[性状]　代表的なグラム陽性の双球菌で，直径 0.5〜1.25 μm，2個のランセット型の菌が相対して見られるが，時として単鎖または短鎖をなす．組織内，喀痰などに含まれている新鮮分離菌は明瞭な莢膜をもつ．継代培養をすると莢膜を失うことがある．莢膜は菌の毒性に関与しており，莢膜を失うと病原性はなくなる．莢膜は白血球の貪食作用に対する抵抗性を菌に付与している．多糖体の莢膜抗原（特異的可溶性物質 specific soluble substance，SSS）により，80以上の型に分類されるが，それぞれに対応する抗血清と莢膜をもつ菌とを反応させると，莢膜が膨化する（Neufeld 莢膜膨化試験）．1，2，3，4，7，8，12，19型菌の毒力が強いが，3型菌が最も強い．菌体抗原としては，種特異的な M タンパクと菌型に共通の C 多糖体がある（患者血清中にはこの多糖と反応する C-reactive protein（CRP）がある）．

　血液を加えた寒天培地でよく発育する．α溶血を示すが，緑変は緑色レンサ球菌より明瞭である．炭酸ガス培養で増殖が助長される．本菌は，胆汁・エスクリン寒天培地上で陰性コロニーを形成，血液寒天培地上でα溶血，胆汁酸溶解テスト（＋），オプトヒン感受性試験（感受性）などの性質により，他のレンサ球菌，緑色レンサ球菌から識別される．

[病原性]　細菌性肺炎の起因菌の1つである．本菌は，呼吸器感染症（気管支炎など）耳鼻科的感染症（副鼻腔炎，中耳炎），髄膜炎，肺炎などを起こす．肺炎では大葉性肺炎を起こす．

[治療]　第一選択薬はペニシリン系抗生物質，ペニシリンアレルギーではエリスロマイシンなどのマクロライド系抗生物質．最近，ペニシリン耐性肺炎球菌 penicillin-resistant *Streptococcus pneumoniae*（PRSP）が検出されている．耐性機構はペニシリン結合タンパク質に対するβ-ラクタム剤の結合親和性の低下であり，β-ラクタマーゼは産生しない．抗菌薬の使用歴があり，呼吸器系の基礎疾患をもつ患者には要注意．日本で臨床的に分離される菌のうち中等度耐性（ペニシリンの MIC＝0.1〜1.0 μg/mL）約35％，高度耐性（ペニシリンの MIC≧2.0 μg/mL）約4％である（1995年）．PRSP による感染症は「五類-定点」である．

◆腸球菌属　Genus *Enterococcus*

腸球菌は Lancefield の分類 D 群に属する *Enterococcus* 属の菌であり現在17菌種ある．人や動物の腸，外生殖器に常在する菌である．衛生試験法では，汚染指標細菌の中の1つである．本菌は病原性が弱いため，通常特別に注意を要する菌ではないが，*E. faecalis*，*E. faecium* の両菌種はその中でも比較的病原性が高く，尿路感染症，院内感染，膀胱炎，腎盂炎の原因菌となる．ペニシリン，セファロスポリン系薬剤に対して耐性であり，他の細菌による感染症の治療中に菌交代症として感染症を起こすことがある．

最近，バンコマイシン耐性の腸球菌による院内感染症が話題となっている．1986年ヨーロッパにおいて初めてバンコマイシン耐性腸球菌 vancomycin-resistant Enterococci（VRE）が検出され，欧米では院内感染の重要な原因菌の1つとして問題となっており，易感染性患者が感染源になると致命的である．バンコマイシン耐性の遺伝子として *van*A，*van*B，*van*C が報告されており，PCR 法によ

り検出できる．VREは現在臨床で細菌感染症の治療に使用されているほとんどすべての抗菌薬に対し感受性ではないので，本菌が，院内外または環境中に広がった場合の影響は測りしれない．わが国においても輸入鶏肉からVREが検出されており，症例は多くはないが，1999年3月末までに14例の入院患者から検出されたことが報告されている．VRE出現の1つの要因としては，ヨーロッパ諸国でバンコマイシンと類似の化学構造をもつアボパルシン（グリコペプチド系抗菌薬）を養鶏や養豚場で肥育促進剤として飼料に添加したことが考えられている．VREによる感染症は感染症法「五類-全数」である．

◆ペプトストレプトコッカス属　Genus *Peptostreptococcus*

嫌気性グラム陽性球菌であり，口腔，上気道，腸管，腟など粘膜面に常在している．粘膜が傷つけられたときに炎症の原因となりやすい．セフェム系，ペニシリン系抗生物質が有効．

11.1.2　グラム陽性芽胞形成菌

芽胞の形成を特徴として6種の属に分けられるが，バチルス属 Genus *Bacillus* とクロストリジウム属 Genus *Clostridium* がヒトに対する病原菌種を含む．

◆バチルス属　Genus *Bacillus*

芽胞形成性の桿菌で，小さいサイズの$0.5 \times 1.2\ \mu m$から$2.5 \times 10\ \mu m$の大きなサイズのものまでさまざまである．好気性または通性嫌気性である．土壌中など自然界に広く分布している．1986年Bergey's Manualでは34菌種が記載されている．大多数は非病原性であり，遺伝子組換えの宿主ベクター系で利用されている枯草菌 *B. subtilis* や食品の加工に利用されている納豆菌 *B. subtilis* var. *natto* などがある．一方，炭疽菌 *B. anthracis*，セレウス菌 *B. cereus* は，ヒトまたは動物に対し病原性である．芽胞形成の位置は菌種により固有である．一般に発育温度幅は広く，大部分の菌種はカタラーゼ（＋）である．DNAのGC含量は32〜69％である．

炭疽菌　*Bacillus anthracis*

［性状］病原細菌の中でも大きく（$1 \sim 1.5\ \mu m \times 4 \sim 8\ \mu m$），両端直角のグラム陽性桿菌（口絵4ページ）．動物体内では莢膜（D-グルタミン酸からなるポリペプチド）をつくる．培養条件を整えることによって培地上においても莢膜を形成し，ムコイド状のコロニーとなる．普通寒天培地でよく増殖する．コロニーは無光沢，灰色で，周辺部は縮毛状をなしMedusa's headといわれる．これは，本菌が動物体内では単在または短い連鎖をつくるが，培地上では長い連鎖を形成するためと考えられている．非運動性で，べん毛はない．環境が悪くなると楕円形の芽胞（$1 \times 1.5\ \mu m$）を菌体中央部につくり，100℃の加熱や乾燥にも耐える．ペニシリンに感受性があり，ペニシリンを利用したパールテストによりバチルス属の他菌種と区別することができる．

［病原性］炭疽菌は，ウシやヒツジなど草食動物の感染症を引き起こすことから畜産上重要である．炭疽菌は，ヒトに対しても炭疽を発症する人畜共通感染症の起因菌である．ヒトへの感染は，創傷面より感染する皮膚炭疽，芽胞を吸入することにより引き起こされる肺炭疽，汚染された食肉を介

する腸炭疽の3臨床型があり，感染後12時間から72時間の潜伏期の後に発症する．ヒトでは皮膚感染が最も多く，傷口から侵入，局所増殖の後，膿疱を形成，周囲に浮腫が認められ，やがて敗血症に移行する．

菌の莢膜産生能は菌の毒力と相関する．すなわち莢膜産生株は，免疫細胞による食作用に抵抗するので毒力が強く，莢膜を産生しないと弱毒株になる．炭疽菌は，莢膜のない株を含めて外毒素を産生する．外毒素は病原因子として生理学的な作用がある浮腫因子，防御抗原，致死因子の3つの成分から構成されている．

ヒトの炭疽は，第二次世界大戦後しばらく症例数が少なく，その後わが国では1982〜1994年の間に6例の症例が報告された．2001年9月の米国での同時多発テロの直後に，郵便物に封入された炭疽菌によるバイオテロ事件が発生し，肺炭疽，皮膚炭疽などの23例の症例が報告された．炭疽は感染症法「四類-全数」の感染症である．

[治療]　各種抗生物質（ペニシリン，テトラサイクリン，ストレプトマイシンなど）やキノロン系抗菌薬が有効である．抗血清と抗生物質との併用も行われる．罹患後，強い獲得免疫ができる．動物およびヒトに用いるワクチンが開発されているが，有効性や副作用に課題があるためわが国では承認されていない．

セレウス菌　*Bacillus cereus*

[性状]　土壌，塵埃など自然界に広く分布している．1〜1.2 μm×3〜5 μmの両端直角の大型桿菌で連鎖をつくりやすい．栄養型細胞は周毛を有し，菌株により運動性のあるものがある．中央性の芽胞を形成する．べん毛抗原による型特異性がある．普通寒天培地でよく発育し，灰白色のR（rough）型コロニーをつくる．卵黄入りの培地で卵黄反応陽性である．菌体外に毒素を産生する．易熱性の溶血素Ⅰ，耐熱性の溶血素でβ溶血を行う溶血素Ⅱ，マウスに対する可溶性致死毒，ホスホリパーゼC（卵黄反応），エンテロトキシン（菌の増殖期に形成され，芽胞形成期の初期に減少する）などが主な毒素である．

[病原性]　食中毒の起因菌である．本菌による食中毒は，臨床症状で2型に分類される．潜伏期が8〜16時間で下痢腹痛を起こす下痢型と潜伏期が1〜5時間，嘔吐を主症状とする嘔吐型である．下痢型食中毒はウェルシュ菌食中毒に類似している．大量の菌が腸管で繁殖しエンテロトキシンを産生する．この毒素は分子量50,000〜57,000の易熱性タンパク質で，ウサギの結紮腸管ループ反応陽性（液体の貯留），ウサギの皮内反応陽性（血管透過性亢進）である．下痢型食中毒はわが国では少なく，ヨーロッパに多い．一方，嘔吐型食中毒の原因毒素は分子量5,000以下のペプチドと考えらえており，耐熱性であり，pH 2〜11で安定である．潜伏期間後，悪心，嘔吐を主徴とし，ブドウ球菌による食中毒によく似ている．嘔吐型の食中毒はわが国でも数多く報告されており，農作物の汚染が原因であることが多いため，原因食には米や小麦を原料とする焼きそば，チャーハン，スパゲッティなどの持ち帰り品が多い．食中毒患者の糞便，吐瀉物には正常人と比べて，多量のセレウス菌が検出される．下痢型の起因株と嘔吐型の起因株では血清型に違いがある．β-ラクタマーゼ，セファロスポリナーゼを産生するので，β-ラクタム系抗生物質による治療中に日和見感染を起こすことがある．

[治療]　下痢や嘔吐に対する水分や栄養補給などの対処療法を行う．抗生物質は通常使用しない．

◆クロストリジウム属　Genus *Clostridium*

　クロストリジウム属菌は，嫌気的条件で発育する芽胞形成性のグラム陽性桿菌である．細胞の幅より大きめの球型または楕円形の内在性胞子をつくる．通常カタラーゼを欠くため，大部分の種は**偏性嫌気性**であるが，酸素の存在に対する許容度は種によって異なる．糖やペプトンから有機酸やアルコールを産生する．自然界のさまざまな場所に存在している．ヒトや動物，昆虫の腸管，創傷面や軟組織の感染部位からも見いだされる．Bergey's Manual では 86 菌種に分類されており，大部分が非病原性であるが，約 20 菌種には病原性がある．病原性をもつ本菌属による主な疾患は，(a) ガス壊疽，(b) ボツリヌス中毒，(c) 破傷風の 3 種である．

ウェルシュ菌　*Clostridium perfringens*（*C. welchii*）

[性状]　丸みのあるグラム陽性桿菌で，べん毛と運動性のないことが他のクロストリジウム属菌との区別となる．中央あるいは端在性の芽胞をつくるが，その耐熱性は菌株により異なる．生体内では莢膜をつくる．嫌気性菌であるが，その要求度は低い．Zeissler の血液寒天培地上で半透明なコロニー，溶血環（β溶血）をつくる．牛乳培地で嫌気培養すると，数時間で特徴あるガスを産生し，stormy fermentation と呼ばれる激しい発酵現象を示す．卵黄加 CW 寒天培地上ではレシチナーゼ（α-毒素）を産生し，レシチンを分解，脂肪酸のグリセリドによりコロニーのまわりに混濁帯を形成する．衛生試験法において菌の同定法の 1 つとして抗α-毒素を用いたレシチナーゼ抑制試験が行われている．糖質分解能が強く，ブドウ糖，乳糖などを分解し酸とガスを発生する．ゼラチンを液化するが，インドールは産生しない．

[病原性]　**ガス壊疽症**や**食中毒**の起因菌である．ガス壊疽症は，外傷や手術後に主にクロストリジウム属の細菌感染により，ガスの発生を伴う皮膚や皮下組織，筋肉組織の壊死を起こす致死性の感染症である．性状の異なる 12 種類の外毒素を産生し，産生毒素の種類により A〜E の 5 型に分類される．それらは病原因子として臨床症状との関連性が考えられている．

　わが国では A 型菌による集団食中毒の発生が年間 10 件以上報告されている．腸管内で菌の増殖とそれに続く芽胞形成初期に菌体内につくられる物質に腸管毒エンテロトキシンの活性があり，腸炎を引き起こす．本毒素は下痢原性（ウサギ結紮腸管ループ反応陽性）を示し，腸管粘膜上皮細胞などの感受性細胞に作用し，致死障害を与える．血管透過性亢進作用も有する．菌体の破壊や遊離芽胞の放出とともに菌体外に放出される．本菌による食中毒は，食物とともに生菌が喫食されて発症するので，生体内毒素型（中間型）食中毒と分類される（8.3 節参照）．A 型菌による食中毒は潜伏期 6〜18 時間で下痢，腹痛から始まる．1〜2 日で回復する．嘔吐，発熱などの症状は少ない．C 型菌による壊死性腸炎 necrotic enteritis の報告がある．

[予防・治療]　ガス壊疽の場合の第一選択薬はペニシリン系，セフェム系抗生物質などの大量投与が行われる．抗毒素による血清療法も併用される．日本薬局方の生物学的製剤にガス壊疽ウマ抗毒素が収載されている．

　食中毒ではほとんどの場合は自然に治癒することが多い．症状が長期にわたる場合は，ペニシリン，クリンダマイシン，テトラサイクリンなどが使用される．

ガス壊疽菌群 *Clostridium novyi*, *Clostridium septicum* など

ウェルシュ菌の他，ノービ菌 *C. novyi* やセプチック菌 *C. septicum* もガス壊疽症の起因菌であり，ガス壊疽菌群 Clostridia gas gangrene と呼ばれる．

破傷風菌 *Clostridium tetani*

[性状] 偏性嫌気性の $0.4 \sim 0.8 \mu m \times 4 \sim 8 \mu m$ で鈍端な細長い桿菌で（口絵4ページ），グラム陽性，莢膜はないが，周毛性べん毛があり，運動性がある．24～48時間培養で端在性に菌体幅より大きな芽胞を形成し，あたかも太鼓のバチ状に見える．芽胞は，熱や乾燥に対して強い抵抗性を示し，土壌中など自然界に広く分布しており，長く生存し続ける．1889年北里柴三郎によって，死亡した患者から純培養された．嫌気性培養法により酸素と接触させずに培養する（-100 mV 以下）．肝片加肝臓ブイヨン培地や Zeissler ブドウ糖血液寒天培地などが用いられる．コロニーは溶血環をもつ隆起した1～2 mmの大きさであり，周辺部は不規則な突起状を示す．グルコース，マルトースをほとんど分解しない．インドール産生は菌株により異なる．ゼラチンや凝固血清は液化するが，タンパク分解能は弱い．DNA の GC 含量は 25～26％である．

[病原性] 破傷風は，新生児破傷風とその他の年齢の破傷風に分類できる．新生児破傷風はわが国ではほとんど見られないが，致命率90～95％である．本菌の産生する**破傷風毒素**テタノスパスミン tetanospasmin により発症する疾患である（8.1.3参照）．神経毒である破傷風毒素の産生はプラスミドによって支配されている．本毒素は分子量約15万の単純タンパク質として菌体内に産生される（プロトトキシン）．菌の融解とともに菌体外に放出され，タンパク分解酵素により分子量5万と10万のフラグメントに分解されるが，S-S 結合や非共有結合で結合した nicked toxin の形となり，毒性が強化される．毒素は運動神経細胞内に取り込まれ，中枢神経系に作用し，運動系の活動を亢進し，全身の骨格筋（随意筋）の激しい疼痛を伴う不随意性収縮を引き起こす．この毒素は易熱性で 65℃, 5分で失活する．その他，溶血素テタノリシン tetanolysin，線維素溶解素などを産生する．

潜伏期間は平均 4～10 日．咀嚼筋が硬直し，開口障害 trismus を起こして発病する．摂食不能，ついで顔面筋の緊張，前額にしわを生じ破傷風顔を呈する．さらに頸部硬直，激しい疼痛を伴う硬直性痙攣を起こした後，呼吸筋・心筋麻痺により死に至る．患者は死の直前まで意識があり，感覚系も亢進するため，患者は症状に苦しみ悲惨な病状を呈する．痙攣発作は音，光などにより誘発される．

[予防・治療] 感染症法では「五類-全数」に指定されている．破傷風の予防にはトキソイドによる免疫が有効である．薬局方には沈降ジフテリア破傷風混合トキソイド，沈降破傷風トキソイドと沈降精製百日せきジフテリア破傷風混合ワクチン（三種混合ワクチン）が収載されている．2012年から定期予防接種に四種混合ワクチン（DPT-IPV）が導入され，三種混合ワクチン未接種かつポリオワクチン未接種の場合は原則として四種混合ワクチンを接種することになった．三種混合（DPT）に不活化ポリオワクチン inactive polio vaccine を加えたため DPT-IPV と表記される．

破傷風の治療は早期に行わなければならない．化学療法剤の使用，ペニシリン系抗生物質の大量投与，抗毒素による血清療法などが行われている．

ボツリヌス菌　*Clostridium botulinum*

[性状]　偏性嫌気性であり，1.9〜1.2 μm×4〜6 μm の両端鈍円，グラム陽性大桿菌，周毛性のべん毛をもち運動性がある．偏在性の楕円形芽胞をつくる．強力な神経毒を産生し，中毒を起こす．1897 年の食中毒流行のときに，ベルギーの van Ermengem により，原因となったハムから分離された．その後，ヒト，家畜，水鳥，ミンクなど種々の中毒例から分離されている．土壌中に広く分布している．本菌は産生毒素の抗原性の違いにより A〜G 型に分類されている．この菌型の違いにより，生物学的性状（タンパク分解性，糖分解性，芽胞の耐熱性など）も異なる．肝片加肝臓ブイヨンや卵黄加 CW 寒天平板培地などで 30 ℃，2〜3 日嫌気培養を行う．

[病原性]　**ボツリヌス中毒**には 3 種類の型がある．第一は食中毒で，食品がボツリヌス菌によって汚染され，菌の増殖とともに産生される毒素を摂取することにより発症する（生体外毒素型）．日本では，いずし（飯寿司）が原因となって起こる E 型菌による中毒の発生が多かったが，最近は激減している．一方，汚染された輸入食品から A 型や B 型ボツリヌス菌の検出報告がある．第二は乳児ボツリヌス病，これは離乳食として乳児に与えられた蜂蜜などのボツリヌス汚染が考えられている．第三はまれに成人に見られる創傷ボツリヌス症で，生体内で菌が増殖，産生された毒素により発症する（生体内毒素型）．ヒトから検出されるボツリヌス菌は A，B，E，F 型で C，D 型は鳥獣に中毒を起こすといわれていたが，1990 年に乳児ボツリヌス症で C 型菌が検出された．

　A，B 型の芽胞は耐熱性が強く 100 ℃で 3 時間，または 120 ℃で 4 分耐えるが，E 型の芽胞は熱抵抗性が弱く 90 ℃で 5 分または 80 ℃で 20〜40 分間の加熱で死滅する．いずれにしても耐熱性であり，食品中では少々の加熱では芽胞は死滅しない．

　毒素分子は分子量 15 万の神経毒と無毒成分が非共有結合し，分子量 30 万，50 万，90 万の複合体で存在する（プロジェニター毒素）．経口摂取されたボツリヌス毒素は無毒成分に保護され，胃内を通過，小腸上部で吸収され，リンパ管内で遊離，血中に入った神経毒が標的細胞である神経筋接合部や自律神経に結合して，アセチルコリンの分泌を抑制することにより，中毒症状が発現する（8.1.3 参照）．B，E，F 型のプロジェニター毒素はトリプシンなどのプロテアーゼにより，開裂（ニック）が入り，毒性が数百倍に上昇することが知られている．本毒素は易熱性で，80 ℃で 30 分または 100 ℃で 10 分の加熱で完全に無毒化される．活性化毒素の毒性は既知の毒素のうちで最強と言われる．

　毒素の摂取量の違いにより潜伏期は数時間から 3 日位と差はあるが，平均 12〜24 時間である．めまいや頭痛を伴う全身倦怠感の後，口腔咽頭の乾燥感，複視などの視力障害，瞳孔散大，眼瞼下垂，発語障害，嚥下障害，呼吸困難などの麻痺症状が現れ，死に至る．意識障害，知覚障害，発熱はない．致命率は 25 ％以上である．

[予防・治療]　感染症法では，四類感染症に指定されている．この疾患は毒素が神経系作用部位に不可逆的に結合するため，発症後の治療は困難である．中毒が疑われる早期に抗毒素による血清療法を行う．さらに死の転機の原因となる症状に対し対症療法を行う．抗生物質の投与は行わない．トキソイドによる予防は確立していない．乾燥ボツリヌスウマ抗毒素が薬局方に収載されている．米国ではヒト型抗毒素抗体がつくられ治療に用いられている．

　予防としては，食品の加工段階における本菌による汚染を防止，危険性のある場合には摂食前に十分加熱処理を行う．

ディフィシル菌　*Clostridium difficile*

[性状・病原性]　偏性嫌気性菌である．本菌はヒト，動物の腸管内に常在しており，各種抗生物質に対する抵抗性が強い．クリンダマイシン，リンコマイシン，アミノベンジルペニシリン，セファロシンなどの抗生物質投与により，正常な腸内細菌叢が乱され，誘発される偽膜性大腸炎（下痢，腹痛，発熱，大腸粘膜に白色，黄色などの偽膜斑が見られる）の起因菌である．菌交代現象として，本菌が異常に増殖し，産生されたエンテロトキシンにより発症する．2種類のエンテロトキシンが知られており，共に易熱性で，エンテロトキシンA毒素，B毒素と呼ばれている．培養細胞毒性が強い．患者の糞便中に毒素を検出できる．そのほか腹腔内感染症，菌血症などの起因菌となる．化学療法中に下痢などの症状が現れたなら，投与中の抗生物質を中止し，腎排泄型抗生物質（アミノグリコシド系，β-ラクタム系）に切り替える．本菌に有効な抗生物質バンコマイシン，メトロニダゾールを投与する．

11.1.3　グラム陽性芽胞非形成菌

ラクトバチルス属（乳酸桿菌属）Genus *Lactobacillus*，リステリア属 Genus *Listeria* などを含む7種の属からなるグラム陽性無芽胞桿菌で，ヒトに病原性を示す菌としては，リステリア菌 *Listeria monocytogenes*，ブタ丹毒菌 *Erysipelothrix rhusiopathiae* がある．

◆ラクトバチルス属　Genus *Lactobacillus*

[性状]　グラム陽性の微細な桿菌 $0.5〜0.8\ \mu m \times 2〜8\ \mu m$ でほとんどが無べん毛，通性嫌気性菌であるが，カタラーゼ陰性，シトクロム陰性で，微好気あるいは嫌気性で発育する．増殖には複雑な有機成分を必要とする．糖を代謝し乳酸発酵を行う．乳酸のみを産生する種を homofermenter という．一般に非病原性で，健康人の口腔，腸管内に常在している．成人女性の腟内にはデーデルライン Doederlein 桿菌と呼ばれる乳酸菌属の混合菌群が正常な細菌叢として存在し，腟粘膜上皮細胞のグリコーゲンを分解し，大量の乳酸をつくることにより，腟内のpHを酸性に保ち腟内の健康状態に関与している．本属の菌は発酵食品・乳酸菌製剤などに利用されている．乳酸菌製剤は腸内細菌叢の異常による諸症状の改善目的に使用される．特に抗生物質投与時には耐性乳酸菌製剤が使用される．

◆リステリア属　Genus *Listeria*

リステリア属の細菌は，通性嫌気性の無芽胞性のグラム陽性桿菌である．低温（10℃以下）でも増殖が可能で，耐塩性（6% NaCl）がある．リステリア属には10種の菌種が含まれるが，ヒトに対し病原性を示す *L. monocytogenes* が基準種となっている．

リステリア菌　*Listeria monocytogenes*

[性状]　グラム陽性の短桿菌 $0.4〜0.5\ \mu m \times 0.5〜2\ \mu m$，好気性，通性嫌気性である．至適発育温度 30〜37℃であるが，1〜45℃の間で発育可能である．20〜25℃で培養すると運動性を示す．血液寒天培地上でよく発育し，β溶血性を示す．カタラーゼ（＋），オキシダーゼ（−），糖を分解

し酸を産生するが，ガス（−），食塩耐性があり，6〜8％ NaCl 含有培地上に発育できる．通性細胞内寄生性で，マクロファージ内で増殖する．哺乳動物の腸管など自然界に広く分布している．

[病原性] ヒトを含む哺乳動物，鳥類にも感染する人畜共通感染症リステリア症の起因菌である．本菌に感染すると末梢血中の単核球の増加が認められるが，ヒトにおいては増加が認められない場合もある．ヒトでは髄膜炎，髄膜脳炎が多く，敗血症がこれに次ぐ．その他流産の原因となり，妊婦の子宮内感染では胎児敗血症，新生児の死亡の原因となる．わが国では患者の 2/3 が 5 歳以下である．日和見感染症の起因菌として注意を要する．ステロイド剤や免疫抑制剤の使用は本症を誘発する．1980 年代以降，欧米を中心に食品を介した集団発症がしばしば報告されており，致死率が高く，妊婦（新生児），免疫機能の低下した高齢者などでは特に感受性が高い．欧米では本症が食品媒介感染症として位置づけられてきている．生肉，生乳，乳製品，魚介類，野菜類などとともに調理済み食品にも広く分布していることが報告されている．本菌は 60 ℃，30 分で死滅する．

本菌は抗生物質に高い感受性を有しており，種々の抗生物質が有効である．ペニシリン系，特にアンピシリンが有効で，ゲンタマイシン，テトラサイクリン，ミノサイクリンなどと併用される．

◆エリシペロスリックス属　Genus *Erysipelothrix*

ブタ丹毒菌　*Erysipelothrix rhusiopathiae*

[性状・病原性] グラム陽性，多形の微細な桿菌である．0.2〜0.4 μm×0.5〜2.5 μm，長糸状の分岐を示す．この菌の感染は世界各国の動物にみられ，汚染された魚肉，貝，肉類あるいは家禽などに接触することにより，ヒトの皮膚にも類丹毒 erysipeloid の病変をつくる．人畜共通感染症の起因菌である．ブタなどの家畜・家禽は自然環境からの感染もある．芽胞を形成しない菌であるが，自然環境のなかで生存期間が長い．60 ℃，15 分で死滅する．治療にはペニシリンが有効である．

11.1.4　グラム陽性芽胞非形成不規則性桿菌

◆コリネバクテリウム属　Genus *Corynebacterium*

グラム陽性，多形性（柵状，松葉状など）棍棒状桿菌，菌体中にポリメタリン酸を主成分とする異染小体をもつ．非運動性，非抗酸性であるが，細胞壁中に短鎖（炭素数 22〜36）のミコール酸をもつ．好気性または通性嫌気性．DNA の GC 含量は 51〜63％．自然界に広く分布しており，植物病原菌種も多く含まれている．ヒトでは気道や粘膜などの正常細菌叢の構成菌として常在している．

ジフテリア菌　*Corynebacterium diphtheriae*

[性状] 1883 年 Klebs により，ジフテリア患者の咽頭の偽膜染色標本中に発見された．0.3〜0.8 μm×1.0〜8.0 μm の多形性の桿菌で，菌体は相互に松葉状（V，W，L 字型），柵状配列を取る（口絵 3 ページ）．一端または両端が棍棒状に膨れている．芽胞，べん毛，莢膜は形成しない．アニリン系色素染色を行うと菌体内に異染小体が観察できる．普通寒天培地ではあまり増殖しないが，血液寒天培地や Loeffler の凝固血清培地などによく増殖する．選択培地として亜テルル酸カリウムを含む血液寒天培地上で培養すると，性状の異なる 3 種の型のコロニーが得られる．コロニーはそれぞれ gravis 型，intermedius 型，mitis 型と呼ばれ，糖の分解性，病原性などに差がある．gravis

型はグリコーゲンを分解し，モルモットに対する病原性は 3 型のうち最も強い．グルコース，マルトース，デキストリンを分解するが，ガスは産生しない．種々の糖に対する分解性状の違いは，ヒトに病原性を示すジフテリア菌と他菌種との鑑別に利用されている．本菌は外毒素を産生する．毒素の産生は毒素非産生株が特定のファージで溶原化されることにより生じる．毒素産生の有無は重要な検査である．モルモットによる動物試験もあるが，抗原抗体反応を利用し，培地上でゲル内沈降反応を行うエレク法 Elek's method も用いられる．

［病原性］　ジフテリアは，感染症法において二類感染症に分類されている感染症で，ジフテリアトキソイドによる予防接種が普及する以前は小児の主要な死亡原因の 1 つであった．本症はジフテリア菌の産生する外毒素により発症し，毒素の作用機構がよく研究されているものの 1 つである（8.1.3 参照）．本毒素は分子量約 58,000 の易熱性単純タンパク質であり，S-S 結合を切ると A フラグメントと B フラグメントに分けられる．A フラグメントは，NAD 存在下で真核細胞のポリペプチド鎖の伸長因子 2（EF2）を ADP-リボシル化し失活させる．B フラグメントは，A フラグメントの細胞内侵入のため，レセプターへの結合，脂質層の通過に関与していると考えられている．

　飛沫感染により患者または保菌者から伝播，2〜7 日の潜伏期の後，感染局所に灰色の偽膜をつくり菌が増殖する．菌は血液に入ることはなく，菌の増殖とともに産生された外毒素が血中に吸収され，局所，全身症状が発生する．副腎，肝，心筋，神経の変性を伴う障害，後に呼吸筋，心筋麻痺を起こす．心筋変性による心臓障害はジフテリアによる死因の主なものであり，心組織ではタンパク合成阻害が認められる．感染経路として接触感染もある．感染は鼻粘膜・咽頭粘膜が最も多いが，皮膚，性器，眼，中耳に感染巣をつくることもある．

［予防・治療］　予防にはジフテリアトキソイドの接種が行われている．日本薬局方には単独のジフテリアトキソイド，破傷風との混合，百日咳，破傷風と混合した**三種混合ワクチン**（DPT，D：ジフテリア，P：百日咳，T：破傷風）などが収載されている．三種混合ワクチンが乳幼児，小児を対象に接種されてきたが，2012 年から定期予防接種に**四種混合ワクチン**（DPT-IPV）が導入された．三種混合ワクチン未接種かつポリオワクチン未接種の場合は，原則として四種混合ワクチンを接種することになった．三種混合（DPT）に不活化ポリオワクチン inactive polio vaccine を加えたため DPT-IPV と表記される．

　ジフテリアは病状の悪化が早いので，細菌学的な検査結果を待ってから治療を開始することはできない．早期発見，早期治療が患者の命を救う手段である．ジフテリア抗毒素をできるだけ早期に大量に投与し，エリスロマイシンなどのマクロライド系の抗生物質を併用する．乾燥ジフテリアウマ抗毒素が薬局方に収載されている．

　ジフテリアに対する免疫の有無を調べるために，微量のジフテリア毒素を皮内に注射するシック試験が行われていたが，現在，日本国内では行われていない．ワクチンとして使用されているジフテリアトキソイドに対するアレルギー反応の程度を調べるモロニー試験では，発赤の程度によりワクチン接種量を調整することが必要である．

★ジフテリアの患者の発生は現在散発的であり，予防接種の行われている国では患者数が激減している．しかしながら，1993 年ロシアでの流行が報告された．ワクチンの整備状況の悪化とジフテリアの流行との相関が示唆されている．1993〜1997 年間に，イングランドとウェールズで 12 例の輸入毒素型ジフテリア感

染症が報告され，6例は皮膚ジフテリアであった．熱帯地域では皮膚ジフテリアが流行しており，わが国でも海外渡航者の感染例がある．

◆**放線菌属** Genus *Actinomyces*

[性状・病原性] グラム陽性，非抗酸性の細菌である．菌体は糸状で，ときに分裂して球菌状，棍棒状などを示す．通性嫌気性であるが，チオグリコレートやハートインフュージョン培地で嫌気培養すると増殖する．DNAのGC含量は57〜69％である．

放線菌属のうち臨床例からは主にイスラエル放線菌 *A. israelii* が分離されるが，まれに他菌種の例もある．*A. israelii* は健康人の口腔中に常在している．放線菌症は顔頸部に多発し，次いで歯科疾患が先行し顎部へ波及，さらに腹部，胸部での発生も見られる．まれな病気であるが，世界中に見られる．ウシ，ウマ，ブタも罹患する．病巣内に菌塊 druse を形成，この周囲に白血球が集合して化膿炎，単球などにより，肉芽種が形成され，肉芽は徐々に隣接組織に広がっていく．治療は長期にわたって，大量のペニシリン投与が有効である．テトラサイクリンも有効である．ときに外科的切除も行われる．

◆**ビフィドバクテリウム属** Genus *Bifidobacterium*

グラム陽性，嫌気性，多形性の桿菌．母乳栄養新生児の腸内細菌叢の主要な菌で，乳児が普通食に移行すると次第に少なくなる．本菌は乳酸産生，栄養要求などの点から病原腸内細菌の腸管内での増殖を妨げるといわれている．

11.1.5 抗酸菌

結核菌やらい菌を含むグラム陽性桿菌であるマイコバクテリウム属菌は，染色操作での塩酸アルコールによる脱色に抵抗することから抗酸菌 acid-fast bacillus（または抗酸性菌）と呼ばれる．細胞表層が脂質（ワックス）成分で覆われているため，色素により染色されにくいが，いったん染色されると脱染色されにくい．

◆**マイコバクテリウム属** Genus *Mycobacterium*

グラム陽性，無芽胞，好気性の桿菌である（$0.2〜0.6\ \mu m \times 1.0〜10\ \mu m$）．ときに分岐状，繊維状，菌糸体状を示すことがある．べん毛，莢膜をもたない．細胞壁中にミコール酸 mycolic acid（炭素数60〜90）を含む多量の脂質をもつため，各種の塩基性色素により染色されにくいが，一度染色されると酸により脱色されない抗酸性の性質を示す（acid-fast bacillus）．培養に際しての発育状況の違いにより分類することができる．

1. 遅発育菌群：少量の菌を適当な培地に接種して，肉眼的にはっきり認められるコロニーができるまでに7日以上かかる．
2. 迅速発育菌群：上記と同様な条件で7日以内，25℃，37℃で発育可能．
3. 特殊な栄養を要求する．
4. 人工培地増殖不能

自然界に広く分布し，ヒト，動物に病原性を示す結核菌，らい菌が含まれる．DNAのGC含量は62〜70％である．

結核菌 *Mycobacterium tuberculosis*

[性状] 0.3〜0.6 μm×2〜4 μmのグラム陽性桿菌であるが，細胞壁中に多量の脂質が含まれているので染色性は悪い．染色液を加えて加温染色し，塩酸アルコールで洗浄しても脱色されないことを利用した抗酸菌染色（Ziehl-Neelsen法）が行われる（口絵1ページ）．菌体内に顆粒をもつ．芽胞，莢膜，べん毛はない．好気性であり，pH 6.8〜7.3位で増殖するが，本菌は遅発育菌群に属し，固形培地上にコロニーをつくるまでに2〜4週間位かかる．普通寒天培地には発育せず，小川培地のようなグルタミン酸塩，グリセリンを主体とする卵培地が使われる．培地上に淡黄白色のラフ型コロニーをつくる．液体培地では少し早く発育する．液体培地でも固形培地でも強毒株は同じ方向に並び固まりあって紐状になる（コード形成）．

　Blochは，本菌からクロロホルム，石油エーテルに可溶なトレハロース 6,6′-ジミコール酸からなるコード因子 cord factorと呼ばれる物質を得た．これは白血球の遊走阻止や，慢性肉芽腫の原因となるといわれている．さらに肺の出血や遅延性の致死毒作用を示す．結核菌は乾燥菌量の20〜40％の脂質を含む．結核菌を有機溶媒で抽出するとwax Dと呼ばれる糖脂質が得られるが，これはアラビノースとガラクトースの重合した多糖体にミコール酸が結合し，リン酸を介してペプチドグリカンに結合しているもので，アジュバント作用（9.5.3参照）を有する．

　本菌はニコチン酸の産生量が他の菌型より多く，Koenig反応を利用したナイアシンテストが他の菌型との識別に用いられている．

[病原性] 結核菌はヒト型 *M. tuberculosis*，ウシ型 *M. bovis*，トリ型，ネズミ型，冷血動物の結核菌があるが，ヒトに病原性を示すのはヒト型とウシ型である．結核は結核菌による感染症である．病型は全結核の90％が肺結核であるが，ほとんど全身に感染巣をつくることができる．結核菌は吸入により感染し，肺に入り定着する．そこで菌が増殖し，一部は所属リンパ節に運ばれ，リンパ節病巣をつくる．これらを初期変化群と呼ぶ．感染後3〜4週間で感染免疫が成立し，ツベルクリン反応が陽性となる．多くはそのまま自然治癒する．結核菌はマクロファージに貪食されるが，マクロファージ内でも増殖が可能である．結核に対する免疫は細胞性免疫が中心となり，血中抗体には防御効果が乏しい．

　初期感染の段階で，生体の抵抗力が低下していると，病巣が広がり肺結核となる．さらに，リンパ行性，血行性，管内性に結核菌が広がり，種々の臓器，骨，関節，泌尿生殖器，脳膜，皮膚などに感染巣をつくる．通常，肺結核は慢性の経過をたどるが，結核性肺炎，髄膜炎，粟粒結核などは急性である．

[予防・治療] 予防にはウシ型結核菌 *M. bovis*を13年間継代培養し，弱毒化した株であるBCG（Bacille de Calmette et Guerin，カルメット・ゲラン桿菌）の生菌ワクチンが用いられ，薬局方に"乾燥BCGワクチン"が収載されている．結核菌への感染の有無は，遅延型過敏症反応を利用したツベルクリン皮内反応で判定される．ツベルクリンは，結核菌の培養ろ液を加熱し部分精製したタンパク質成分であり，結核菌に特有な抗原物質の混合物である．

　結核菌は一般の消毒薬に対して，他の菌に比べ抵抗性である．湿熱に比較的弱く60℃，20〜30

分, 70℃, 5分で死滅する.

　治療はイソニアジド (INH), リファンピシン (RFP) の 2 剤併用, これにストレプトマイシンまたはエタンブトールを加えた 3 剤併用療法が行われる. その他多くの抗結核薬が使用される. 単独で治療を行うと耐性菌の出現により, 患者の病状が数か月後に悪化するという現象が起こる. そこで作用部位の異なる化学療法剤を組み合わせた多剤併用療法が考案され, 著効を呈している. 現在, 抗生物質感受性の結核菌患者では多剤併用療法を行うことにより 6〜12 か月で治療できる. 投薬の中断は耐性菌を増加させ, 治療の失敗を招く.

★結核は現在でも世界最大の感染症である. 日本では 1950 年以降, 化学療法が奏効し死亡者数が激減したことにより, 社会的な関心が希薄となってきていたが, 毎年新規に登録される患者数は 3 万人以上おり, また, 新たに多剤耐性結核菌による集団感染の発生が報告され, 改めて結核に対する関心が必要な社会的状況になってきている.

　多剤耐性結核菌とは INH, RFP に対する耐性を獲得した結核菌のことを指し, 本菌による結核は治療が非常に難しい状態である.

非定形抗酸菌

[性状・病原性・治療] ヒトに病原性を発現するヒト型およびウシ型結核菌, らい菌以外の抗酸菌を非定形抗酸菌としている. 固形培地上での発育状況と光に対する発色性で 4 群に分類されている (Runyon の分類).

　　Group Ⅰ (光発色群): 固形培地上での発育に 2〜3 週間遅発育. 光に当てるとレモン色に発色する. *M. kansassi, M. marinum*

　　Group Ⅱ (暗発色群): 固形培地上で遅発育. 暗所で黄色または橙色に着色している. *M. scroflaceum*

　　Group Ⅲ (非発色群): 遅発育で光に当てても発色しない. *M. avium, M. intracellulare, M. ulcerans*

　　Group Ⅳ (迅速発育群): 固形培地上で 1 週間以内にコロニー形成. *M. phlei, M. smegmatis, M. fortuitum*

　ヒトに対し病原性のある菌種があり, 結核様の肺疾患を起こす. 臨床所見からは結核と区別しにくい. 基礎疾患, 例えば肺炎, 塵肺, 糖尿病, 肝炎, 消化性潰瘍, 悪性腫瘍, 免疫不全症などのある場合に発症しやすく日和見感染症ともいえる. 結核様の肺疾患の起因菌としては, *M. kansassi, M. intracellulare* など. *M. marinum, M. ulcerans* は皮膚潰瘍を起こす.

　治療は化学療法剤を使用するが, 一般的に抗結核薬に対し感受性が低い. Ⅰ群: エチオナミド, サイクロセリン, リファンピシン; Ⅱ群: ストレプトマイシン, カナマイシン, サイクロセリン; Ⅲ群: サイクロセリンなどが使用される.

らい菌 *Mycobacterium leprae*

[性状・病原性・治療] 0.3〜0.5 μm × 1.0〜8.0 μm の大きさで, 結核菌によく似た形態の抗酸菌である. 1879 年ノルウェーの Hansen によりヒトのらい (癩, **ハンセン病**) の病原体として発見さ

れた．らい菌の人工培養はまだ成功していないが，アルマジロやヌードマウスで菌を増殖させることができるようになった．この菌の侵入門戸は鼻粘膜や創傷皮膚からの直接接触感染によると考えられている．感染力は弱く，家族内感染が多いが，親子間での感染が多く，夫婦間感染はほとんどない．潜伏期は平均3～6年．らいの病型は，らい腫型（結節型，L型），類結核型（非結節型，T型），両者の中間の境界群（B群），病初期のため典型的な特徴が明らかでない未分化群（I群）がある．らい結節から調製した抗原液を皮内に注射し反応を調べる光田レプロミン反応がある．らいは神経に親和性があり，多くの症例に知覚麻痺が伴うという特徴がある．

　化学療法剤が有効であるが，手や顔の変形に対しては外科的な治療が必要である．化学療法剤として，DDS（ジアミノジフェニルスルホン），グルコスルホンナトリウム，クロファジミン，リファンピシン，オフロキサシンなどの併用療法が行われている．

11.1.6　ノカルジア型放線菌

◆ノカルジア属　Genus *Nocardia*

　ノカルジア属菌は，好気性放線菌であり，ノカルジア型放線菌 nocardioform actinomycetes と呼ばれる．1888年 Nocard によってウシの馬鼻疽より分離され，後に1890年ヒトの脳腫瘍からも分離された．分枝上の菌糸を形成し，容易に分節し，桿菌球菌様の細胞になる．染色性はグラム陽性であるが，難染性であり不定である．細胞壁に直鎖不飽和脂肪酸や炭素数40～60のミコール酸を含有する．DNA の GC 含量は64～72％と高値である．土壌中に広く分布し，ヒトや動物の日和見感染症の起因菌となる．*Nocardia asteroides* によるノカルジア症が多いが，*N. brasiliensis*, *N. caviae* によっても起こる．

　N. asteroides による肺ノカルジアは本菌の感染症の約75％に見られ，慢性の経過をとり，肺結核に似た症状を起こす．肺病変は莢膜を冒し膿胸を起こす，または血行性に脳腫瘍を形成し，神経症状を呈し，さらに全身症状を引き起こす．

　治療には長期にわたる抗生物質の大量投与を行う．ミノサイクリン，アンピシリン，エリスロマイシンなどが使用される．

11.1.7　グラム陰性好気性球菌および桿菌

　Bergey's Manual（第9版）section 4 に分類されている群で8科と16属より構成されている．

◆ナイセリア属　Genus *Neisseria*

　直径0.6～1 μm の双球菌状，または対をなすか，短連鎖状の卵型の菌である．べん毛はなく，カタラーゼ，シトクロムオキシダーゼともに陽性の好気性グラム陰性菌である．至適発育温度35～37 ℃，DNA の GC 含量は46.5～53.5％である．ヒトに対して病原性を示すのは淋菌 *N. gonorrhoeae* と髄膜炎菌 *N. meningitidis* の2種である．*N. sicca*, *N. flavescens* は普通寒天培地に生え，上気道の常在菌である．

表11.4　ナイセリア属菌の鑑別性状

	糖　分　解			オキシダーゼ	普通寒天培地上の発育（35℃）
	グルコース	マルトース	スクロース		
N. gonorrhoeae	+	−	−	+	−
N. meningitidis	+	+	−	+	−
N. sicca	+	+	+	+	+
N. flavescens	−	−	−	+	+

淋菌　*Neisseria gonorrhoeae*

[性状]　腎形またはそら豆形の球菌が向き合った双球菌で直径は約0.8 μmである．血液や血清添加GC（gonococcus）培地やMTM（modified Thayer-Martin）培地で，3〜5％ CO_2 ガス存在下，湿度の高い環境，例えばロウソク培養法などで培養すると24〜48時間後，透明で，つやのある小露滴状のコロニーを形成する．温度，消毒薬，乾燥などに対する淋菌の抵抗力は弱い．淋病の膿を塗抹染色すると多形核白血球に貪食された菌を観察できる．

[病原性]　**性感染症** sexually transmitted diseases（STD）である**淋病**の起因菌であり，感染症法では「五類-定点」感染症に分類されている．淋菌はヒトにのみ病原性を示す．感染源は患者の粘膜からの浸出物であり，性交による直接接触感染が主体である．潜伏期間2〜14日である．淋病は非膿を伴う前部尿道炎として発症する．泌尿生殖器感染と性器外感染とに分けられる．男性には尿道炎，前立腺炎，副睾丸炎などを起こし，女性では尿道炎は軽く膣炎，卵管炎，子宮内膜炎などに進行し，不妊の原因となることがある．

　性器外感染は，関節炎，心内膜炎などがあるが，淋菌性眼炎は失明の危険を伴う．したがって，感染産道を通過する際の膿漏眼（のうろうがん）を防ぐため，出産時，新生児に1％硝酸銀液の点滴（クレーデ法）や，ペニシリン，アクロマイシンの点眼が行われる．小児淋菌性膣炎は公衆浴場や膿の付着した物品に接触することによる間接感染が原因となるが，例は少ない．

[治療]　ペニシリン系，セフェム系抗生物質やエリスロマイシン，スペクチノマイシンなどが用いられる．ペニシリナーゼ産生淋菌（PPNG）などのペニシリン耐性淋菌が出現している．

髄膜炎菌　*Neisseria meningitidis*

[性状・病原性・治療]　腎形の双球菌で，形態，培養性状などは淋菌に似ている．物理化学的刺激に対する抵抗性は弱い．**流行性脳脊髄膜炎** epidemic cerebrospinal meningitis の病原菌であり，感染症法では**侵襲性髄膜炎菌感染症**として「五類-全数」感染症に分類されている．本菌による流行性髄膜炎は10歳以下の子供がかかりやすい．鼻咽喉粘膜から侵入，増殖した菌が血液中に入り，次いで親和性の強い髄膜に入り，化膿性炎症を起こし，脳や脊椎を侵す．本症は本質的には菌血症であり，発疹，発熱，筋痛，関節炎などの症状が出る．現在患者数は減少している．

　治療には抗生物質が有効であり，ベンジルペニシリン，アンピシリン，クロラムフェニコール，セファロリジン，エリスロマイシン，スルファジメトキシンなどが使用される．

◆**モラクセラ属** Genus *Moraxella*

モラクセラ属は球菌のブランハメラ亜属と桿菌のモラクセラ亜属からなる．モラクセラ・カタラーリス *M. catarrhalis*（ブランハメラ・カタラーリス *Branhamella catarrhalis* と呼ばれることもある）はヒトの口腔，鼻腔，生殖器に存在するが，まれに日和見感染の起因菌となることがある．

◆**シュードモナス属** Genus *Pseudomonas*

グラム陰性桿菌，極毛性のべん毛を有する偏性好気性菌で糖を酸化分解し，発酵はしない．カタラーゼ（＋），オキシダーゼ（＋），DNA の GC 含量は 58 ～ 71 ％である．

自然界に広く分布し，多くの抗生物質に自然耐性をもち，化学薬品や消毒剤（逆性せっけんなど）に抵抗性である．日和見感染の原因菌として，重要な菌種がある．

緑膿菌 *Pseudomonas aeruginosa*

［性状］ 1.5 ～ 3.1 μm × 0.5 ～ 0.8 μm の小桿菌で自然界に広く存在し，ヒトの皮膚や腸管にも見られる．単独あるいは混合感染して緑色膿を伴った化膿巣をつくる．通常 1 本または数本の局在性のべん毛をもち運動性がある．芽胞をつくらない．普通寒天培地でよく増殖する偏性好気性菌である．化学薬品に抵抗性であることを利用し，緑膿菌の選択培地にはナリジクス酸を加えた NAC 寒天培地が使われている．固形培地上で主に 2 タイプのコロニーが認められる．1 つはコロニーが大きく，表面平滑，周縁は平坦で，中心部に盛り上がりのある目玉焼き様で，臨床材料から得られる．もう 1 つはコロニーが小さく，ラフ型で凸型，自然界からの材料で得られる．呼吸器や尿路の分泌物からはムコイド型コロニーが得られることがある．コロニーはトリメチルアミン由来の芳香性の臭気がある．本菌は黄緑色の蛍光色素ピオベルジン pyoverdin と，水溶性の青色色素ピオシアニン pyocyanin を産生する．また褐色のメラニンや赤紫色ピオルビン pyorubin を産生する菌株もある．ピオシアニン産生は *P. aeruginosa* の同定に利用されている．

［病原性］ ヒトに対する病原性は強くはないが，混合感染，二次感染の起因菌として注意を要する．自然界に広く分布しており，多くの常用抗生物質に非感受性であることから，日和見感染症や菌交代症の感染症を起こしやすい．免疫抵抗力の弱った者，免疫不全患者，さらに新生児などでは敗血症や肺炎などの重篤な全身性の感染を起こし死に至ることがある．**院内感染症**の起因菌の 1 つである．病型は多彩で，気道感染症，呼吸器感染症，尿路感染症，慢性化膿性中耳炎，腸管感染症，手術後や火傷局所の皮膚感染症などがある．本菌は**バイオフィルム**（8.1.4 参照）を形成し，疾患が慢性化するので注意を要する．

病態との関連性が考えられる多くの外毒素を産生する．例えば，プロテアーゼ，エラスターゼ，ホスホリパーゼ，ヘモリシン，ロイコシジン（白血球傷害毒素），外毒素 A（ジフテリア毒素と同じ作用機序によりタンパク質合成を阻害し，角膜潰瘍，マクロファージへの細胞毒性，皮膚壊死などを起こす）などがある．

グラム陰性菌特有の内毒素（エンドトキシン）を有しており，内毒素のもつ多彩な生物活性作用もある．発熱，壊死，内毒素ショック，シュワルツマン反応など．

［治療］ ポリミキシン，コリスチン，ゲンタマイシン，アミカシン，抗緑膿菌用セファロスポリン，合成抗菌薬フレロキサシン，スルファメチゾールなどが有効である．局所療法にはポリミキシン

軟膏, ゲンタマイシン軟膏などが使われている. 類縁の菌 *P. cepacia*, *P. maltophilia*, *P. putida*, *P. fluorescens* は院内感染の原因菌として臨床材料より分離されている.

◆レジオネラ属　Genus *Legionella*

グラム陰性桿菌で, もともと土壌に生息する. 1976年フィラデルフィアの米国在郷軍人の集会で集団発生した高熱を伴う劇症型の肺炎 (**在郷軍人病** Legionnaires' disease) の起因菌として分離され, *Legionella pneumophila* と命名された. 現在までに48菌種が同定されている. 本菌群は発育に微量の鉄と L-システインを必要とし, オキシダーゼは陰性または弱陽性, 硝酸塩を還元せず, ウレアーゼ陽性, 各種の糖質を発酵も酸化もしない. DNA の GC 含量は39～49%である.

レジオネラ・ニューモフィラ　*Legionella pneumophila*

[性状] 0.3～0.9 μm×2～5 μm の菌体の中央部がやや湾曲した短桿菌で, 染色性が弱く, 検体中ではグラム染色での観察は困難である. ギムザ染色, ヒメネス染色, 鍍銀染色でよく染色される. 細胞内寄生細菌のため肺炎の病巣部で, 好中球やマクロファージの細胞質に取り込まれ, 増殖している像が観察される. 既知の細菌用培地には発育せず, 酵母エキスに発育因子として微量の鉄と L-システインを加えた CYE または BCYE 寒天培地が使用される. 偏性好気性であるが, 培地の pH を 6.90 ± 0.05 に保つため, 2.5～3.0% CO_2 ガス培養が行われる. 至適温度35～36℃, 4～7日培養, 菌体脂質に炭素数15～17の分枝鎖脂肪酸を多く含む. *L. pneumophila* には11の血清型がある. 本菌は従来の方法で菌種を鑑別するのは困難であり, 血清学的方法, 蛍光抗体法が同定の手段として用いられる. *L. pneumophila* や多くの菌種は β-ラクタマーゼ産生能がある.

[病原性] レジオネラ菌の感染症を**レジオネラ症**と総称しており,「四類-全数」感染症である. 肺炎型, ポンティアック熱型の2通りの病型が知られている.

① **肺炎型**: 初発症状は全身倦怠, 頭痛, 食欲不振など不定の症状から始まり, 通常, 上気道炎症状は見られない. 発病3日以内に悪寒を伴い高熱を発し, 精神・神経的異常が出現する. 胸部に異常陰影が現れ, 適切な治療がなされなければ, 発病から7日以内に死亡する例が多い.

② **ポンティアック熱型**: 主症状は発熱である. 平均38時間の潜伏期の後, 悪寒, 筋肉痛, 倦怠感, 頭痛で発症, 6～12時間以内に悪寒を伴った発熱が出現する. 肺炎像は見られないが, 悪心, 下痢, 腹痛, 関節痛, 咽頭痛, 上気道炎もみられる. 治療をしなくても多くの患者は5日以内に回復する.

[予防・治療] レジオネラ属菌は土壌細菌の一種であり, 自然界に広く分布している. 粉塵とともに空調用冷却塔水, 給湯器 (シャワー水など), 修景用水 (噴水, 滝など) などに混入して増殖し, このような感染源から飛散したエアロゾルを吸入することにより感染すると考えらえている. 健康な成人が発症することはまれである. レジオネラは70℃以上の熱で1分以内に殺菌される. 塩素消毒は有効であるが, 即効的には殺菌できない. 本菌は幼児や高齢者, 免疫力の低下したヒトに対する日和見感染症の起因菌として注意を要する. 細胞内増殖可能であるので, 薬が効きにくいが, エリスロマイシンとリファンピシンの併用が有効である.

★家庭用に24時間風呂として普及していた循環式給湯設備の温湯からレジオネラ・ニューモフィラが検出され,

安全性に疑念が抱かれたことがある．

◆ブルセラ属　Genus *Brucella*

[性状] 0.5×1 μm の小型の球形に近い桿菌で，まれに単鎖状をとることがある．好気性の通性細胞内寄生性菌で，血液寒天培地，肝臓エキス寒天培地上で発育する．初代分離には 5～10% CO_2 を要する．各種の糖を利用するが，酸，ガスの産生は一般に用いる方法では認められない．H_2S やカタラーゼ産生が多くの菌株で見られる．

[病原性] 家畜に流産，ヒトにはチフス様症状[*1]のブルセラ症を引き起こす人畜共通感染症の起因菌である．獣医学領域で重要視されている．ブルセラ症は，別名マルタ熱，波状熱などとも呼ばれ，感染症法では四類に指定されている．*B. abortus*，*B. melitensis*，*B. suis* および *B. canis* などがヒトに感染症を起こす．感染経路は経口，経皮，経結膜などであるが，経口的に侵入した菌は腸間膜リンパ節から血液に入り，腸チフスに似た症状と熱型を示す．1～6 週間の潜伏期の後，胃腸症や精神神経症を起こし，妊婦では流産を起こすこともある．ヒトの感染症は近年減少している．

[予防・治療] 家畜用にはワクチンがある．細胞内寄生性であり，抗菌薬が効きにくいが，リファンピシンとドキシサイクリンの併用が WHO の推奨治療法とされている．テトラサイクリン系（例えばクロルテトラサイクリン）とアミノグリコシド系（ジヒドロストレプトマイシンなど）抗生物質の併用も有効とされる．個々の症状に対する対症療法が必要な場合もある．

◆ボルデテラ属　Genus *Bordetella*

グラム陰性，0.3×1 μm の小桿菌である．単在あるいは群在して配列する．長時間培養するとフィラメント状を呈する．芽胞を欠き，べん毛は存在するものとしないものがある（*B. pertussis* は欠く）．莢膜は存在するが，抗血清による莢膜膨化は見られない．この属の中では百日咳菌 *B. pertussis* が重要である（口絵 3 ページ）．

百日咳菌　*Bordetella pertussis*

[性状] 偏性好気性菌で，代謝は呼吸により，発酵は行わない．ゼラチン（−），インドール（−），カタラーゼ（＋）．発育にはニコチン酸，メチオニン，シスチンなどを要求し，普通寒天培地では生育しにくい．Bordet-Gengou 培地（グリセリン，ジャガイモ血液寒天培地）で 50～70 時間培養すると光沢のある小さなコロニーをつくる．不透明な溶血環が認められる．初代分離の菌は莢膜を有する毒力の強い I 相菌であるが，継代培養により，莢膜のない毒力の低下した IV 相菌へ相変異を起こす[*2]．

[病原性] ヒトの呼吸器感染症である百日咳の起因菌である．百日咳は「五類-定点」感染症である．

[*1] チフス様症状：特異な熱型で発熱し，持続性高熱を主徴とする全身性の感染症
[*2] カタル期の患者から分離した百日咳の初代分離菌は，培地上で S 型コロニーを形成し，莢膜，線毛をもつ病原性のある菌で，これを I 相菌と呼ぶ．継代培養を行うことにより S→R 変異を起こし，莢膜，線毛のない IV 相菌に変化する．移行型を II，III 相菌という．相変異と抗原変異：ある形質が遺伝的に変化し，形質の発現が on/off 変異を起こす．通常の突然変異に比べると高頻度（10^{-3}～10^{-4}/cell/division）である．抗原性に変化が現れた場合を抗原変異という．サルモネラの鞭毛抗原の相変異では，逆位可能なプロモーターにより形質の発現が制御されていることが解明されている．

この疾患は次のような経過で進行する.
(1) 感染初期（カタル期）：普通の感冒と区別しにくい，刺激性の咳，菌が排出され，感染力がある.
(2) 感染中期（痙咳期）：激しい咳の発作が続き，咳嗽発作は夜間に多発する．3〜6週間続き，重症では3か月以上続く．白血球およびリンパ球の増多が認められる.
(3) 感染後期（回復期）：罹患後は終生免疫が得られる.

百日咳菌では多数の菌体外毒素の産生が知られており，その生物活性や作用機序の解明が進んでいる（8.1.3参照）．その結果，病原因子として感染や臨床症状への毒素の関与が明らかになりつつあり，副作用の少ない成分ワクチンの開発につながった．代表的な毒素として次の2種がある．

① **百日咳毒素（PT）**：種々の生物活性を有する6量体のタンパク質であり，ADP-リボシルトランスフェラーゼ活性がある．細胞接着，赤血球凝集，末梢白血球増多，ヒスタミン増感，インスリン分泌促進などの生物活性がある．感染防御抗原としてワクチンには必須の成分である．

② **繊維状赤血球凝集素（FHA）**：細胞接着，呼吸器線毛細胞への接着，菌の呼吸器細胞への接着に関与．感染防御作用があり，ワクチンの主要成分である．線毛，パータクチン pertactin の関与が知られており，これらの成分もワクチンに利用されている．グラム陰性菌特有の種々の生物活性を有している内毒素があり，百日咳菌体ワクチン接種時の副作用を起こす主成分と考えられているので，ワクチンへ混入させないよう排除されている．

[予防・治療] 毒素のⅠ相菌からつくられたワクチンに予防効果がある．1981年より，日本では感染防御効果のある毒素を組み合わせて抗原とした成分ワクチンが使用されている．日本薬局方には「沈降精製百日せきワクチン」「沈降精製百日せきジフテリア破傷風混合ワクチン」（いわゆる**三種混合ワクチン**）が収載されている．一般には三種混合ワクチンが用いられてきたが，2012年から定期予防接種に**四種混合ワクチン**（DPT-IPV）が導入され，三種混合ワクチン未接種かつポリオワクチン未接種の場合は原則として四種混合ワクチンを接種することになった．三種混合（DPT）に不活化ポリオワクチン inactive polio vaccine を加えたため DPT-IPV と表記される．

抗生物質による治療は，初期（カタル期）には有効．エリスロマイシンやクラリスロマイシンなどのマクロライド系抗生物質およびテトラサイクリン系抗生物質などが用いられる．重症例では，抗百日咳抗体を含んだγ-グロブリン製剤が用いられる．ワクチン接種による予防が有効である．

◆**フランシセラ属** Genus *Francisella*

野兎病菌 *Francisella tularensis*

[性状・病原性・治療など] グラム陰性 0.2〜0.7 μm の微小な桿菌，培養が古くなると多形性になる．運動性（−），無芽胞，偏性好気性である．オキシダーゼ（−），発育にはシステインまたはシスチンを必要とする．シスチン-ブドウ糖血液寒天培地で2〜4日でコロニーを形成し，コロニーの周囲が緑変する．

人畜共通感染症の起因菌である．野ウサギ，リスなどの齧歯類に自然感染しており，ノミ，ダニ，シラミなどにより伝播する．ヒトへの感染は感染動物との接触，病獣からノミ，ダニ，シラミなどを介して感染，汚染獣の摂食など，感染経路も様々である．代表的な病型として，リンパ節腫脹を伴う急性熱疾患でリンパ節型と胃腸型，類チフス型がある．近年日本では発生していない．

治療にはアミノグリコシド系とテトラサイクリン系抗生物質の併用が行われる．

11.1.8　グラム陰性通性嫌気性桿菌

Bergey's Manual（第9版）の section 5 に分類されている．

■腸内細菌科　Family *Enterobacteriaceae*

グラム陰性無芽胞の通性嫌気性菌で，シゲラ属，クレブシエラ属以外は周毛性べん毛をもつ．莢膜の有無は菌属により異なる．普通寒天培地でよく増殖する．グルコースや他の糖，アルコールを発酵によって分解し酸を産生する．オキシダーゼ（−），硝酸塩を亜硝酸塩に還元する．DNAのGC含量は 39〜59％である．腸内細菌科は Genus Ⅰ *Escherichia* から Genus ⅩⅣ *Yersinia* のほか，42属から構成されており，ヒトや動物腸管に関係の深い菌群も多いが，生態学的に腸管と無関係のものもある．

[抗原]　腸内細菌の抗原はO，H，Kおよび線毛抗原の4種に大別されるが，主としてO，H，K抗原の血清学的特異性により，属や種の菌株は多数の血清型に分けられる．
 i ）O抗原：細胞壁を構成するリポ多糖（LPS）の構造的多様性による抗原である．耐熱性で 121 ℃，2時間に耐える．
 ii ）H抗原：べん毛抗原 flagellar antigen のことで，べん毛を構成する易熱性タンパク質である．
 iii）K抗原：菌体表層の莢膜またはエンベロープとして存在する多糖質の抗原．O特異抗原による凝集を阻害する．
 iv）線毛抗原（F抗原）：易熱性の線毛抗原で，線毛は動物の赤血球を吸着する作用があり，粘着に重要な役割を果たしている．

◆大腸菌属　Genus *Escherichia*

グラム陰性 1.1〜1.5 μm×2.0〜6.0 μm の桿菌である．ヒトの腸管下部の主要常在菌種の1つである．生後まもなく腸管内に侵入し，生涯存在し続ける．O，H，Kの各抗原により，血清学的分類がなされている．F抗原を有するものもある．

大腸菌　*Escherichia coli*

[性状]　0.5×1〜4 μm の桿菌で無芽胞，多くは周毛性べん毛をもち運動性を示す．莢膜（−）であるが莢膜様成分をもつものがある．10〜45 ℃で発育可能，至適温度 37 ℃，普通寒天培地によく発育し，正円形で白色不透明な湿潤性コロニーをつくる．グルコース，乳糖，その他の糖を発酵により分解，酸とガス（CO_2 と H_2）を産生する．アセチルメチルカルビノール（−），クエン酸を炭素源として利用しない．インドール（−），H_2S（−），大腸菌と類縁菌の鑑別に用いられる4種類の検査 IMViC 試験（インドール試験，メチルレッド試験，Voges-Proskauer 試験，クエン酸利用能）は（＋，＋，−，−）である．

[病原性]　大腸菌は腸内細菌叢の構成菌であり，腸管内では通常非病原性であるが，特定の血清型をもつ大腸菌はヒトに対し病原性であることが報告されている．腸管以外の感染症では，尿路，胆道，

肺, 髄膜などに炎症を起こす. **腸管起病性大腸菌**として現在5種類が知られている.

① **腸管病原性大腸菌** enteropathogenic *E. coli* (EPEC): 主として乳幼児下痢, ときに成人の下痢を起こし, 特定のO, H抗原性を示す一群の大腸菌で, 腸上皮細胞への定着性がある. 病態はサルモネラ腸炎に類似し, 下痢, 腹痛, 悪心, 嘔吐, 発熱, ときに菌血症を併発する.

② **組織侵入性大腸菌** enteroinvasive *E. coli* (EIEC): 赤痢菌と同様に腸管粘膜への侵入, 増殖能をもち, 赤痢と区別できないような血液膿粘液をまじえた下痢症状を呈する.

③ **毒素原性大腸菌** enterotoxigenic *E. coli* (ETEC): コレラに類似する水様性下痢症を起こし, 日本ではメキシコや東南アジアへの旅行者の下痢の主要な起因菌である. 腹痛, 嘔吐を伴う水様性下痢で, 通常発熱は認められない. 予後は一般に良好, 自然治癒する場合もある. 病原因子として定着因子を有し, 十二指腸から回腸の小腸粘膜の細胞表面のレセプターへ定着, 増殖する. 腸管内で増殖する際に下痢毒素として**易熱性エンテロトキシン** heat-labile enterotoxin (LT) または**耐熱性エンテロトキシン** heat-stable enterotoxin (ST) を産生する. LTはコレラ毒素に類似のサブユニット構造を有するタンパク毒素で, 60℃, 10分処理により失活する. ヒト由来LTh, ブタ由来LTpの2種類がある. 作用は, 細胞膜のアデニル酸シクラーゼを活性化し, 細胞内のcAMPの濃度を上昇させ, その結果, 膜透過性の亢進が起こり, 下痢が惹起される. STは100℃, 30分加熱に抵抗性のペプチドで, ヒト由来のSTⅠ, ブタ由来のSTⅡの2種類がある. STⅠは腸管粘膜の結合型グアニル酸シクラーゼを活性化させ, 細胞内のcGMPの濃度を上昇させ, 下痢を引き起こすと考えられる. STⅡはSTⅠとは全く異なる機序で下痢を惹起させる. STは低分子のポリペプチドで, 免疫原性が弱いためLTのような方法では, 検出困難である. 乳のみマウスなど動物を用いてその生理活性を測定している. 毒素原性大腸菌のエンテロトキシン産生能はプラスミドに支配されており, 毒素原性大腸菌の多くはこのようなプラスミドを1つまたは数種保有している.

④ **腸管出血性大腸菌** enterohemorrhagic *E. coli* (EHEC) (ベロ毒素産生性大腸菌 (VTEC)): 1982年アメリカで, ハンバーガーによる食中毒の原因菌として分離同定された. 血清型O157:H7の大腸菌である. 本菌による食中毒は軽い下痢, 感冒様症状で始まり, 他の食中毒と区別はできないが, やがて, 激しい腹痛を伴った鮮血便となり, 末梢白血球の増加, 破砕赤血球の出現, 貧血, 血小板減少, 尿量減少, 腎機能障害が現れ, 1〜10％位の割合で**溶血性尿毒症症候群** hemolytic uremic syndrome (HUS) を続発する. HUSになると脳症, 腎不全, 血管の破綻で3〜4％の致死率である.

本菌はVero細胞に毒性を示す**ベロ毒素** (VT) を産生する. これは遺伝学的に志賀赤痢菌 (*Shigella dysenteriae* 1) が産生する志賀毒素と同一であったことから志賀毒素様毒素とも呼ばれている. 現在VTⅠ, VTⅡの2種類が知られている. 菌の検出・同定にはこの毒素が指標となり, 抗体を利用した免疫学的方法か, またはVT遺伝子の増幅を目標としたプライマーを使用するPCR法が行われている. ベロ毒素を産生する本菌以外の血清型の菌として, O26:H11, O111:H−, O128:H2などが報告されている. 本菌による食中毒は発症に必要な菌数が非常に少ないこと, ヒトからヒトへの感染が見られるなど従来の食中毒菌とは異なっている.

本菌は1996年8月に指定伝染病となり, 現在の感染症法では三類感染症に分類されている.

⑤ **腸管付着性大腸菌** enteroadherent *E. coli* (EAEC) (腸管凝集粘着性大腸菌 (EAggEC): 小児

の遷延性下痢症の原因菌として1988年頃に見つけられた菌種で，粘膜細胞に付着する線毛の存在が報告されている．また耐熱性エンテロトキシンEAST Iを産生する菌株も見いだされているが，病原因子としては不明な点がある．

[治療・予防] グラム陰性菌に対する各種抗生物質，β-ラクタム系，アミノグリコシド系，テトラサイクリン系，合成抗菌薬などが有効であるが，菌の抗生物質への感受性を考慮し使用されなければならない．腸管出血性大腸菌感染症には，抗菌薬の使用に注意を要するため，「一次，二次医療機関のための腸管出血性大腸菌（O157等）感染症治療の手引き（改訂版）」が厚生労働省より出されている．

ワクチンも開発中であるが，実用化はされていない．大腸菌は熱に弱く一般の消毒剤も有効である．通常の細菌性食中毒に対する注意を守ることにより予防が可能である．

※[大腸菌群] ヒト，動物の腸管に常在するグラム陰性桿菌で，乳糖を発酵して酸とガスをつくる通性嫌気性細菌群を大腸菌群と呼ぶ．公衆衛生学的見地から哺乳動物の屎尿汚染の指標菌として，食品，飲料水，自然環境水などで本菌群の検査が行われる．この中には *Escherichia*, *Citrobacter*, *Klebsiella*, *Enterobacter*, *Hafnia*, *Serratia*, *Ptoteus* の各属の菌種が含まれる．

◆シゲラ属（赤痢菌属） Genus *Shigella*

細菌性赤痢は下痢，腹痛，血便の症状をもつ腸管感染症である．この属名は赤痢菌の発見者の志賀潔に由来している．シゲラ属はDNAの相同性から同一菌種といえるほど近縁種である．

[性状] 赤痢菌は小桿菌で無芽胞，べん毛，莢膜ともになく，運動性（−）である（口絵5ページ）．哺乳類の腸管のみに生息している．普通寒天培地に発育し，胆汁酸塩で発育が阻害されない．生化学的性状と菌体抗原の抗原性の違いによりA〜Dの4亜群に分類されている．鑑別性状を表11.5に示した．糖の分解性状は亜群により違いがあるが，糖を発酵分解し，少数の例外を除いてガスを産生しない．クエン酸やマロン酸を利用しない．カタラーゼ（＋），オキシダーゼ（−），H_2S（−），リジン脱炭酸（−）．

S. dysenteriae：マンニトール非分解の赤痢菌で，病原性が強く，重症の大腸炎を起こすが，近年日本では発生例がほとんどない．志賀赤痢菌（血清型I）は志賀毒素 Shiga toxin（Stx，分子量約68,000）を産生する．志賀毒素は毒性の強いタンパク毒素で，1分子のAサブユニットと5分子のBサブユニットからなるA-B毒素である．マウスに対する致死活性（痙攣や麻痺を起こすので神経毒ともいわれている），Vero細胞への細胞毒性，腸管への液体貯留などの生物活性をもっている．Aサブユニットが毒性を担い，Bサブユニットは細胞表面のレセプターと結合する．腸管出血

表11.5 赤痢菌各菌種の鑑別性状

菌　種	ブドウ糖：ガス	マンニット：酸	乳糖：酸	白糖：酸	インドール
A亜群；*S. dysenteriae*	−	−	−	−	d
B亜群；*S. flexneri*	d	＋	−	−	d
C亜群；*S. boydii*	d	＋	−	−	d
D亜群；*S. sonnei*	−	＋	（＋）	（＋）	−

＋：90％以上が陽性，−：90％以上が陰性，（＋）：遅れて陽性，d：血清型菌株により異なる反応．

性大腸菌の産生するベロ毒素（VT I）は，志賀毒素と同一のタンパク質であることがわかっている．

S. sonnei：Sonne により記載された菌で，乳糖，ショ糖を遅れて発酵分解し，オルニチン脱炭酸酵素を産生するのがこの菌の特徴である．わが国の赤痢の原因菌の大部分を占める．

[病原性] 赤痢は，赤痢菌が大腸粘膜の上皮表層細胞内に侵入増殖することで感染が成立する．感染菌量は 10^3 個以下と推定されている．潜伏期2～3日，発熱，腹痛，粘血便，腸管粘膜に腫瘍をつくる．症状の軽重は菌型に関連している．*S. dysenteriae* では比較的重症で，幼小児では神経症状が出現することもあり，これを疫痢という．*S. sonnei* では一般に軽症下痢または無症状に経過する例も多い．いずれにしても菌血症にはならない．感染症法では三類感染症に分類されている．

[治療] アンピシリン，エリスロマイシン，ニューキノロン抗菌薬（シプロフロキサシンなど），スルファメトキサゾール・トリメトプリム合剤（ST 合剤）など，常用化学療法剤の治療が有効であるが，多剤耐性菌が増えているため，薬剤使用時には感受性試験を行うことが必要である．

◆サルモネラ属　Genus *Salmonella*

[性状] 腸チフスやパラチフスの原因菌，および食中毒の原因となる菌種を含む膨大な菌群である．従来 O 抗原と H 抗原を組み合わせた血清型（Kauffman-White の分類）で分類されていたが，現在は生化学的性状と DNA の相関性とに基づき2菌種 *S. enterica*, *S. bongori* に分類されている．*S. enterica* は，さらに I～VI の6亜種がおかれている．従来の種名は，血清型名として，臨床上取り扱われ，菌種名と区別するためローマン体で記述される．亜種 I は恒温動物から分離され，ヒトの疾病の原因菌のほとんどの菌が属している．亜種 II～VI は主に変温動物から分離される菌種が属しており，ヒトの疾病に関与する場合もある．

　0.7～1.5 μm × 2.0～5.0 μm の周毛性のべん毛をもつグラム陰性桿菌で，芽胞，莢膜をもたない（口絵5ページ）．大部分は運動性を有し，クエン酸塩を炭素源として使用する．グルコースを分解し，酸とガスを産生する．ただし，チフス菌 *S.* Typhi はガスを産生しない．乳糖，ショ糖を分解せず，アセトイン（−），インドール（−），尿素を分解しない．ブリリアントグリーン，テトラチオネート，デオキシコール酸などに抵抗性である．普通寒天培地によく発育する．日本薬局方の特定微生物の1つである．

[病原性] ヒトのサルモネラ症はチフス性疾患と急性胃腸炎に分けられるが，チフス性疾患や腸炎から髄膜炎，関節炎，胆のう炎または脾腫瘍などを続発することがある．

① **チフス性疾患**：持続性高熱を主徴とする全身性の感染症で，チフス菌 *S.* Typhi，パラチフス A 菌 *S.* Paratyphi A により引き起こされる．これらの菌は微量でも経口的に取り込まれ，10～14日の潜伏期でチフス症を起こす．菌は小腸粘膜から侵入，小腸のパイエル板で増殖，リンパや血流を介して全身へ移行，脾臓・骨髄・胆のうなどの親和組織に特異な病巣をつくる．菌の内毒素により発熱，白血球減少・脈拍の減少・小腸では潰瘍，腸出血，腸穿孔，腹膜炎などを起こす．菌は菌血症を起こすので血液から検出できるが，回復期には大便から検出される．ときに胆のうに長い間保有されていることがある（腸チフス）．回復後は免疫を獲得する．新鮮分離されたチフス菌は表在性抗原（Vi 抗原）を有しており，患者の血清学的診断（Widal 反応）に利用されている．感染症法では三類感染症に属している．腸チフス様疾患は *S.* Sendai，*S.*

Paratyphi B, *S.* Paratyphi C によっても引き起こされるが，これらの菌の感染症は食中毒と同様サルモネラ症として扱われる．

② **急性胃腸炎**（食中毒）：食中毒の原因菌は，チフス性疾患の起因菌とは分けられており，サルモネラと呼ばれる．サルモネラは，カンピロバクター，ブドウ球菌，腸炎ビブリオとともに代表的食中毒菌である．サルモネラによる食中毒は，通常 10^6 個以上の菌を接種することにより発症するとされてきたが，現在では，10^2 あるいは 10^3 個でも発症することがわかってきた．易感染性宿主 compromised host では感染性が高く，数個から数十個の感染でも発症する．不顕性感染も多い．12〜24時間の潜伏期の後，腹痛，下痢，嘔吐，頭痛，発熱などの胃カタル症状を示す．発熱の持続日数は4日間程度で微熱が続くことが多い．約50％の患者は回復後2〜4週間の間排菌し，中には数か月に及んで排菌する場合もあるので注意を要する．サルモネラによる食中毒は，原因菌が単一ではなく複数の菌種により起こる．分離頻度の高い菌はゲルトネル菌 *S.* Enteritidis，ネズミチフス菌 *S.* Typhimurium，*S.* Hadar，*S.* Infantis，*S.* Thompson，*S.* Litchfield である．近年，*S.* Enteritidis の検出件数が激増しており，汚染源は鶏卵とされている．

［治療・予防］　日本では三類感染症の腸チフス，パラチフスは激減している．チフス菌は細胞内寄生性があり，抗生物質が効きにくい．ニューキノロン抗菌薬，クロラムフェニコール，アンピシリン，スルファメトキサゾール・トリメトプリム合剤（ST合剤）が使用される．

サルモネラ症については，抗生物質を投与されると回復後の排菌期間が長くなる傾向があるといわれており，慎重を期すべきである．

◆クレブシエラ属　Genus *Klebsiella*

［性状・病原性］　2.0 μm × 0.5〜1.0 μm，グラム陰性，莢膜を有し，べん毛のない非運動性の桿菌である．腸管・臨床材料・土壌水・植物などから検出される．普通寒天培地によく発育する．グルコース，乳糖を分解，クエン酸塩を炭素源として利用する．Voges-Proskauer 反応（＋），オキシダーゼ（−），H_2S（−）．代表的な菌種は肺炎桿菌 *K. pneumoniae* であるが，3亜種に分けられている．

肺炎桿菌　*K. pneumoniae*

ヒトの腸内細菌叢，咽頭常在菌叢に見いだされる．ヒトでは尿路感染症や呼吸器感染症，肺炎などの病原体である．本菌による肺炎は大葉性肺炎で，気管支炎に類似し，慢性の経過をたどり，予後が悪い．その他，髄膜炎，心内膜炎，腹膜炎，肝臓潰瘍，卵管炎など全ての部位において感染症を引き起こす．ペニシリンに抵抗性があることから，菌交代症，日和見感染症の起因菌として重要である．莢膜抗原（K抗原）に対する抗体による莢膜膨化反応が行われており，80型別ある．

化学療法剤は，セフェム系，ニューキノロン系，アミノグリコシド系，テトラサイクリン系を用いる．第3世代，第4世代のセフェム系には感受性が高い．

◆エンテロバクター属　Genus *Enterobacter*

自然環境中に広く分布している．ヒトに対しては，飲食物を介して経口的に消化管に入り通過している場合は問題がない．各種抗菌剤に抵抗性であるので，菌交代症や院内感染が原因となる日和見感染症を引き起こす．感染症としては，尿路感染，胆道感染，腹腔内感染，敗血症などがある．*E.*

表11.6　エンテロバクター属と類縁の菌属との主要鑑別性状

	Klebsiella	Enterobacter	Hafnia	Serratia
運動性	−	+	+	+
オルニチン脱炭酸	−	+	+	+
ソルビット分解	+	+	−	−
DNase 活性	−	−	−	+

cloacae が本菌属の中で臨床材料から高頻度で検出される菌種である．

化学療法には，第3世代セフェム，カルバペネム，アミノグリコシド系，ニューキノロン系抗菌薬や ST 合剤などが使用される．

◆ハフニア属　Genus Hafnia

グラム陰性の桿菌で，周毛性のべん毛を有し，運動性がある．エンテロバクター属やセラチア属と類縁で，生化学的性状が類似している．各菌属の鑑別性状を表11.6 に示した．

◆セラチア属　Genus Serratia

エンテロバクターと同様，自然環境中に広く分布しており，ヒトに対する病原性はないと思われていた．消毒剤や抗菌剤に対し自然耐性を有しているので，菌交代症の結果として日和見感染症を引き起こす症例が報告されている．感染症としては，尿路感染が最も多く，その他気道感染，敗血症などもある．最近では，院内感染の起因菌としてしばしば報告されている．

色素非産生の S. marcescens が臨床材料からの検出頻度が最も高い．通常は，第三世代セファロスポリン系やラタモキセフ（オキサセフェム系），セフミノクス（セファマイシン系），イミペネム（カルバペネム系）などのβ-ラクタム系抗菌薬に感受性を示すが，「多剤耐性セラチア」の出現が報告されている．

◆プロテウス属　Genus Proteus

[性状・病原性]　自然界に広く分布し，動物由来の有機物質の腐敗にかかわる細菌群の1つである．ヒトを含む動物の大便中に検出できる．O 変異株を除き，周毛性のべん毛をもち運動性がある．普通寒天培地上で孤立コロニーをつくらず，培地上にあたかも透明ガラスに息を吹きかけたように広がるスウォーミングを起こす場合がある．培地に胆汁酸を加えるとスウォーミングが阻害される．血清型は菌体抗原（O 抗原）とべん毛抗原（H 抗原）または莢膜抗原（K 抗原）で決定できる．プロテウスの O 抗原の X 変異株である X2，X19，XK 型抗原は，リケッチアのある菌種と共通抗原性があり，リケッチア感染症の患者の血清とプロテウスの X 変異株とを反応させることにより，リケッチア感染症患者の血清学的診断を行うことができる．これを Weil-Felix 反応という．

臨床材料からは P. vulgaris，P. mirabilis がよく検出されている．尿路感染症が最も多く，特に慢性複雑性腎盂腎炎では主要な起因菌の1つである．その他，小児の下痢，化膿巣などから見いだされる．

多くの抗生物質に抵抗性であり，菌交代症を起こしやすい．第2世代，第3世代セフェム系，カ

ルバペネム系，アミノグリコシド系ではアミカシン，トブラマイシン，クロラムフェニコール，ニューキノロン系，ST合剤などが使用される．

◆プロビデンシア属　Genus *Providencia*

P. rettgeri，*P. alcalifaciens* などがある．下痢，尿路感染症，傷，火傷，菌血症などの臨床材料から分離されている．院内感染症の原因菌となる．ペニシリン，セファロスポリン耐性である．

第2世代，第3世代セフェム系，カルバペネム系，アミノグリコシド系抗生物質のトブラマイシン，ジベカシン，ミクロノマイシンなど，ニューキノロン系，ST合剤などが有効である．

◆モルガネラ属　Genus *Morganella*

M. morganii 1菌種のみを含む．ヒト，動物，爬虫類の糞便中より分離される．日和見感染症の原因菌として，菌血症，呼吸器，尿路感染症より検出される．プロテウス属，プロビデンシア属と同様多くの抗生物質に抵抗性であり，プロビデンシア属に有効な化学療法剤に同様の感受性を有している傾向がある．

プロテウス属，プロビデンシア属およびモルガネラ属は近縁の属で，周毛性のべん毛を有し，フェニルアラニンを酸化的に脱アミノ化する共通の性質をもっている．代表的な菌種の鑑別性状を表11.7に示した．

表11.7　プロテウス属とその近縁のプロビデンシア属，モルガネラ属の代表的菌種の鑑別性状

	P. vulgaris	*P. mirabilis*	*M. morganii*	*P. rettgeri*
尿素分解能	+	+	+	+
ゼラチン液化能	+	+	+	−
H_2S 産生能	+	+	−	−
インドール産生能	+	−	+	+
マルトース	+	−	−	−
マンノース	−	−	+	+
クエン酸利用能	d	d	−	+
スウォーミング	+	+	−	−

+：90％以上が陽性，−：90％以上が陰性，d：11〜89％の菌株が陽性．

◆エルシニア属　Genus *Yersinia*

この属にはヒトの病原菌であるペスト菌 *Yersinia pestis*，仮性結核菌 *Y. pseudotuberculosis* およびエンテロコリチカ菌 *Y. enterocolitica* の3菌種を含む11菌種が属している．DNAのGC含量は46〜50％である．37℃では運動性（−）であるが，30℃以下でペスト菌以外は運動性（+）．

ペスト菌　*Yersinia pestis*

［性状］　単染色で両端が濃く染まる．卵円形の短小桿菌である（口絵3ページ）．増殖温度は25〜30℃であるが，0℃でも増殖できる．病原性に関与する莢膜様物質である莢膜抗原をもつ．

[病原性・治療] ネズミなど野生の齧歯類に寄生しているノミ Xenopsylla cheopis などの昆虫を介してヒトに感染症を引き起こす．リンパ節炎，敗血症，小出血斑を皮膚に生じ，高熱，中毒症状，意識障害，ショックなどを伴う急性細菌感染症である．病型は腺ペスト，敗血症ペスト，肺ペストの3種類がある．肺ペストでは喀痰中に排菌され，ヒトからヒトへ感染する．ペストは感染症法で一類感染症に分類されている．

日本では近年患者の発生も輸入した症例もない．1994年インドにおいてペストの発生があり，大騒動となったが，ストレプトマイシン，テトラサイクリンを早期投与するときわめて有効であり，インドでの流行も抗生物質の投与により数か月で沈静化した．

エンテロコリチカ菌　*Y. enterocolitica*

1982年食中毒の原因菌として指定された菌で，ブタ，イヌ，家畜などに分布している．汚染食肉からヒトへ感染し，下痢（必発ではなく軟便が多い），発熱（38℃以上），腹痛を伴う急性胃腸炎（嘔吐は少ない），腸間膜リンパ節炎，回腸末端炎，結節性紅斑，関節炎（Reiter症候群），敗血症などを起こす．この菌による食中毒は虫垂炎と類似の症状を起こし，虫垂炎と診断されることがある．日本では学校給食などが原因となる患者数100名を超える大規模な事例が発生している．一般食中毒原因菌と異なり，低温増殖性で，1℃で増殖可能といわれている．本菌は5生物型に分けられ，また，O抗原58種，H抗原23種の血清型があり，血清型と生物型の組合せにより分類される．ヒトに病原性を示す主な菌株はO3，O5，O8およびO9であるといわれる．病原因子としては，細胞侵入性やCa依存性の増殖と関連するといわれているVW抗原，毒素原性大腸菌の産生する耐熱性エンテロトキシンに類似のエンテロトキシンなどがあげられる．

仮性結核菌　*Y. pseudotuberculosis*

野生動物，家畜に分布しており，食品では豚肉から検出される．環境水から分離されることもある．小児科領域で分離され，腸炎，敗血症など多彩な臨床像を呈する．エンテロコリチカ菌と同様であるが，それより一般に重症である．

腸内細菌科に含まれるその他の菌属としては，自然環境中に分布し，臨床材料から分離され，二次感染症や日和見感染の起因菌として意義のあるシトロバクター属 Genus *Citrobacter*，主として植物病原菌を含むエルウィニア属 Genus *Erwinia*，変温動物やその周囲，魚類に対して病原性のあるエドワージエラ属 Genus *Edwardsiella* など多くのものがある．

■ビブリオ科　Family *Vibrionaceae*

グラム陰性の真直ぐまたは曲がった桿菌で，単毛または培養条件により群毛をもち運動性（＋），オキシダーゼ（＋），通性嫌気性，グルコースを発酵分解し酸を産生するがガスは産生しない．ビブリオに対する静菌薬2,4-ジアミノ-6,7-ジイソプロピルプテリジン（O/129）に対する感受性は属により違いがある．ビブリオ属 Genus *Vibrio*，エロモナス（アエロモナス）属 Genus *Aeromonas*，プレシオモナス属 Genus *Plesiomonas*，フォトバクテリウム属 Genus *Photobacterium* など6属が含ま

れている．河川，海水，水棲および海洋動物に分布しており，ヒト，動物，魚に病原性をもつ菌種がある．DNA の GC 含量は 38〜63％である．

◆ビブリオ属　Genus *Vibrio*
　河川・海水に広く分布しており，水・魚介類を介し，腸炎，食中毒の原因となる菌種が多数ある．

コレラ菌　*Vibrio cholerae*
[性状]　コンマ状の桿菌で有鞘の単毛性のべん毛をもつ（口絵 4 ページ）．形態がわずかにねじれていることかららせん菌の一種として分類される場合もある．普通寒天培地によく発育するが，発育の至適 pH は 7.6〜8.2 とアルカリ側である．グルコース，白糖，マンニトール，果糖などを分解するがアラビノースは非分解，乳糖は遅れて分解する．インドール（＋），硫化水素（－），静菌薬 O/129 に感受性，NaCl 無添加で増殖できる．通常の検査において腸内細菌群に強い阻害作用をもつ TCBS 寒天培地（pH 8.6 ± 0.1）が使用される．
　コレラ菌には溶血性，ポリミキシン B，ファージへの感受性の違いをもつ生物型がある．アジア型コレラ biovar cholera（古典型）とエルトール型コレラ biovar eltor である．現在流行中のコレラは，ほとんどがエルトール型である．
　血清型は O 抗原により分類されており，H 抗原はすべて共通である．O 抗原の違いにより I〜VI 亜種に分けられる．コレラの起因菌であるアジア型コレラ菌，エルトール型コレラ菌は，O1 抗原型に属している．O1 抗原型以外の菌の中にもコレラ様の下痢症を引き起こす菌がおり，これを NAG ビブリオ nonagglutinable vibrio と総称し，食中毒の起因菌として食品衛生法に指定されている．1992 年インドにおいて重症のコレラが発症し，分離されたコレラ菌は従来のコレラ菌とは交差免疫性がなく新型コレラと呼ばれた．新型コレラの血清型は O139 と決定され，ベンガル型コレラと名付けられたが，生物型はエルトール型コレラと同様である．
　コレラ菌は，熱帯や亜熱帯地域の土着細菌であることが 1982 年頃から報告されてきたが，それ以前は，コレラ菌を自然界から直接分離培養することが困難であり，自然環境中では長く生存できないと考えられていた．米国の Colwell は，さまざまな代謝活性は残しているが，人工培地でのコロニー形成能を喪失し培養することができなくなった状態の菌を培養不可能型（VNC；viable but non-culturable）と呼ぶことを提唱した（1984 年）．サルモネラやコレラ菌を低栄養液や低温に曝すことにより，VNC へ実験的に誘導できることが報告され，それ以後ピロリ菌，カンピロバクター，レジオネラ，大腸菌，赤痢菌など多くの菌で VNC の存在が報告され，一般にグラム陰性菌に見られる現象であると考えられるようになった．また，ある条件下において再び培養可能な状態への復帰も実験的に証明されており，自然環境における VNC の存在が，新たに感染疫学上の問題を提起することとなっている．

[病原性]　コレラは，水や食物を介して経口的に侵入したコレラ菌が十二指腸，小腸で増殖，菌が産生するコレラ毒素（コレラエンテロトキシン）により発症する感染症で，感染症法では三類感染症に分類されている．通常 3 日以内（数時間から 5 日）の潜伏期の後発症し，大量の水様性下痢と嘔吐およびこれに伴う著しい脱水症状，虚脱を起こす．
　コレラ毒素はタンパク毒素で，1 分子の A サブユニット（分子量約 27,000）と，5 分子の B サブ

表11.8　病原ビブリオの菌種，疾病および分布

菌　種	疾　病	分　布
V. cholerae O1	コレラ	河岸・河川
V. cholerae O139	コレラ	魚介類
V. cholerae non O1	下痢症（食中毒）	
V. mimicus	下痢症（食中毒）	
V. parahaemolyticus	食中毒（下痢症）	海洋-魚介類
V. fluvialis	下痢症（食中毒）	
V. vulnificus	敗血症，創傷感染	

ユニット（分子量約11,000）から成るA-B毒素である．Bサブユニットは，標的細胞表層の毒素受容体であるGM1ガングリオシドに特異的に結合し，Aサブユニットを細胞内に送り込む役割であると考えられている．AサブユニットはNAD存在下にアデニル酸シクラーゼを活性化し，細胞内のcAMPの濃度を上昇，コレラ患者では，腸管粘膜の透過性が亢進する（8.1.3参照）．特にCl⁻の腸管内への透過亢進，Na⁺の吸収阻害を起こし，大量の水分と電解質の流出を起こさせる．

[治療・予防]　脱水症状を呈するので，迅速に大量の補液が必要である．テトラサイクリン，ドキシサイクリンが第一選択薬である．小児に対してはアジスロマイシン，エリスロマイシンなどのマクロライド系抗生物質が使用される．抗生物質の投与は下痢，コレラ菌の排菌期間を短縮する．輸液療法のみでも1〜6日で下痢は止まる．脱水症状を起こす前に十分な輸液が行われると致命率は低くなる．コレラワクチンが日本薬局方に収載されている．

ナグビブリオ（非O1ビブリオコレラ）　NAG vibrio

コレラ菌と生化学的性状が類似するが，抗コレラ血清O1型と反応しない菌をnon-agglutinable vibrio（NAG vibrio）と総称する．本菌群の中にもコレラ毒素（CT）を産生するものも一部あるが，CT産生菌についてもコレラの流行を過去に起こしたことは少ない．

臨床像はコレラ様の水様性下痢および嘔吐を主徴とし，劇症例では脱水症状を呈する場合と，急性胃腸炎症状（腹痛，嘔吐，発熱もある）を起こす場合がある．**食中毒**の起因菌である．この群の菌の感染発症に必要な最少菌量は10^6〜10^8であり，微量の菌では中毒を起こさない．潜伏時間は5〜13時間，日本における本菌の食中毒は1978年7月に長野県軽井沢でマグロの刺身による集団食中毒が最初の例である．その後も集団食中毒の例が報告されているが，本菌群のみではなく腸炎ビブリオとの混合感染による食中毒も発生している．

NAGビブリオに含まれていた白糖非分解性の菌は，V. mimicusとして独立した新菌種となった．

腸炎ビブリオ　Vibrio parahaemolyticus

[性状]　グラム陰性通常極単毛を有する短桿菌で，生育に2〜3％のNaClを要する低度好塩性菌であるが10％ NaClでは発育しない．条件によって，周毛性べん毛を形成する．本菌は海洋性細菌であり，海水由来の非病原性との鑑別が重要である．本菌の血清型はO抗原（O1〜O13），K抗原（75型，欠番あり）の組合せで決定される．

白糖非分解で，コレラ菌とは選択培地上で識別できる．マンノース，乳糖分解性で酸を産生する．VP反応（－），インドール産生（＋），食中毒患者から分離されるほとんどの菌株は神奈川現象（KP）と呼ばれる特異な溶血性を示す．この溶血性は，耐熱性の溶血毒 TDH 毒素（thermostable direct hemolysin）により生じるもので，マンニットの入った寒天培地でヒトまたはウサギ血球を β 溶血する．TDH 毒素は分子量 42,000 の 2 量体のタンパク毒素で，100 ℃，10 分間加熱に対し安定である．TDH 毒素の生物活性は，溶血作用，種々の培養細胞に対する傷害活性，下痢・粘血便の形成に関与する腸管毒素，マウスやラットに対する即時的な致死活性などが知られている．

[病原性・治療] 1951 年大阪で起こったシラス中毒事件で藤野らにより分離された．7～9 月に多発する魚介類による食中毒の大半が本菌による．海水の温度が 20 ℃以上になると活発に増殖し，海水，魚介類からの本菌の検出率が上昇する．一方，海水の温度が 17 ℃以下に下がると増殖が抑制され，冬季にはほとんど見られない．生菌接種実験によると 10^7 個以上で発症するが，10^5 以上で軽い症状が出ることもある．潜伏期間 8～24 時間，下痢（水様性下痢と粘血便），上腹部の腹痛，嘔吐が主症状，その他，頭痛，発熱を伴う場合がある．病初の輸液やその他の対症療法で比較的短期間に回復する．抗生物質の投与を必ずしも必要としない．まれに，血圧低下，チアノーゼ，胸内苦悶など循環器障害を疑わせる症状や急性心不全，ショック様症状で急死することがあるが，これは TDH 毒素による心臓障害であると考えられている．

本菌による食中毒は，汚染された海産魚介類やその二次製品を摂食することによるばかりでなく，まな板，布巾，手指などを介しても感染する．予防法としては，本菌を増殖させないよう魚介類を低温保存する，調理前に真水の流水でよく洗う，調理後速やかに食べるなどが効果的である．

ビブリオ・フルビアリス　*Vibrio fluvialis*

好塩性の海水ビブリオで，腸炎ビブリオと同様，食中毒の起因菌である．汚染された魚介類などから経口感染により，ヒトに食中毒を起こす．腸炎ビブリオとの混合感染もある．腹痛，水様性下痢が主徴で，発熱は伴わないことが多い．本菌はアルギニンを加水分解し，リジン脱炭酸陰性で，ビブリオ属とエロモナス属の中間的性状を示す．

◆プレジオモナス属　Genus *Plesiomonas*

プレジオモナス・シゲロイデス *P. shigelloides* 1 菌種のみの属である．赤痢菌と共通の O 抗原を有する．先端のまっすぐな桿菌，異端に数本のべん毛を有し運動性（＋），オキシダーゼ（＋），O/129 に感受性である．魚，水棲動物，種々の哺乳類に分類しているが腸管常在菌ではない．日和見感染の起因菌となる．本菌による食中毒は水様性下痢，腹痛を主徴とし，ときに発熱を伴うが，一般に軽症である．

■エロモナス科　Family *Aeromonadaceae*

◆エロモナス属　Genus *Aeromonas*

以前はビブリオ科に分類されていた．淡水や沿岸海水に常在し，淡水魚，カエルなどの病原菌として知られていたが，ヒトにも病原性を示す菌種がある．臨床像は下痢と敗血症である．本菌は，発

育に NaCl 要求性はなく，ノボビオシン，O/129 に抵抗性という点で，ビブリオ属とは異なる．さらに水道水の消毒に使用されている塩素に抵抗性である．エロモナス（アエロモナス）・ヒドロフィラ A. hydrophila, エロモナス・ソブリア A. sobria が食中毒の起因菌として指定されている．本菌の食中毒は環境に分布する菌により汚染された食品を介して引き起こされる．水様性下痢，腹痛を主徴とし，一般に軽症であるが，小児では発熱，粘血便を伴うことがある．エロモナスは溶血毒，細胞毒を産生し，溶血毒にエンテロトキシン活性があることが示されており，病原因子の1つと考えられている．

アンピシリンに耐性，腸管感染症では自然治癒傾向が強く抗菌薬投与の必要はない．赤痢あるいはコレラ様の症状を呈する場合にはニューキノロン系抗菌薬，5歳未満の小児にはホスホマイシンを使用する．

エロモナスは低温（4〜7℃）で発育可能，長期に冷蔵保存した食品が食中毒の原因となることがあるので注意を要する．

■パスツレラ科　Family *Pasteurellaceae*

グラム陰性，0.2〜0.4 μm×0.4〜2.0 μm の多形性桿菌である．運動性（−），微好気性，通性嫌気性，オキシダーゼ，カタラーゼ，アルカリホスファターゼがすべて（＋）．栄養要求性は複雑で，アミノ酸，ビタミンB群，NAD，血色素成分を必要とするものが多い．DNA の GC 含量は 38〜47 %である．ヘモフィルス属 Genus *Haemophilus*，パスツレラ属 Genus *Pasteurella*，ストレプトバシラス属 Genus *Streptobacillus* の3属が含まれる．

◆ヘモフィルス属　Genus *Haemophilus*

非運動性のきわめて微小な多形性の球桿菌または桿菌である．通性嫌気性で，偏性寄生性，発育因子としてX因子（ヘミンまたはポルフィリン）およびV因子（NADまたはNADP）を必要とする．種々の動物粘膜に常在しており，ヒトの上部気道の常在細菌叢を構成している菌群の一部である．

インフルエンザ菌　*Haemophilus influenzae*

[性状]　培養条件によりフィラメント状に伸び多形性を示す小桿菌である．非運動性で莢膜を有する．本菌は血中に存在するX因子およびV因子を発育因子として必要とする．I〜VIの生物型があり，a〜fの血清型がある．臨床材料から分離される本菌の生物型はI型が多く，血清型ではb型菌が多い．チョコレート寒天培地に発育するが，5〜10% CO_2 で発育が促進される．健康人の鼻咽喉から常在的に検出される．

[病原性]　1890年インフルエンザの大流行の際に，インフルエンザの患者の鼻咽喉粘膜から分離され命名された．現在は，インフルエンザの病原体はウイルスであることが判明しているが，名称だけが残った．肺炎，副鼻腔炎，中耳炎，気管支炎，髄膜炎などの感染症の起因菌である．b型インフルエンザ菌は小児の髄膜炎，老人の在宅肺炎，呼吸器感染症の主な原因菌として臨床材料から分離されている．その他，敗血症，骨髄炎などの全身性感染症を引き起こす．

[治療]　β-ラクタマーゼ産生性のアンピシリン耐性b型インフルエンザ菌が増加している．ペニシ

リン系，第3世代セフェム系やニューキノロン系抗菌薬が有効である．

軟性下疳菌　*Haemophilus ducreyi*

［性状・病原性］　性感染症 sexually transmitted diseases（STD）の一種である軟性下疳の起因菌である．莢膜のない小桿菌でカタラーゼ（−）．培養は難しく，発育にはX因子の他，アルブミン，グルコース，L-グルタミンが必要で，増殖は緩やかである．

　本菌の侵入後3〜5日で局所の発赤，腫脹，潰瘍が現れ，激しい圧痛がある．壊死性潰瘍を特徴とする急性局所性感染症である．発生場所は通常性器（外陰部）である．感染者に，本菌の死菌を皮内注射すると，遅延型過敏症反応を起こす．これを伊東反応と呼んでいる．

　治療にはサルファ剤やテトラサイクリンが使用されていたが，耐性菌が出現しており，現在，マクロライド系抗生物質やニューキノロン系抗菌薬が使用されている．

11.1.9　グラム陰性嫌気性桿菌

◆**バクテロイデス属**　Genus *Bacteroides*

　グラム陰性，無芽胞，非運動性，偏性嫌気性菌である．ヒト，動物の口腔，気道，腸管，女性生殖器に常在している．菌種により，糖質またはペプトンを発酵分解し，コハク酸，ギ酸，酢酸，乳酸，プロピオン酸などの有機酸を産生する．内因性感染症の起因菌として，単独または通性嫌気性菌との混合感染症を起こす．*B. fragilis* は，ヒトの腸管内に常在している嫌気性菌のうち，最も多く分離される菌種である．常在部以外の組織や臓器に侵入し膿瘍，敗血症などを引き起こす．日和見感染の原因になることがあるので注意を要する．各種薬剤に対し抵抗性であり，本菌を含む多くの菌種はβ-ラクタマーゼ産生性である．第3世代セフェム系抗生物質が有効である．

◆**フソバクテリウム属**　Genus *Fusobacterium*

　無芽胞，非運動性で多形性の桿菌．ペプトンや糖を発酵分解し，主に酪酸を産生する．肺疾患，歯科領域の感染症から分離される菌種 *F. nucleatum*, *F. necrophorum* などがある．日和見感染の原因となることがある．

11.1.10　グラム陰性らせん菌

◆**カンピロバクター属**　Genus *Campylobacter*

　グラム陰性，無芽胞，小型のらせん状桿菌で，一端または両端にべん毛をもつ．25℃で発育せず35〜42℃で発育．微好気性もしくは嫌気性で，3〜5％の酸素，5〜10％炭酸ガス濃度で発育が促進される．オキシダーゼ（＋），糖質を発酵も酸化もしない．Skirrow 培地に5％酸素，10％炭酸ガス存在下，37℃または42℃，48時間培養を行う．家畜・家禽・ペット・野生動物・野鳥などあらゆる動物に分布している．DNAのGC含量は30〜38％である．

［病原性］　病原菌としてはカンピロバクター・ジェジュニ *C. jejuni*，カンピロバクター・コリ *C. coli* が食中毒の起因菌であり，まれに敗血症や髄膜炎を引き起こす *C. fetus* がある．カンピロバ

クターによる集団食中毒は1946年Leviによる牛乳由来の集団下痢の報告が最初であり，1978年アメリカで上水道由来の集団下痢が本菌による食中毒を見直す契機となった．日本ではItohらが1979年に保育園での集団下痢症例から本菌を検出している．1982年食中毒の原因菌として指定された．本菌の食中毒は，生菌の飲食物を介しての経口感染で発症する．潜伏期間2〜5日で下痢（小児では粘血便のことも多い），腹痛，発熱を主症状とし，時に吐き気，嘔吐または重症時には脱水症状を伴う．一般に軽症で自然治癒し，予後は良好．食中毒の原因食としては飲料水，肉類（鳥），乳類などがあげられる．馬尿酸水解能に差があり，*C. jejuni*は（＋），*C. coli*は（－）である．臨床例の3分の2は*C. jejuni*が検出される．殺菌には熱と乾燥が有効で，60℃以上の熱を1分以上加えるとほぼ死滅する．

◆ヘリコバクター属　Genus *Helicobacter*

ヘリコバクター属は1989年に新設された．現在*H. pylori*と*H. mustelae*の2種類がある．グラム陰性で微好気性，$0.5〜1.0\,\mu m \times 2.5〜5.0\,\mu m$の丸い末端をもつらせん菌である．単極性または双極性と側面にべん毛を有し，素早い運動性がある．*H. pylori*は細菌表面の外膜にグリコカリックス（8.1.4参照）を有する．10% CO_2存在下や，嫌気的条件下で培養すると不定形に発育し，べん毛のなくなった球形の球状体（coccoid form）に変化する．カタラーゼ（＋），オキシダーゼ（＋），ウレアーゼ（＋）である．ピロリ菌*H. pylori*は，強酸性の胃粘膜表面においても増殖が可能である．本菌がもつウレアーゼで尿素から産生したNH_3により胃酸を中和することにより胃の中で増殖できると考えられている．

ピロリ菌　*Helicobacter pylori*

ピロリ菌は消化性潰瘍や胃炎の起因菌であり，胃がんや胃のリンパ腫に関与していると考えられている．ただし，消化性潰瘍や胃炎は，すべてピロリ菌が原因とは限らない．ピロリ菌は，生活環境が悪化すると休眠状態のような球状体となり糞便中に検出できることから，感染経路として糞口感染が疑われている．実際に衛生環境の整った国での本菌への感染率は低い．また家族内伝播も重要な感染経路である．

治療には数種の抗菌薬とプロトンポンプ阻害薬を組み合わせた3剤併用または4剤併用療法が用いられてきた．使用される抗菌薬は，アモキシシリン，テトラサイクリン，クラリスロマイシン，メトロニダゾール，チニダゾールなど．ビスマス製剤も併用療法に使用される．現在は，アモキシシリン（ペニシリン系抗生物質）＋クラリスロマイシン（マクロライド系抗生物質）＋ランソプラゾール（プロトンポンプ阻害薬）が標準的な除菌療法として用いられている．

11.1.11　スピロヘータ

Bergey's Manual（第9版）のGroup 1に分類されている．グラム陰性のらせん菌を総称してスピロヘータ spirochetesという．$0.1〜3.0\,\mu m \times 5〜25\,\mu m$の細長いらせん状の運動性のある細菌で，細胞壁にグラム陰性菌と類似のペプチドグリカンをもつ．らせん状細胞の最も外側は，多層の外膜，しばしば外鞘と呼ばれる構造で囲まれている．外鞘と細胞体の間にはペリプラズム鞭毛または軸糸

と呼ばれる糸状構造があり運動器官である．ヒトに病原性を示すトレポネーマ属 Genus *Treponema*，ボレリア属 Genus *Borrelia*，レプトスピラ属 Genus *Leptospira* がある．

◆**トレポネーマ属**　Genus *Treponema*

　直径 0.1〜0.4 μm，長さ 5〜20 μm の嫌気性もしくは微好気性らせん状細菌である．性感染症である梅毒の病原体である *T. pallidum* が重要な菌種であるが，伝染性の皮膚病変の原因となる *T. carateum*，潰瘍性歯肉炎を起こす *T. denticola* がある．

梅毒トレポネーマ　*Treponema pallidum*

　0.3 μm×5〜15 μm のらせん桿状体で，6〜14 の屈曲をもつ（口絵 5 ページ）．軸糸により運動性がある．グラム陰性であるが難染性であり，暗視野法，鍍銀法，ギムザ染色法などにより鏡検する．ヒトの梅毒の原因菌である本菌は，人工培地，組織培養いずれも培養できない．ウサギの睾丸内接種により継代される．本菌は種々の物理的，化学的刺激に対し抵抗性が低く，生体外ではすぐに死滅するため，直接接触感染以外で感染することはほとんどない．

[病原性]　梅毒は「五類-全数」感染症に分類されている性感染症（STD）である．性交渉により感染する後天梅毒と感染母体から胎盤を経て胎児感染を起こす先天梅毒の 2 種がある．後天梅毒は，感染後 2 年以内を早期梅毒といい，第 1 期，第 2 期に分けることができるが，典型的症状が現れるタイプと現れないタイプとがある．3 年経過したものを晩期梅毒という．感染後 10〜90 日のうちに局所に無痛性の初期硬結を生じて潰瘍化する硬性下疳を形成する．これが自然治癒する．次に，皮膚に斑状，丘疹状，水疱状の発疹が現れ，第 2 期に入る．菌は血流に入り全身に分散し，軽い全身症状を起こす．この時期は病巣部に菌が存在し感染力が強い．晩期梅毒は皮膚，諸臓器にゴム腫（肉芽種性病変）を主症状とする時期で，3〜20 年続く．感染後 10〜15 年以上経過すると中枢神経が侵され，脊髄癆進行性麻痺を起こし，心臓では血管病変が認められる．先天梅毒の多くは死産となる．

[血清学的診断]　第 1 期，第 2 期の梅毒は，抗生物質が投与されていなければ，病原体を暗視野顕微鏡で確認できる．血清学的診断としては，*T. pallidum* 由来の TP 抗原および脂質抗原のカルジオリピンを用いる方法がある．TP 抗原を用いる方法は特異性が高い．脂質抗原を用いる方法は特異性は劣るが，感度は高い．ただしこの方法は梅毒の病変により，潜在していた抗原が露出したために生成する一種の自己抗体を測定しているので，疑陽性反応 false positive reaction（FP 反応）がある．TP 抗原を用いた測定法はトレポネーマ感作赤血球凝集反応（TPHA），梅毒トレポネーマ蛍光抗体試験（FTA-ABS），トレポネーマ運動抑制試験（TPI）がある．脂質抗原を用いた非特異反応には，補体結合反応（ワッセルマン Wasserman 反応）（緒方法）（9.8.3 参照）や受身凝集反応を利用したガラス板法などがある．抗原の異なる 2 種類の方法で検査するのが望ましい．

[治療]　ペニシリン系抗生物質が第一選択薬として用いられるが，ペニシリン過敏症の患者にはテトラサイクリン，エリスロマイシンが用いられる．

◆**ボレリア属**　Genus *Borrelia*

　0.2〜0.5 μm×20 μm のらせん菌で，エンベロープをもち，15〜20 本の平行する軸糸がコイル状に細胞を取り囲む．発育鶏卵胎児で増殖するグラム陰性菌である．ヒトに回帰熱を起こすシラミ媒介

性の回帰熱ボレリア B. recurrentis，ダニ媒介性のダットン回帰熱ボレリア B. duttoni，およびライム病を起こすマダニ媒介性のライム病ボレリア B. burgdorferi がある．いずれも感染症法では「四類-全数」感染症に属している．

　回帰熱は3～10日の潜伏期の後，頭痛・悪寒を伴って突然の高熱で発症する．この期間，血中に菌が存在し，3～5日の発熱後軽快，無熱が続き，再び発熱期に入る．この症状を数回繰り返し緩解していく．この症状は，病原体が血液寄生性であり，血液中で増殖（発熱期）と溶解（無熱期）を繰り返すことによる．テトラサイクリンやエリスロマイシンが有効である．

　ライム病は，日本で1987年に第1例が報告された感染症である．野外でマダニに咬まれて数日後，環状の紅斑ができ，遠心性に拡大，遊走性紅斑を呈する．次いで髄膜炎，顔面神経麻痺，関節炎など多彩な症状を呈する．発症後長期にわたり，関節炎，皮膚，神経の慢性的疾患が持続する．本症は人畜共通感染症で，野生動物にも感染している．予防としては，早春から初夏にかけての流行シーズン中の野外活動時にマダニに咬まれないような注意が重要である．小児にはペニシリン，エリスロマイシン，成人ではペニシリン，テトラサイクリンが有効である．

◆レプトスピラ属　Genus *Leptospira*

　0.1 μm×6～12 μm のらせん状で，偏性好気性のグラム陰性桿菌．炭素源として炭素鎖が C_{15} 以上の脂肪酸や高級アルコールを使用する．10％不活化血清加液体培地でよく増殖する．ワイル病の起因菌であるワイル病レプトスピラ *L. interrogans*（口絵5ページ）は，黄疸出血性レプトスピラともいわれ，感染源はネズミその他の保菌動物の尿である．汚染された水や泥土との接触により経皮感染する．約2週間の潜伏期の後，血中に菌が現れ，高熱，筋肉痛，結膜充血，出血性傾向，タンパク尿を伴って発病する．4～7日後に黄疸を認める．致命率は5～30％と高い．

　ワイル病に似ているが，比較的症状の軽い秋疫（アキヤミ）レプトスピラ症は，血清型 serovar *autumnalis*（秋疫Aレプトスピラ）や serovar *hebdomadis*（七日熱レプトスピラ）などにより引き起こされ，地方病として，流行地ごとに種々の病名で呼ばれている．

　治療にはペニシリン，エリスロマイシン，ストレプトマイシン，テトラサイクリンなどが有効．日本薬局方にワイル病秋やみ混合ワクチンが収載されている．治癒後は強い免疫を獲得する．

11.1.12　マイコプラズマ

　マイコプラズマ mycoplasma は，宿主細胞外で増殖できる最も小さな微生物である（0.2～0.3 μm 程度）．ペプチドグリカンやその前駆体を合成することができず細胞壁をもたない．浸透圧ショックや界面活性剤，アルコールなどで溶解する．無細胞培地で発育するが，コロニーの中心部は培地中に埋没し，目玉焼き様のコロニーを形成する．グラム陰性であるが，染色性は悪い．ギムザ染色で染色できる．6属に分類されている．ヒトや種々の動物の口腔，気道，尿路，生殖器などに常在している．ヒトに病原性を示す菌種もある．

　マイコプラズマ属 Genus *Mycoplasma* の菌は，通性嫌気性で多形性．通常運動性はない．増殖のためにコレステロールまたは関連ステロイドを必要とし，ウレアーゼ（－）である．ウレアプラズマ属 Genus *Ureaplasma* はウレアーゼ（＋）である．

肺炎マイコプラズマ *Mycoplasma pneumoniae*

　M. pneumoniae は，ヒトに原発性異型肺炎を引き起こし，ヒトからヒトへ鼻咽頭分泌物が飛沫感染する．家族内感染も起こる．肺炎は発熱，咳嗽，喀痰を主症状とし，風邪様疾患であるが重症例もある．四季を通じて発生し，病像は多彩で気管支炎，咽頭炎，鼓膜炎，心筋炎，神経系に及ぶこともある．マイコプラズマ肺炎は感染症法で「五類-定点」感染症に属している．

　細胞壁をもたないためペニシリン系の抗生物質には感受性がないが，テトラサイクリン系抗生物質，エリスロマイシンなどマクロライド系抗生物質が有効である．

　肺炎マイコプラズマ以外では，ヒトの臨床試料から分離されるマイコプラズマは *M. hominis*（尿路感染症，女性性器感染症），*U. urealyticum*（尿路感染症）などがある．

11.1.13　リケッチアとクラミジア

　微生物自身が単独では増殖できず，他の生物の細胞内に侵入することによって初めて増殖が可能となるものがある．このような性質を偏性細胞内寄生性と呼ぶ．ウイルスは偏性細胞内寄生性を示す代表的な微生物であるが，細菌の仲間にもこのような性質をもつものがあり偏性細胞内寄生菌という．リケッチアとクラミジアが代表例であり，両者とも一般細菌よりは小型である．クラミジアが細胞に寄生しなければ生育できない理由は，エネルギー産生系をもたないので宿主細胞から ATP の供給が必要であるためと考えられているが，リケッチアについては明確な理由がわかっていない．細胞膜の構築が不完全なため，適切な細胞内環境の維持に寄生が必要であるとも推測されている．

■ リケッチア　*Rickettsia*

　グラム陰性の多形性の小さな桿菌，球菌状の菌（0.3〜1.0 μm 程度）で，細胞壁にムラミン酸が存在する．べん毛はない．2分裂で増殖するが，例外を除き偏性細胞寄生性（Genus *Rochalimaea* は除く）で，増殖のために生細胞への寄生が必要である．細胞培養または発育鶏卵の卵黄嚢内培養が行われる．主な宿主は節足動物（ノミ，シラミ，ダニなど）である．リケッチアの中でヒトのリケッチア症の原因となる菌種にはリケッチア属 Genus *Rickettsia*，ロシャリメア属 Genus *Rochalimaea* などがある．リケッチア属菌の DNA の GC 含量は 29〜33％で，寄生細胞内の細胞質または核内で増殖し，ヒトに発疹チフス，紅斑熱群リケッチア感染症を引き起こす．1995 年以降 Genus *Rickettsia* から独立した *Orientia tsutsugamushi* はツツガムシ病を引き起こす．ロシャリメア属菌の DNA の GC 含量は 39％で，例外的に血液または血清を加えた培地で人工培養できる．*R. quintana* は，第一次世界大戦中に流行した塹壕熱の病原体である（バルトネラ *Bartonella* 属とする分類もある）．リケッチアは，リボソームや各種の酵素活性を保持し，ある程度の代謝活性がある．

　Q 熱の病原体である *Coxiella burnetii* は，偏性細胞内寄生性を示し，以前はリケッチアに含めていたが，最近ではレジオネラに近縁と考えられ，レジオネラ科コクシエラ属に分類されている．*C. burnetii* は，細胞質内の食胞 phagosome 内で増殖する．

　リケッチア症は，リケッチアを保有している節足動物にヒトがたまたま接触し感染を受け，これにより起こる急性発疹性熱性疾患であるが，発疹の出ない例もある．発疹は疾患により，その性状や出

現部位が異なる．ある種のリケッチア症患者の血清は，プロテウスの菌体抗原の変異株 OX19, OX2, OXK と交差反応性があり，凝集反応が陽性となる．これをワイル-フェリックス反応 Weil-Felix test と呼び診断の補助に用いられているが，特異性は高くない．

発疹チフスリケッチア　*Rickettsia prowazekii*

発疹チフスの病原体で，コロモジラミにより媒介され感染する．「四類-全数」感染症である．シラミの腸管内細胞で増殖したリケッチアは糞便とともに排出され，吸血時に刺し口や引っかき傷からヒトに感染する．1〜2週間の潜伏期の後，高熱を発し，発疹を生じるが，やがて中枢神経，循環器障害を起こして死に至る．日本では 1957 年以来発生例はない．

テトラサイクリン系，クロラムフェニコール系の抗生物質を早期に投与すれば有効である．解熱後半量の抗生物質を 10〜14 日服用し再発を防ぐ．

発疹熱リケッチア　*Rickettsia typhi*

発疹熱の病原体である．発熱・発疹は発疹チフスと類似するが，発疹チフスに比べ軽症である．自然界でネズミーネズミノミーネズミのサイクルで維持されており，ネズミノミが病原巣であり，感染したネズミはリケッチア血症を起こすが無症状である．ヒトへの感染はネコーネコノミーフクロネズミのサイクルのネコノミからである．テトラサイクリン系抗生物質が有効である．日本での発症例はまれであるが，2013 年に症例報告がある．

日本紅斑熱リケッチア　*Rickettsia japonica*

紅斑熱群リケッチア感染症の一種で，1984 年に日本でも発見された「四類-全数」感染症に分類されているリケッチア感染症の病原体である．森林に生息するマダニにより媒介される．野外で有毒マダニに刺された後，頭痛・発熱・全身倦怠感があり発症する．急性期には 39〜40℃の弛張熱が多く，悪寒・戦慄を伴う．高熱とともに，手足，手掌，顔面に紅斑が多数出現する．3〜4 日ごろから出血性となる．2 週間位で消失する．ダニの吸着部位に刺し口が見られる．ツツガムシ病との鑑別のため血清診断が必要．

治療はテトラサイクリン系抗生物質が第一選択薬．ニューキノロン系抗菌薬も有効．1984 年以降毎年 10〜20 の症例が報告されている．

ロッキー山紅斑熱リケッチア　*Rickettsia rickettsii*

アメリカ大陸の代表的なリケッチア症であるロッキー山紅斑熱の病原体で，マダニにより媒介される．南西部では森林マダニ，東部ではイヌマダニが媒介となっている．都会の公園で感染した例もあり，媒介マダニに接触しないことが重要である．1〜2週間の潜伏期を経て突然の高熱で発症する．

テトラサイクリン系，クロラムフェニコール系の抗生物質が有効．適正な治療が行われれば，予後は良い．

ツツガムシ病リケッチア　*Orientia tsutsugamushi*

「四類-全数」感染症であるツツガムシ病の病原体 *O. tsutsugamushi*（旧名 *Rickettsia tsutsugamu-*

shi）は，ツツガムシと呼ばれているダニによって媒介される．ツツガムシからツツガムシへ経卵伝達で伝えられる．病原体は，フトゲツツガムシ（保有率0.1〜0.2％），タテツツガムシ（保有率0.1％），アカゲツツガムシ（保有率約1〜3％）の3種類が保有しており，これらの幼虫に刺されることにより感染する．潜伏期8〜11日で全身倦怠，食欲不振，頭痛，悪寒，発熱，局所リンパ節腫脹を伴い発病する．皮膚に刺し口があり，通常1個で膿疱か痂皮または潰瘍が見られる．高熱に続いて暗赤色の不定形斑丘疹状の発疹が出現する．

テトラサイクリン系抗生物質（テトラサイクリン，ミノサイクリン）が有効．ペニシリン系・アミノグリコシド系，ニューキノロン系抗菌薬は無効．ツツガムシ病では再発防止のため，熱が下がった後も7〜10日間投与する．

コクシエラ菌　*Coxiella burnetii*

「四類-全数」感染症に分類されているQ熱の病原体である．0.2〜0.4 μm×0.4〜1.0 μmの短桿菌または桿菌状である．構造的にグラム陰性菌であるが，グラム染色では難染性．人工培地では発育しない．本病原体は広い宿主域を有し，マダニ，齧歯類，鳥類，野生動物，家畜，ヒトなどの生体内で増殖する．増殖サイクルの中で，芽胞様の構造をとることがあるといわれており，ベクターの介在なしに感染する．以前はリケッチア群と考えられたが，リケッチアとは異なる特徴をもつことからコクシエラ科コクシエラ属という新しい属が提案された．

熱や消毒薬に抵抗性である．Q熱は世界中に見られる疾患で，ウシ，ヒツジなどの家畜間での流行もあり，患獣との接触，塵埃中の病原体の吸引，汚染した非殺菌牛乳などからヒトへ感染する．最近，都市部でのペットからの感染も報告されている．突然の高熱，頭痛，筋痛などで始まり，高熱が1〜2週間続く．多くは3週間ほどで自然治癒するが，回復が長期化する場合や，慢性化する場合もある．テトラサイクリン系抗生物質が第一選択薬であるが，ニューキノロン系抗菌薬も用いられる．

◆バルトネラ属　Genus *Bartonella*

染色した血液の薄膜内に多形性で，単独または集団で検出されるグラム陰性菌である．*B. henselae* と *B. quintana*（旧名ロシャリメア *Rochalimaea*）がある．染色性が悪いが，ギムザ染色で染色される．組織内では内皮細胞の細胞質内に存在する．南米アンデス地方でヒトやベクターである節足動物（*Phlebotomus* spp. サシバエ）体内に検出されており，ヒトに病原性がある．最近，日本でも患者の増えているネコひっかき病は *Bartonella henselae* の感染症である．ネコに咬まれたり，ひっかかれたりした後，数日から2週間後に受傷部位の皮膚に丘疹や膿疱が出現，リンパ節が腫大し，発熱する．一般症状は軽く，軽症例は自然治癒する．重症の場合は抗生物質の投与が必要である．

■クラミジア　Chlamydia

非運動性で細胞壁にムラミン酸をもたない偏性細胞内寄生菌．ヒト，哺乳類，鳥類などの細胞質の膜に結合している空胞内でのみ増殖する．一般細菌より小さい（約0.3 μm）球状の菌である．DNA，RNAを有し，リボソームをもち二分裂する．クラミジアは宿主細胞の食作用により取り込まれるが，このときは非増殖性，感染力のある基本小体 elementary body である．基本小体が空胞内で網様体

reticulate body になる．網様体は増殖するが感染性はない．網様体は成熟し基本小体の集団となり，他の細胞に感染する．感染細胞内に封入体を形成する．代謝活性はあるが，ATPの生成は宿主細胞に依存している．DNA の GC 含量は 41～44％である．

現在，*Chlamydia trachomatis*, *C. pneumoniae*, *C. psittaci*, *C. pecorum* の4種類が知られる（最近の分類では，後3者はクラミドフィラ属 Genus *Chlamydophila* に移されているが，一般的にはクラミジアと呼ばれる）．クラミジアは，60℃，10分の処理で死滅するが，凍結に耐性で数年間生存する．テトラサイクリン系，マクロライド系抗生物質，ニューキノロン系抗菌薬に感受性がある．

トラコーマクラミジア　*Chlamydia trachomatis*

トラコーマ，封入体結膜炎などの眼疾患や性器クラミジア感染症（尿道炎，子宮頸管炎などを特徴とする性感染症），および3か月以下の乳児に好発するトラコーマ・クラジミア肺炎の病原体である．接触感染により伝播する．

肺炎クラミジア　*Chlamydia pneumoniae*

1989年に確立された病原体である．ヒトを自然宿主とし，飛沫感染で伝播する．クラミジア肺炎は感染症法「五類-定点」感染症に属している．肺炎，上気道炎，急性気管支炎，胸膜炎などの病型があり，60歳以上の高齢者に肺炎が多い．通常は軽症であるが，高齢者や呼吸器系の基礎疾患をもつ場合は重症化することがある．テトラサイクリン系，マクロライド系抗生物質やニューキノロン系抗菌薬に感受性がある．

オウム病クラミジア　*Chlamydia psittaci*

「四類-全数」感染症に分類されているオウム病の病原菌である．感染した鳥類との接触により経気道感染を起こす．ヒトからヒトへは伝播しにくいと考えられているが，急性期の患者の咳嗽による飛沫や喀痰中にクラミジアが検出されるので注意を要する．感染後1～2週間の潜伏期の後，突然の高熱，悪寒，頭痛，全身倦怠などの症状で発症，38℃以上の高熱が特徴である．臨床像はマイコプラズマ肺炎と似ており，鑑別が難しい．治療が遅れると致死的となる場合がある．診断は患者や原因の鳥からのクラミジアの分離，PCR 法による DNA の検出，患者の血清抗体価の測定などが行われる．

テトラサイクリン系，マクロライド系抗生物質やニューキノロン系抗菌薬に感受性がある．成人重症例ではミノリイクリンの点滴静注が行われる．

11.2 真菌 fungi

　真菌は自然界に広く分布している．既知種だけで約8万種，推定では100万～150万種と，微生物の中では最多数の菌種となっている．動物宿主で生育し，いわゆる真菌症を引き起こす種類はそれほど多くはなく，約400種程度である．

　真菌症は生体組織へ真菌が侵入，増殖した結果発症する疾患で，真菌の感染が体の表面であるか，深部組織であるかにより，表在性真菌症，深部皮膚真菌症と深在性真菌症（全身性真菌症，内臓真菌症）に分けられる（表11.9）．表在性真菌症は，皮膚，毛髪，爪等への感染で，接触によりヒトからヒトへ伝播する傾向がある．深在性真菌症は，皮下組織，内部臓器，骨，中枢神経への感染症で，移植手術，免疫抑制剤の使用，副腎皮質ホルモン，抗生物質の投与などにより真菌への抵抗性が低下した結果，本来腐生性である真菌が病原となり発症する日和見感染症がほとんどである．起因菌が健康人に常在している菌種により発症した場合を内因性真菌症と呼び，カンジダ *Candida* 属菌がその代表である．それ以外を外因性真菌症と呼ぶ．外因性真菌のほとんどは枯死植物，鳥類やコウモリなどの糞に腐生菌として生育，大部分の菌は動物に一度も感染することなしに，腐生菌として生活できると考えられている．したがって，一般に真菌症はヒトからヒトへの感染は考慮しなくてよい．皮膚糸状菌が物理的接触によりヒトからヒトへ感染することや，カンジダ・アルビカンス *C. albicans* の性交渉による伝播は例外的であると考えられている．

(1) カンジダ症　Candidiasis

　Candida 属は，出芽増殖する酵母様真菌であるが，*C. glabrata* 以外のほとんどの菌種は体内では仮性菌糸をつくり，*C. albicans* など一部の菌種は真性菌糸をも形成し，二形性菌（二相性菌）といわれる．*C. albicans* および *C. dubliniensis* は，0.3% Tween 80 加コーンミール培地で厚膜分生子を形成し，発芽管テストも陽性である．

　本菌属は，健常人でも口腔粘膜，皮膚，消化管，腟等に常在している．宿主の免疫機能が低下した場合や抗生物質の長期投与による菌交代症として感染症が引き起こされる．また，留置カテーテル，抗がん剤の投与等も本症の引き金となる．本菌による感染症を内因性真菌感染症という．病像は表在性と深在性に分類できる．表在性は皮膚，粘膜カンジダ症で，カンジダ性間擦疹，カンジダ性爪周炎，口腔カンジダ（鵞口瘡），外陰・腟カンジダ症，慢性皮膚・粘膜カンジダ症，眼内炎がある．慢性皮膚・粘膜カンジダ症は，先天性または後天性免疫不全，内分泌異常等により発症する．菌は真皮結合組織まで侵入し，慢性肉芽腫を形成する．深在性カンジダ症は食道，血液，腎，肝，脾，肺などに感染巣ができる．

　カンジダ症を含む真菌感染症の発症は，宿主の生体防御機構の変調と密接な関係があり，厚生労働省エイズ動向委員会による23のAIDS指標疾患のうち5つが真菌症（表11.10）である．平成25年度では，ニューモシスチス肺炎が第1位の頻度で51.2%，カンジダ症が第2位で27.1%であった．AIDS診療上最も重要な感染症が真菌症であることがわかる．

表11.9 主な真菌症と主要原因菌

	病名	原因菌	感染部位
深在性真菌症	カンジダ症	*Candida* spp., *C. albicans*, *C. glabrata*, *C. tropicalis*, *C. parapsilosis*, *C. krusei*, *C. guilliermondii*, *C. lusitaniae*, *C. kefyr*, *C. dubliniensis*	舌，口腔粘膜，腟粘膜，消化器粘膜，気管支，肺，心内膜，脳，髄膜，泌尿器，眼内炎
	アスペルギルス症	*Aspergillus* spp., *A. fumigatus*, *A. flavus*, *A. niger*, *A. terreus*	肺，気管支，消化器，脳，腎臓，心臓，皮膚，外耳道，角膜
	クリプトコックス症	*Cryptococcus neoformans*, *C. gattii*	脳，髄膜，肺，全身（血行性散布による）
	ムーコル症	*Rhizopus* spp., *Mucor* spp., *Absidia* spp., *Rhizomucor* spp., *Cunninghamella* spp.	肺，鼻腔，副鼻腔，脳，消化器，脾臓，腎臓，肝臓，心臓
	トリコスポロン症	*Trichosporon asahii*	肺，肝臓，眼内炎
	ニューモシスチス肺炎	*Pneumocystis jirovecii*	肺
深部真菌症	スポロトリコーシス	*Sporothrix schenckii*	皮膚，皮下組織，リンパ管
	クロモミコーシス	*Fonsecaea pedrosoi*, *Exophiala dermatitidis*, *Phialophora verrucosa*, *Cladosporium* spp.	皮膚（慢性の結節）
	フェオヒフォミコーシス	*Exophiala jeanselmei*, *Wangiella dermatitidis*	皮下の腫瘤
表在性真菌症	皮膚糸状菌症	*Trichophyton* spp., *Microsporum* spp., *Epidermophyton floccosum*	皮膚，毛髪，爪
	皮膚（爪）カンジダ症	*Candida* spp.	皮膚，爪，
	癜風	*Malassezia* spp.	皮膚
	角膜真菌症	*Fusarium* spp., *Aspergillus* spp., *Candida* spp.	
	外耳道真菌症	*Aspergillus* spp.	

　カンジダ症の患者の病巣からカンジダを分離，起因菌種を同定することは，*Candida* spp. の抗原構造の違いを利用した因子血清による簡易同定キットや自動同定機器などでかなり確実に行われるようになっている．カンジダ症患者の血清学的診断は，内在性の菌種であることから，患者と健康人では抗体価の識別が困難である．血清診断として β-1,3-D-グルカンは本菌に特異的ではないが，有用である．特異抗原，特異抗体による診断も感度，特異度ともに問題があるが使用されている．

　Candida の起因菌種は最も頻度の高い *C. albicans* の他に，non-*albicans* *Candida* spp. と総称される，*C. glabrata*, *C. tropicalis*, *C. parapsilosis*, *C. krusei*, *C. guilliermondii*, *C. lusitaniae*, *C. kefyr*, *C. dubliniensis* などがあげられる．近年の傾向として，non-*albicans* *Candida* spp. が増え，その中には各種抗真菌薬耐性菌が含まれることが問題となっている．アゾール系抗真菌薬に対し高頻度に耐性の菌種は *C. glabrata*, *C. krusei*, *C. guilliermondii*, *C. lusitaniae* などであり，エキノキャンディン系抗真菌薬に耐性の菌種は *C. parapsilosis*, *C. guilliermondii* などである．また，*C. parapsilosis* は，アムホテリシンBに対するMICが高く，感受性不良である．

表 11.10　後天性免疫不全症候群（AIDS）の指標疾患（Indicator Disease）のうち真菌が原因の疾患（厚生労働省）

1　カンジダ症（食道，気管，気管支，肺）
2　クリプトコックス症（肺以外）
3　コクシジオイデス症
　　(1) 全身に播種したもの
　　(2) 肺，頚部，肺門リンパ節以外の部位に起こったもの
4　ヒストプラズマ症
　　(1) 全身に播種したもの
　　(2) 肺，頚部，肺門リンパ節以外の部位に起こったもの
5　ニューモシスチス肺炎
　　（注：*P. carinii* の分類名が *P. jirovecii* に変更になった）

　深在性カンジダ症発症の危険性が高い場合は，第一選択薬にエキノキャンディン系抗真菌薬，アムホテリシンBリポソーム製剤，第二選択薬としてアゾール系抗真菌薬も有効である．先に述べたように薬剤耐性菌が non-*albicans Candida* spp. に多いため，薬剤の選択に際して *C. albicans* か他の菌種かの鑑別は重要である．表在性真菌症では，抗真菌薬の外用が有効である．

(2) アスペルギルス症　aspergillosis

　数種類の原因菌が臨床材料から検出されているが，本菌属は自然環境中に広く分布している．*A. fumigatus* が主要な病原菌種であり，他に *A. flavus*, *A. niger*, *A. terreus* があげられる．大気中に漂っている胞子の吸入により，主に呼吸器が冒される．血行性に消化管，脳，腎，肝，脾等の諸臓器に感染巣をつくることがある．健康な人では生体防御機構の働きにより発症することはないが，ステロイドの長期投与による免疫機構の低下や血液疾患（白血病による顆粒球減少症等）などの基礎疾患がある場合に日和見感染症として発症する．

　肺アスペルギルス症は，侵襲性肺アスペルギルス症，菌球型肺アスペルギルス症，アレルギー性気管支肺アスペルギルス症等の病型がある．組織内で菌糸が放射状，層状に発育し，芽胞は見られない．培養した場合に発育は早く，綿毛状の集落をつくる．血清学的診断は菌球型肺アスペルギルス症，アレルギー性気管支肺アスペルギルス症で有用な場合があり，患者血清中のアスペルギルス沈降抗体の検出が行われる．侵襲性肺アスペルギルス症の患者では血清中のガラクトマンナン抗原の検出が行われている．基礎疾患のない場合においても，外耳道，副鼻腔，皮膚等に感染することがある．

　呼吸器系アスペルギルス症ではボリコナゾール，アムホテリシンBリポソーム製剤が第一選択薬であるが，イトラコナゾールやミカファンギンの予防服用も行われる．外用にはナイスタチンも使用される．外耳道真菌症には抗真菌薬のクリームやブロー液（硫酸アルミニウム，炭酸カルシウム，酢酸）による耳浴を行う．

(3) クリプトコックス症　cryptococcosis

　Cryptococcus は，酸性ヘテロ多糖体からなる莢膜をもつ酵母菌で，墨汁染色をすると菌体が染まらないため明るく浮いて見える．病原性と莢膜の厚さは関係があるとされる．この莢膜のため，血清診断法として用いられる β-1,3-D-グルカンが検出できない．しかし，本菌の細胞壁のグルクロノキシ

ロマンナン抗原を検出する血清診断法が感度および特異度ともに良く，確立している．

日本では *C. neoformans* が起因菌の代表である．近年，従来ほとんど問題にならなかった *C. gattii* による感染が北米などで健常者にも見られるようになり，死亡者も出ている．高病原性を獲得した株とされている．

本菌は細胞内寄生性であり，嚢胞性病巣および肉芽腫性病巣の2種類の病巣を同一動物中に形成する．ハトなどの鳥の糞中から高率に本菌が分離されており，これらの菌をもった塵埃を吸入することにより経気道的に肺に初感染し，しばしば血行性に皮膚や中枢神経および種々の臓器に播種する．脳や髄膜に親和性を示し，中枢神経系クリプトコックス症を起こすことが多く，髄膜炎を起こし亜急性あるいは慢性の経過をとり致死率が高い．皮膚のクリプトコックス症は，肺の感染に引き続いて起こり，結膜の感染は血行性または皮膚の病巣の拡大により生じる．

AIDS発症の指標疾患（表11.10）であり，約2％の頻度で発生している．近年，易感染性宿主の増加に伴い，症例が増加傾向にあると考えられている．日和見感染が多いが，健常者にも見られることがあり，2014年9月に感染症法5類全数把握疾患として，*Cryptococcus* 属真菌による感染症のうち，本菌が髄液，血液などの無菌的臨床検体から検出された感染症，または脳脊髄液のクリプトコックス莢膜抗原が陽性となった播種性クリプトコックス症が指定された．

フルコナゾール，イトラコナゾールが第一選択薬である．重症例の場合，さらにフルシトシンの併用，ボリコナゾール，あるいはアムホテリシンBリポソーム製剤の投与が有効とされている．

(4) ムーコル症（接合菌症） mucormycosis

ムーコル目 *Mucorales* に属している *Mucor*, *Lichtheimia*（*Absidia*），*Rhizomucor*, *Rhizopus*, *Cunninghamella* 属の真菌による日和見感染症で，接合菌症といわれていた．アシドーシスを伴う糖尿病を基礎疾患としてもつ患者で発症するが，急性白血病，悪性リンパ腫，広範な熱傷，免疫抑制剤や副腎皮質ホルモン剤の長期投与など，一般的な深在性真菌感染症の成立要因がある易感染性宿主にも発症する．血管内に侵入，血管壁で増殖し，血栓や梗塞を起こす．自然界に広く存在しており，これらの真菌を含むものがすべて感染源となりうるが感染経路は不明である．

ムーコル目はβ-1,3-D-グルカンが細胞壁にほとんど含まれず，血清診断法としてのβ-1,3-D-グルカンの検出を用いることができず，また特異的な血清学的診断法もない．化学療法剤としてはアムホテリシンB（リポソーム製剤を含む）のみが認可されているが，治療が困難で，病型によっては速やかに死に至ることがあり，予後が不良である．

ボリコナゾールやエキノキャンディン系抗菌薬使用時のブレイクスルー真菌症として注意が必要である．また，輸血後の除鉄剤である鉄キレート薬のデフェロキサミンが投与されている患者にもしばしば見られる．

(5) トリコスポロン症 trichosporonosis

深在性トリコスポロン症の主な原因菌は *Trichosporon asahii* であるが，真菌血症を介して全身臓器に播種し，肺炎，多発性の真菌性肝膿瘍，眼内炎，あるいは皮膚に転移性の真菌膿瘍などを形成する．アレルギー性疾患の夏型過敏性肺炎の起因菌でもある．

組織内での形態は *Candida* 属に類似する．*Cryptococcus* の莢膜と同じ多糖体を外膜にもつため，

クリプトコックス抗原検査が陽性になることがある

エキノキャンディン系抗真菌薬は無効で，一般的にアゾール系抗真菌薬に対する感受性は良好である．アムホテリシンBも効果は不十分とされている．

(6) ニューモシスチス肺炎　*Pneumocystis* pneumonia（PCP）

Pneumocystis jirovecii が原因菌で，2002年まで *P. carinii* といわれていたため，カリニ肺炎の名称がよく知られている．以前は原虫であると思われていたが，最近の分子系統学的研究により真菌の子嚢菌門に所属することが判明した．

ほとんどの人では小児のうちに感染しているといわれ，常在菌である．健常人では発症することはないが，易感染性宿主では肺炎を発症する．AIDS発症の指標疾患のうち，ニューモシスチス肺炎は第1位の頻度で41.1％である．本疾患の3主徴は，発熱，乾性咳嗽，呼吸困難である．胸部X線でスリガラス状の陰影が見られることが多い．β-1,3-D-グルカンの検査も有用である．本菌は人工培地上に生えず，培養ができないため，診断にはPCRを行うか病理組織所見による菌体の確認が必要である．

リンパ球数1,000以下，CD4陽性T細胞200以下のHIV感染者では予防的にトリメトプリム・スルファメトキサゾール（ST合剤）などが投与される．真菌細胞膜の構成成分であるエルゴステロールが存在せず，ほとんどの抗真菌薬が無効である．第一選択薬はST合剤であるが，発熱，発疹，腎疾患などの副作用が現れた場合は，ペンタミジン点滴静注になる．しかし，ペンタミジンも重篤な副作用が多く，その場合にはアトバコンを使用する．

(7) 輸入真菌症

病原真菌が日本には存在せず，外国で感染した患者が日本で発症することにより症例となる真菌感染症を輸入真菌症と呼んでいる．輸入真菌症は深在性真菌症で，病因菌は感染場所に生息しており，汚染地域の住民に原発的に発症している．わが国の代表的な輸入真菌症を表11.11に示した．

表11.11　代表的な輸入真菌症

輸入真菌症	原因菌	代表的な感染場所	これまでの総計[*]
コクシジオイデス症（4類感染症全数把握疾患）	*Coccidioides immitis*	米国南西部（カリフォルニア州〜アリゾナ州〜ニューメキシコ州など），メキシコ西部，アルゼンチンのパンパ地域の半乾燥地域	72名
ヒストプラズマ症	*Histoplasma capsulatum*	米国オハイオ州〜ミシシッピー渓谷南部に報告例が多く，それ以外にも，中南米，東南アジア，ヨーロッパ	75名
パラコクシジオイデス症	*Paracoccidioides brasiliensis*	サンパウロを中心としたブラジル	22名
マルネッフェイ型ペニシリウム症	*Penicillium marneffei*	タイ，ベトナム	8名
ブラストミセス症	*Blastomyces dermatitidis*	北米（ウィスコンシン，イリノイ，オハイオ〜ミシシッピー渓谷），アフリカなど	0名

[*] 2013.6.1現在　千葉大学真菌医学研究センター集計

(8) 深部皮膚真菌症（深在性皮膚真菌症）

真菌の感染が真皮から皮下組織に及んでおり，スポロトリコーシス sporotrichosis，黒色真菌感染症（クロモミコーシス chromomycosis，フェオヒフォミコーシス phaeohyphomycosis），皮膚クリプトコックス症，深在性白癬などがある．

スポロトリコーシスは，*Sporothrix schenckii* によるもので，本菌は環境中に存在し，農業，園芸などで土壌や植物などから傷口を介した感染が多い．慢性肉芽腫性病変，潰瘍性病変を生じる．検査は皮膚生検による分離培養で，本菌は二形性菌で，スライド培養では出芽型の分生子を形成する．培養温度が37℃近くなると酵母状態で増殖する．通常それ以上の温度では増殖できない．スポロトリキン皮内反応が陽性になり，診断に有用であるが，一度本疾患にかかると終生陽性である．治療はヨウ化カリウムの内服と局所の温熱療法を行う．イトラコナゾールやテルビナフィンの内服も有用である．

黒色真菌は自然環境中に多く存在し，結節を作るクロモミコーシスと，皮下腫瘤をつくるフェオヒフォミコーシスとに分けられる．クロモミコーシスは健常人にも多く認められ，外傷がはっきりしないことも多い．皮膚が盛り上がり硬くなる角化現象が認められる．原因菌としては，*Fonsecaea pedrosoi* がわが国では最も多い．フェオヒフォミコーシスは易感染患者に多く，軽度に皮膚が隆起するが，皮膚表面の変化は少なく，皮下腫瘤をつくる．原因菌としては *Exophiala jeanselmei* がわが国では最も多い．外科的切除，イトラコナゾールやテルビナフィンによる薬物療法がなされる．

(9) 表在性（浅在性）真菌症

真菌の感染が表皮や角質など皮膚表層に留まっているものである．水虫，タムシなどの白癬，皮膚カンジダ症，癜風，マラセチア毛包炎，慢性粘膜皮膚カンジダ症，口腔カンジダ症，外陰カンジダ症等である．

皮膚糸状菌症（白癬）

皮膚，毛髪，爪に白癬 ringworm および関連疾患を起こす皮膚糸状菌は *Trichophyton*（白癬菌属），*Microsporum*（小胞子菌属），*Epidermophyton*（表皮菌属）の3菌属が含まれている．皮膚糸状菌は健康な宿主に感染を成立させ，宿主から宿主へ，器物や衣類を介して伝播する．角質層のケラチンをエネルギー源として利用する．感染部位により，頭部白癬（しらくも），手，足の汗疱状白癬（みずむし），股部白癬（いんきんたむし），体部白癬（ぜにたむし）と呼ぶ．頭部白癬の起因菌として，わが国では *M. ferrugineum* が多く，体部の白癬からは *T. rubrum*，*T. mentagrophytes* が分離され，汗疱状白癬は主に *T. rubrum*，*T. interdigitale* により引き起こされている．

頭部白癬ではイトラコナゾール，テルビナフィン内服2〜4週，頭部以外の白癬は外用薬が第一選択薬となる．多くの外用薬が市販されている．外用薬が無効の病型は，頭部白癬と同様に内服療法を行う．

マラセチア感染症

皮膚には種々の *Malassezia* 属真菌が常在しており，現在では14種が報告されている．癜風とマラセチア毛包炎，脂漏性皮膚炎とマラセチアとの関連が指摘されている．

11.3 ウイルス virus

　ウイルスは，細菌よりも小さく 0.02～0.3 μm 程度の大きさをもつ病原因子である．その構造は，遺伝子としての核酸（DNA または RNA）がタンパク質のカプシドに囲まれ，ウイルスの種類によっては，さらにエンベロープと呼ばれる脂質膜に覆われており，一般の生物を構成する細胞とは構造的に大きく異なる．ウイルスが増殖するためには生細胞に寄生することが必要であり，細菌類の増殖とは異なっている．後天性免疫不全症候群（AIDS），重症急性呼吸器症候群（SARS），エボラ出血熱などの新興感染症がウイルスにより引き起こされることが判明し，近年，感染症におけるウイルスの重要性が増大してきている．本節では，ウイルスの特徴である細胞内寄生による増殖の仕組みについてはじめに説明し，次いで動物に感染症を引き起こす各種病原ウイルスの種類と性質について取り上げる．

11.3.1　ウイルスの増殖

　ウイルスは自己を特徴づける DNA または RNA を遺伝物質としてもっているが，エネルギー産生系やタンパク質合成系などをもたない（2.3.5 参照）．増殖（自己複製）するためには，他の生物に侵入し，その酵素系などを利用しなければならない（**偏性細胞寄生性**）．したがって，増殖の仕組みは細菌や動植物とは全く異なった経路をたどる．個々のウイルスの性質を述べる前に，その増殖の特徴について説明し，ウイルスの特殊性を理解する助けとしたい．ウイルスは増殖に際して，通常次のような経過をたどる．

1) ウイルス粒子（**ビリオン** virion）の細胞への吸着と侵入
2) ビリオン崩壊による核酸とタンパク質の解離
3) ウイルス核酸の細胞内増殖部位への移行および mRNA の合成
4) ウイルスのゲノム核酸の複製とウイルスタンパク質の合成
5) ビリオンの組み立てと細胞からの放出

　このような一連の過程を経てウイルスが増殖するが，核酸・タンパク質合成などの変動も併せ，図 11.1 に一般的な DNA ウイルスの一段増殖*の時間経過として示した．

A　ウイルス粒子（ビリオン）の細胞への吸着と侵入

　ウイルスと特異的に結合する宿主細胞表面の物質は**受容体（レセプター）**receptor と呼ばれる．ビリオンが細胞に遭遇したとき，細胞表面にそのウイルスに適合したレセプター（糖タンパク質などが

---

* 一段増殖 one-step growth：ウイルスは，細菌とは異なり，1 つのウイルス粒子が 2 つに分かれるという二分裂をとらない．ウイルス粒子が細胞に侵入した後に，核酸の複製，ウイルス粒子のタンパク質合成，ウイルス粒子の組み立てなどの過程を経て，多数のウイルス粒子が一挙に細胞から放出される．このような増殖の様式をいう．

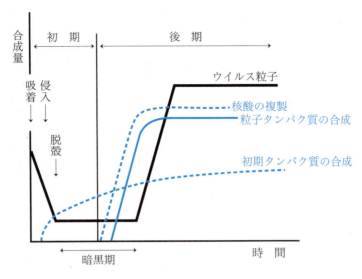

図 11.1　DNA ウイルスの一段増殖における経時変化

レセプターとなることが多い）が存在するとウイルスが吸着する．1942 年 Hirst らは，血液とインフルエンザウイルスを低温で混合すると，赤血球凝集反応が起こることを発見した．この凝集は，ウイルスが赤血球表面に存在する受容体に結合し，多数の赤血球を架橋して大きな凝集塊を形成したためと考えられた．そして，凝集した赤血球を 37 ℃に置くと凝集が消失するが，一度分散した赤血球は，ウイルスを再び添加しても凝集することはなかった．彼らは，37 ℃では血球表面に存在するレセプターがウイルスによって分解されるのではないかと考えた．その後 1957 年 Howe らは，赤血球からレセプターを分離し，ムコタンパク質（糖タンパク質）であることを報告した．その後，1963 年 Kathan により，このレセプターが酸性糖であるシアル酸を含む糖タンパク質であることが証明された．

　細胞が特定のウイルスに対して感受性を示すためには，その細胞にウイルスに対するレセプターが存在することが必要である．感受性をもたない細胞でもレセプターが存在している場合もある．ビリオンタンパク質に適合したレセプターが細胞に存在すれば吸着，次いで侵入が始まる．Desomer ら（1959 年）は，RNA ウイルスからフェノール抽出により単離した RNA 自身に感染能があることを示し，そのウイルスに対して感受性をもたない細胞に対しても（一代だけ）感染性があることを発見した（感染域の増大）．これらの結果から，感染性は，(a) 吸着に必要なレセプターの存在，(b) 細胞内に侵入した核酸が複製されるか否かによって決められる．

　ウイルスは，生体内の特定の組織や器官を構成する細胞内で増殖し，これらに障害を与え，病原性を発揮することが知られている．どの細胞がウイルスの標的になるかはレセプターの存在によって左右されることが多い．例えば，ポリオウイルスの野生株（病原性株）は腸管で増殖するとともに，中枢神経の細胞も冒すが，生ワクチン株（弱毒化株）は，中枢神経の細胞表層物質に対する反応性を失い，細胞に吸着，侵入することができなくなり，これが非病原性となる理由であると考えられている．

　ウイルスが細胞へ侵入する方法は**エンベロープ**の有無により異なる．エンベロープをもたない種類のウイルスは，細胞表面のレセプターに結合し，細胞の食作用により宿主細胞内に取り込まれる．エンベロープをもつウイルスは，同様に細胞表面のレセプターに結合し，細胞膜とエンベロープが融合

し，カプシドのみが細胞内に取り込まれる．インフルエンザウイルスはエンベロープをもつが，エンベロープごとエンドソーム内に取り込まれ細胞質内に侵入する．

B ビリオン崩壊による核酸とタンパク質の解離

1961年 Joklik は，RNA ウイルスを細胞と接触させてから，一定時間ごとにウイルスを回収してリボヌクレアーゼ（RNase，RNA 分解酵素）を作用させ，その後フェノール法で RNA を抽出し，感染性の有無を調べた．もし，ビリオンが細胞内でタンパク質を失って，裸の RNA となっていれば，RNase の作用を受けるようになり，これをフェノール抽出したものには感染性が消失しているはずである．したがって，この実験により細胞内でいつ RNA が裸になるか（RNase 感受性になるか）判定できる．彼らの結果では，RNA ウイルスであるポリオウイルスの場合，吸着後 30 分で，約 50％のウイルスが RNase 感受性になった．DNA ウイルス（例えば，ワクシニアウイルス）でも，細胞内に侵入したビリオンは，一定時間後にはデオキシリボヌクレアーゼ（DNase，DNA 分解酵素）感受性となり，DNA が細胞内で裸になることを示している．Philipson（1962年）は，細胞に p-フルオロフェニルアラニンを添加して，タンパク質の合成を阻害した状態でウイルスを接種すると，ビリオン DNA はいつまでも DNase 感受性とならないことを発見した．このことから，ビリオンが細胞内に侵入すると，新しい酵素が合成され，その酵素によってウイルス DNA が裸になると考え，この酵素をアンコーティングエンザイム uncoating enzyme と命名した．また，この過程を脱殻 uncoating と呼ぶ．

Dales（1961年）は，ワクシニアウイルスを細胞に感染させた後，電子顕微鏡で追跡観察すると，約 3 時間後までは細胞内にウイルスが認められるが，それ以後には消失してしまうことを報告した．これも Philipson らの考え方とよく一致している．細胞内に侵入したビリオンは核酸がむき出しになり，ウイルス合成の指令を与えると考えられる．また，脱殻したウイルスは，電子顕微鏡でも観察されず，感染性もほとんど認められない．あたかもウイルスが消失してしまったように見えるので，その後，子孫ウイルスが出現するまでの期間を暗黒期 eclipse phase と呼んでいる（図 11.1）．脱殻までの過程は各種ウイルスについてほぼ共通であるが，それ以後の過程は，DNA ウイルスと RNA ウイルス，さらにウイルス種により異なる．

C ウイルス核酸の細胞内移行および mRNA の合成

1) DNA ウイルス

DNA ウイルスの 1 つであるポックスウイルスは，細胞質で増殖するが，ヘルペスウイルス，アデノウイルス，パポバウイルス，パルボウイルスなどは，すべて脱殻しながら，核へ移行し核内で増殖する．はじめに脱殻した親ウイルスの DNA は，その一部だけが転写され，つくられた低分子の mRNA を初期 mRNA early mRNA と称する．この初期 mRNA が細胞質に移行し，ポリゾーム上で翻訳されてつくられたタンパク質を初期タンパク質という（図 11.1）．初期タンパク質はビリオン構成タンパク質ではなく，DNA の複製に関連した酵素系や細胞の代謝活性を変化させるタンパク質などが含まれている．ポックスウイルスやヘルペスウイルスなどの大型ウイルスでは，この初期タンパク質中に DNA 合成酵素が含まれており，これによってウイルス DNA の複製が始まる*．一方，パ

---

* ヘルペスウイルスによってつくられるウイルス DNA 合成酵素は，細胞側の DNA 酵素と異なり，ホスホノ酢酸 $H_2PO_3CH_2COOH$ によって強く阻害される．

ポバウイルスなどの小型ウイルスでは，初期タンパク質中に細胞側の DNA 合成酵素を活性化したり，あるいは誘導したりするタンパク質が含まれており，これによってウイルス DNA の複製が始まる．

このようにして細胞内に新しく合成された子孫ウイルス DNA は鋳型活性をもち，これによって全 mRNA の転写が起こり，このような mRNA を**後期 mRNA** late mRNA という．またこの後期 mRNA の翻訳によりつくられたタンパク質を**後期タンパク質**と称し，ビリオン構成成分を含んでいる．また mRNA 合成に際しては，ウイルス DNA が転写され，いくつかのシストロンを含む mRNA 前駆体がまずつくられ，その後 RNA 鎖内部に存在するいくつかの不必要な塩基配列が切断除去され，必要な部分のみが連結して成熟 mRNA となる．このような現象は，Old ら（1977 年）により SV40 とアデノウイルスで発見され，**スプライシング** splicing と命名された．したがって，1 種類の mRNA 前駆体からでも，スプライシングの起こる位置が異なることによって，数種の mRNA がつくられることになる．言い換えれば，1 種類の DNA 配列が 2 通り以上の読まれ方をする場合があり得ることになる．また DNA 側から見れば，一見不必要な塩基配列をその鎖の中にもっていることになり，これがどのような意味をもっているのか解明することは，今後に残された課題である．2 本鎖 DNA（dsDNA）ウイルスの場合は，ウイルスゲノムからの mRNA の合成は，特殊な酵素が必要な場合を除き，細胞のもっている酵素系が利用される．1 本鎖 DNA（ssDNA）ウイルス（パルボウイルスなど）は，感染後にゲノム DNA が 2 本鎖となる過程を除いて同様の工程で mRNA の合成が行われる．

ヘパドナウイルス科の B 型肝炎ウイルスは 2 本鎖 DNA をもつが，完全な 2 本鎖ではなく（＋）鎖が一部欠けている．感染後ビリオン中に保持している DNA ポリメラーゼにより 2 本鎖 DNA となる．2 本鎖となった DNA は，細胞系の酵素により mRNA を合成する．複製に際しては，DNA からプレゲノム RNA が合成され，（＋）鎖 RNA を鋳型として（－）鎖 DNA が逆転写される．そして DNA ポリメラーゼによる（＋）鎖の合成という過程を経る．

2）RNA ウイルス

ウイルスは細胞に比べてきわめて小さいので，ウイルス感染細胞を分析しても，細胞の代謝によりウイルス固有の変化が隠されてしまう．そのため詳細を解析することが難しい．しかし，動物細胞は通常 RNA 合成に関して，DNA を鋳型とする酵素系，すなわち **DNA 依存性 RNA 合成酵素** DNA-dependent RNA polymerase のみをもつのに対して，大部分の RNA ウイルスは DNA を経ることなく直接 RNA を鋳型とし RNA を合成する系，すなわち **RNA 依存性 RNA 合成酵素** RNA-dependent RNA polymerase をもつ．そこで Zimmerman（1963 年）は，DNA 依存性 RNA 合成系を特異的に阻害するマイトマイシンまたはアクチノマイシン D を利用して，細胞側の核酸代謝を阻止してからウイルスを感染させ，その変化を追跡した．培養した HeLa 細胞[*1]に ^{32}P または ^3H-ウリジンとアクチノマイシン D を添加すると HeLa 細胞の RNA 合成はほとんど完全に停止する[*2]．しかし，ポリオウイルスを HeLa 細胞に接種するとアクチノマイシン D 存在下でもウイルスは正常に増殖し，感染後 2 時間目には，明らかに RNA 合成が認められ，これは 5 時間目まで続き，以後減少した．また，生成した放射活性をもつ RNA 画分はポリオウイルスのもつ RNA と同じ塩基組成比をもっていた．このようにして，ウイルス特有の RNA のみを標識する技術の開発により，RNA ウイルス増殖

[*1] Gey（1950 年）によって子宮がんから分離，樹立された細胞．
[*2] ^{32}P または ^3H-ウリジンの細胞内 RNA への取り込みが停止することによって確認できる．

機構に関する研究が急速に進歩した．DNA ウイルスのもつ核酸は，一部のウイルスを除き大部分が2本鎖であった[*1]．しかし，RNA ウイルスの場合は，種類により（＋）または（−）の1本鎖 RNA，または2本鎖 RNA をもつものがあり，それぞれ mRNA の合成様式が異なる．

（＋）鎖 RNA をもつウイルス：ピコルナウイルス，トガウイルス，フラビウイルス，コロナウイルス科のウイルスは1本鎖（＋）RNA をもち，脱殻後，直ちに mRNA としてリボソームにおいて翻訳される．細菌の場合と異なり，一般に mRNA の 5′ 末端に近い1つの開始点[*2]から翻訳が始まり，3′ 末端のポリ A で終わる．こうしてまず1本の長いポリペプチドが合成された後，タンパク質分解酵素によって特定の部位が切断され，複数のタンパク質分子となる（図 11.2）．このように翻訳後切断 post-translational cleavage が起こることが，このウイルスグループの特徴である．

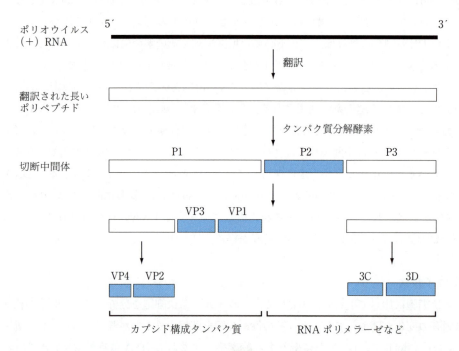

図 11.2　ポリオウイルス RNA の翻訳およびポリペプチド鎖の切断

レトロウイルス科：ラウス肉腫ウイルス（RSV），成人 T 細胞白血病ウイルス（HTLV），ヒト免疫不全ウイルス（HIV）などのレトロウイルス科に属するウイルスは1本鎖（＋）RNA をもつ．標的細胞に侵入後，ビリオン内に存在している逆転写酵素 reverse transcriptase（5.10 節参照）によって，ゲノム RNA に相補的な DNA がまずつくられ，2本鎖 DNA となった後，宿主細胞の DNA に一度組み込まれ，そこから転写されて mRNA をつくるという特殊な経過をたどる（後述 D）．

（−）鎖 RNA をもつウイルス：オルソミクソウイルス，パラミクソウイルス，ラブドウイルス，フ

[*1] アデノ随伴ウイルスやφX174, f1, M13 などのバクテリオファージは1本鎖 DNA をもつ．
[*2] 一般に mRNA の翻訳開始点は m7G5′ppp5′Np……（m7G：7-メチルグアノシン，Np：ヌクレオチド）という構造をとる．これをキャップ構造というが，ピコルナウイルスはこの構造をとらずポリペプチドが結合しているという．

ィロウイルス，ブニヤウイルス科のウイルスは1本鎖（−）RNAをもつ．これらのウイルスは，ヌクレオカプシド内に存在するRNA依存性RNA合成酵素により転写され，相補（＋）鎖RNAがつくられ，これがmRNAとして働き，各種ウイルスタンパク質の合成が始まる．（＋）鎖RNAは，同時に鋳型となって（−）鎖RNAを複製し，産生された（−）鎖RNAはさらに二次転写によって多量の（＋）鎖RNAを産生する．

2本鎖RNAをもつウイルス：レオウイルス科のウイルスは，10〜12の分節からなる（＋）/（−）2本鎖RNAをもっている．それぞれの分節は1つのシストロンに相当している．外側のカプシドが脱殻すると，内在していたRNA依存性RNA合成酵素が働き始め，mRNAへの転写が起こる．

今まで述べてきたように，RNAウイルスによるRNAの合成は，レトロウイルスの場合を除き，いずれも新たに合成されるか，あるいは親ウイルス粒子内に存在していたRNA依存性RNA合成酵素によってDNAとは無関係に行われる．この酵素は（＋）または（−）鎖RNAを鋳型として，相補的な塩基配列をもつRNA鎖をつくるが，この合成過程の中間体として，一時的に（＋）鎖と（−）鎖がからみあった不完全な2本鎖構造をとるものができると考えられている．また，レオウイルスのように2本鎖RNAの場合には，まず転写により（＋）鎖がつくられ，これを鋳型として（−）鎖が合成され2本鎖になるといわれている．

図11.3にウイルス核酸（ゲノム）からmRNAがつくられる過程と代表的なウイルスを示した．

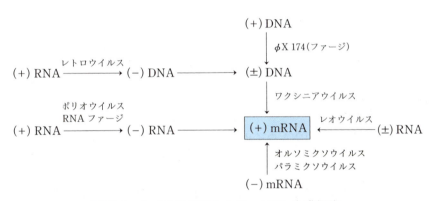

図11.3　ウイルス核酸からのmRNA合成経路

D　ビリオンの組み立てと細胞からの放出

1）DNAウイルス

細胞質でつくられたウイルス構成タンパク質は核へ移行し，ビリオンに組み立てられる．ただし，ポックスウイルスの組み立ては細胞質で行われる．まず，複製されたウイルスDNAは塩基性タンパク質と結合してコアcoreをつくる．続いて，大型ウイルスでは，このコアにさまざまなタンパク質が結合してカプシドに包まれた粒子となる．ヘルペスウイルスのようにエンベロープをもつウイルスは，コアとカプシドからなる粒子が核膜を通り抜けるとき，あるいは細胞質に移行してから空胞内や細胞外に膜を通過して出るとき，これら細胞側の膜をカプシド表面に被ってエンベロープとし，出芽により放出されると考えられている．しかし，ウイルス種により放出のされ方は異なる．

このようにしてポックスウイルスやヘルペスウイルスは，感染後約5〜10時間，アデノウイルス

は15～20時間，パポバウイルスは20～30時間で細胞内に感染性をもつ粒子が蓄積するようになるが，それにつれて細胞の変性（CPE：cytopathic effect）が起こり，細胞は最終的に破壊されてビリオンが放出される．

2) RNA ウイルス

ウイルスタンパク質の合成やRNAの転写・複製は，すべて細胞質にある小胞体で行われる．また，合成されたウイルス成分が，あたかも結晶状の配列をとって細胞質内に蓄積されている状態を染色などにより観察できることがある．これを封入体 inclusion body という．細胞の崩壊によってビリオンが放出されるピコルナウイルスとレオウイルス以外のRNAウイルスは，エンベロープに覆われた感染性ビリオンとして細胞表面から出芽により放出される．インフルエンザウイルスは，宿主細胞に吸着後，エンドゾーム内にエンベロープごと取り込まれ，細胞質へ入ったビリオン粒子は脱殻し，ゲノムRNAを核内に放出する．ゲノムRNAの複製，mRNAの合成は細胞の核内で行われる．タンパク質合成は細胞質で行われ，ビリオン粒子の組み立ても細胞質で行われる．細胞からの放出は，他のエンベロープをもったRNAウイルスと同様に行われる．図11.4にRNAウイルスの出芽による細胞からの放出の様子を示した．

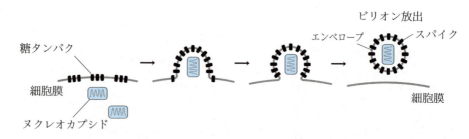

図11.4 RNAウイルスの出芽による細胞からの放出

① 細胞からのウイルス粒子の放出に先立ち，細胞膜にウイルスの糖タンパク質がペプロマー*となって出現しスパイクを形成する．
② ヌクレオカプシドやウイルス内部タンパク質が細胞膜の特定部位の内側に集まると同時に膜上に分散していたペプロマーもその場に密集する．
③ スパイク糖タンパク質をもつ細胞膜部分が，ヌクレオカプシドやタンパク質を包み込むようにして細胞から出芽し，やがて膜がちぎれてエンベロープをもつビリオンが完成し放出される．

以上，DNAウイルスとRNAウイルスについて基本的な増殖サイクルを解説したが，図11.5にDNAウイルス，図11.6にレトロウイルスの増殖サイクルを図示した．RNAウイルスは，基本的には宿主細胞の細胞質でゲノムの複製やタンパク質合成，ビリオンの組み立てが行われる．インフルエンザウイルスなどの一部のRNAウイルスにおいては，ゲノムの複製が宿主細胞の核内で行われる．

---

* ウイルスのエンベロープの表面に，規則的に並んだタンパク質の特徴的な構造が観察され，これをペプロマー peplomer と呼ぶ．

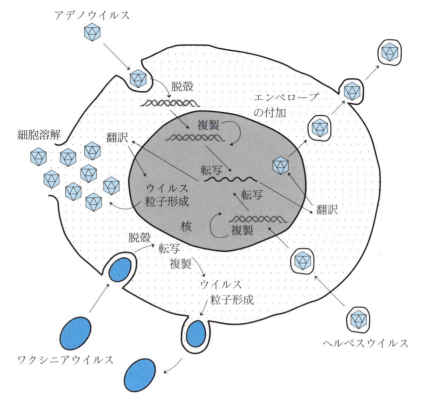

図 11.5 DNA ウイルス（アデノウイルス，ヘルペスウイルス，ワクシニアウイルス）の増殖サイクル

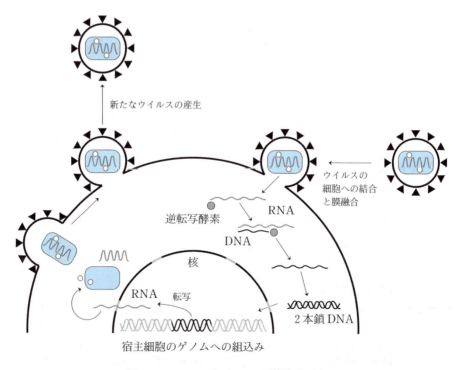

図 11.6 レトロウイルスの増殖サイクル

11.3.2 バクテリオファージの増殖

細菌を宿主とするウイルスを**バクテリオファージ** bacteriophage（略して**ファージ** phage）と呼ぶ．真菌を宿主とするウイルスは，マイコファージ mycophage (fungal virus) と呼ばれる．d'Herelle は，赤痢菌を溶菌する性質をもつろ過性因子を赤痢患者で発見し，「細菌を食べる因子」という意味でバクテリオファージと名付けた．その後 Burnet（1929 年），Delbrueck（1939 年）らの研究により，これが微生物細胞を宿主とするウイルスであることが確認され，動物ウイルス研究のモデル実験材料として使用され，分子遺伝学，分子生物学の発展に大きく貢献してきた．ファージには，(a) 細菌に感染すると増殖し，宿主細胞の溶菌 bacteriolysis を起こす**ビルレントファージ** virulent phage，(b) 必ずしも溶菌を起こさずに，ファージ DNA が宿主細菌の染色体に組み込まれ細菌染色体と行動を共にする[*1] **テンペレートファージ** temperate phage の 2 つの型がある．

大腸菌を宿主とする大型のビルレントファージで T 系ファージと称する一群が知られる．$T_{1～7}$ のように番号を付けて分類しているが，特に偶数番号を付けたものを T 偶数系ファージ T-even phage (T_2, T_4, T_6) といい，図 11.7 に示したような複雑な構造をもっている．また，M13, f1 などのファージのように，比較的単純な繊維状の構造をもつファージもある．

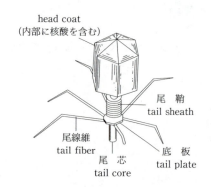

図 11.7 T 偶数系ファージ

A ファージの感染

吸着：感染の第 1 段階として，ファージは細菌表層に存在するレセプター[*2]に吸着する．T ファージのように複雑な尾部をもつファージは，その折り畳まれていた触糸がほどけて細胞に付着し，次いでスパイクがレセプターに結合する．φX174 など尾部をもたないファージは，その粒子表面に存在するスパイクによってレセプターに，また，M13, f1 など繊維状ファージは線毛の先端に，MS2，Qβ などの RNA ファージは性線毛 sex pili に，それぞれ吸着する．

ファージ核酸の注入：Hershey と Chase（1952 年）は，放射性同位元素 ^{35}S でタンパク質を標識した

[*1] 細菌染色体に組み込まれた状態のファージ DNA をプロファージ prophage と称する．
[*2] 細菌表層に存在する特有の構造をもつタンパク質やリポ多糖などで，ファージのスパイク部には糖鎖を加水分解する酵素が存在し，多糖の構造がその基質となる．

ファージを大腸菌に感染させ，数分後にワーリングブレンダーで激しく撹拌してから遠心分離すると ^{35}S の80％が上清中に存在していることを見出した．また，^{32}P で核酸を標識したファージを用いて同様の実験を行うと，^{32}P の大部分は遠心沈殿物（細菌細胞）中から発見された．彼らは，これらの実験結果から，細菌表層に吸着したファージタンパク質はそのまま細菌外側に残り（ワーリングブレンダーで激しく撹拌すれば菌体から遊離する），ファージDNAだけが菌体内に注入されるものと主張した．実際にT偶数系ファージの感染初期の電子顕微鏡像では，触糸を広げてレセプターに吸着したファージが尾部の tail core の先端を細菌外膜，細胞膜に突き刺していることが観察され（図11.7），頭部に存在するDNAが，tail core の中を通り，菌体内に移行することが判明した．尾部をもたないファージにおいても，細菌外に頭部構成タンパク質が残留し，核酸のみが菌体内に注入されることが確認された．また，この時期に細胞膜の透過性が亢進し菌体内低分子物質の漏出が認められる．

この研究結果は，核酸こそが生物の次世代に受け継がれる物質，すなわち遺伝子の有力な候補であることを示す実験として，きわめて重要な意義をもつものであった．

B　ファージ核酸およびタンパク質の合成

1）ビルレントファージ

細胞内に注入されたファージDNAの一部分から，細菌がもつ転写酵素 transcriptase によって初期mRNAが合成され，次いでこれが翻訳され初期タンパク質（T偶数系ファージでは，細菌DNAを分解する酵素，DNA合成酵素，DNAリガーゼ，グルコシルトランスフェラーゼなど）がつくられる．さらにファージDNAの複製が開始された後に，後期mRNAが転写され，これから後期タンパク質（リゾチーム，ファージの頭部，尾部などを構成する構造タンパク質など）がつくられる．細胞に既存の転写酵素（DNA依存性RNA合成酵素）を構成するサブユニットのうち，シグマ因子（σ因子）は，菌体DNAのみならず，ファージの初期mRNAをコードする遺伝子のプロモーターをも識別して結合する性質があるので，ファージDNA注入直後に細胞の酵素により初期mRNAの合成が始まる．合成された初期mRNAの翻訳によって生成した初期タンパク質の中にはファージDNAに特異的に働くσ因子が含まれており，これが既存のσ因子と置換することにより，細菌のmRNAよりもファージ後期mRNAの合成が優先される．ファージ感染細胞では，細菌の核酸やタンパク質の合成が抑制されるが，この理由として，①σ因子の置換による宿主mRNAの合成停止，②ファージ初期タンパク質中のDNA分解酵素による宿主DNAの分解，③tRNAの変化*による宿主mRNA翻訳停止などによるものと考えられる．

2）テンペレートファージ

前述のように，ビルレントファージでは細菌の核酸，タンパク質などの合成が抑制されるとともに，ファージの核酸やタンパク質の合成が始まり，やがて溶菌が起こる（溶菌サイクル）．しかし，ファージ遺伝子の機能が抑制されたいわゆるテンペレートファージでは，感染すると一部の細菌ではビルレントファージのときのように溶菌するが，大部分の細菌では溶菌を起こさず，宿主染色体にファー

---

* ファージmRNAの翻訳には宿主tRNAが初期には使用されるが，その後，ファージによって一部構造が変化したtRNAやファージ特有のRNAが出現し使用されるようになる．

ジDNAが組み込まれて静止状態になる．これを**プロファージ** prophage という．ファージDNAがプロファージになることを**溶原化** lysogenization, 溶原化された菌を**溶原菌** lysogenic bacteria という．

プロファージは，宿主細胞と共生的に生活し，細胞分裂によって子孫細胞に伝えられていくが，紫外線や突然変異誘発物質 mutagen などの作用により，菌染色体から切り出され，ファージとして増殖を始め，溶菌現象が引き起こされる．この現象をファージの**誘発** induction と称する．

溶原化する細菌細胞では，ファージ特異的免疫リプレッサー immunity repressor が合成され始め，このリプレッサーの働きによってファージ感染時に起こる自己の核酸やタンパク質の合成抑制が解除され，正常な代謝機構を回復する．また同時に，ファージDNAの複製が停止し，細菌染色体に組み込まれて[*1]プロファージとなる．このとき，リプレッサー自身の遺伝子だけは持続して転写され合成される．その結果，ファージDNAの複製は，細菌染色体の複製機構に支配され，菌のゲノム遺伝子とともに複製される．

前述のファージの誘発は，紫外線やその他環境変化によって，リプレッサーの生産が停止するか不活化されるかにより，ファージの遺伝子発現が再開され，プロファージが菌染色体から切り出されることによって起こる[*2]．溶菌サイクルと溶原サイクルの両者を行うλ（ラムダ）ファージの生活環（ライフサイクル）を図11.8に示した．

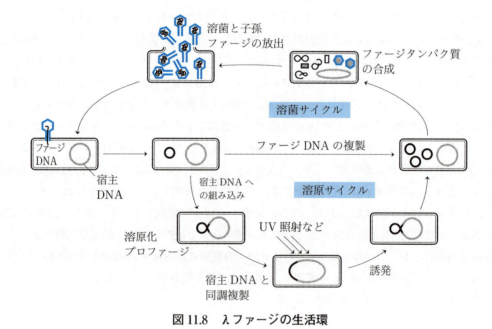

図11.8　λファージの生活環

[*1] ファージDNAにより支配される組み込み酵素 integrase が関与する．
[*2] ファージDNAにより支配される切り出し酵素 excision enzyme が関与する．

C　ファージ DNA の修飾

　ファージの DNA が感染した細菌により修飾される例を紹介しよう．例えば，大腸菌 C 株で増殖させた λ ファージを，大腸菌 C 株と大腸菌 K 株に別々に感染させ，増殖し放出された子孫ファージ数を測定すると，K 株では C 株に比べ顕著に少なくなる（図 11.9）．この現象を，ファージの増殖が大腸菌 K 株で**制限** restriction を受けたという．K 株の細胞内でわずかに増殖したファージを再び K 株に接種すると，多くのファージを放出するようになり，制限を受けなくなる．次に，K 株で制限を受けなくなったファージを再度 C 株に感染させると，増殖したファージは少数であり，再び制限が起こるようになる．このファージをさらに K 株に感染させたときには，最初の感染と同様に制限を受ける．

　上記の実験結果より，ファージの増殖は，そのファージが最後にどの菌株で増殖したかによって決定されることが示された．K 株中で少数増殖したファージは，制限能をもっていたはずの K 株によって変化が与えられ，同じ K 株への次回の感染では，きわめて効率よく増殖できるようになったことを意味する．このように細菌によって与えられる非遺伝性の変化[*]を**修飾** modification という．ある菌株によって修飾されたファージは，その菌株においては効率よく増殖できるが他の菌株では制限を受けるのである．

　このような現象の機序を解明するために以下のような研究が行われた．

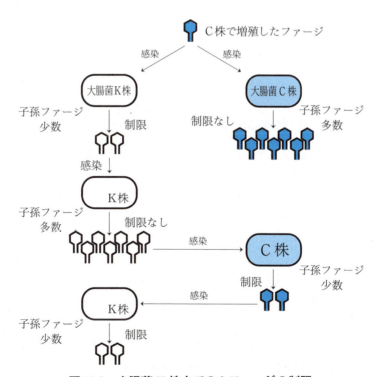

図 11.9　大腸菌 K 株中での λ ファージの制限

---

[*] K 株で修飾を受け，K 株で増殖できるようになったファージも C 株で増殖させた後に K 株に感染させると再び制限を受けるようになる．このような修飾による変化は子孫に伝達されない．

1) メチル化 methylation

　Dussoix（1962年）は，放射性同位元素 ^{32}P で標識した DNA をもつファージを使用して，制限を受ける場合でもファージは正常に宿主菌に吸着し，自己核酸を菌体内に注入するが，注入されたDNA が菌体内で速やかに分解されることを明らかにした．そして，Lederberg（1965年）は，DNAの分解に関わる酵素を制限エンドヌクレアーゼあるいは制限酵素 restriction enzyme と命名した．

　制限能をもつ宿主菌は，制限酵素が認識して作用する DNA 中の少数の塩基配列中にある特定の塩基[*1]をメチル化する酵素（メチラーゼ）[*2]をもっており，この酵素の作用により DNA を修飾して，制限酵素による自己核酸の分解を防いでいる．したがって，あるメチラーゼが存在する菌の中でファージ DNA が複製すると，宿主菌 DNA と同じ塩基配列の部位がメチル化され，制限酵素の作用を受けることなく増殖の効率が高い．しかし，異なった塩基配列部位に作用する制限酵素をもつ他の菌株中では，ファージ DNA は容易に分解されてしまうために制限を受けることになる．本来，制限機構は，異種 DNA を排除する役割をもち，また，修飾機構は，制限酵素から自己 DNA を守る役割を果たしているものと考えられ，このような現象を宿主支配制限・修飾 host-induced restriction and modification という．

2) グルコシル化 glucosylation

　T 偶数系ファージは，DNA の塩基の1つ 5-ヒドロキシメチルシトシンにグルコースが添加されている（図 11.10）．これも DNA 修飾の一種であり，グルコシル化修飾は T 偶数系ファージのみに見られる特殊な例である．

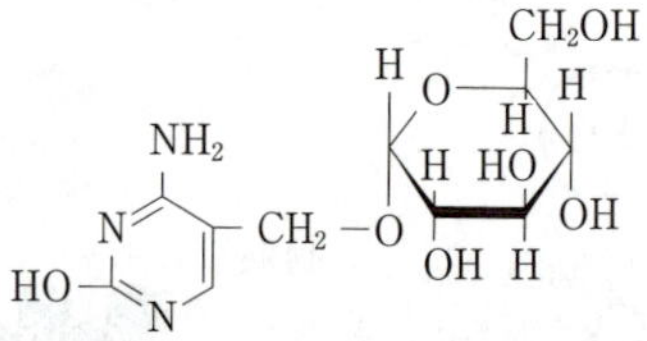

図 11.10　α-グルコシル-5-ヒドロキシメチルシトシン（5-HMC）

ファージ高分子物質の合成：ファージ核酸が細菌内に注入されると，前述のようにファージの増殖に必要な高分子物質の合成が始まるが，ファージ核酸の分子量が大きなものほど増殖の自立性が高く，宿主への依存性が少なくなる．T 偶数系ファージなど大型ファージでは，宿主細胞の DNA，RNA，タンパク質の合成が抑制され，ファージを構成する核酸とタンパク質の合成が始まる．また ^{15}N，^{14}C などで標識したアミノ酸を用いてファージタンパク質への取り込みを調べると，菌体タンパクからのファージタンパク質への変換は認められず，培地中のアミノ酸によってファージタンパク質が合成されていた．さらに，^{35}S を使用して培地からの取り込みの時間を測定した結果，感染後 5 分ではタンパク質中に ^{35}S は認められず，10 分後に初めて取り込まれていた．小型ファージの感染では，宿主細菌の高分子物質合成はほとんど影響を受けない．

[*1] 例えば，*E. coli* RY13 株は，5'-G↓AA*TTC-3' の塩基配列を認識し，矢印↓の部分を切断し（制限酵素），*の塩基をメチル化する．

[*2] このように特定塩基を修飾する酵素を修飾酵素 modification enzyme という．

D　ファージの成熟

ファージタンパク質と DNA は，それぞれ独立に合成され，暗黒期の後半にこれらが結合して，感染力をもったファージ粒子の形成が始まる．

ファージの放出：宿主菌体内に成熟ファージ粒子が形成されると溶菌が起こり，多数のファージが放出 release される．これはリゾチーム lysozyme により細胞内部から細胞壁が分解されることによって起こるが，小型ファージ（φX174 など）の場合にはリゾチームではなく，ある種の疎水性ポリペプチドが溶菌因子として細胞膜に働くという．また繊維状ファージでは，ファージを構成するタンパク質が細胞膜に存在し，細胞膜上でファージの成熟が起こり，溶菌することなくファージが細胞外へと遊離していく．

11.3.3　DNA ウイルス

前述のように，ウイルスは遺伝子として DNA をもつものと RNA をもつものとに分類される．主としてヒトに感染症を引き起こす DNA ウイルスおよび RNA ウイルスの分類表を示した（表 11.12）．

■ポックスウイルス科　Family *Poxviridae*

動物ウイルスの中でビリオン virion の大きさが最大であり，ヒトに天然痘（痘瘡）を起こす variola virus を含む．この群のウイルスは，ビリオンのコア core から抽出される共通の核タンパク質 nucleoprotein（NP）抗原をもつ．ウイルスは感染細胞の細胞質内で増殖し，感染細胞内に酸好性細胞質内封入体を形成する．個体レベルでは皮膚に親和性をもつ．オルソポックス属 Genus *Orthopoxvirus* の天然痘ウイルス，ワクシニアウイルスやモルシポックスウイルス属 Genus *Molluscipoxvirus* の伝染性軟疣腫ウイルスが含まれる．

天然痘ウイルス　variola virus，**ワクシニアウイルス**　vaccinia virus

天然痘は，古来より生命を脅かす伝染病として恐れられ，致命率も高く，治癒後も患部に瘢痕を残す疾患の 1 つであった．この疾患は，ワクチンによる予防接種（種痘）が実施された最初の病でもある．天然痘ウイルスは，天然痘（痘瘡）を引き起こし，広範囲に水疱と膿疱病巣を生ずる熱性の疾患である．約 12 日の潜伏期の後，発熱が 3～4 日続き，一度解熱したあと皮膚に発疹（丘疹）が出現する．この発疹は 10 日位で膿疱から痂皮に変わり，1 か月後に瘢痕を残す．侵入門戸は上気道と考えられているが，皮膚に発疹が生ずる以前の早期に口中粘膜の発疹からウイルスが飛沫伝播する．1980 年，世界保健機関（WHO）は地球上から痘瘡が根絶したと宣言した．

ワクシニアウイルスは，牛痘ウイルスの変種といわれ，種痘のワクチン製造に用いられている牛痘ウイルスと同様に痘瘡に対して強い免疫を与えることができる．

最近では，遺伝子工学の技術を用いて，ワクシニアウイルス DNA に別の DNA 断片を組み込んだハイブリッドワクチンの作製が試みられている．

表 11.12 主なウイルスの分類と性質

DNA ウイルス

ウイルス科	属	カプシド（エンベロープ）	大きさ(nm)	ゲノム	代表的なウイルス	代表的な疾患
ポックスウイルス Poxviridae	オルソポックスウイルス Orthopoxvirus	複雑な形 (+)	200〜400	2本鎖DNA	天然痘ウイルス ワクシニアウイルス	天然痘
	モルシポックスウイルス Molluscipoxvirus				伝染性軟疣腫ウイルス	水いぼ
ヘルペスウイルス Herpesviridae	アルファヘルペス亜科 Alphaherpesvirinae	正20面体 (+)	120〜200	2本鎖DNA	単純ヘルペス1型、2型 水痘・帯状疱疹ウイルス	口唇ヘルペス、性器ヘルペス 水痘、帯状疱疹
	ベータヘルペス亜科 Betaherpesvirinae				ヒトサイトメガロウイルス	先天性巨細胞封入体症
	ガンマヘルペス亜科 Gammaherpesvirinae				EBウイルス	伝染性単核症
アデノウイルス Adenoviridae	マストアデノウイルス Mastadenovirus	正20面体 (−)	70〜90	2本鎖DNA	ヒトアデノウイルス	上気道炎、結膜炎、胃腸炎など
	アヴィアデノウイルス Aviadenovirus				トリアデノウイルス	
パピローマウイルス Papillomaviridae	パピローマウイルス Papillomavirus	正20面体 (−)	50	2本鎖DNA	ヒトパピローマウイルス	子宮頸がん、いぼ
ポリオーマウイルス Polyomaviridae	ポリオーマウイルス Polyomavirus	正20面体 (−)	45	2本鎖DNA	JCウイルス BKウイルス SV40	進行性多巣性白質脳症 上気道炎 発がん（マウス、ハムスター等）
パルボウイルス Parvoviridae	エリスロウイルス Erythrovirus	正20面体 (−)	20〜30	単鎖DNA	ヒトパルボウイルスB19	伝染性紅斑、赤血球減少症
	ディペンドウイルス Dependovirus				アデノ随伴ウイルス	
ヘパドナウイルス Hepadnaviridae	オルソヘパドナウイルス Orthohepadnavirus	正20面体 (+)	40〜50	不完全 2本鎖DNA	B型肝炎ウイルス	ウイルス肝炎

RNA ウイルス

ウイルス科	属	カプシド（エンベロープ）	大きさ(nm)	ゲノム	代表的なウイルス	代表的な疾患
ピコルナウイルス Picornaviridae	エンテロウイルス Enterovirus	正20面体 (−)	20〜30	(+)鎖RNA	ポリオウイルス コクサッキーウイルス エコーウイルス エンテロウイルス	急性灰白髄炎（ポリオ） ヘルパンギーナ、手足口病、無菌性髄膜炎等 無菌性髄膜炎等 出血性結膜炎等
	ライノウイルス Rhinovirus				ヒトライノウイルス	鼻風邪
	ヘパトウイルス Hepatovirus				A型肝炎ウイルス (HAV)	ウイルス肝炎
カリシウイルス Caliciviridae	ノロウイルス Norovirus	正20面体 (−)	30〜40	(+)鎖RNA	ノーウォークウイルス	胃腸炎、嘔吐下痢症
レオウイルス Reoviridae	ロタウイルス Rotavirus	正20面体 (−)	60〜80	2本鎖RNA	ヒトロタウイルス	胃腸炎、嘔吐下痢症

表 11.12 つづき

ウイルス科	属	カプシド（エンベロープ）	大きさ(nm)	ゲノム	代表的なウイルス	代表的な疾患
RNA ウイルス（つづき）						
トガウイルス Togaviridae	アルファウイルス Alphavirus	正20面体 (+)	50～70	(+)鎖RNA	チクングニアウイルス	発疹性熱性疾患
	ルビウイルス Rubivirus				風疹ウイルス	風疹
フラビウイルス Flaviviridae	フラビウイルス Flavivirus	正20面体 (+)	40～60	(+)鎖RNA	日本脳炎ウイルス 黄熱ウイルス デング熱ウイルス ウエストナイルウイルス	日本脳炎 黄熱病 デング熱 ウエストナイル熱
	ヘパシウイルス Hepacivirus				C型肝炎ウイルス	ウイルス肝炎
オルソミクソウイルス Orthomyxoviridae	A型インフルエンザウイルス Influenzavirus A	らせん (+)	80～120	(−)鎖RNA	A型インフルエンザウイルス	インフルエンザ
パラミクソウイルス Paramyxoviridae	ルブラウイルス Rubulavirus	らせん (+)	150～300	(−)鎖RNA	ムンプスウイルス	流行性耳下腺炎
	モルビリウイルス Morbillivirus				麻疹ウイルス	はしか
	レスピロウイルス Respirovirus				センダイウイルス	気道感染症
	ニューモウイルス Pneumovirus				RSウイルス	気管支炎等
	ヘニパウイルス Henipavirus				ヘンドラウイルス ニパウイルス	出血性肺炎 脳炎
ラブドウイルス Rhabdoviridae	リッサウイルス Lyssavirus	らせん (+)	65～70	(−)鎖RNA	狂犬病ウイルス	狂犬病
フィロウイルス Filoviridae	マールブルグウイルス Marburgvirus	らせん (+)	80×700 (紐状)	(−)鎖RNA	マールブルグウイルス	マールブルグ病
	エボラウイルス Ebolavirus				エボラウイルス	エボラ出血熱
ブニヤウイルス Bunyaviridae	ナイロウイルス Nairovirus	らせん (+)	75～115	(−)鎖RNA	クリミア・コンゴウイルス	クリミア・コンゴ出血熱
	ハンタウイルス Hantavirus				ハンタンウイルス	腎症候性出血熱
アレナウイルス Arenaviridae	アレナウイルス Arenavirus	らせん (+)	50～300	(−)鎖RNA	リンパ球性脈絡髄膜炎ウイルス ラッサウイルス	インフルエンザ様症状 ラッサ熱
コロナウイルス Coronaviridae	ベータコロナウイルス Betacoronavirus	らせん (+)	80～160	(+)鎖RNA	SARSコロナウイルス	重症急性呼吸器症候群
レトロウイルス Retroviridae	アルファレトロウイルス Alpharetrovirus	球形, 円錐形など (+)	80～110	(+)鎖RNA	ラウス肉腫ウイルス	肉腫形成（ニワトリ）
	デルタレトロウイルス Deltaretrovirus				成人T細胞白血病ウイルス	成人T細胞白血病
	レンチウイルス Lentivirus				ヒト免疫不全ウイルス (HIV)	後天性免疫不全症候群（AIDS）

伝染性軟疣腫ウイルス　molluscum contagiosum virus

　伝染性軟属腫ウイルスとも呼ばれる．ヒトの皮膚に限局性の1〜10 mmのピンクもしくは白色の結節様腫瘍（上皮性細胞の増殖，水いぼ）を生じさせる．同じ部位に数個以上発生させる．細胞質に多数のウイルス粒子を含む．腫瘍は数か月で消退する．成人では主に外陰部に生じ，小児では全身のどこにでも出る．接触伝染する．

■ヘルペスウイルス科　Family *Herpesviridae*

　この群には，ヒトの単純ヘルペスウイルス（単純性疱疹ウイルス）herpes simplex virus（HSV）1型と2型，水痘・帯状疱疹ウイルス varicella-zoster virus，サイトメガロウイルス，バーキットリンパ腫の原因ウイルスの Epstein-Barr ウイルス（EBウイルス）などが含まれる（表11.13）．生化学的，物理学的性質により，アルファ，ベータ，およびガンマのヘルペスウイルス亜科に分かれる．主要な違いは，培養細胞での増殖性であり，アルファ亜科は増殖性が高いがガンマ亜科は低く，ベータ亜科はその中間である．

　ヘルペスウイルス科のウイルスは宿主と共存して自然界に存続する場合があり，初感染後に体内に持続感染したウイルスによる内因感染（回帰発症）が見られる．

　直径120〜200 nmの球状のウイルスで，カプシドは正20面体，エンベロープをもつ．ウイルスゲノムは2本鎖の線状DNAである．エーテル感受性があり，熱に弱く，52℃，30分処理で不活化する．ビリオンのヌクレオカプシドは核内でつくられ，核膜をエンベロープとして覆いながら，成熟した後に放出される．

◆アルファヘルペス亜科

単純ヘルペス1型，2型　herpes simplex virus 1, 2（human herpes virus 1, 2）

　単純ヘルペス1型の初感染部位は主に口腔粘膜で，ほとんどが不顕性であるが，白斑と水疱が頬部粘膜，舌，咽頭などに生じ，歯ぐきに炎症を起こす歯肉口内炎や結膜と角膜の炎症を起こす．角膜に瘢痕を残し視力障害を起こすヘルペス性角膜炎を起こす．潜伏感染部位は三叉神経節で，発熱，月経，紫外線，過労などが誘因となり，口唇周辺に口唇疱疹（回帰発症）を生ずる．

　2型は性的接触により感染し，多くは不顕性感染であるが，陰部疱疹として発症する場合もある．陰部疱疹は1型でも起こるが，回帰発症による陰部疱疹は2型のみ引き起こされる．2型の潜伏感染部位は仙骨神経節である．

水痘・帯状疱疹ウイルス　varicella-zoster virus（human herpes virus 3）

　このウイルスは水痘 varicella と帯状ヘルペス（または帯状疱疹）herpes zoster の病原体である．水痘は，主として小児に初感染した場合で，わずかな発熱と発疹を起こす．基礎疾患を有するものが罹患すると重症化する．帯状疱疹は成人に見られる回帰発症，または再感染によるともいわれており，脊髄神経または脳神経支配の通常片側に帯状の疼痛を伴った発疹が出現する．潜伏部位は脊髄後根の神経節である．

　［治療］　ヘルペス性角膜炎，帯状疱疹にはビダラビン軟膏が外用で用いられる．単純疱疹にはアシク

表 11.13　ヒトのヘルペスウイルス感染症

ウイルス	略語	関連疾患	
		軽症・中等症	重症
単純ヘルペスウイルス1型	HSV-1 (HHV-1)	歯肉口内炎, 咽頭炎 口唇ヘルペス 角膜ヘルペス 性器ヘルペス（急性型）	ヘルペス脳炎 髄膜炎 新生児ヘルペス 汎発性ヘルペス
単純ヘルペスウイルス2型	HSV-2 (HHV-2)	性器ヘルペス（再発型） 殿部ヘルペス ヘルペス性ひょう疽 網膜炎	新生児ヘルペス 髄膜炎 壊死性脊髄炎
水痘・帯状疱疹ウイルス	VZV (HHV-3)	水痘, 帯状疱疹 顔面神経麻痺	新生児水痘 脳炎, 髄膜炎
エプスタイン・バーウイルス (EBウイルス)	EBV (HHV-4)	伝染性単核症	慢性活動性EBウイルス感染症, 肝炎, 髄膜炎, バーキットリンパ腫
サイトメガロウイルス	CMV (HHV-5)	サイトメガロウイルス単核症	先天性巨細胞封入体症, 網膜炎, 肺炎, 髄膜炎, 腸炎
ヒトヘルペスウイルス6	HHV-6	突発性発疹	
ヒトヘルペスウイルス7	HHV-7	突発性発疹	
ヒトヘルペスウイルス8 (カポジ肉腫関連ヘルペスウイルス)	HHV-8 (KSHV)		カポジ肉腫, 悪性リンパ腫

HHV：ヒトヘルペスウイルス

ロビル軟膏が外用で使用される．静注や内服ではアシクロビル, ビダラビンが用いられている．

◆ベータヘルペス亜科

サイトメガロウイルス　cytomegalovirus (human herpes virus 5)

　妊娠中の妊婦が本ウイルスに初感染すると，胎内感染が起こり，患児の約10％に先天性巨細胞封入体症（胎生の時期により病型が異なり，初期では小頭症，小顎症，胆道および腸管の閉塞，心臓，感覚器の異常が見られ，妊娠後半では肝，脾の腫脹，黄疸，肺炎，脳炎など）が認められ，周産期の死亡が多いが，生存児も90％以上に，小頭症，運動障害，聴力障害，慢性肝炎などの障害が残る．出生時には異常がないように見えた場合も成長後，精神，肉体，感覚器官の異常に気付くことがある．通常，本ウイルスに感染しても無症状で経過することが多いが，臓器移植などで免疫力が低下している場合は，顕性感染となる．唾液腺や腎に潜伏感染する．

　［治療］　ガンシクロビル（点滴）あるいはバルガンシクロビル（内服）など抗ウイルス薬が用いられる．

◆ **ガンマヘルペス亜科**

EBウイルス Epstein-Barr (EB) virus (human herpes virus 4)

アフリカの小児に多発する悪性の腫瘍であるバーキットリンパ腫 Burkitt lymphoma から分離されたウイルスで，伝染性単核症（伝染性単核球症）infectious mononucleosis の病原体である．ヒトリンパ球に潜伏感染し，唾液を介して伝播する．

■ アデノウイルス科　Family *Adenoviridae*

アデノウイルス adenovirus は，1953年にヒトのアデノイド組織を培養中，細胞変性を起こす因子として発見された．直径約80 nmの球形ウイルスで，カプシドは正20面体，エンベロープはない．細胞への吸着器官であるファイバー fiber を有している．核酸は2本鎖線状DNAである．哺乳類由来の *Mastadenovirus* や鳥類由来の *Aviadenovirus* がある．

アデノウイルスは，ライノウイルスと同様にかぜ症候群を起こす．ヒトアデノウイルスは，1型から51型まで51の血清型があり，血清型によって，感染したときの症状が異なる．例えば，冬季に乳幼児に散発する急性熱性咽頭炎（血清型：1, 2, 4, 5型），夏季の咽頭結膜熱（プール熱）（血清型：3, 7, 14型），急性呼吸器疾患（血清型：3, 4, 7, 14型），ウイルス性肺炎（血清型：3, 7型），急性ろ胞性結膜炎（血清型：3, 7型），日本に多い流行性角結膜炎（血清型：8, 19型）などの感染症が知られている．さらに感染症法の「五類-定点」感染症の感染性胃腸炎の原因病原体の1つとしてアデノウイルス胃腸炎があげられている．40型，41型は吐き気，嘔吐，下痢，腹痛など，消化器症状が主体であり冬季に発生する．結膜炎，肺炎，咽頭炎が主症状の9型，7型，3型による胃腸炎は夏季に多く発症する．

■ パピローマウイルス科　Family *Papillomaviridae*

パピローマウイルスは，ポリオーマウイルスとともにパポバウイルス科に属していたが，現在では，それぞれパピローマウイルス科およびポリオーマウイルス科に独立した．パピローマウイルスは直径55 nmの球形ウイルスで，正20面体のカプシドの中に環状2本鎖DNAを有し，エンベロープはない．

ヒトパピローマウイルス human papilloma virus（HPV）（ヒト乳頭腫ウイルス）は，100種類以上の型の存在が確認され，番号付けされている．感染により上下肢，外陰部（尖圭コンジローム）の疣（いぼ）の原因となる．

近年，ヒトパピローマウイルスの感染と子宮頸がんとの関係が明らかになり注目を集めている．その発端は，1983年に zur Hausen（2008年ノーベル医学生理学賞受賞）らにより，子宮頸がんの細胞がHPV遺伝子を含むことが発見されたことであった．その後の疫学的調査などから，子宮頸がん発症の約70％にHPV16および18が関与すると考えられている．男性についても肛門がんや陰茎がんの発症への関与が疑われている．2006年には，HPVの4つの型に対するワクチンが米国において認可され，わが国でも2013年より定期予防接種の対象となった（2015年現在，「積極的な接種勧奨の差し控え」となっている）．

■ポリオーマウイルス科　Family *Polyomaviridae*

パピローマウイルスと同様，正20面体カプシド，環状2本鎖DNA，無エンベロープであるが，大きさは直径45 nm とわずかに小さい．

JC ウイルス（JCV）は，中枢神経系の疾患である進行性多巣性白質脳症 progressive multifocal leukoencephalopathy（PML）の脳から分離されたポリオーマウイルス科のウイルスである．70～80％の健常な成人に本ウイルスに対する抗体が認められることから，幼少期に無症候性に感染することが多いと考えられている．発症までに長期の潜伏期があることから遅発性ウイルスと呼ばれることもある．AIDS 患者や臓器移植後の免疫抑制剤の投与中に発症することが多いので，免疫力の低下が発症の引き金となることが示唆されている．発病後，6か月以内に死亡する例が多い．

ポリオーマウイルスは，ハムスターなどのげっ歯類に腫瘍を誘発するが，ヒトの腫瘍の原因となっている事実は知られていない．しかし，細胞レベルでの無限増殖性などの形質転換を引き起こすことから，発がんメカニズムの研究によく用いられている．代表的なウイルスに SV40（simian virus 40）がある．

■パルボウイルス科　Family *Parvoviridae*

ビリオンの直径20～30 nm の極めて小さな球状ウイルスで，1本鎖線状DNAを有する．カプシドは正20面体構造で，エンベロープはもたない．パルボウイルス属 Genus *Parvovirus*，エリスロウイルス属 Genus *Erythrovirus*，ディペンドウイルス属 Genus *Dependovirus*，デンソウイルス属 Genus *Densovirus* などに分類される．

エリスロウイルス属のヒトパルボウイルス B19 は，ヒトの赤芽球系細胞に感染し，伝染性紅斑，発疹，関節痛，関節炎，造血障害発作，小児の一過性赤芽球減少症，慢性骨髄不全，胎児死産などが報告されている．

ディペンドウイルス属のアデノ随伴ウイルス adeno-associated virus（AAV）は，増殖のためにヘルパーウイルスとしてアデノウイルス（またはヘルペスウイルス）の共存が必要である．病原性は現在のところ確認されていない．非病原性ウイルスであること，また非分裂細胞にも遺伝子を効率よく導入できることから，遺伝子治療用のウイルスベクターとしての役割が期待されている．

■ヘパドナウイルス科　Family *Hepadnaviridae*

オルトヘパドナウイルス属 Genus *Orthohepadnavirus* の B 型肝炎ウイルス（HBV）については肝炎ウイルスの項（11.3.5）で説明する．

11.3.4 RNAウイルス

■ピコルナウイルス科　Family *Picornaviridae*

　ピコルナウイルスは，（＋）鎖RNAをもつ小さなウイルス（pico＝小さい，rna＝RNA）の意味で，直径20〜30 nm，カプシドは正20面体，エンベロープをもたない．ヒト由来のエンテロウイルス属*Enterovirus*やライノウイルス属*Rhinovirus*があり，アフソウイルス属*Aphthovirus*の口蹄疫ウイルスやヘパトウイルス属のA型肝炎ウイルスもピコルナウイルス科に含まれる．

◆エンテロウイルス属　Genus *Enterovirus*

　腸管で増殖することから腸管ウイルスともいわれる．ライノウイルスと比較すると酸抵抗性である．ポリオウイルス poliovirus，コクサッキーウイルス coxsakievirus，エコーウイルス echovirus，エンテロウイルス enterovirus を含み，各々に血清学的に異なった型が存在する．

ポリオウイルス（1〜3型）poliovirus

　感染症法で「二類感染症」に指定されている急性灰白髄炎 poliomyelitis，polioの病原体である．ビリオンは直径28 nmのエーテル耐性，60℃，30分処理で不活化される．経口感染したウイルスは，咽頭や小腸粘膜で増殖した後，リンパを経て血液中に入る．この期に一部のウイルスが中枢神経，特に脊椎の前角細胞に侵入し，神経細胞中でウイルスが増殖するため，筋拘縮や運動障害などの永続的な麻痺を起こす．麻痺が起きるのは感染患者の約1％以下であり，ほとんどは不顕性感染または発熱，不快感，頭痛などの軽い症状の不全型，またはこれに無菌性髄膜炎が加わり麻痺を伴わない非麻痺型である．

　弱毒性ワクチンが予防接種に用いられている．感染者の糞便，または咽頭分泌液との直接接触あるいは飛沫散布により伝播する．まれに3型のワクチン株による発症があり，2型がこれに続く．おそらくワクチンの効果により，わが国では1981年以降ポリオ患者は発生していない．

コクサッキーウイルス（A群1〜24型，B1〜6型）coxsackievirus

　1948年，ニューヨーク州，コクサッキー地区で分離されたウイルスで，病変の差によりA群，B群に分類されている．ヒトに対し種々の臨床像疾患を引き起こす．

　A群ウイルス感染では，「五類-定点」に分類されているヘルパンギーナ（水疱性咽頭炎（A2, 3, 4, 5, 6, 10, 22型），手足口病（A16型），無菌性髄膜炎，急性出血性結膜炎（A24変異型）がある．その他に急性リンパ結節性咽頭炎，コクサッキー心炎などがある．ヘルパンギーナ，手足口病は世界中から症例の報告があり，日本においても初夏から初秋にかけて幼児を中心として多発している．

　ヘルパンギーナは突発的な発熱と咽頭に小さな水疱性丘疹を生じ，後に小さな潰瘍を形成する．手足口病（水疱性口内炎）は口腔部分の病変は広範囲にわたっており，頬歯肉の頬側面，舌の側面，口唇部などに発疹する．水疱性丘疹は手，足，脚部，殿部などにも生じる．7〜10日続く．

　B群コクサッキーウイルスでは流行性筋痛症，新生児心筋炎，コクサッキー心炎，無菌性髄膜炎

(ウイルス性髄膜炎)，夏風邪，発疹症などがある．

エコーウイルス（1～34型） echovirus

細胞培養法により，ヒトの腸管より分離された腸管系ウイルスである．無菌性髄膜炎や発熱性疾患，小児の夏季の下痢，軽いポリオ様症状の原因となる．

エンテロウイルス（68～71型） enterovirus

1969年以降に分離されたエンテロウイルス属のウイルスは通し番号で表示されている．70型が出血性結膜炎，71型が手足口病，72型はA型肝炎の原因ウイルスである（A型肝炎については，肝炎ウイルスの項参照）．

◆ライノウイルス属　Genus *Rhinovirus*

ヒトに鼻風邪を起こすウイルスで，飛沫感染で侵入したウイルスは，鼻腔粘膜上皮で増殖する．一般に軽症である．現在，114型の抗原性がある．

◆ヘパトウイルス属　Genus *Hepatovirus*

A型肝炎ウイルス（HAV）は，発見当初エンテロウイルス属に分類されたが，現在はヘパトウイルス属になった．肝炎ウイルスの項（11.3.5）で説明する．

■カリシウイルス科　Family *Caliciviridae*

（＋）鎖RNAをゲノムにもつ直径30～40 nmの球形ウイルスで，カプシドは正20面体，エンベロープをもたない．

◆ノロウイルス属　Genus *Norovirus*

ノロウイルス属に分類されるノーウォークウイルス Norwalk virus は，ウイルス性胃腸炎を引き起こす．カキなどの二枚貝などを加熱せずに摂取した場合に感染することがある．主な感染経路としては，患者の吐瀉物に含まれるウイルスが手指や食品などを介して経口感染し，ヒトの腸管で増殖し，腹痛，嘔吐，下痢などを起こす．幼児や高齢者では重症化することがある．最近は，食中毒の報道等でノロウイルスという属名が頻繁に使用されている．ウイルスを不活化するためには，消毒用エタノールや逆性石鹸よりも次亜塩素酸ナトリウムが効果的である．

■レオウイルス科　Family *Reoviridae*

2本鎖RNAをゲノムにもつ直径60～80 nmのウイルスで，エンベロープをもたない．カプシド内部にゲノムからmRNAを合成するRNA polymeraseを有する．ヒト，家畜，野生動物，昆虫，植物に広く分布している．脊椎動物のウイルスではオルソレオウイルス *Orthoreovirus* 属，オルビウイルス *Orbivirus* 属，ロタウイルス *Rotavirus* 属などがある．

オルソレオウイルス属のヒトに対する病原性は不明である．オルビウイルス属は，種々の哺乳類および蚊，ダニなどの節足動物でも増殖し，ヒトには節足動物の媒介により感染する．コロラドダニ熱ウイルスなど地域性が強い．

◆ロタウイルス属　Genus *Rotavirus*
ロタウイルス　rotavirus

ロタウイルス胃腸炎（乳児嘔吐下痢症）の病原体である．直径 70 nm の球状で，11 分節の 2 本鎖 RNA ゲノムをもつ．ヒトに病原性のあるロタウイルスは，A 群，B 群，C 型に分類されている．血清型 1～4 型がある．A 群が広く流行する．主として乳幼児に見られる嘔吐下痢症である．頻回の嘔吐と下痢による脱水症状が主症状で，脱水症状の治療を怠ると死の転帰をとることがある．患者の排泄物による経口感染または飛沫感染の可能性もある．

■トガウイルス科　Family *Togaviridae*

直径 50～70 nm の球状で，1 本鎖の線状（＋）鎖 RNA をゲノムとしてもつ．カプシドは正 20 面体，エンベロープを有している．アルファウイルス *Alphavirus* とルビウイルス *Rubivirus* の 2 属が含まれている．アルファウイルス属には少なくとも 29 種類のウイルスが存在するが，ルビウイルス属には風疹ウイルスのみが分類されている．

◆アルファウイルス属　Genus *Alphavirus*

アルファウイルスの多くは，節足動物によって媒介され，ヒトを含む哺乳類に脳炎，関節炎，発疹，発熱などを引き起こす．チクングニア熱の原因となるチクングニアウイルスや，病原性が低く培養細胞での増殖性が高いためウイルス学の基礎研究に使用されるシンドビスウイルス（SINV）やセムリキフォレストウイルス（SFV）が属している．

チクングニアウイルス　chikungunia virus

発疹性熱性疾患であるチクングニア熱の原因となる．タンザニアで初めて分離され，アフリカとアジアの多くの地域で流行が繰り返されている．発熱熱と筋肉痛や関節痛を主な症状とする．ネッタイシマカやヒトスジシマカなどの蚊によって媒介される．

◆ルビウイルス属　Genus *Rubivirus*
風疹ウイルス　rubella virus

感染症法で「五類-全数」に指定されている風疹の病原体である．風疹は麻疹に似た発疹とリンパ節腫脹を伴う急性熱性疾患で，主に小児に流行する症状の軽微な疾患である．ウイルスは飛沫感染で上気道に侵入，増殖し，支配域の所属リンパ節を経てウイルス血症を起こす．潜伏期 2～3 週間で，軽いカタル様の前駆症状の後，発症，発疹は発熱と同時または 1～2 日遅れ，顔面，頭部より現れ，ついで全身に広がり，2～3 日で消退する．

妊婦が妊娠初期に風疹に感染すると，ウイルスは血行を介して胎児に移行し感染を起こす．妊娠初

期の感染は，奇形児発生の頻度が高く，心臓の異常，目の異常，難聴，骨の異常，中枢神経の異常を引き起こす．妊娠3か月以内での発生頻度は平均20〜25％である．3年から10年の間隔で学童を中心に流行が発生，感染源は感染したヒトの鼻咽頭分泌物が主で，患者との接触により飛沫感染する．予防には弱毒生風疹ワクチンが有効である．乾燥弱毒生風しんワクチンが日本薬局方に収載されている．

■フラビウイルス科　Family *Flaviviridae*

約10 kbの1本鎖の（＋）鎖RNAをゲノム核酸として有するウイルス．フラビウイルス属はトガウイルス科の一属であったが，RNAの遺伝子構造が異なるのでフラビウイルス科として独立した．70種以上の種類が存在するが，そのほとんどが吸血性節足動物により媒介される．蚊により媒介されるフラビウイルスには，日本脳炎ウイルス，黄熱ウイルス，デング熱ウイルス，ウエストナイルウイルスなどがある．

◆フラビウイルス属　Genus *Flavivirus*

日本脳炎ウイルス　Japanese encephalitis virus（JEV）

感染症法の「五類-全数」に分類されている日本脳炎の病原体である．日本脳炎ウイルスはアジア全域に広く分布しており，東は日本，西は中国，インド，南はインドネシアなどに至っている．ブタは本ウイルスに高い感受性があり，ブタ→コガタアカイエカ→ブタのサイクルでウイルスが増幅撒布され，ヒトには蚊を介して感染する．ほとんどが不顕性感染であり，感染者の0.1％程度が発症する．最近，わが国では年間10人程度以下の発症であり，患者数が激減しているが，中国，東南アジアでは年によってかなりの患者数がある．感染後，5〜15日の潜伏期を経て，高熱を伴う意識や精神障害を生じる髄膜炎，脳炎を起こし，致死率は発病者の約25％であり，また生存者の25％に精神神経学的後遺症を残す．予防法としては，蚊の駆除やワクチンの接種，またブタへのワクチン接種が効果的である．日本薬局方に日本脳炎ワクチンが収載されている．

黄熱ウイルス　yellow fever virus

ネッタイシマカにより媒介される黄疸，タンパク尿，出血，発熱などを主徴とする黄熱の病原体である．熱帯森林地帯で蚊→ヒト以外の脊椎動物（サルなど）→蚊のサイクルで存在するが，蚊によって，ヒトからヒトへ伝播される都市型もある．ニワトリ胎児で継代培養された弱毒黄熱生ワクチンがあり，ワクチン接種は有効である．黄熱症は「四類-全数」に分類されている感染症であるが，日本にはネッタイシマカが生存しておらず，アジアでの流行は過去にない．現時点では流行地であるアフリカや南アメリカからの旅行者の検疫，流行地への旅行や居住に対してワクチン接種がなされることが必要である．

デング熱ウイルス（1〜4型）　dengue fever virus

発熱，筋肉痛，関節痛，リンパ節腫脹，発疹を主徴とするデング熱の病原体である．デング熱は，抗原性の異なるウイルスに再感染すると，出血や血小板減少を伴う重篤なデング出血熱を引き起こ

す．感染者から吸血したネッタイシマカ，ヒトスジシマカなどによる刺傷により伝播する．ヒトと蚊または地域によってはサルと蚊の間で感染環をつくっている．ヒトからヒトへの伝播は知られていない．アジア熱帯地域の大部分の国，北オーストラリア，中南米，西アフリカで常時流行している．ウイルスが輸入され媒介蚊が存在すれば都市，地方を問わず流行すると考えられる．デング熱は「四類-全数」感染症である．2014年9月に東京代々木公園で捕獲された蚊にデング熱ウイルスが検出され社会問題となった．

◆ヘパシウイルス属　Genus *Hepacivirus*

C型肝炎ウイルス　hepatitis C virus（HCV）

1989年に，非A型非B型肝炎患者から遺伝子の一部をクローニングすることにより発見されたウイルスである．詳しくは11.3.5（肝炎ウイルス）で述べる．

■オルソミクソウイルス科　Family *Orthomyxoviridae*

インフルエンザウイルス　influenza virus

ヒトに感染しインフルエンザを引き起こす．直径約80〜120 nmの不整形の球状で，エンベロープを有している．内部にある核タンパク質の抗原性の差によりA, B, C型に分類されている．RNAは1本鎖（−）鎖で，A, B型は8個，C型は7個の分節構造をとっている．A型はヒト，鳥類，哺乳動物に感染するが，B, C型はヒトにのみ感染する．

A, B型のウイルスのエンベロープは，外側にヘマグルチニン（血球凝集素，HA）とノイラミニダーゼ（NA）のスパイク構造があり，どちらも宿主細胞由来の脂質層に埋め込まれており，他端をビリオン表面に突き出している．C型ウイルスのスパイク構造はA, B型とは異なり，ノイラミニダーゼ活性をもたない．ヘマグルチニンは，シアル酸*を含む細胞膜の特異的レセプターへの吸着に関与しており，ノイラミニダーゼは，増殖したウイルスが宿主細胞から放出されるときにシアル酸の切断を行う．A型ウイルスは，HAとNAの抗原性の違いにより分類されており，HAで16種類の亜型，NAで9種の亜型がある．B型ウイルスのHA, NAはそれぞれ1種類，C型ウイルスはNA活性をもたず，HEタンパク質と呼ばれ，スパイクの抗原性は1種類である．1972年以降分離されたインフルエンザウイルスは，型/自然宿主（ヒトの場合は省略）/分離地/分離番号/年（H型，N型）の規約で記載されている．

インフルエンザウイルスは，抗原変異を起こすことが知られており，変異は連続変異と不連続変異がある．連続変異はA型亜型やB型のウイルスに起こる小変異で，HAやNAタンパクのアミノ酸が徐々に変化し，抗原性が変化することをいう．一方，不連続変異はA型インフルエンザに起こる全く新しい抗原性を有するウイルスが出現する大変異をいう．これはA型ウイルスの宿主域がヒトのみではないということと深く関わっている．A型インフルエンザの不連続変異は，ブタの中でトリとヒトのインフルエンザウイルスの遺伝子が再集合して新型が出現するためであると想定されている．哺乳動物ではインフルエンザは呼吸器感染症であり，飛沫感染により伝播するが，トリでは経口

---

*酸性糖の一種で，細胞膜の糖タンパク質や糖脂質の末端に結合している．

感染し腸管で増殖する．今までトリから直接ヒトへの感染はないと考えられていたが，1998年香港で分離されたH5N1型インフルエンザはニワトリからヒトへ直接感染したことが確認された．

インフルエンザは，1～4日の潜伏期後，突然発熱し発症する．ウイルスは鼻咽喉より侵入し，上気道の上皮細胞で増殖する呼吸器感染症である．発熱，悪寒，頭痛，筋肉痛，時として全身衰弱感のような全身症状が出現する．呼吸器症状は軽症で，咳，喀痰，気管支炎など，重症の場合は肺炎などを併発する．合併症がなければ2～7日で治癒する．高齢者，基礎疾患を有する者，乳幼児では重篤になりやすく，時に死亡することもある．「五類-定点」感染症に分類されている．

A型ウイルスは世界的規模で新型ウイルスの大流行があり，B型ウイルスは局地的で中～小規模の流行がある．インフルエンザウイルスは抗原構造が頻繁に変異することから，流行ウイルスの分離，同定が重要である．日本薬局方にインフルエンザHAワクチン（成分ワクチン）が収載されている．治療薬としては，ノイラミニダーゼ阻害薬（ザナミビル，オセルタミビル，イナビル）やアマンタジンが用いられる．近年では薬剤耐性ウイルスの出現が問題となっている．

■パラミクソウイルス科　Family *Paramyxoviridae*

直径150～300 nm，1本鎖の（−）鎖RNAをゲノム核酸とし，エンベロープを有する．しばしば細胞融合を引き起こし，多核巨細胞を形成する．ビリオン粒子内にRNA依存性RNA合成酵素をもち，RNAは分節構造をとらない．表面タンパク質に血球凝集素（HA）を有する亜科*Paramyxovirinae*，HAをもたない亜科*Pneumovirinae*に分類され，さらに*Paramyxovirinae*亜科は，ルブラウイルス*Rubulavirus*属，モルビリウイルス*Morbillivirus*属，レスピロウイルス*Respirovirus*属，ヘニパウイルス*Henipavirus*属などに分類される．*Pneumovirinae*亜科にはニューモウイルス*Pneumovirus*属が含まれる．

◆ルブラウイルス属　Genus *Rubulavirus*
ムンプスウイルス　mumps virus

ヒトのおたふく風邪（流行性耳下腺炎）の病原体であり，流行性耳下腺炎は「五類-定点」感染症である．飛沫感染後，鼻粘膜や上気道粘膜上皮で増殖したウイルスは，所属リンパ節でさらに増殖し，ウイルス血症を起こし，全身の各内臓器に広がり，ウイルスに親和性の高い臓器に病変を起こす．耳下腺が最も感受性が高い．ここで白血球の浸潤の水腫が起こるためおたふく様に腫脹してくる．不顕性感染も1/3くらいある．ときに髄膜炎，睾丸炎，卵巣炎，膵炎などを併発するが，わが国でのウイルス性髄膜炎は本ウイルスが原因となっている例が多い．妊婦が感染すると自然流産する危険性が高くなる．ヒトからヒトへ主として唾液を介する飛沫感染で伝播する．日本薬局方に乾燥弱毒生おたふくかぜワクチンが収載されている．

◆モルビリウイルス属　Genus *Morbillivirus*
麻疹ウイルス　measles virus

強い伝染力と高い発症率をもち，発熱，カタル症状，赤い発疹を主徴とするはしか（麻疹）の病原体である．はしかは「五類-全数」感染症である．麻疹ウイルスの自然宿主はヒトだけであるが，サル

は感受性がある．ヒト由来の培養細胞，サルの腎細胞でよく増殖し，多核巨細胞を形成する．HAを有しているがNA活性はない．

　麻疹は最もありふれた小児の発疹性熱疾患であり，経気道感染する．ほとんどが顕性感染で，伝染力が強い．9〜12日の潜伏期の後，発熱，眼結膜，上気道カタル症状の前駆期に続いて発疹が現れる．この発疹の現れる1〜2日前に頬の内側口腔粘膜上に診断上，重要な白斑（Koplik斑）が出現する．発疹は顔面から，体幹，四肢に及ぶが，3〜4日後に出現した順に消える．感染後は終生免疫が得られる．予防には弱毒生ワクチンが有効である．低年齢で麻疹を経過した子供が数年後に，10万人に1人程度の低頻度で亜急性硬化性全脳炎 subacute sclerosing panencephalitis（SSPE）を発症する．SSPEは遅発性ウイルス（スローウイルス）感染症の1つである．SSPE患者の脳組織から変異麻疹ウイルスが分離される．患者の鼻腔や咽頭の分泌物から飛沫，直接接触，間接接触感染する．日本薬局方に乾燥弱毒生麻しんワクチンが収載されている．

◆レスピロウイルス属　Genus *Respirovirus*

センダイウイルス　Sendai virus

　マウスに常在するウイルスで，HVJウイルスまたはマウスパラインフルエンザ1型ウイルスとして知られている．岡田は，センダイウイルスをEhrlich腹水がん細胞に感染させると多核巨細胞が出現することを見出した（1958年）．これはパラミクソウイルスの特徴的な性質であり，感染細胞同士の細胞融合を起こす．本ウイルスには4つの血清型があり，ヒトには咽頭炎を伴う上気道感染症を起こす．特に乳幼児では気管支炎から肺炎へ，さらに急性の吸気性呼吸困難へと発展することがある．

◆ニューモウイルス属　Genus *Pneumovirus*

RSウイルス　respiratory syncytial virus（RSV）

　エンベロープのスパイクにHAおよびNA活性はないが，感染細胞に大きな融合細胞を形成させる．抗原性の異なる2つのグループ（グループAおよびB）がある．経気道感染で生後8か月以下の乳児の感染率が高く，気管支炎，細気管支炎を引き起こし，さらに肺炎を引き起こすこともある．RSVは，冬に流行を繰り返す．病後の免疫が弱く，流行時に再感染を繰り返す症例が多い．飛沫感染やウイルスを含んだ鼻汁などとの接触感染で伝播し，院内感染が高率で発生する．院内感染対策が必要である．

◆ヘニパウイルス属　Genus *Henipavirus*

　近年，人畜共通感染症の病原体として，パラミクソウイルス科の2種類のウイルス，ヘンドラウイルスおよびニパウイルスが同定された．これらのウイルスのように，今まで人類が遭遇したことのない，新たに感染症の起因病原体として出現したウイルスのことをエマージングウイルスと呼んでいる．

ヘンドラウイルス　hendra virus

　1994年オーストラリアで出現した症例で，ウマとヒトに出血性肺炎を起こす．感染症法「四類」に指定されている．分離されたウイルスは，ヒト，サル，ブタなどの細胞でよく増殖し，ビリオンにノイラミニダーゼ活性はなく，細胞培養で多核融合細胞を形成する．ヒトへの感染はウマを介して起こ

ったと考えられ，自然宿主はオオコウモリであることが判明した．

ニパウイルス　nipah virus

1998年マレーシアで発生したブタ由来の脳炎の起因ウイルスとして発見された．翌年にはマレーシアでアウトブレイクし，多くのブタとヒトが感染した．感染症法「四類」に指定されている．ウイルスのゲノムの解析結果から，ヘンドラウイルスと約80％の相同性をもつことがわかった．本ウイルスの自然宿主もオオコウモリが疑われている．

■ラブドウイルス科　Family *Rhabdoviridae*

直径65～70 nmの円筒状ないし棒状の砲弾型のウイルスで，エンベロープを有する．ゲノム核酸は1本鎖の（−）鎖RNAである．カプシドはらせん対称である．宿主域は脊椎動物，節足動物，植物，原虫とさまざまである．ヒトへの感染が問題となるのは主にリッサウイルス *Lyssavirus* 属の狂犬病ウイルスである．

狂犬病ウイルス　rabies virus

感染症法で「四類-全数」に分類されている狂犬病または恐水病とも呼ばれている急性脳炎の病原体である．野生動物やイヌがウイルスの病原巣となっており，イヌ，ネコ，キツネなどの感染動物の唾液を介してヒトへの伝播が起こる．通常ヒトからヒトへの感染はない．イヌでは20～60日（長い場合は6か月）の潜伏期の後，発病する．興奮しやすく，凶暴性（狂躁型狂犬病 furious rabies）を帯び，大量に流涎した後，咬みつくようになる．その後，沈黙するようになり（沈黙型狂犬病 dumb rabies），麻痺を起こして死亡する．ヒトでは2週間から5か月（長い場合は1年以上）の潜伏期の後，発症する．急性期には，水を飲もうとすると嚥下筋が痙攣し，激しい痛みを感じるために水を恐れる，いわゆる恐水病の症状を起こす．その後，脳神経や全身の筋肉が麻痺を起こし，昏睡期に至り，呼吸障害によって死亡する．わが国ではヒト，イヌとも1957年以降，狂犬病の発生はない．

ニワトリ胚細胞で培養したウイルスを不活化した乾燥組織培養不活化狂犬病ワクチンが日本薬局方に収載されている．

■ボルナウイルス科　Family *Bornaviridae*

ボルナ病ウイルス　Borna disease virus（BDV）

ヨーロッパでウマの脳炎として古くから知られるボルナ病を引き起こすウイルスとして分離された．ボルナ病ウイルスは向神経性ウイルスであり，1本鎖の（−）鎖RNAをゲノムとしてもつエンベロープを有するウイルスである．全塩基配列が1994年に決定され，ラブドウイルス科に似ていることがわかったが，細胞の核の中で複製するという点で異なっているので，国際命名委員会で新しい科が設立された．ボルナウイルス *Bornavirus* 属に分類されている．ボルナ病はウマやヒツジに持続感染し，致死的な脳炎を引き起こすことが知られていたが，ヒトの血清中の本ウイルスへの抗体の保有率の疫学調査から，ヒトの精神疾患と本ウイルス感染との関連が疑われる結果が出ているが結論は得ら

れていない．

■フィロウイルス科　Family *Filoviridae*

1本鎖の（−）鎖RNAをゲノム核酸としてもち，らせん対称のヌクレオカプシドを有する．直径80 nm，長さ1000 nm以上の長い紐状のウイルスで，スパイクをもったエンベロープがある．マールブルグウイルス*Marburgvirus*属およびエボラウイルス*Ebolavirus*属が含まれる．

◆マールブルグウイルス属　Genus *Marburgvirus*
マールブルグウイルス　Marburg virus（Mar V）

蠕虫様の形をもつ大型（75×700 nm）ウイルスで，Vero細胞などで分離可能である．1967年西ドイツ（マールブルグ市）およびユーゴスラビアでアフリカミドリザル腎細胞培養時に感染者が発生しマールブルグ病と名づけられた．致死率の高い出血熱疾患で，本ウイルスは取り扱い上，最高度の危険があり，高度安全検査室でのみ取り扱いが可能である．

発熱，頭痛，四肢痛，全身衰弱で突発する感染症で，発疹および出血素因が伴う．感染源はアフリカミドリザルであるが自然宿主は不明，感染経路は血液を介していると思われるが，精液を介して感染した例もある．患者からの二次感染がある．

感染症法では「一類」にウイルス性出血熱 viral hemorrhagic fever（VHF）を指定しているが，本ウイルスによるマールブルグ病はその1つである．

VHFの定義（感染症予防必携（日本公衆衛生協会）より転記）
1. かなり限られた地域（アフリカのサハラ砂漠以南）に常在するウイルスによる．
2. 臨床的に発熱，頭痛，咽頭痛を主症状として，しばしば重症インフルエンザ様となり，出血によりショックの状態，死に至る．
3. 感染者，患者の血液や体液により，ヒトからヒトへの感染が生じ，しばしば予期せぬ事態が発生する．

ウイルス性出血熱は，発熱，出血，多臓器不全を引き起こすウイルス感染症と定義され，感染症法では，エボラ出血熱，マールブルグ病（マールブルグ出血熱），クリミア・コンゴ出血熱，ラッサ熱，南米出血熱が「一類」に指定されている．

◆エボラウイルス属　Genus *Ebolavirus*
エボラウイルス　ebolavirus

形態はマールブルグウイルスと似ているが抗原性が異なっている．1976年スーダンとザイールで本ウイルスによる疾患が流行し，エボラウイルスと名づけられた．本ウイルスによる疾患はエボラ出血熱と呼ばれ，臨床症状はマールブルグ病に酷似している．自然宿主は検索中である．患者の排泄物，血液を介して伝播すると考えられており，空気伝播はない．ヒトからヒトへの二次感染が起こる．1995年4月，1996年10月から1997年4月それぞれ，ザイール，ガボンで発生した．2014年

3月にギニアでの集団発生から始まり，住民の国境を越える移動により隣国のリベリア，シエラレオネへと流行地が拡大しており，これまで知られている流行のうち最も大きな流行となっている．西アフリカ3か国では23,371名の患者のうち，9,442名が死亡（2015年2月20日現在）している．WHOは2014年8月に本事例をPublic Health Emergency of International Concern（国際的に懸念される公衆の保健上の緊急事態）とし，流行国などにさらなる対応の強化を求めている．感染症法の「一類」に分類されている．

両ウイルスともUV，γ線照射により不活化される．ホルマリン，β-プロピオラクトン，フェノール系の消毒薬が有効であり，エーテルに感受性である．

■ブニヤウイルス科 Family *Bunyaviridae*

アレナウイルス科と同様，1本鎖の（−）鎖RNAをゲノム核酸として有し，分節構造をとっている．両科の（−）鎖RNAは一般の（−）鎖RNAウイルスとは異なり，1本鎖RNAの3′側と5′側の両方向から（＋）と（−）の両極性をもつ2種のタンパク質をコードしているという特徴を有している．このようなウイルスをアンビセンスRNAウイルス ambisense RNA virusと呼ぶ．

直径75〜115 nmの球状ウイルスで，2本の糖タンパク質の突起を有するエンベロープをもつ．ゲノムRNAは3分節構造をとっている．ブニヤウイルス科のウイルスは節足動物により媒介されると考えられていたが，最近，節足動物が媒介しないハンタンウイルス Hantaan virusがブニヤウイルス科ハンタウイルス属に分類された．

◆ナイロウイルス属 Genus *Nairovirus*
クリミア・コンゴウイルス Crimean-Congo virus

クリミア・コンゴ出血熱 Crimean-Congo hemorrhagic fever（CCHF）の病原体である．野生や家禽などの哺乳類やマダニがウイルスを有している．野生哺乳類や家畜が宿主であり，マダニにより媒介される．クリミア・コンゴ出血熱は感染症法の「一類」に分類されている．重篤な出血を伴う熱性疾患で，さまざまな出血様相を示す．患者を収容した病院でしばしば患者の血液を介しての院内感染が起こっている．感染経路は，ウイルスを保有しているマダニに咬まれる，感染動物の血液や臓器に接触するなどである．感染者の血液や体液は高度の感染力があるが，手袋などで防ぎうる．空気感染はない．

◆ハンタウイルス属 Genus *Hantavirus*
ハンタンウイルス Hantaan virus

腎症候性出血熱の原因ウイルスである．スカンジナビア良性腎症，アジア型流行性出血熱，韓国型出血熱，出血性腎症腎炎を総称して腎症候性出血熱という．感染症法「四類-全数」の感染症である．わが国でも実験動物取り扱い施設で流行したことがある．ウイルスを保有するネズミの尿により伝播されるが，患者からの二次感染はない．発熱，全身倦怠感などの症状で発症し，皮膚や粘膜の出血，タンパク尿，血圧降下，意識障害が現れる．腎機能障害は中等度から重症度まで種々ある．尿毒症やショック症状で死に至る．致命率は約6％である．

■アレナウイルス科　Family *Arenaviridae*

　1本鎖の（−）鎖RNAをゲノム核酸としてもつアンビセンスRNAウイルスである．50〜300 nmの球状ウイルスで，突起をもったエンベロープで包まれている．粒子内部には電子密度の高い直径20〜30 nmの粒子が砂のように詰まっていることから，砂arenaというグループ名がつけられた．げっ歯類に持続感染していることが多い．

リンパ球性脈絡髄膜炎ウイルス　lymphocytic choriomeningitis virus（LCMV）
　リンパ球性脈絡髄膜炎ウイルスは，げっ歯類に不顕性感染を起こすウイルスである．ヒトへはげっ歯類から感染し，発熱などインフルエンザ様症状，脳髄膜炎様症状を起こす．

ラッサウイルス　Lassa virus
　1969年にナイジェリアのラッサ村で発生した激烈な熱性の全身疾患であるラッサ熱の病原ウイルス．発症は突発的で，高熱（39〜41℃），全身倦怠感，関節痛，咳，嘔吐，下痢，腹部痛などの症状があり，重症化すると消化管出血する．感染症法で「一類」感染症に分類されている．西アフリカ一帯に生息するマストミスがウイルスを保有する．マストミスからヒトへの感染は，血液，尿，唾液などと直接接触したり，咬まれたりすることにより伝播される．ヒトからヒトへの伝播は患者の血液や体液を介して起こり，空気感染はないとされている．ヌクレオシド系抗ウイルス薬のリバビリンを発症直後に投与することによって，致命率を低下させることができる．

★南米出血熱：
南米出血熱は，南米大陸で見られるアレナウイルス科アレナウイルス属のウイルスの感染による出血熱の総称である．アルゼンチン出血熱はフニンウイルス，ブラジル出血熱はサビアウイルス，ベネズエラ出血熱はガナリトウイルス，ボリビア出血熱はマチュポウイルスに起因すると考えられている．
　南米の野ネズミが不顕性感染で保有し，排泄物，唾液，血液などとの接触によりヒトに感染する．発熱，筋肉痛，悪寒，消化器症状が初期症状であり，その後，嘔吐，目まい，出血，昏睡，痙攣に至る．致死率は30％以上といわれる．

■コロナウイルス科　Family *Coronaviridae*

　エンベロープに存在するたくさんの花弁状の突起が太陽のコロナ（corona = crown）に似ていることから命名された．直径80〜160 nmの球形ウイルスである．1本鎖の（＋）鎖RNAをもつ．トリ伝染性気管支炎ウイルス，マウス肝炎ウイルス，ブタ流行性下痢ウイルスなどがコロナウイルス科に含まれる．ヒトに風邪を起こすヒトコロナウイルスも見い出された．コロナウイルス亜科およびトロウイルス亜科に分類されている．

SARSコロナウイルス　SARS coronavirus
　2002年に中国南部を中心として重篤な非定型性肺炎の集団発生が起こり，その後，アジア各国とカナダに感染に広がり，重症急性呼吸器症候群 severe acute respiratory syndrome（SARS）と呼ば

れることになった．新興感染症の1つである．翌年には事態はほぼ終息に向かった．新型のコロナウイルスが原因であることが判明し，SARS コロナウイルスと命名された．ベータコロナウイルス *Betacoronavirus* 属に分類されている．感染症法では，「二類」感染症に指定されている．

 感染後，2〜7日間の潜伏期の後，急激な発熱，咳，全身倦怠感，筋肉痛などのインフルエンザ様の症状が現れる．その後，呼吸困難，乾性咳嗽，低酸素血症が現れ，胸部CT，X線写真などで肺炎像が出現する．肺炎を発症した患者のうち，80〜90％が1週間程度で回復傾向を示すが，10〜20％に急性呼吸促迫症候群 acute respiratory distress syndrome（ARDS）を起こし重症化する．致死率は10％前後．

■レトロウイルス科　Family *Retroviridae*

 ゲノム核酸として1本鎖の（＋）鎖RNAをもち，粒子内にRNA依存性DNA合成酵素（逆転写酵素 reverse transcriptase）をもつウイルスの総称である．直径80〜110 nmの球形であり，エンベロープを有している．ウイルスが感染後，ウイルス粒子内の逆転写酵素により，ゲノムRNAに相補的なDNA鎖が合成され2本鎖DNAとなり，宿主細胞のゲノムDNAに組み込まれる．細胞の染色体DNAに組み込まれたウイルスDNAは，細胞と共存するが，ときに細胞をがん化させたり，子孫粒子を産生し細胞を破壊したりする．オンコウイルス亜科 *Oncovirinae*，スプマウイルス亜科 *Spumavirinae*，レンチウイルス亜科 *Lentivirinae*，オルソレトロウイルス亜科 *Orthoretrovirinae* の4亜科に分類されている．

◆デルタレトロウイルス属　Genus *Deltaretrovirus*
ヒトT細胞白血病ウイルスI型　human T cell leukemia virus type 1（HTLV-1）

 レトロウイルス科には，種々の哺乳類の白血病の起因ウイルスが含まれているが，本ウイルスは成人T細胞白血病 adult T cell leukemia（ATL）と呼ばれるヒト白血病の病原体である．感染リンパ球の移入により感染し，母子間，性行為，輸血などにより伝播される．母親がHTLV-1キャリアーの場合の感染率は20〜30％で，母乳栄養児に感染したことから母乳を介して伝播すると考えられている．日本は世界一の多発地帯で，九州，沖縄に患者の発生が集中している．キャリアーのほとんどは生涯発症せず，発症率は3〜5％である．ウイルスは$CD4^+$ T細胞に感染し，プロウイルスとなる．感染細胞のプロウイルス遺伝子が発現するとHTLV-1が増殖するが，宿主である感染T細胞を殺すことはない．病型は白血病，リンパ腫，いったん発症すると2年以内に死亡する例が多い．

◆レンチウイルス属　Genus *Lentivirus*
ヒト免疫不全ウイルス　human immunodeficiency virus（HIV）

 後天性免疫不全症候群 acquired immunodeficiency syndrome（AIDS，エイズ）の病原体として1983年に分離されたウイルスで，1986年HIVと呼ぶことに統一された．ウイルスはCD4抗原をもつヘルパーT細胞に感染し，これを破壊することからレンチウイルス亜科に分類された．現在，血清学的にHIV-1，HIV-2の2型があり，$CD4^+$ リンパ球，マクロファージ，粘膜上皮直下のランゲルハンス樹状細胞に感染することがわかっている．

感染経路は性交，輸血，血液製剤，母子感染などで，ウイルスの感染伝播力は比較的弱いが，ウイルスに感染したリンパ球の移入により感染が成立する．HIV ウイルス感染から AIDS 発症まで 2～8 年くらい経た後，AIDS 特有の症状が現れる．発症率については遺伝的素因，人種差なども考えられるが不明である．潜伏期の長さについても定まってはいないが，WHO によれば HIV 抗体陽性者は 5 年以内に 20～50％が AIDS 関連症候群（ARC）（発熱，咽頭痛，リンパ節の腫脹，執拗な下痢，体重減少など）となり，10～30％がエイズとなる．エイズ発症後 5 年以内で 95％の致死率である．いったん症状が現れると進行が速く，免疫不全を起こし，真菌感染症やエイズに特有の日和見感染症，カリニ肺炎，トキソプラズマ脳炎，結核，非定形抗酸菌敗血症，クリプトコッカス髄膜炎，サイトメガロウイルス感染症，カポジ肉腫などを併発し，神経症状（痴呆，ときに運動障害）などを起こし，死の転帰をとる．無症候性のキャリア期から発症を含め本ウイルスを病原体とする感染症を HIV 感染症といい，「五類-全数」感染症に分類されている．

現在，ウイルスの増殖の仕組みなどの分子生物学的研究が急速に進歩し，逆転写酵素の阻害薬やプロテアーゼ阻害薬など，多くの抗 HIV 薬が開発されている．例えば，プロテアーゼ阻害薬は，HIV ウイルスの *gag* タンパク質の前駆体から成熟タンパク質の変換に必要なプロテアーゼを阻害する作用を有する．感染初期にこれらの抗 HIV 薬を併用することにより，発症までの期間の延長に効果をあげている．

現在，日本で使用されている抗 HIV 薬は，逆転写酵素阻害薬のジドブジン，ジダノシン，ザルシタビン，スタブジン，ラミブジン，プロテアーゼ阻害薬のサキナビル，リトナビル，インジナビル，ネルフィナビルなどである．薬剤耐性 HIV ウイルス出現など課題もある．ワクチンの開発も進められているが，抗原性の変異が著しいことが理由で難航している．

11.3.5　肝炎ウイルス

ヒトにはほとんど類似の臨床像を呈する肝炎を引き起こす病原ウイルスは，現在，A～G 型が知られている．

A 型肝炎ウイルス　hepatitis A virus（HAV）

直径 27 nm の球形で，ピコルナウイルス科のエンテロウイルス 72 型と分類されたが，現在はヘパトウイルス属に分類されている．1 本鎖の（＋）鎖 RNA をゲノム核酸として有し，エンベロープはない．50℃程度の加熱や酸性条件には耐性である．水系伝播により経口感染し，ときに集団発生する．潜伏期は 15～40 日位である．患者の大便中にウイルスが排泄される．不顕性感染も多く，感染後は免疫状態が残る．感染は一過性であり，慢性肝炎には移行しない．HAV 抗体を含むヒト γ-グロブリンの投与には予防効果があるが，持続期間が 2～3 か月で永続的ではない．HAV は培養細胞で増殖できるようになり，ホルマリンで不活化した A 型肝炎ワクチンがつくられている．A 型肝炎は「四類-全数」感染症である．

B 型肝炎ウイルス　hepatitis B virus（HBV）

直径 42 nm の球状で，エンベロープを有する．ゲノム核酸は，部分的に 1 本鎖領域のある 2 本鎖

DNAである（不完全2本鎖環状DNA）．ビリオンは，核酸と粒子タンパク質を含むコア粒子（HBc）とそれを取り巻く表層部分（HBs）からなり，それぞれ抗原性が異なる．抗原としてはHBc抗原（hepatitis B core antigen），HBs抗原（hepatitis B surface antigen）の他，肝内でのウイルス増殖が盛んなときにつくられる可溶性タンパク質であるHBe抗原が知られている．

HBVはヘパドナウイルス科オルソヘパドナウイルス属に分類されている．感染者の肝細胞の核内にHBc抗原が，細胞質内にHBs抗原が検出されるB型肝炎の病原体である．B型肝炎は「五類-全数」感染症に分類されている．

感染は主として血液を介して起こり，輸血，加療中の針刺し事故などでの感染が問題となる．人工透析を受けている患者が本ウイルスに集団感染したことがある．

HBV感染は一過性と持続感染とがあり，免疫能が正常な成人の場合は不顕性一過性ですむが，一部は急性肝炎を発症する．一方，持続感染は免疫能が十分でない乳幼児期に感染した場合に起こりやすく，無症候保有者（HBVキャリア）となる．また保有者の一部は慢性肝炎，肝硬変，原発性肝がんへの病勢が進展する場合がある．最近，肝がん細胞の染色体にHBV-DNAが組み込まれている例が見つかっているが，細胞のがん化との関連は明確ではない．慢性肝炎の一部が，長期間（感染後20年以上）の間に肝硬変，肝細胞がんへと移行するとも考えられている．

HBVキャリアの母親では母子間感染で新生児への感染がある．キャリアの母親がHBe抗原陽性者の場合，新生児にHBV感染が起こりやすく，抗HBe抗体陽性の場合は新生児へのHBV感染は起こりにくい．抗HBsヒト免疫グロブリンは新生児の母子間感染阻止に有効である．またHBs遺伝子を用いた組換え型ワクチンがつくられており，医療従事者などに接種されている．日本薬局方に沈降B型肝炎ワクチンが収載されている．

C型肝炎ウイルス　hepatitis C virus（HCV）

1988年にクローニングによりウイルスが発見され，フラビウイルス科ヘパシウイルス属に分類されている．約10 kbの1本鎖の（＋）鎖RNAをゲノム核酸としてもつ．粒子のサイズは35〜65 nmでエンベロープをもつ．輸血後の非A非B型肝炎の大部分を占めるのがC型肝炎ウイルスであることがわかった．輸血などの医療行為，性行為などで感染するが，その他の感染経路については明らかではない．C型肝炎はB型肝炎の症状より軽い．急性肝炎を発症後成人の場合も慢性肝炎への移行が50〜60％と高率であり，20〜30年後に肝硬変，肝細胞がんへと進展する例も多い．RNAウイルスの遺伝子は変異しやすいという特徴を有しているが，本ウイルスの外被タンパク質も高頻度に変異しており，この遺伝的高変異性が慢性化の1つの原因と考えられている．現在，遺伝子工学により作製された抗原タンパク質を用いた抗体の検出系が確立され，輸血後C型肝炎は少なくなった．C型肝炎は，感染症法「五類-全数」に分類されている．

C型慢性肝炎の治療にはインターフェロンが用いられているが，ウイルスのタイプにより効果が異なる．約1/3は有効である．2014年にはHCVの複製を阻害する経口薬が開発された．ワクチンの開発は，本ウイルスが変異しやすいため難航している．現在までに10種類以上の遺伝子型が同定されており，日本では1b型が70％と多く，続いて2a型　2b型が多い．米国やヨーロッパでは1a型が多い．血清型は2種類が存在し，グループ1（主に1a型　1b型　1c型）およびグループ2（主に2a型　2b型　2c型）に分類される．

D型肝炎ウイルス hepatitis D virus（HDV）

B型肝炎の患者からδ抗原を有する新たな肝炎ウイルス（デルタ肝炎ウイルスと呼ばれることもある）として命名された．HBVをヘルパーウイルスとして肝細胞に感染，増殖する不完全ウイルスである．環状1本鎖RNAを有し，直径36 nmの球形粒子である．表層はヘルパーウイルスのエンベロープ（HBs抗原）で覆われているが，内部にδ抗原を有する．本ウイルスの感染は，HBVと同時感染またはHBVキャリアへの重複感染で成立する．これにより，急性肝炎が劇症化したり，慢性肝炎が再燃し重篤化したりすることが報告されている．δ抗体を調べ，感染の有無を診断する．わが国のHBV保有者のδ抗体陽性率は1％程度と低い．D型肝炎は「五類-全数」に分類されている．

E型肝炎ウイルス hepatitis E virus（HEV）

経口感染で急性肝炎を発症し，従来，経口伝播型非A非B型肝炎と呼ばれていたものである．HEVは，直径約30 nmの小型のウイルスで，カプシドは正20面体，エンベロープをもたない．ゲノムは1本鎖の（+）鎖RNAである．遺伝子構造はカリシウイルス科のウイルスに似ているといわれたが，現在ではヘペウイルス科 *Hepeviridae* と命名された新しい科に分類されている．症状や発生状況はA型肝炎に似ている．A型肝炎との最も大きな違いは，妊婦後期の妊婦が感染すると劇症化し，20％の効率で死亡することである．E型肝炎は「四類-全数」に分類されている．

G型肝炎ウイルス hepatitis G virus（HGV）

1995年に，非A非B型肝炎ウイルスの1つとして発見された新しいRNAウイルスである．HCVに類似した遺伝子構造をもっている．血液を介して感染するが，HCVとの重複感染が多い．わが国ではHCVと同じくらいのキャリアがいると考えられているが，HGV感染と急性および慢性肝炎の症状に相関が低く，病原体としての意味は大きくはない．G型肝炎は「五類-全数」に分類されている．

肝炎の起因ウイルスは検出技術の進歩により新たなウイルスが見つかっており，今後さらに種類が増えることも考えられる．

11.3.6　腫瘍ウイルス

腫瘍ウイルス tumor virus（oncogenic virus）やがんウイルス cancer virus と呼ばれるウイルスは，正常細胞を腫瘍細胞に変化させる（neoplastic transformation）作用をもつ．ヒトの細胞に対してこのような作用をもつものは，1964年バーキットリンパ腫から分離されたEBウイルス（Epstein-Barr virus）が最初である．その後，ヒトT細胞白血病を引き起こすHTLV-1，子宮頸がんの原因となるヒトパピローマウイルス，カポジ肉腫の原因ウイルスとしてヒトヘルペスウイルス8型（HHV-8）が分離されている．

腫瘍ウイルスには，DNAウイルスおよびRNAウイルスの両方があるが，それぞれの作用機構は異なる．腫瘍原性は，自然宿主での自然発生がん，実験動物のみの腫瘍形成，培養細胞の悪性形質転換と多種多様である．DNA型腫瘍ウイルスのモデルとしてよく研究されているポリオーマウイルスのSV40の例により，DNAウイルスによる細胞のがん化の特徴を述べると以下のようになる．

・感染ウイルスは感染性ビリオンを産生しない．

- ウイルスDNAの全部または一部が細胞DNAの中に組み込まれており，細胞内でウイルスゲノムの一部または特定遺伝子部位が転写，翻訳され，遺伝子産物が細胞の形質転換状態を維持する．
- ウイルス固有の遺伝子産物は複数種知られており，DNAウイルスの増殖に必要である．
- SV40ではT抗原と呼ばれるタンパク質，またアデノウイルスではE抗原と呼ばれるタンパク質が細胞のがん化へ関与することが報告されている．

RNAウイルスでは，レトロウイルス科のウイルスが腫瘍を形成する．この中にはヒト，トリ，マウス，ネコなどの白血病の起因ウイルスや肉腫を形成するウイルスが含まれている．これらのウイルスの腫瘍形成能，感染性などが詳しく調べられ，**がん遺伝子**が発見された．最もよく知られたがん遺伝子はラウス肉腫ウイルスの *src* 遺伝子であるが，その後，多数のがん遺伝子の存在が証明されている．これらレトロウイルスで発見されたがん遺伝子の多くは，類似の遺伝子が正常細胞にも存在することが明らかとなり，**がん原遺伝子** proto-oncogene と呼ばれる．ウイルスが細胞に感染したとき，何らかの機会にがん原遺伝子を細胞からもち出し，変異したものと推定されている．もともと細胞の増殖に関わる遺伝子が，変異を起こし活性化状態を維持したままウイルスに取り込まれ，これが他の細胞に感染して無限増殖性を付与するようになったものが腫瘍ウイルスであると考えられている．

レトロウイルスに特徴的な遺伝子両端のLTR（long terminal repeat）と呼ばれる部位は，ウイルス遺伝子の転写に関わるプロモーターやエンハンサーの活性が存在する．例えば，白血病ウイルスが細胞に感染し，ウイルスRNAが逆転写され細胞DNAに組み込まれたとき，プロウイルスのLTR部位が，細胞の増殖や生存に関係する遺伝子の転写を促進させた場合にがん化を起こしうると考えられている．

11.4 原虫　protozoa

原虫（原生動物）は，真核細胞からなる単細胞生物である．原虫による感染症は寄生虫による疾患であると分類することができる．寄生虫学では単細胞の原虫と多細胞の蠕虫とを扱っているが，本節では，ヒトの感染症の起因病原体となっている原虫のうち，よく知られているものについて解説する．

マラリア原虫　*Plasmodium* spp.

感染症法「四類-全数」の**マラリア** malaria を起こす病原体．発熱，貧血，脾腫を主徴とする．マラリア原虫がハマダラカ属の感染蚊の媒介によりヒトへ感染する．病原原虫は次の4種類である．
- 熱帯熱マラリア原虫 *Plasmodium falciparum*
- 三日熱マラリア原虫 *P. vivax*
- 四日熱マラリア原虫 *P. malariae*
- 卵型マラリア原虫 *P. ovale*

アピコンプレクサ門 Apicomplexa に属している原虫で，この群はすべて動物に寄生し，生活環の中で宿主から離れ，生活に不適当になると胞子をつくる（古典的な原生動物の分類法で胞子虫類に分類される）．生活環は非常に複雑で，宿主の違いにより差があるが，多くは血液内に寄生し，動物界

に広く分布している．

　マラリア原虫の有性生殖は蚊の消化管で起こり，感染性の胞子小体スポロゾイトがハマダラカの中でつくられ，唾液腺に移動する．人体へは蚊の刺咬時に末梢血にスポロゾイトが注入される（図2.2(4)参照）．スポロゾイトは肝細胞へ侵入，増殖する（肝内型という）．肝内型は一定数以上増殖した後に，肝細胞を破壊し赤血球へと感染する．このとき三日熱マラリア，卵型マラリア原虫は，すぐ赤血球へ感染するタイプおよび休眠体ヒプノゾイトという長期間静止状態を保った後に発育し赤血球へ感染するタイプがある．熱帯熱マラリア原虫は，肝臓から速やかに赤血球に侵入し増殖するため，患者は病勢の経過が速く重症になりやすい．赤血球に入った原虫は無性生殖し，一定数の分裂小体シゾントを形成，赤血球を破壊し他の赤血球へと感染する（赤内型）．このときにマラリアの高熱と発作が起こる．赤血球への侵入から次の赤血球への侵入までの時間がマラリア原虫の種類により異なる．赤内型の一部は分裂せず，生殖母体ガメトサイトに分化し，媒介蚊に取り込まれる．取り込まれない場合は血液中で死滅する．

　マラリアはアフリカが起源で，全世界へ広まったと考えられている．WHOによるマラリアの根絶計画は1955年に開始されたが，駆虫薬に耐性の原虫の出現や，殺虫剤の効かない耐性蚊の出現などで成功していない．日本では8世紀の頃にはすでにマラリアという病気が存在しており，1959年の滋賀県の症例を最後に日本でのマラリアの原発性の発生はなくなった．最近では輸入感染症としてのマラリアの症例が報告されており，薬剤耐性マラリア原虫の出現もあり，汚染地域への旅行などでは注意を要する．

　治療薬としてはクロロキン，メフロキン，ファンシダール，キニーネ，チンハオス（アーテミシニン），プリマキンなどがある．三日熱マラリア，卵型マラリア原虫によるマラリアでは，治癒した後も再発を防ぐために服薬の必要がある．

クリプトスポリジウム *Cryptosporidium parvum*

　クリプトスポリジウム科 *Cryptosporidiidae* に属する直径約5μmの小型類円形の消化管寄生原虫である．近縁にトキソプラズマ，イソスポーラ，サイクロスポーラがある．クリプトスポリジウム属には数種が知られており，家畜などに広く分布している人畜共通寄生虫である．ヒトに感染し下痢の原因となるのは *C. parvum* である．本原虫は，成熟オーシストが宿主動物に経口的に侵入，腸管内でスポロゾイトを発芽，スポロゾイトは腸管粘膜上皮細胞の微絨毛内に寄生し，無性生殖と有性生殖を繰り返す．これを増員生活生殖史といい，激しく増殖する．有性生殖でつくられた感染性の成熟オーシストが糞便とともに宿主から排出され，他の宿主へと経口的に伝播される．ピーク時には糞便1g当たり10^6個のオーシストが排出される．

　人体寄生例が1976年に初めて報告され，1982年，重症の腹痛を伴った下痢を起こした多数のAIDS患者から本原虫が検出され，有効な治療法がないことから注目されるようになった．水の塩素消毒に抵抗性であり，1980年代半ばから水道水による大規模な集団感染の事例が欧米で報告され社会問題となっている．日本では1986年以降，各地で症例が報告されている．

　クリプトスポリジウム症は，「五類-全数」感染症である．水様性の下痢を主徴とし，半数以上に腹痛，吐き気，嘔吐，37〜38℃の発熱がある．血便や呼吸器症状はない．免疫健常者であれば数日〜10日前後で自然治癒する．1日20回以上の下痢を起こす重症例もある．

現在，有効な治療法がなく，免疫不全者や乳幼児の場合，下痢が長期化し死亡する例が多い．罹患後免疫力が1年以上持続する．各種消毒剤に抵抗性であるが，70℃以上の加熱や乾燥には弱い．

トキソプラズマ原虫　*Toxoplasma gondii*

トキソプラズマ科 *Toxoplasmatidae* に属する細胞内寄生虫で，ネコ科動物を終宿主とし，多くの動物を中間宿主としてもつ人畜共通寄生虫である．ネコの腸管上皮細胞中で有性生殖し，その結果形成される10 μm位の大きさの感染力のあるオーシストが糞便中に排出され，これを経口摂取することにより感染する．オーシストは抵抗力が強く，通常の条件で1年以上生存している．中間宿主（例えばブタ，ヒツジ）に侵入したオーシストは無性生殖により増殖し，嚢子シストを形成し，肉などの中に潜む．シストはオーシストに比べ抵抗力が弱く，加熱調理すれば感染することはない．

トキソプラズマは世界に広く分布しており，成人の20～30％が感染している（日本では10％程度）と考えられるが，多くは不顕性感染であり，日和見病原体と見なすことができる．しかし，妊婦が妊娠中に初感染すると，病原体が，胎盤を通って胎児に移行し，先天性トキソプラズマ症となる．妊娠初期に感染すると，胎内死亡，流産を起こし，妊娠後期では，早産，水頭症，髄膜脳炎，網脈絡膜炎，痙攣，脳内石灰化など，生まれてくる子供が精神運動発達遅延などの先天的異常を示すことがある．妊婦がすでに感染し抗体陽性である場合は通常問題ない．後天性トキソプラズマ症は，不顕性にトキソプラズマに感染しているAIDS患者や免疫抑制剤使用者などに発症し，リンパ節炎，発熱，網脈絡膜炎，肺炎，心筋炎などを起こす．

トキソプラズマ原虫を根治できる化学療法剤は現在，見当たらないが，顕性感染患者への化学療法剤として，ピリメタミンとスルファモノメトキシンの併用療法，スピラマイシンなどが使用される．

腟トリコモナス　*Trichomonas vaginalis*

トリコモナス科 *Trichomonadidae* に分類されており，通常4～6本のべん毛を有する．本原虫はトリコモナス症の病原体で，性行為により感染するSTDである．腟，尿道，性腺などの生殖器に寄生し，腟炎や尿道炎，前立腺炎を起こす．子宮内には寄生せず不妊症の原因とはならない．男性の場合は感染しても無症状で推移することが多い．

治療はメトロニダゾール，チニダゾールの内服，さらに腟炎の場合は腟錠を併用すると有効である．*T. vaginalis* の他，ヒトの結腸や回腸に共生する *T. hominis*，口腔粘膜に寄生する *T. tenax* が知られる．

赤痢アメーバ　*Entamoeba histolytica*

根足虫類 *Rhizopoda* のエントアメーバ科 *Entamoebidae* に属する単細胞のアメーバで，減数分裂も有性生殖もしない．無脊椎動物から脊椎動物までの広い範囲の動物の消化管に寄生している．感染症法「五類-全数」感染症であるアメーバ赤痢の病原体であり，人畜共通寄生虫症である．生活環の中に嚢子（シスト cyst）と呼ばれる抵抗性の強い状態があり，宿主動物体内の消化に抵抗する．シストの中で分裂し多核となっている成熟嚢子に感染性がある．シストは動物の消化管内部で発芽し栄養型 trophozoite になる．シスト，栄養型どちらも患者の便中に検出できる．病型は腸アメーバ症と腸外アメーバ症とがある．消化管以外にアメーバは血行性転移を起こし，肝膿瘍，その他，病勢が進行

すると肺，脳など各臓器に膿瘍を形成する．熱帯地方・開発途上国に毎年多数の患者が発生している．日本では年間100例前後の症例が報告されている．基本的には糞口感染伝播するが，最近はSTDとして発症する例も報告されている．

化学療法例としてチニダゾールやメトロニダゾール，クロロキンなどが使用される．

◆アカントアメーバ属　Genus *Acanthamoeba*

自然界で自由生活をしている多数のアメーバは，非病原性と考えられていたが，アカントアメーバはアメーバ性の角膜炎や脳炎を起こすことから注目されている．*Acanthamoeba castellani*, *A. polyphaga* などが属する．大きさは $12～40\ \mu m$．免疫不全の状態で本アメーバに感染すると，皮膚粘膜，泌尿器，肺などに潜伏し，中枢神経内に転移し，髄膜脳炎を引き起こすと考えられている．世界各地でこのアメーバによる角膜炎の報告があり，多くの人がコンタクトレンズの装用者であったことから話題となった．日本では1987年にコンタクトレンズを装用していて角膜炎を発症した例があり，それ以後国内各地で患者が出ている．コンタクトレンズの保存液や，土，砂場，家の室内塵埃からも本アメーバが検出されており，日常的に感染する機会が多く，注意が必要である．治療としてはミコナゾールなどの点眼が行われる．

◆トリパノソーマ属　Genus *Trypanosoma*

トリパノソーマ科 *Trypanosomatidae* に属し，鞭毛をもつ単細胞の原生動物．従属栄養で，色素体をもたない．淀んだ水の中で生活し，キネトプラストという大型のミトコンドリアをもっている．有性生殖は見つかっていない．アフリカトリパノソーマ症（アフリカ睡眠病）の起因病原体であるガンビアトリパノソーマ *T. brucei gambiense* やローデシアトリパノソーマ *T. brucei rhodesiense*，アメリカトリパノソーマ症（シャーガス病）の病原体であるトリパノソーマ・クルージ *T. cruzi* が知られる．両者は分布域が異なるが，昆虫により媒介され，昆虫の唾液腺にいたメタサイクリック型の病原体が注入されることにより発症する．前者の媒介昆虫はツェツェバエで，後者は吸血性の昆虫サシガメにより媒介される．人畜共通感染症で，ヒトからヒトへの感染もある．

治療薬は病勢の進行状況により使用薬剤が異なるが，アフリカトリパノソーマ症にはペンタミジン，スラミン，メラルソプロールなどが，アメリカトリパノソーマ症にはニフルチモックス，ベンズニダゾールがそれぞれ使われる．

11.5 プリオン prion

以前には，**伝播性海綿状脳症** transmissible spongiform encephalopathy といわれていた疾患を現在，**プリオン病**と呼んでいる．ヒトでは，**クロイツフェルト-ヤコブ病** Creutzfeldt-Jakob disease (CJD)，ゲルストマン-ストロイスラー-シャインカー症候群 Gerstmann-Sträussler-Scheinker syndrome, 致死性家族性不眠病 fatal familial insomnia，クールー病 kuru などがプリオンを原因とする疾患と考えられている．動物では，古くから知られているヒツジの**スクレイピー** scrapie やウシの**狂牛病**がよく知られている．1996年に狂牛病と新型クロイツフェルト-ヤコブ病との関連性が示唆される報道があり社会問題となった．以前は，クールー病やクロイツフェルト-ヤコブ病が遅発性ウイルスによるウイルス性疾患と考えられていたが，現在はウイルスとは異なるプリオンが起因病原体であることがわかりプリオン病と呼ばれている．

1982年頃，米国のS. B. Prusinerは，スクレイピー感染ハムスターの脳から，核酸を含まず脳症の伝播性の高い画分に存在するタンパク質を見出し，感染性タンパク質粒子「プリオン」と命名した．この伝播性は，核酸を分解する処理によっては影響を受けず，タンパク質変性処理によって消滅した．最初は proteinaceous infectious particle と名づけられたが，後にプリオンタンパク質と呼ばれるようになった．この功績によって Prusiner は1997年ノーベル医学・生理学を受賞した．

プリオンは，ヒトの20番染色体にコードされ，253個のアミノ酸からなるタンパク質であり，正常なヒトの脳，心臓，肝臓にも存在している．ところが，プリオン病の脳で見られるプリオンは，アミノ酸配列は正常型と同一であるが，立体構造が異なる．これを異常型（感染型）プリオンと呼ぶ．異常型プリオンでは，正常型プリオンに含まれるαヘリックス構造が乏しく，βシート構造に富んでいる．そのため，異常型プリオンはプリオンの正常な機能を失い，同時にタンパク質分解酵素抵抗性となり，界面活性剤処理で凝集しやすい性質をもつようになる．このようなプリオンの性質の変化が，感染脳内で認められるアミロイド様の繊維塊を形成する要因となることが考えられている．

核酸を含まない異常型タンパク質が増える機序は謎であったが，現在では，正常型プリオンが異常型プリオンに接触することにより，異常型プリオンへと構造変化を起こし，これが連鎖的に引き起こされることによって異常型プリオンが増加するものと考えられている．

これまでの記述で明らかなように，プリオンは伝播性疾患の病原体であることは確かであるが，「微生物」ではない．化学的にはタンパク質である．将来，感染症を媒介する同じような未知の化学物質が発見されるかもしれない．

日本語索引

ア

アヴィアデノウイルス 420
青カビ 153
アカントアメーバ 444
アカントアメーバ属 444
秋疫レプトスピラ症 395
亜急性硬化性全脳炎 432
アクセサリー細胞 293
アクリノール 237
アクリフラビン 237
アザチオプリン 327
アシクロビル 192
  リン酸化 193
アジスロマイシン 170, 171
アジュバント 276
アシルキャリヤータンパク質 71
アズトレオナム 163
アストロマイシン 168
アスナプレビル 200
アスパラギン酸 76, 78, 87
アスパルターゼ反応 85
アスペルギルス症 401, 402
N-アセチルグルコサミン 31, 134
N-アセチルムラミン酸 31, 134
アセチル CoA 66, 68
アセトアセチル ACP 71
アセトン-ブタノール発酵 61
アゼラスチン 331
アゾール系抗真菌薬 185
アタザナビル 197
アダリムマブ 328, 329
アデニル酸シクラーゼ 212
アデノイド 220
アデノウイルス 413, 420, 424
アデノウイルス科 424
アデノ随伴ウイルス 425
アデホビルピボキシル 199
アーテメター・ルメファントリン 16
アトバコン・プログアニル 16

アトピー 311
アドヘシン 210
アナキンラ 329
アナフィラキシー 311
アナフィラキシー反応 311
アナフィラトキシン 218, 285, 287
アバカビル 194, 195
アバタセプト 330
アピコンプレクサ門 441
アフリカ睡眠病 444
アフリカトリパノソーマ症 444
アポトーシス 250, 301
アマンタジン 190
アミカシン 137, 167, 169, 179
アミノアシル tRNA 合成酵素 99
アミノグリコシドアセチルトランスフェラーゼ 145
アミノグリコシドアデニルトランスフェラーゼ 145
アミノグリコシド系抗菌薬 137, 166, 167, 180
アミノグリコシドヌクレオチジルトランスフェラーゼ 145
アミノグリコシドホスホトランスフェラーゼ 145
アミノサイクリトール 166
p-アミノサリチル酸 179
アミノ酸
  生合成 75, 76, 78, 80, 81, 82
  分解 84
アミノ酸オキシダーゼ反応 84
7-アミノセファロスポラン酸 156, 158
アミノフィリン 332
アミノベンジルペニシリン 156
3-アミノモノバクタム酸 163
アムホテリシン B 124, 181, 183
アムホテリシン B リポソーム製剤 181, 183
アメーバ赤痢 13, 443

アメリカトリパノソーマ症 444
アモキシシリン 155, 156
アモロルフィン 187
アラキドン酸代謝物 331
アラニン 87
アラニンラセマーゼ 181
アルキルジアミノエチルグリシン 237
アルキルポリアミノエチルグリシン 237
アルコール 60
アルコール発酵 60, 61
アルコール類 233
アルサス反応 314
アルデヒド類 236
アルファウイルス 421
アルファウイルス属 428
アルファヘルペス亜科 420, 422
アルファレトロウイルス 421
アルベカシン 167, 169
アルベンダゾール 14, 204, 206
アレナウイルス 421
アレルギー 243, 310
  分類 310
アレルゲン 311
アロ抗原 263
暗黒期 408
暗視野顕微鏡 28
アンチコドン 106
アンピシリン 155, 156
アンビセンス RNA ウイルス 435
アンプレナビル 197
アンレキサノクス 156, 331
α-アミノアジピン酸 79
α-ケトグルタル酸 66, 75, 84
α-ケト酸 75
α フェトプロテイン 320
IgE 抗体
  役割 311
IgE レセプター 311, 312
IL-1 受容体拮抗体 329

R コア 36
R プラスミド 117
R1 プラスミド
　構造 117
r 領域 117
Rh 式血液型 263, 264
Rh 式血液型不適合 313
RNA
　生合成 95
　相補的合成 96
RNA 依存性 RNA 合成酵素 409
RNA ウイルス 426
　出芽による細胞からの放出 412
　終止構造 96
RNA 合成阻害 141
RNA ポリメラーゼ 50, 95
RNA レプリカーゼ 97
RND 型多剤排出ポンプ 148
RS ウイルス 432

イ

胃炎 393
硫黄顆粒 43
異化 57
異好性抗原 262
胃酸
　中和 223
移植 316
移植抗原 317
移植片 316
移植片拒絶 316
移植片拒絶反応 301
移植片対宿主反応 318
イセパマイシン 169
異染小体 43
異染小体染色法 28
位相差顕微鏡 28, 346
イソコナゾール 186
イソジン 338
イソタイプ 267
イソニアジド 142, 179, 180
イソプロパノール 233
Ⅰ型アレルギー 271, 311, 312
1 型糖尿病 313
一次免疫応答 275, 276

一次リンパ器官 250
一段増殖 406
一類感染症 226
Ⅰa 抗原 266
一酸化窒素 210, 254
遺伝 103
遺伝暗号 97
遺伝子 103
　逆位 111
　再構成 277, 289
遺伝子組換え
　法的規制 122
遺伝子組換え生物等の使用等の規制による生物の多様性の確保に関する法律 122
遺伝子操作 119
遺伝子治療 324
遺伝的変異 103, 104
イトラコナゾール 184
イノシン酸発酵 61
イノシンプラノベクス 333
イブジラスト 331
イブリツモマブ・チウキセタン 324
イベルメクチン 205
イミペネム 161, 162
イムノトキシン 323
イムノフィリン 325
インキュベーター 342
インジナビル 196
飲食作用 209
インスリン依存型糖尿病 313
インターフェロン 199, 220
　作用 221
インターロイキン 259
インターロイキン1 295
インターロイキン2 296
インターロイキン3 248
インターロイキン4 296
インターロイキン5 296
インターロイキン6 296
インターロイキン8 260
インテグラーゼ阻害薬 194, 197
インテグロン 106, 152
　構造 107
インドール反応 352
院内感染症 376

インフリキシマブ 328, 329
インフルエンザ 430
インフルエンザウイルス 430
インフルエンザ菌 391
E 型肝炎ウイルス 440
EB ウイルス 422, 424, 440
EMB 培地 339
EMP 経路 58

ウ

ウイルス 21, 406
　大きさ 25
　基本形態 22
　形態 24
　侵襲性 210
　性質 420
　増殖サイクル 134
　分類 23, 420
ウイルス性出血熱 434
ウエルシュ菌 45, 365
ウベニメクス 333
ウレアーゼ 223
ウレアプラズマ属 395
ウンデカプレニルピロリン酸 36

エ

エイコサノイド 331
エイズ 437
栄養 225
栄養素 51
栄養増殖 49
易感染性宿主 225
エキソスポリウム 46
液体培地 55, 338
液体培養 344
易熱性エンテロトキシン 381
エキノキャンディン系抗真菌薬 185
エキノコッカス駆除薬 206
疫痢 383
エクスホリアチン 215
エコーウイルス 426, 427
エコナゾール 186
壊死 250
エタネルセプト 329

エタノール 233
エタンブトール 137, 179, 181
エチオナミド 179, 180
エチル炭酸キニーネ 203
エチレンオキシド 239
エトラビリン 195
エノキサシン 174, 175
エピトープ 263
エピナスチン 331
エファビレンツ 195
エフェクター機能 256, 271
エフェクター細胞 293
エベロリムス 326
エボラウイルス 421, 434
エボラウイルス属 434
エボラ出血熱 434
エマージングウイルス 432
エームス試験 113, 354
エムトリシタビン 194, 195
エリシペロスリックス属 369
エリスロウイルス 420
エリスロマイシン 124, 139, 170, 171
エリスロマイシンエステラーゼ 145
エルシニア属 386
エルビテグラビル 198
エールリッヒ 124
エレク法 370
エロモナス科 390
エロモナス属 390
エロモナス・ヒドロフィラ 391
塩化第二水銀 238
塩化ベンザルコニウム 237
塩化ベンゼトニウム 237
エンガルフメント 49
塩基
  欠失 106
  付加 106
塩酸アモロルフィン 187
塩酸キニーネ 203
塩酸テルビナフィン 185, 187
塩酸ネチコナゾール 187
塩酸ブテナフィン 188
炎症 220
炎症惹起物質 218
炎症メディエーター 217, 220

塩素 235
エンダーズ 6
エンテカビル 199
エンテロウイルス 420, 426, 427
エンテロウイルス属 426
エンテロコリチカ菌 387
エンテロトキシン 212, 358
エンテロバクター属 384
エントアメーバ科 443
遠藤培地 339
エンドサイトーシス 209
エンドトキシン 36, 211
  作用 218
エンドトキシンショック 216
エントナー-ドウドロフ経路 62, 63
エンドヌクレアーゼ 120
エンビオマイシン 180
エンベロープ 21, 407
A型インフルエンザウイルス 421
A型肝炎ウイルス 426, 438
A部位 99
ABO式血液型 263, 264
Embden-Meyerhof-Parnas経路 58, 59
Entner-Doudoroff経路 62
Epstein-Barrウイルス 422
F因子
  伝達 115
Fプラスミド 115
Fabフラグメント 269
F(ab')₂フラグメント 269
Fcフラグメント 269
Fcレセプター 273
H抗原 44, 110
H-2抗原 317
H鎖 268
  生合成 278
H鎖遺伝子 278
HBc抗原 439
HBs抗原 439
Hfr突然変異 116
HLA抗原 317
H→O型変異 110
L鎖 268
  生合成 277

L鎖遺伝子 277
LAK細胞 303, 321
LAK細胞移入療法 323
M型変異 109
Mタンパク質 34
MHCクラスI分子 266, 317
MHCクラスII分子 266, 317
MHC抗原 265, 317, 318
MHC拘束性 290, 302, 303
MHC拘束性細胞傷害性T細胞 302
MLST法 152
NK細胞 245, 300, 303, 321
NK細胞刺激因子 322
Sec分泌系 40
Sec膜透過装置 40
SIM培地 340
SP合剤 203
S→R型変異 109
SS培地 339
ST合剤 178

オ

黄色ブドウ球菌 99, 357
黄色ブドウ球菌性熱傷様皮膚症候群 359
黄熱 429
黄熱ウイルス 429
オウム病 399
オウム病クラミジア 399
大型顆粒リンパ球 245
オキサセフェム 161
オキサセフェム系抗菌薬 153, 156, 161
オキサゾリジノン系抗菌薬 139
オキサロ酢酸 66, 84
オキシコナゾール 186
オキシテトラサイクリン 176
オキシドール 236
2-オキソグルタル酸 66
2-オキソ酸 75
オザグレル 331
オーシスト 442
オセルタミビル 191
おたふく風邪 431
オックスフォード 124

オートクレーブ 336, 337
オピストコンタ 17
オプソニン 220, 256
オプソニン化 273
オプソニン作用 287
オフロキサシン 174, 175, 179
オープン・リーディング・フレーム 152
オルソヘパドナウイルス 420
オルソポックスウイルス 420
オルソミクソウイルス 421
オルソミクソウイルス科 430
オルソレオウイルス属 427
オルトヘパドナウイルス属 425
オルビウイルス属 427
オロパタジン 331
O抗原 44, 110
O側鎖 36
Ouchterlony法 305, 306

カ

科 11
界 11
回帰熱ボレリア 395
外耳道真菌症 401
介助性T細胞 245
解糖系 58, 59
外毒素 211, 212
回復期保菌者 223
外分泌性抗体 270
外膜 35
界面活性剤 237
外用抗真菌薬 186
外来感染症 228
火炎滅菌 336
化学合成細菌 57
化学合成無機物利用菌 58
化学合成有機物利用菌 57, 58
化学的滅菌 338
化学療法 123, 231
鍵と鍵穴 272
架橋結合 31
核 9
核酸
　生合成 93
核酸合成阻害薬 140

拡散法 127
獲得免疫 241, 254
確認用培地 340
核膜 9
角膜真菌症 401
核様体 9, 43
ガス壊疽菌群 366
ガス壊疽症 365
カスポファンギン 184
仮性結核菌 387
画線培養 343
ガチフロキサシン 174
活性汚泥菌 73
活性酸素 210, 254
カナキヌマブ 329
カナマイシン 124, 167, 168, 179
カナマイシンB
　修飾 147
カナマイシン類 167
化膿レンサ球菌 360
カビ 17
過敏症 243, 310
カプシド 21
カペッキ 7
可変領域 269
芽胞 45
　構成成分 47
　構造 47
　抵抗性 48
芽胞殻 46
芽胞形成 49
芽胞形成菌 45
　生活環 46
芽胞光生成物 48
芽胞細胞壁 46
芽胞染色法 349
過マンガン酸カリウム 236
カリクレイン-キニン系 217
カリシウイルス 420
カリシウイルス科 427
カリニ肺炎 404
顆粒 29, 43
顆粒球 245
顆粒球コロニー刺激因子 248
顆粒球マクロファージコロニー刺激因子 248
カルジオリピン 262

カルシニューリン 325
カルタヘナ法 122
カルバペネマーゼ 145
カルバペネム系抗菌薬 153, 161
カルビン-ベンソン経路 68
　CO_2固定反応 69
カルメット・ゲラン桿菌 372
カルモナム 163
ガレノキサシン 174, 176
がん
　免疫治療 323
がん遺伝子 210, 441
がんウイルス 440
肝炎ウイルス 438
桿菌 26
間欠滅菌法 4
がん原遺伝子 441
がん抗原 320
幹細胞 243
がん細胞 319
ガンシクロビル 192, 193
カンジダ症 400, 401
感受性対策 229
干渉 220
桿状 25
間接伝播 224, 229
間接変異原 114
関節リウマチ 315
感染 207
　予防と治療 229
感染型食中毒 239
感染経路 223, 224
感染経路対策 228
感染源 223, 227
完全抗原 262
感染症 208
　予防 225
感染症の予防及び感染症の患者に対する医療に関する法律 225
感染症法 225
がん胎児性抗原 320
寒天培地
　種類 339
寒天培地希釈法 127
　MIC測定 128
乾熱滅菌 336

ガンビアトリパノソーマ　444
カンピロバクター・コリ　392
カンピロバクター・ジェジュニ　392
カンピロバクター属　392
汗疱状白癬　405
ガンマヘルペス亜科　420, 424
Calvin-Benson 経路　68
Kauffmann 培地　339

キ

記憶細胞　275
キサンチン誘導体　332
希釈法　127
キニーネ　16, 202
キヌプリスチン　139
キノコ　17
キノロン系抗菌薬　140, 172
忌避物質　42
基部　43
偽膜性大腸炎　368
ギムザ染色　349
逆転写酵素　95, 410, 437
逆向き繰り返し配列　152
キャリアー　261, 262
キャリアー効果　292
キャンディン系薬　185
球菌　26
球形　25
急性胃腸炎　384
急性拒絶反応　318
急性呼吸促迫症候群　218, 437
急性灰白髄炎　426
吸着　414
吸虫駆除薬　206
胸管　250
狂牛病　445
狂犬病　433
狂犬病ウイルス　433
狂犬病ワクチン　6
凝固　216
共刺激シグナル　296, 297, 330
共刺激シグナル調節薬　330
共刺激分子　293
凝集　304
凝集反応　304, 350
共焦点レーザースキャン顕微鏡　29

胸腺　245, 249, 251
胸腺依存性抗原　297
胸腺非依存性抗原　297
狂躁型狂犬病　433
莢膜　29, 45, 221
莢膜染色法　349
拒絶反応　317
キラー細胞　273
キラー T 細胞　245, 300, 301, 302
菌界　17
菌株
　保存　344
菌交代症　150, 219, 225
禁止クローン　275
菌糸状真菌　17
菌糸体　17
金属　238
菌体外毒素　211, 212, 216
　作用　213
　分類　212
菌体内毒素　216
Q 熱　398

ク

クエン酸回路　65
クエン酸ナトリウム試験　352
クエン酸発酵　61
クオラムセンシング　222
クオルモン　222
グスペリムス　328
駆虫薬　133, 203
クッパー細胞　219, 246
組換え　116
組換え体　120
組換え DNA
　作成と形質　121
クラス　267
クラススイッチ　275, 279
クラブラン酸　156, 164
クラブラン酸カリウム　164
クラミジア　21, 398
クラミジア肺炎　399
グラミシジン　124
グラム陰性菌　19, 27, 168
　細胞表層　32

細胞壁　33, 35
グラム陰性嫌気性桿菌　392
グラム陰性好気性桿菌　374
グラム陰性好気性球菌　374
グラム陰性通性嫌気性桿菌　380
グラム染色法　27, 348
グラム陽性芽胞形成菌　363
グラム陽性芽胞非形成菌　368
グラム陽性芽胞非形成不規則性桿菌　369
グラム陽性球菌　357
グラム陽性菌　19, 27, 169
　細胞表層　32
　細胞壁　33, 34
クラリスロマイシン　171
グリオキシル酸回路　67
クリオピリン関連周期性症候群　329
グリコカリックス　221
グリコーゲン　71
グリコーゲン顆粒　43
グリコペプチド系抗菌薬　164, 165
グリシルサイクリン　139
グリセオフルビン　124
グリチルリチン　332
クリック　6
クリプトコックス症　401, 402
クリプトスポリジウム　16, 442
　生活環　15
クリプトスポリジウム科　442
クリミア・コンゴウイルス　435
クリミア・コンゴ出血熱　435
クリンダマイシン　139, 170, 172
グルコシル化　418
グルコシル化修飾　418
グルタミン酸　75, 76, 80, 87
グルタミン酸シンターゼ　75
グルタミン酸デヒドロゲナーゼ　75
グルタミン酸発酵　61
グルタルアルデヒド　236
クールー病　445
クレゾール　233

O-クレゾール　235
クレゾール石ケン液　233
クレブシエラ属　384
クレブス回路　65
クロイツフェルト-ヤコブ病　445
クロキサシリン　154, 155
クロストリジウム属　365
クロトリマゾール　186
クロファジミン　141
クロマトフォア　57
クロモグリク酸　331
クロモミコーシス　401, 405
クロラミンT　235
クロラムフェニコール　124, 139, 177
クロラムフェニコール系抗菌薬　177
クロルテトラサイクリン　124
クロルフェニラミン　331
クロルヘキシジン　238
クロロキン　16, 202
クローン　275
クローン選択説　274, 275
Chlorobium thiosulfatophilum
　CO_2固定経路　70
Clostridium sticklandii
　リジンの分解　88

ケ

蛍光顕微鏡　29
形質細胞　245, 267
形質転換　118
形質導入　118, 119
系統樹　10, 12
系統分類　11
ケカビ亜門　18
血液型　263
血液型抗原　263
血液型不適合　313
血液寒天培地　339
結核菌　168, 372
血管外遊走　219
血球凝集素　430
血小板活性化因子　246, 312
血小板減少性紫斑病　313
血清型　262

血清タンパク質
　電気泳動　267
血清病　314
血清療法　230
ケトコナゾール　187
ケトチフェン　331
ケトライド系抗菌薬　139
ゲノム　103, 104
ケミカルメディエーター遊離阻害薬　330, 331
ゲムツズマブ・オゾガマイシン　324
ケモカイン　260
ケーラー　7
ゲルストマン-ストロイスラー-シャインカー症候群　445
ゲルトネル菌　384
ゲル内沈降反応　305, 306
検疫　228
原核細胞　9, 10
　大きさ　25
原核生物　9
嫌気性菌
　アミノ酸の発酵　85
　グルタミン酸の発酵　87
嫌気的酸化　58
嫌気的培養　342
嫌気培養法　344
原形質膜　9
健康保菌者　223
減少期　56
ゲンタマイシン　169
ゲンタマイシン類　167
ゲンチアナバイオレット　238
原虫　12, 441
　模式図　14
原虫類　12
顕微鏡　28, 345
顕微鏡観察法　345

コ

コア　21, 47
コアグラーゼ　216, 223, 359
綱　11
高圧蒸気滅菌　336
高圧蒸気滅菌器　337
抗アレルギー薬　330, 332

広域駆虫薬　203
抗インフルエンザウイルス薬　190
抗ウイルス薬　130, 131, 132
　作用点　134
好塩基球　245, 246
　役割　311
高温菌　53
光学顕微鏡　28, 345
抗肝炎ウイルス薬　199
抗寄生虫薬　130, 131, 133
後期タンパク質　409, 415
後期mRNA　409, 415
好気的酸化　58
好気的培養　342
好気培養法　344
抗菌スペクトル　129
抗菌薬　131
　作用機序による分類　134
　作用点　132, 138
　修飾　145
　種類　130
　耐性変異　112
　分解　143
　歴史　123
抗結核薬　137, 142, 179
抗血清　267
抗原　110, 242, 261
抗原結合部位　269
抗原決定基　263
抗原抗体反応　304
抗原抗体複合体　313
抗原虫薬　130, 133, 201, 202
抗原提示細胞　290, 294
光合成　57
光合成細菌　73
光合成独立栄養菌　74
光合成微生物　57, 68
抗細菌薬　130, 131
交差反応性　262
好酸球　245, 246
抗酸菌　348, 371
抗酸菌染色　372
抗酸菌染色法　27, 348
紅色硫黄細菌　57
紅色非硫黄細菌　57
抗真菌薬　130, 131, 132, 181, 182

作用標的　133
合成抗菌薬　130
抗生剤　130
合成培地　338
抗生物質　125, 130
　探索例　123
抗蠕虫薬　130, 133, 203
高層培地　338
酵素結合免疫吸着法　307
酵素免疫測定法　307, 308
抗体　110, 242, 288
　エフェクター機能　272
　クラス　269
　抗原結合機能　272
　抗原結合部位　271
　構造　268, 269
　種類　267, 268
　性質　268
　働き　271
抗体依存性細胞傷害反応　257, 273, 313, 322
抗体産生細胞　245, 249, 267
好中球　245, 246
　食作用　254
口蹄疫ウイルス　426
後天性免疫　241
後天性免疫不全症候群　437
抗毒素　242
抗毒素血清　230
抗トロンボキサン薬　331
高内皮細静脈　253
抗ヒスタミン薬　330, 331
抗微生物薬　131
　種類　130
　スクリーニング　125
　探索　125
抗ヒト免疫不全ウイルス薬　193
抗ヘルペスウイルス薬　191
酵母　17, 18
厚膜胞子　17
抗ロイコトリエン薬　331
抗HIV薬　438
　作用点　194
抗RSウイルス薬　201
コーエン　6
呼吸鎖　66
コクサッキーウイルス　426

コクシエラ菌　398
コクシジオイデス症　404
黒色真菌　405
固形培地　55, 338
古細菌ドメイン　9
枯草菌　46, 353
　栄養増殖　49
　芽胞形成　49
　発芽　50
枯草菌芽胞
　抵抗性　48
五炭糖リン酸経路　61, 62
骨髄　245, 251
骨髄移植　318
骨髄球系細胞　245
骨髄系幹細胞　247
骨髄腫　280
コッホ　5
コッホの原則　5, 207
コッホの条件　207
古典経路　284, 285
コード因子　372
コドン
　塩基配列　97
コハク酸　84
股部白癬　405
コラゲナーゼ　216
コリスチン　142
コリネバクテリウム属　369
ゴリムマブ　329
五類感染症　226
コルテックス　46
コレラ　388
コレラエンテロトキシン　388
コレラ菌　388
コレラ毒素　213, 388
コロナウイルス　421
コロナウイルス科　436
コロニー　55, 342
コロニー刺激因子　248, 259
混合感染　208
混合酸発酵　61
根足虫類　443
コーンバーグ　6
コンピテントセル　118
根粒菌　73
混和法　342

サ

細菌　20
　遺伝　103
　外毒素　211
　形と配列　26
　芽胞形成　49
　観察　27
　形態　25
　接合　114
　増殖温度　53
　増殖曲線　56
　組織侵襲　209
　タンパク質膜透過装置　41
　内毒素　209, 211
　変異　103
　変異現象　109
細菌学的検査法　335
細菌凝集反応　304
細菌細胞
　構造　29
細菌性食中毒
　起因菌　240
細菌性スーパー抗原　215, 303
細菌叢　218
細菌毒素　211
　ADPリボシル化　214
細菌類　19
サイクロセリン　179, 181
再興感染症　225
在郷軍人病　377
最小殺菌濃度　128
最小発育阻止濃度　128, 231
最小発育阻止濃度測定法　231
サイトカイン　217, 220, 245, 293
　作用　258
　役割　295
サイトカイン阻害薬　328, 329
サイトメガロウイルス　423
細胞
　腫瘍免疫　321
細胞外多糖　149, 221
細胞間相互作用　295
細胞死受容体　301
細胞質　9, 29, 43
細胞質膜　9, 29, 38

細胞傷害作用　286
細胞傷害性過敏症　312
細胞傷害性マクロファージ　322
細胞傷害性T細胞　245
　誘導　300
細胞傷害反応　300, 312
細胞性免疫　242, 255, 256, 298
細胞接着分子　296, 297
細胞増殖阻害薬　327
細胞毒性薬　327
細胞内寄生細菌　210, 222
細胞媒介性免疫　256
細胞壁　9, 29, 31
細胞壁合成酵素　147
細胞壁合成阻害薬　134
細胞壁構成物質
　生合成　99
細胞膜　9, 29, 38
細胞膜溶解毒素　212
細胞溶解毒素　214
細網内皮系組織　252
サイレント突然変異　105
サキナビル　196
酢酸 - 乳酸生成経路　64
殺菌　131, 231
殺菌性抗菌薬　130
殺菌灯　338
サテライトDNA　110
ザナミビル　191
サニルブジン　194, 195
ザフィルルカスト　331
サブクラス　270
30Sサブユニット　137
50Sサブユニット　137
サフラニン液　348
サプレッサー変異　106
サーベイランス　227
作用点
　変異　147
サラシ粉　235
サリチル酸　235
サルバルサン　124
サルファ薬　124, 178
サルモネラ症　383
サルモネラ属　383
サルモネラ属菌
　分離　352

サンガー　6
酸化剤　236
III型アレルギー　314
　自己免疫疾患　315
サンドイッチ法　308
サントニン　203, 204
三類感染症　226
SARSコロナウイルス　436, 437

シ

次亜塩素酸ナトリウム　235, 338
ジアミノピメリン酸
　生合成　102
ジアミノピリミジン類　140
シアリルLeX　321
ジアルジア症　13
ジエチルカルバマジンクエン酸塩　205
志賀毒素　214
色素類　237
シグナルペプチド　40
シグマ因子　50
シクロスポリン　325, 326
シクロピロクスオラミン　188
シクロホスファミド　328
シゲラ属　382
試験的凝集反応　350
自己抗体　313
自己分泌　296
自己免疫疾患　243, 312
自己免疫性溶血性疾患　313
脂質
　合成　71
　生合成　68
糸状菌　17
糸状虫駆除薬　205
シスト　443
ジスルフィラム様作用　201
自然免疫　241, 254
持続保菌者　223
シゾフィラン　332
シソマイシン　167, 169
ジダノシン　194, 195
シタフロキサシン　174, 176
指定感染症　227

至適温度　53
至適pH　53
シトクロムaa_3　66
シトシンデアミナーゼ　188
シトシンパーミアーゼ　188
ジドブジン　194, 195
子嚢菌門　17, 18
ジピコリン酸　47
　生合成　102
ジヒドロストレプトマイシン　167
ジヒドロ葉酸還元酵素　140, 178
ジヒドロ葉酸還元酵素阻害薬　178
ジヒドロ葉酸レダクターゼ　178
ジフェンヒドラミン　331
ジフテリア菌　369
ジフテリア毒素　213, 214
シプロフロキサシン　174, 175
ジベカシン　167, 169
脂肪酸　71
　酸化　68
　生合成　72
脂肪酸合成阻害薬　142
シメプレビル　200
シャーガス病　444
シャッツ　124
煮沸滅菌　337
斜面培地　338
シャンベルラン　6
種　11
15員環マクロライド系抗菌薬　171
重症急性呼吸器症候群　436
重症筋無力症　313
修飾酵素　418
従属栄養菌　51
修復変異　354
14員環マクロライド系抗菌薬　171
集落　342
16員環マクロライド系抗菌薬　172
宿主　207
　感受性　224
　抵抗性　218

宿主域　211
宿主支配制限・修飾　418
樹状細胞　245, 246, 290
受動免疫　230
受動輸送　39
シュードモナス属　376
腫瘍ウイルス　210, 440
腫瘍壊死因子　259, 273
主要塩基性タンパク質　273
腫瘍関連抗原
　抗体医薬　321
腫瘍抗原　320
腫瘍細胞　319
主要組織適合遺伝子複合体　265
　遺伝子地図　265
主要組織適合抗原　265, 317
受容体　406
腫瘍特異移植抗原　320
腫瘍特異抗原　320
腫瘍免疫　319, 321
シュレーダー　3
シュワン　3
純粋培養法　343
常圧蒸気滅菌　336
硝化　74
消化性潰瘍　393
硝酸イソコナゾール　186
硝酸エコナゾール　186
硝酸オキシコナゾール　186
硝酸呼吸　74
硝酸スルコナゾール　186
硝酸ミコナゾール　183, 186
条虫駆除薬　206
消毒　227, 231, 336
消毒薬　233, 234
　効力検定　231
小胞子菌属　405
初期タンパク質　408, 415
初期mRNA　408, 415
除菌療法　393
食細胞　219, 254
食作用　219
食中毒　358, 364, 365, 389
食虫毒原因菌　239
食胞　254
ジョサマイシン　170, 172
ジョブロ　2

シラスタチン　162
指令説　274
真核細胞　9, 10
　大きさ　25
真核生物　9
　ドメイン　9
新型インフルエンザ等感染症　227
新感染症　227
真菌
　形態　18
　四大分類　17
真菌症　401
真菌用培地　341
神経毒素　212
新興感染症　225
新抗菌薬
　開発　126
進行性多巣性白質脳症　425
深在性真菌症　400
深在性皮膚真菌症　405
侵襲性　208
侵襲性髄膜炎菌感染症　375
腎症候性出血熱　435
真正細菌ドメイン　9
新生児溶血性疾患　265
伸長因子　99
浸透圧溶解　34
振盪培養　344
侵入阻害薬　198
深部皮膚真菌症　405
親和性の成熟　280
C型肝炎ウイルス　430, 439
C多糖体　362
C3転換酵素　285
C5転換酵素　285
C領域　269
CD抗原　248
CD3複合体　289
CD分類　248
G型肝炎ウイルス　440
Giemsa染色法　349
GVH反応　318
JCウイルス　425
Schults-Chartonの消退現象　360

ス

衰退期　56
垂直感染　224
水痘・帯状疱疹ウイルス　422
髄膜炎菌　375
数値分類　11
スクレイピー　445
スタフィロキナーゼ　216
スタンレー　6
ストレプトキナーゼ　216, 361
ストレプトドルナーゼ　361
ストレプトマイシン　124, 137, 166, 167, 168
ストレプトリジンO　360
スパイク　21
スーパーインテグロン　152
スーパーオキシドアニオン　254
スーパー抗原　303, 358
スーパー抗原性外毒素　212, 213, 215, 303
スパルフロキサシン　174, 175
スピラマイシン　16, 172
スピロヘータ　393
スフィンゴミエリナーゼ　214
スフェロプラスト　34
スプライシング　409
スプラタスト　332
スペクチノマイシン　167, 169
スポロゾイト　442
スポロトリコーシス　401, 405
スミス　6
スリップ不正対合　110
スルコナゾール　186
スルタミシリン　164
スルバクタム　156, 164
スルバクタムナトリウム　164
スルファジアジン　16
スルファジメトキシン　178
スルファドキシン・ピリメタミン合剤　203
スルファメトキサゾール　140
スルフイソキサゾール　178
スルホンアミド　178
スルホンアミド類　140
スローウイルス　432

Stickland 反応　88

セ

生化学的性状検査用培地　341
性感染症　201, 224, 375, 392, 394
性器クラミジア感染症　399
静菌　131
静菌性抗菌薬　130
制限エンドヌクレアーゼ　418
制限酵素　120, 418
生残菌　149
静止期　56
正常細菌叢　219
成人 T 細胞白血病　437
生体応答調節薬　323, 332
正の選択　250
生物分類法　11
生理的障壁　219
石炭酸　231, 233
石炭酸係数　232
石炭酸ゲンチアナ紫液　348
赤脾髄　252
赤痢　383
赤痢アメーバ　13, 14, 443
赤痢菌属　382
セグメント　277
世代時間　55
赤血球凝集　304
赤血球凝集反応　304
接合　114
　機構　115
接合菌症　403
接合菌門　17
接合線毛　45
接触過敏症　315, 316
接触性皮膚炎　316
セファクロル　157, 158
セファゾリン　157, 158
セファマイシン系抗菌薬　153, 156
セファレキシン　157, 158
セファロスポリナーゼ　145
セファロスポリン系抗菌薬　156
セファロスポリン C　156, 158
セファロチン　157, 158

セフェピム　160, 161
セフェム系抗菌薬　153, 156
セフォゾプラン　161
セフォタキシム　159, 160
セフォチアム　158, 159
セフォチアムヘキセチル　159
セフォペラゾン　159, 160
セフカペンピボキシル　160
セフジトレンピボキシル　159
セフジニル　159, 160
セフタジジム　159, 160
セフテラムピボキシル　160
セフピロム　160
セフポドキシムプロキセチル　159
セフメタゾール　158, 159
セフメノキシム　159
セフロキシム　158
セフロキシムアキセチル　159
セミナリア　5
セラチア属　385
ゼラチン培地　341
セラトロダスト　331
セリン　76, 81
セルソーター　310
セレウス菌　45, 364
セロトニン　311
繊維状赤血球凝集素　379
全ゲノム配列　12
穿刺培養　343
染色体　9, 29, 104
染色標本検査法　347
全身性エリテマトーデス　315
センダイウイルス　432
選択説　274
線虫駆虫薬　203
先天性抵抗性　224
先天性免疫　241
線毛　29, 44, 210
繊毛　44

ソ

走化性　42, 246, 260
　シグナル伝達　42
走化性因子　260
双球菌　26
増菌培地　339

走査型電子顕微鏡　29
相似度　11
増殖因子
　塩濃度　54
　温度　53
　酸素　53
　浸透圧　54
　水分　53
　二酸化炭素　54
　pH　54
増殖型ファージ　119
増殖曲線　55
相同性　12
挿入配列　106, 152
　構造　107
相変異　110
相変化　110
相補性決定領域　272
属　11
即時型アレルギー　246
即時型過敏症　310
組織球　219, 246
組織侵入性大腸菌　381
組織適合抗原　317
ソフトアガー　356

タ

第 1 世代セフェム　157
体液性免疫　242, 255, 256
タイコ酸　34, 99
　生合成　101
第 3 世代セフェム　159, 160
胎児性がん抗原　320
代謝　57
帯状ヘルペス　422
帯状疱疹　422
対数増殖期　55
耐性遺伝子　150
耐性因子　144
耐性変異　112
大腸菌　380
　観察像　30
　形質転換　121
　同定　351
大腸菌属　380
第二経路　284, 286
第 2 世代セフェム　158

耐熱性エンテロトキシン 358, 381
胎盤感染 224
体部白癬 405
対立遺伝子排除 279
多機能コロニー刺激因子 248
ダクラタスビル 200, 201
タクロリムス 325, 326
多形核白血球 219, 245
多型性 26
ターゲティング療法 323
多剤排出ポンプ 148
タザノラスト 331
タゾバクタム 164
脱殻 408
脱顆粒反応 312
脱窒反応 74
ダットン回帰熱ボレリア 395
多能性造血幹細胞 247
ダプトマイシン 142
多包条虫駆除薬 206
ためし凝集反応 350
タランピシリン 156
ダルナビル 197
ダルホプリスチン 139
単核食細胞 219, 245
単球 245, 246
単クローン性抗体 280
担子菌門 17, 18
胆汁培地 339
単純性疱疹ウイルス 422
単純ヘルペス1型, 2型 422
単純ヘルペスウイルス 422
単染色法 27, 347
炭素 51
炭疽 363
単相菌 111
炭疽菌 5, 45, 363
炭素源 51
タンパク質
　生合成 97, 98
タンパク質合成阻害毒素 212, 214
タンパク質合成阻害薬 137
　作用機序による分類 138
Durham 発酵管 340
TATA ボックス 95

チ

チアベンダゾール 204, 205
チアンフェニコール 177
チェイン 124
チエナマイシン 161
遅延型過敏症 310, 315
置換 105
チクングニアウイルス 428
チクングニア熱 428
チゲサイクリン 139
致死性家族性不眠病 445
窒素 52
窒素源 52
窒素固定 74
窒素固定菌 73
腟トリコモナス 14, 15, 443
チニダゾール 13, 14, 15, 201, 202
遅発性ウイルス 432
チミン2量体 109
チメロサール 238
中温菌 53
中間型食中毒 240
中枢性リンパ器官 250
腸炎ビブリオ 389
超可変領域 272
腸管起病性大腸菌 381
腸管凝集粘着性大腸菌 381
腸管出血性大腸菌 381
腸管毒素 212
腸管病原性大腸菌 381
腸管付着性大腸菌 381
腸球菌 147
腸球菌属 362
超急性拒絶反応 318
調節性T細胞 297
腸チフス 383
腸内細菌
　検査法 351
腸内細菌化 380
腸内細菌叢 368
腸内細菌用培地 339
直接監視下短期化学療法 179
直接作用型抗ウイルス薬 200
直接伝播 224, 228
直接投射 224

直接変異原 113
チール・ネールセン染色法 27
チロシジン 124
沈降反応 305
チンダリゼーション 4
チンダル 4
沈黙型狂犬病 433
Ziehl の石炭酸フクシン液 347
Ziehl-Neelsen 染色法 27, 372

ツ

通気培養法 344
通性嫌気性菌 54, 357
ツツガムシ病 397
ツツガムシ病リケッチア 397
ツベラクチノマイシン 180
ツベルクリン反応 315, 372
ツボカビ門 17

テ

手足口病 426
低温菌 53
定期予防接種 230
テイコプラニン 164, 165
定常期 56
定常領域 269
ディスク法 127
定着 210
ディフィシル菌 368
ディペンドウイルス 420
定量的凝集反応 350
定量的 DNA-DNA ハイブリダイゼーション 12
デオキシリボヌクレオチド
　生合成 89
テオフィリン 332
テガフール・ギメラシル・オテラシルカリウム配合剤 188
適応免疫 241
デキサメタゾン 327
テタノスパスミン 366
テタノリシン 366
デーデルライン桿菌 368
テトラサイクリン 139, 176
テトラサイクリン系抗菌薬 176

テトラサイクリン輸送機構　41
テトラヒドロ葉酸　141
　合成経路　141
テノホビルジソプロキシル
　194, 195
デヒドラターゼ反応　85
デヒドロゲナーゼ反応　84
デュボス　124
テラプレビル　200
デラマニド　142
テリスロマイシン　139, 170,
　171
デルタレトロウイルス　421
デルタレトロウイルス属　437
テルビナフィン　185, 187
テルフェナジン　331
転移　106
デング熱　429
デング熱ウイルス　429
転座　138
電子顕微鏡　29
電子伝達系　66
伝染性軟疣腫ウイルス　422
伝染病　208
伝達性プラスミド　114
伝達性Rプラスミド　117
天然痘　419
天然痘ウイルス　419
天然培地　338
天然ペニシリン　154
伝播性海綿状脳症　445
癜風　401
テンペレートファージ　414,
　415
　生活環　118
点変異　105
D型肝炎ウイルス　440
DNA
　生合成　93
　複製　94
　塩基組成　11
　修復　95
DNA依存性RNA合成酵素
　409
DNA依存性RNAポリメラー
　ゼ　141
DNAウイルス　407, 408, 411,
　419

　増殖サイクル　413
DNAキメラ　119
DNA鎖
　切断と結合　120
DNA修復感受性試験　353
DNAポリメラーゼ　93
DNAリガーゼ　93
T偶数系ファージ　414
T細胞　245
　活性化　298
　分化　249
T細胞抗原受容体　288
T細胞増殖因子　296
T細胞代替因子　296
T細胞レセプター
　抗原認識　290
　構造　288
T細胞レセプター遺伝子　289
TCA回路　65
TCR-CD3複合体　289
Th2サイトカイン阻害薬　332
Th1細胞　259
Th2細胞　259
Th17細胞　260
TSI培地　340

ト

同化　57
透過型電子顕微鏡　29
糖鎖抗原　320, 321
糖質
　合成　70
　生合成　68
糖質コルチコイド　326
糖質代謝　58
同種移植　316
同種抗原　263
糖新生　70
痘瘡　419
糖転移反応　36
糖被　221
頭部白癬　405
トガウイルス　421
トガウイルス科　428
ドキシサイクリン　176
トキソイド　230
トキソプラズマ科　443

トキソプラズマ原虫　16, 443
トキソプラズマ症　16
特異的可溶性物質　362
特異的反応性　262
特殊形質導入　119
特殊顕微鏡　28
毒素　208, 211
毒素型食中毒　239
毒素原性大腸菌　381
　線毛　45
毒素ショック症候群　215, 358
毒素ショック症候群外毒素
　215
独立栄養菌　51
トシリズマブ　329
トスフロキサシン　174, 175
突然変異　104
ドナー　316
利根川　7
塗布法　342
トブラマイシン　167, 169
トポイソメラーゼⅣ　140
ドマーク　6, 124
ドメイン　269
トラコーマ　399
トラコーマクラミジア　399
トラスツズマブ　321
トラスツズマブ・エムタンシン
　324
トラニラスト　331
トランスアミナーゼ　76
トランスアミナーゼ反応　85
トランスファーRNA　97
トランスフォーミング成長因子
　323
トランスポーゼ　152
トランスポゾン　106, 152
　構造　107
トリアシルグリセロール　71
　生合成　71, 73
トリカルボン酸回路　65
トリグリセリド　71
トリコスポロン症　401, 403
トリコモナス科　443
トリコモナス症　443
トリコモナス治療薬　201
トリパノソーマ・クルージ
　444

日本語索引　*459*

トリパノソーマ科　444
トリパノソーマ属　444
トリパンレッド　124
トリプトン・酵母エキス寒天培地　353
トリプトン・酵母エキス培地　353
ドリペネム　161, 162
トリメトプリム　140, 178
ドルテグラビル　198
トルナフタート　188
トレオニン　88
トレポネーマ属　394
トレランス　250, 275, 297
トロンボキサン　312
トロンボキサン合成酵素阻害薬　331
貪食作用　219
Drigalski（変法）培地　339
Toll 様受容体　255

ナ

ナイスタチン　183
内性胞子　45
ナイセリア属　374
内毒素　36, 211, 216
　　作用　218
内膜　31, 35
内用・注射抗真菌薬　183
ナイロウイルス　421
ナイロウイルス属　435
ナグビブリオ　389
ナチュラルキラー細胞　245, 300, 303, 321
七日熱レプトスピラ　395
軟寒天　356
軟性下疳菌　392
ナンセンス突然変異　106
南米出血熱　436
NAG ビブリオ　388
Neisser 異染小体染色法　349

ニ

II 型アレルギー　312
　　自己免疫疾患　313
肉芽腫　299, 316

ニクロサミド　204
二形性菌　400
二形性真菌　18
ニコチンアミドアデニンジヌクレオチド　52
二次感染　208, 230
二次元拡散法　306
二次免疫応答　275, 276
二次リンパ器官　250
ニタゾキサニド　16
ニーダム　3
ニパウイルス　433
日本紅斑熱リケッチア　397
2 本鎖 RNA　411
日本脳炎　429
日本脳炎ウイルス　429
乳酸　60
乳酸脱水素酵素　60
乳酸発酵　60, 61
乳児嘔吐下痢症　428
ニューキノロン系抗菌薬　140
ニューモウイルス　421
ニューモウイルス属　432
ニューモシスチス肺炎　401, 404
ニューモシスチス肺炎治療薬　189
二類感染症　226
ニーレンバーグ　6

ヌ

ヌクレオカプシド　21
ヌクレオシド系逆転写酵素阻害薬　194
ヌクレオチド
　　合成　89
　　代謝拮抗　140
ヌードマウス　321

ネ

ネオマイシン　137
ネオマイシン類　167
ネガティブセレクション　250
ネクローシス　250
ネコひっかき病　398
ネズミチフス菌　110, 113, 354, 384
　　鞭毛相変異　111
ネチコナゾール　187
ネチルマイシン　167, 169
熱帯熱マラリア原虫　441
ネビラピン　195
ネルフィナビル　196
粘液性変異　109
粘液層　29, 45
粘膜　219
粘膜関連リンパ組織　252, 253

ノ

ノイラミニダーゼ　191, 430
ノーウォークウイルス　427
囊子　443
能動免疫　229
能動輸送　39
ノカルジア型放線菌　374
ノカルジア属　374
ノルフロキサシン　173, 174
ノロウイルス　420
ノロウイルス属　427

ハ

肺アスペルギルス症　402
パイエル板　220, 252
肺炎桿菌　384
肺炎球菌　362
肺炎クラミジア　399
肺炎マイコプラズマ　396
バイオテクノロジー
　　発展の歴史　7
バイオフィルム　149, 221, 222, 359, 376
媒介動物感染　224
媒介動物対策　228
肺結核　372
培地　55, 338
　　腸内細菌用　339
梅毒　394
梅毒トレポネーマ　394
ハイブリダイゼーション　12
ハイブリドーマ　281
肺胞マクロファージ　219, 246
培養　55

培養器　342
培養法　342
ハエカビ亜門　18
バカンピシリン　156
バーグ　6
白癬　405
白癬菌属　405
バクテリオシン　219
バクテリオファージ　414
バクテリオファージ耐性菌
　　112
バクテロイデス属　392
破骨細胞　219, 246
はしか　431
橋本病　313
播種性クリプトコックス症
　　403
播種性血管内凝固症候群　218
破傷風菌　45, 366
破傷風菌毒素　212, 366
バシリキシマブ　329, 330
パスツール　3, 4
パスツレラ科　391
パズフロキサシン　174, 175
秦佐八郎　124
パターン認識受容体　255
バチルス属　363
八連球菌　26
発育因子　52
発芽　50
ハッカー変法　27, 262
白金耳　343
発酵　5
パニペネム　161, 162
バーネット　7
パパイン　269
パピローマウイルス　420
パピローマウイルス科　424
パーフォリン　273
パーフォリン/グランザイム経
　　路　301
ハプテン　262
ハプテン-キャリアー複合体
　　262
ハフニア属　385
ハマダラカ　14, 16
パモ酸ピランテル　203, 204
パラアミノ安息香酸　178

パラアミノサリチル酸　181
パラコクシジオイデス症　404
バラシクロビル　192
パラチフス　383
ばらつきテスト　112
パラトープ　269
パラミクソウイルス　421
パラミクソウイルス科　431
パリビズマブ　201
バルガンシクロビル　192, 193
パルスフィールドゲル電気泳動
　　法　151
バルトネラ属　398
パルボウイルス　420
パルボウイルス科　425
ハロゲン化合物　235
ハロファトリン　202
パロモマイシン　13, 14, 137,
　　168
バンコマイシン　38, 164, 165
バンコマイシン耐性腸球菌
　　362
ハンセン病　373
ハンタウイルス　421
ハンタウイルス属　435
ハンタンウイルス　435
Barsiekow 培地　341
house keeping 遺伝子　152
Pfeiffer の液　347

ヒ

ビアペネム　161, 162
ヒアルロニダーゼ　216, 361
ピオベルジン　376
ピオルビン　376
ピコルナウイルス　420
ピコルナウイルス科　387, 388,
　　426
脾索　252
微小動物　2
ヒスタミン　311
ヒスタミン H_1 受容体拮抗薬
　　331
ヒスチジン
　　生合成　76, 83
ヒスチダーゼ反応　85
ヒストプラズマ症　404

ビスマルクブラウン液　348
微生物
　　形態的検査法　345
　　血清学的性状検査　350
　　種類　12
　　侵襲性　208
　　染色法　347
　　代謝　57
　　定着　210
　　培養手順　335
　　発育と増殖　51
　　病原性　208
　　分類　9
脾臓　251
　　構造　252
ビダラビン　192, 193
非定形抗酸菌　373
脾洞　252
非特異的免疫賦活療法　323
ヒト乳頭腫ウイルス　424
ヒトパピローマウイルス　424
ヒトパルボウイルスB19　425
ヒト免疫不全ウイルス　437
ヒドロコルチゾン　327
ヒトT細胞白血病ウイルスⅠ
　　型　437
非ヌクレオシド系逆転写酵素阻
　　害薬　195
皮膚　219
ビフィズス菌　64
ビフィドバクテリウム属　371
皮膚カンジダ症　401
非複製型転位　152
皮膚糸状菌　405
皮膚糸状菌症　401, 405
ビブリオ科　387
ビブリオ・フルビアリス　390
ピペラシリン　155, 156
ピペラジン　204
ビホナゾール　187
飛沫感染　224
ピマリシン　188
肥満細胞　247
百日咳　378
百日咳菌　378
百日咳毒素　213, 215, 379
ピューラックス　338
病原菌

抗菌薬感受性試験　127
病原真菌
　　胞子の着生様式　19
病原性　207
病原性原虫　13
表現潜伏期　109
病原体　207
病原体説　5
病原体対策　227
病原微生物　207
病後保菌者　223
表在性真菌症　400, 405
表皮菌属　405
表皮剝脱毒素　359
日和見感染　225
日和見感染症　400
ピラジナミド　142, 179, 180
ビリオン　21, 406
ピリドンカルボン酸系抗菌薬　140, 172
ピリミジンヌクレオチド
　　生合成　89, 92
ピリメタミン　16, 178, 202, 205
微量液体希釈法　127
　　MBC 測定　129
　　MIC 測定　129
ピリン　44
ピルビン酸　76, 82, 84
　　発酵　60, 61
ビルレンス　208
ビルレントファージ　414, 415
疲労　225
ピロリ菌　393
　　中和　223
ヒンジ領域　269
非 O1 ビブリオコレラ　389
B 型肝炎ウイルス　438
B 細胞　245
　　活性化　291
　　分化　249
B 細胞抗原受容体　288
B 細胞刺激因子 I　296
B 細胞刺激因子 II　296
B 細胞増殖因子 I　296
B 細胞増殖因子 II　296
BLGB 培地　340
P 部位　99

PFGE 法　151

フ

ファゴソーム　222, 254
ファゴリソソーム　222, 255
ファージ
　　感染　414
　　放出　419
ファージ DNA
　　修飾　417
ファムシクロビル　192, 193
ファロペネム　163
ブイヨン　339
フィラメント　43
フィラリア駆除薬　205
フィロウイルス　421
フィロウイルス科　434
フィンブリリン　44
風疹　428
風疹ウイルス　428
封入体　29, 412
フェオヒフォミコーシス　401, 405
フェキソフェナジン　331
フェノキシメチルペニシリン　155
フェノール　233, 235
フェノール係数　231, 232
フェノール類　233
フォアスポア　46, 49
フォアスポア外膜　46
フォアスポア内膜　46
フォルスマン抗原　262
不完全抗原　262
副腎皮質ステロイド　326
複製型転位　152
複製起点　119
複相菌　111
不顕性感染　223
フソバクテリウム属　392
ブタ丹毒菌　369
2, 3-ブタンジオール発酵　61
付着　210
付着線毛　45
付着末端　120
普通寒天培地　339
フック　43

ブテナフィン　188
ブドウ球菌　26
　　観察像　30
ブドウ球菌属　357
ブニヤウイルス　421
ブニヤウイルス科　435
負の選択　250
普遍導入　119
不飽和脂肪酸　71
フマル酸　84
プライマー　94
プラウスニッツ-キュストナー反応　311
フラカストロ　5
フラジェリン　44
フラジオマイシン　168
フラジオマイシン類　167
プラジカンテル　204, 206
ブラジキニン　218
(+) 鎖 RNA　410
ブラストミセス症　404
プラスミド　29, 43, 104
プラスミン　216
プラスミン様酵素　216
フラビウイルス　421
フラビウイルス科　429
フラビウイルス属　429
フランシセラ属　379
ブランハメラ・カタラーリス　376
プランルカスト　331
プリオン　445
プリオン病　445
プリブノーボックス　95
プリマキン　16, 202
プリンヌクレオチド
　　生合成　90
5-フルオロウラシル　188
フルコナゾール　183
フルシトシン　185, 188
ブルセラ症　378
ブルセラ属　378
プルリフロキサシン　174
プレジオモナス・シゲロイデス　390
プレジオモナス属　390
プレスポア　49
プレドニゾロン　327

フレミング 6, 124
フレームシフト突然変異 106
不連続変異 430
ブレンツキシマブ・ベドチン 324
フロイント完全アジュバント 276
フロキサシン 174
フローサイトメトリー 308, 309
フローサイトメトリー法 308
プロジェニター毒素 367
プロスタグランジン 312
プロテアーゼ阻害薬 194, 196
プロテイン A 34, 306
プロテイン G 306
プロテウス属 385
プロトプラスト 34
プロピオン酸発酵 61
プロビデンシア属 386
プロピレンオキシド 239
フロモキセフ 161
プロモーター配列 95
フローラ 218, 219
フローリー 124
プロントジル 124
分化抗原 248
分化マーカー 249
分子シャペロン 41
分子生物学
　発展の歴史 6, 7
分子生物学的分類 11
分子マーカー 248
分生子 17
分節胞子 17
分泌型 IgA
　構造 270
分泌成分 270
分離培養 342
分離用培地 339
Φ抗原 110
Fas-Fas リガンド系 301
V 領域 269
V-D-J 連結 279
VHF の定義 434
Vi 抗原 110
Voges-Proskauer 反応 352

V-J 連結 278
V-P 反応 352

ヘ

平滑末端 120
平板塗布法 343
平板培地 338
ベカナマイシン 167
ヘキサクロロフェン 234, 235
ヘキシルレゾルシノール 235
ペグインターフェロン 200
ベクター 119
ベクロメタゾン 327
ペスト菌 386
ベータコロナウイルス 421
ベータコロナウイルス属 437
ベータヘルペス亜科 420, 423
ベタミプロン 162
ベタメタゾン 327
ペトリ 5
ペトリ皿 5
ペナム系抗菌薬 153, 155
ペニシリナーゼ 143
ペニシリナーゼ産生淋菌 169
ペニシリナーゼ抵抗性ペニシリン 154
ペニシリン 124, 262
ペニシリンアミダーゼ 143
ペニシリン系抗菌薬 153, 155
ペニシリン結合タンパク質 36
　種類 38
　性質 38, 136
　電気泳動像 38
ペニシリン耐性肺炎球菌 151, 362
ペニシリン G 153
ペニシロイルタンパク質 262
ヘニパウイルス 421
ヘニパウイルス属 432
ペネム系抗菌薬 153, 163
ヘパシウイルス 421
ヘパシウイルス属 430
ヘパトウイルス 420
ヘパトウイルス属 427
ヘパドナウイルス 420
ヘパドナウイルス科 425
ヘパリン 311

ペプシン 269
ペプチドグリカン 31, 99, 101
　構造 33
　生合成 36, 37, 99
　生合成経路 100
ペプチドグリカン合成
　阻害薬の作用点 136
ペプチド転移反応 36
ペプトストレプトコッカス属 363
ペプトン水 341
ペプロマー 412
ヘマグルチニン 211, 430
ペミロラスト 331
ヘミン 52
ヘモフィルス属 391
ペラミビル 191
ヘリカーゼ 94
ヘリコバクター属 393
ペリプラスム 31
ヘルパー T 細胞 245, 259
ヘルパンギーナ 426
ヘルペスウイルス 413, 420
ヘルペスウイルス科 422
ヘルペスウイルス感染症 423
ヘレンの原則 5
ベロ毒素 214, 381
ベロ毒素産生性大腸菌 381
変異 103
変異株 105
変異原 108
変異原性物質 353
ペンシクロビル 192
ベンジルペニシリン 153, 154
ベンジルペニシリンカリウム 155
ベンジルペニシリンベンザチン 155
偏性嫌気性 365
偏性嫌気性菌 54
偏性好気性菌 54
偏性細胞寄生性 406
偏性細胞内寄生性 396
鞭虫駆除薬 203
扁桃 252
扁桃腺 220
ペントースリン酸経路 61, 62
ヘンドラウイルス 432

鞭毛　29, 44
　　回転モデル　43
　　基部構造　44
鞭毛抗原　44
鞭毛染色法　349
β酸化　68
β-プロピオラクトン　239
$β_2$-ミクログロブリン　266
β-ラクタマーゼ　145
　　分類　146
　　β-ラクタム薬の分解　144
β-ラクタム環　153
β-ラクタム系抗菌薬　153
HeLa 細胞　409

ホ

ボイヤー　6
芳香族アミノ酸
　　生合成　76, 77
　　分解　86
彷徨テスト　112
彷徨変異　103
放線菌　19
放線菌属　371
保菌者　223
ポジティブセレクション　250
補助刺激シグナル　297, 330
ホスアンプレナビル　197
ホスカルネット　192, 193
ホスフルコナゾール　184
ホスホケトラーゼ経路　63
ホスホマイシン　166
ホスホリボシルピロリン酸　89
補体　273, 282
　　第二経路　218
　　働き　287
補体依存性細胞傷害　313, 322
補体依存性細胞傷害反応　286
補体活性化　273
補体系　282, 286
　　活性化経路　284
補体結合試験　307
補体結合反応　307, 350
補体成分　283
補体レセプター　273
ポックスウイルス　420
ポックスウイルス科　419

発疹チフスリケッチア　397
発疹熱リケッチア　397
ボツリヌス菌　45, 367
ボツリヌス中毒　367
ボツリヌス毒素　212, 213
ポビドンヨード　236, 338
ポリエンマクロライド系抗真菌
　薬　181
ポリオウイルス　426
ポリオウイルス RNA　410
ポリオーマウイルス　420, 425
ポリオーマウイルス科　425
ボリコナゾール　184
ポリヒドロキシ酪酸
　　生合成　73, 74
ポリペプチド系抗菌薬　142
ポリミキシン B　142
ポリミキシン E　142
ポリメラーゼ連鎖反応　120
ポリリン酸　43
ポーリン　36
ポリ-β-ヒドロキシ酪酸顆粒
　43
ポリン D　148
ボルデテラ属　378
ボルナウイルス科　433
ボルナ病　433
ボルナ病ウイルス　433
ホルマリン　236
ホルミル Met-tRNA　99
ボレリア属　394
翻訳後切断　410

マ

マイクロサテライト DNA　110
マイコバクテリウム属　371
マイコプラズマ　21, 395, 395, 395
マイコプラズマ肺炎　396
(-) 鎖 RNA　410
マーキュロクロム　238
膜孔形成毒素　214
膜障害作用薬　142
膜侵襲複合体　283, 285
マクロファージ　245, 246, 290, 298
　　食作用　254

マクロファージコロニー刺激因
　子　248
マクロファージ走化性因子
　299
マクロファージ遊走阻止因子
　299
マクロライド系抗菌薬　139, 169
麻疹　431
麻疹ウイルス　431
マストアデノウイルス　420
マスト細胞　245, 247
　　活性化　312
　　役割　311
末梢リンパ器官　250
マラセチア感染症　405
マラビロク　198
マラリア　16, 441
マラリア原虫　16, 441
　　生活環　14
マラリア治療薬　203
マリス　6
マルネッフェイ型ペニシリウム
　症　404
マールブルグウイルス　421, 434
マールブルグウイルス属　434
マールブルグ病　434
慢性拒絶反応　318
マンノース結合レクチン　286

ミ

ミアズマ説　4
ミエローマ　280
ミカファンギン　184
ミクログリア　219, 246
ミクロノマイシン　169
ミクロマイシン　167
ミコナゾール　186
ミコフェノール酸モフェチル
　328
ミコール酸　34, 149
ミコール酸合成阻害薬　142
ミスセンス突然変異　105
ミゾリビン　328
三日熱マラリア原虫　441
ミノサイクリン　176

ミルスタイン 7

ム

無機塩類 52
無機窒素化合物 74
無菌試験用液状チオグリコール酸培地 341
無菌試験用培地 341
無菌試験用ブドウ糖ペプトン培地 341
ムコペプチド 31
ムーコル症 17, 401, 403
ムーコル目 403
ムタビル変異 109
ムピロシン 140
ムレイン 31
ムレインモノマー 38
ムンプスウイルス 431

メ

メキタジン 331
メソソーム 43
メチシリン 154, 155
メチシリン感受性黄色ブドウ球菌 37
メチシリン耐性黄色ブドウ球菌 37, 151, 156, 169, 358
メチル化 418
メチレンブルー 124, 238
滅菌 231, 336
滅菌法 336
メッセンジャーRNA 97
メトトレキサート 327
メトロニダゾール 13, 14, 15, 141, 201, 202
メフロキン 16, 202
メベンダゾール 203, 204
メロペネム 161, 162
免疫 241
免疫応答 254
免疫学的記憶 242
免疫学的生体監視機構 319
免疫監視機構 242
免疫寛容 250, 275, 297
免疫機構 219
免疫グロブリン 245, 267, 288

免疫グロブリンスーパーファミリー 290
免疫系 241
免疫原 262
免疫原性 262
免疫細胞
　体内移行 250
免疫刺激薬 332
免疫増強薬 332
免疫担当細胞
　種類 244
　分化 247
　分化マーカー 248
免疫調節薬 324
免疫反応 224
免疫賦活薬 332, 333
免疫複合体反応 313
免疫抑制薬 325
メンブレンフィルター 337, 338

モ

モキシフロキサシン 174, 175
目 11
モノカイン 259
モノクローナル抗体 248, 280
　作成 281
モノバクタム系抗菌薬 153, 163
モラクセラ・カタラーリス 376
モラクセラ属 376
モルガネラ属 386
モルシポックスウイルス 420
モルビリウイルス 421
モルビリウイルス属 431
門 11
モンテルカスト 331

ヤ

薬剤流入阻害 148
薬剤感受性 127
薬剤耐性
　機序 143
薬剤耐性機構 143, 144
薬剤耐性菌 149

野生株 105
野兎病菌 379

ユ

誘引物質 42
融合細胞 281
誘導期 55
誘導変異 105, 108
　アクリジン色素 109
　亜硝酸 108
　アルキル化剤 108
　塩基類似物質 108
　電磁波 109
油浸法 346
輸入真菌症 404
ユビキノン 66
UDP-N-アセチルグルコサミン 99
UDP-N-アセチルムラミン酸ペンタペプチド 99
UV照射生成物
　構造 48

ヨ

陽イオン界面活性剤 237
溶菌サイクル 415
溶血性尿毒症症候群 381
溶血毒素 212
溶血毒 359, 360
溶原化 416
溶原菌 416
葉酸代謝拮抗阻害薬 140
四日熱マラリア原虫 441
ヨードチンキ 236
ヨードホルム 236
予防接種 229, 242
予防接種法 229
IV型アレルギー 315
四種混合ワクチン 366, 370
四類感染症 226
四連球菌 26

ラ

らい菌 141, 373
ライノウイルス 420, 424

ラ

ライノウイルス属　427
ライム病　395
ライム病ボレリア　395
酪酸発酵　61
ラクトバチルス属　368
ラジオイムノアッセイ　308
らせん菌　27
らせん形　25
ラタモキセフ　160, 161
ラッサウイルス　436
ラッサ熱　436
ラニナミビル　191
ラノコナゾール　187
ラパマイシン　326
ラブドウイルス　421
ラブドウイルス科　433
ラボアジェ　3
ラマトロバン　331
ラミブジン　194, 195
ラルテグラビル　198
卵型マラリア原虫　441
ランゲルハンス細胞　246, 294
ランブル鞭毛虫　13, 14
λファージ
　生活環　416
　制限　417
Lancefieldの分類　360

リ

リウマチ因子　315
リケッチア　21, 396
リコンビナーゼ　279
リジン
　生合成　79
　発酵　87
リスター　5
リスターの殺菌手術　5
リステリア菌　368
リステリア症　369
リステリア属　368
リソソーム　222
リゾチーム　31, 219
リツキシマブ　321
リッサウイルス　421, 433
リッター病　359
リトナビル　196
リネゾリド　139

リバノール　237
リバビリン　200
リピドA　36, 217
リファブチン　179, 180
リファンピシン　179, 180
リボスタマイシン　167, 168
リボソーム　29, 43
70Sリボソーム　137
リボソームRNA　97, 137
　塩基配列　12
リポタイコ酸　34
リポ多糖　35, 211, 217, 261
リポ多糖体　102
リポ多糖体O側鎖
　生合成　102
リポタンパク質　35
リムルステスト　218
流行性耳下腺炎　431
流行性脳脊髄膜炎　375
硫酸キニーネ　203
緑色硫黄細菌　57, 69
緑膿菌　169, 376
　ノルフロキサシン感受性　151
リラナフタート　188
リルピビリン　195, 196
淋菌　110, 375
リンコマイシン　139, 172
リンコマイシン系抗菌薬　139, 172
リン酸　204
リン脂質
　生合成　71, 73
リンネ　11
リンパ球　243
　循環　253
　活性化　287
　抗原受容体　287, 288
　循環　252
　分化　249
リンパ球活性化因子　295
リンパ球系幹細胞　247
リンパ球混合培養　301
リンパ球混合反応　301, 302, 316
リンパ球性脈絡髄膜炎ウイルス　436
リンパ球特異的シグナル伝達阻

害薬　325, 326
リンパ節　252
　構造　253
リンパ組織　220, 250, 251
リンパ本幹　250
淋病　375
リンホカイン　259
リンホトキシン　299, 301

ル

ルー　6
ルゴール液　348
ルビウイルス　421
ルビウイルス属　428
ルブラウイルス　421
ルブラウイルス属　431
ルリコナゾール　187

レ

レアギン　311
レオウイルス　420
レオウイルス科　427
レクチン　284
レクチン経路　284, 286
レジオネラ症　377
レジオネラ属　377
レジオネラ・ニューモフィラ　377
レシピエント　316
レスピロウイルス　421
レスピロウイルス属　432
レセプター　406
レダーバーグ　6
レトロウイルス　421
　増殖サイクル　413
レトロウイルス科　410, 437
レナンピシリン　156
レバミゾール　333
レピリナスト　331
レプトスピラ属　395
レプリコン　104, 152
レフルノミド　328
レーベンフック　2
レボフロキサシン　174, 175
レンサ球菌　26, 357
　観察像　30

鑑別性状　361
　　分類　360
レンサ球菌性膿皮症　361
レンサ球菌性発熱毒素　360
レンサ球菌属　359
レンサ球菌発熱性外毒素　215
連続培養　344
連続変異　430
レンチウイルス　421
レンチウイルス属　437
レンチナン　332
LederbergとTatumの実験　114
Löfflerのアルカリ性メチレンブルー液　347

ロ

ロイコシジン　215
ロイコトリエン　312
ロイコマイシン　124
ろ過滅菌　337
ろ過滅菌装置　338
ロキシスロマイシン　171
ロキタマイシン　172
ロシャリメア　398
ロタウイルス　420, 428
ロタウイルス胃腸炎　428
ロタウイルス属　427, 428
ロッキー山紅斑熱リケッチア　397
ローデシアトリパノソーマ　444

ロピナビル　197
ロメフロキサシン　174, 175
ロラタジン　331

ワ

ワイル病　395
ワイル病レプトスピラ　395
ワクシニアウイルス　413, 419
ワクチン
　接種　229
ワックスマン　123, 124
ワッセルマン反応　262, 307, 350, 394
ワトソン　6
Weil-Felix反応　385

外国語索引

A

AAC 145
AAD/ANT 145
AAV 425
abatacept 330
ABPC 155
7-ACA 156, 158
Acanthamoeba 444
Acanthamoeba castellani 444
Acanthamoeba polyphaga 444
accessory cell 293
acetyl CoA 66
acid-fast bacillus 371
ACP 71
acquired immunity 241
acquired immunodeficiency syndrome 437
Acremonium chrysogenum 156
acriflavine 237
acrinol 237
Actinomyces israelii 371
actinomycetes 19
Actinoplanes teichomiceticus 164
active immunity 229
active transport 39
acute rejection 318
acute respiratory distress syndrome 437
ACV 192
adalimumab 329
ADCC 257, 273, 313, 322
adeno-associated virus 425
Adenoviridae 420, 424
adenovirus 424
adhesin 210
adhesion 210
adjuvant 276
adult T cell leukemia 437
Aerobacter aerogenes 351

aerobic culture 342
Aeromonadaceae 390
Aeromonas 387
Aeromonas hydrophila 391
Aeromonas sobria 391
affinity maturation 280
AFP 320
agglutination 304
AIDS 437
alleic exclusion 279
allergen 311
allergy 243, 310
alloantigen 263
allogenic antigen 263
Alphaherpesvirinae 420
Alpharetrovirus 421
Alphavirus 421, 428
alternative pathway 218, 284
alveolar macrophage 219, 246
3-AMA 163
ambisense RNA virus 435
Ames test 113, 354
amikacin 169
aminoacyl-tRNA synthetase 99
7-aminocephalosporanic acid 156
aminocyclitol 166
aminoglycoside acetyltransferase 145
aminoglycoside adenyltransferase 145
aminoglycoside nucleotidyltransferase 145
aminoglycoside phosphotransferase 145
aminoglycosides 166, 180
3-aminomonobactamic acid 163
aminophylline 332
p-aminosalicylic acid 181
AMK 179
amlexanox 331

amoxicillin 155, 156
AMPC 155
AMPH 183
AMPH-B 181
ampicillin 155, 156
anabolism 57
anaerobic culture 342
anakinra 329
anaphylatoxin 286
anaphylaxis 311
animalcules 2
Anopheles 14, 16
antibody 110, 242, 267
antibody-dependent cell-mediated cytotoxicity 257, 273
anticodon 106
antigen 110, 242, 261
antigenic determinant 263
antigen presenting cell 294
antiserum 267
anti-streptolysin O 360
APC 294
APH 145
Apicomplexa 441
apoptosis 250
arbekacin 169
ARDS 218, 437
Arenaviridae 421, 436
Arenavirus 421
arthrospore 17
Arthus reaction 314
Ascomycota 18
A site 99
ASLO 360
aspergillosis 402
Aspergillus flavus 402
Aspergillus fumigatus 402
Aspergillus niger 402
Aspergillus terreus 185, 402
astromycin 168
ATL 437
atopy 311

attractant 42
autoclave 336
autocrine 296
autoimmune disease 243, 312
autotrophic bacteria 51
Aviadenovirus 420, 424
azathiopurine 327
azelastine 331
azithromycin 171
Azotobacter 73
Azotobacter vinelandii 74
AZT 163
aztreonam 163

B

bacampicillin 156
Bacille de Calmette et Guérin 372
bacillus 26
Bacillus amyloliquefaciens 120
Bacillus anthracis 5, 363
Bacillus cereus 364
Bacillus subtilis 353
back mutation 354
Bact. coli mutabile 109
bacteria 19
bacterial superantigen 215
bacteriophage 414
Bacteroides fragilis 392
*Bam*H I 120
Bartonella henselae 398
Bartonella quintana 398
basal structure 43
Basidiomycota 18
basiliximab 329
basophil 246, 246
B cell 245
BCG 372
BDV 433
beclomethasone 327
benzalkonium chloride 237
benzethonium chloride 237
benzylpenicillin 155
Betacoronavirus 421, 437
Betaherpesvirinae 420
betamethasone 327

betamipron 162
biapenem 161, 162
Bifidobacterium 371
biofilm 149, 221, 359
biological response modifier 323, 332
BIPM 162
Blastomyces dermatitidis 404
blood agar 339
boiling sterilization 337
bone marrow 245, 251
Bordetella pertussis 378
Borna disease virus 433
Bornaviridae 433
Bornavirus 433
Borrelia burgdorferi 395
Borrelia duttoni 395
Borrelia recurrentis 395
bouillon 339
BP 162
Branhamella catarrhalis 376
BRM 323, 332
Brucella abortus 378
Brucella canis 378
Brucella melitensis 378
Brucella suis 378
Bunyaviridae 421, 435

C

CA19-9 321
cafalothin 158
Caliciviridae 420, 427
Campylobacter coli 392
Campylobacter jejuni 392
canakinumab 329
cancer virus 440
Candida albicans 400
Candida dubliniensis 400
Candida glabrata 400
Candida lusitaniae 181
candidiasis 400
CAPS 329
capsid 21
capsule 29, 45
carbapenem 153
carbapenemase 145
carbapenems 161

carcinoembryonic antigen 320
cardiolipin 262
carrier 223, 263
carumonam 163
catabolism 57
CAZ 160
CCHF 435
CCL 158
C3 convertase 285
C5 convertase 285
CD 248
CDC 286, 313, 322
CD3 complex 289
CDR 272
CEA 320
cefaclor 157, 158
cefalexin 157, 158
cefalotin 157
cefazolin 157, 158
cefcapene pivoxil 160
cefdinir 159, 160
cefditren pivoxil 159
cefepime 161
cefmenoxime 159
cefmetazole 158, 159
cefoperazone 159, 160
cefotaxime 159, 160
cefotiam 158, 159
cefotiam hexetil 159
cefozopran 161
cefpirome 160
cefpodoxime proxetil 159
ceftazidime 159, 160
cefteram pivoxil 160
cefuroxime 158
cefuroxime axetil 159
cell adhesion molecule 297
cell-mediated immunity 242
cell membrane 9, 29, 38
cellular immunity 242
cell wall 9, 29
cephalosporinase 145
cephalosporin C 156, 158
cephalosporins 156
Cephalosporium 154
Cephalosporium acremonium 156

cephamycin 153, 156
cephem 153
CET 158
CEX 158
CEZ 158
CFDN 160
CFPM 161
CFTM-PI 160
chemokine 260
chemolithotroph 58
chemoorganotroph 57, 58
chemotaxis 42, 246, 260
chemotroph 57
chikungunia virus 428
chlamydia 398
Chlamydia 21
Chlamydia pecorum 399
Chlamydia pneumoniae 399
Chlamydia psittaci 399
Chlamydia trachomatis 399
chlamydospore 17
chloramphenicol 177
chlorhexidine 238
Chlorobium 74
Chlorobium thiosulfatophilum 69
chlorpheniramine 331
chromatophore 57
chromomycosis 405
chromosome 9, 29, 104
chronic carrier 223
chronic rejection 318
cilastatin 162
ciprofloxacin 175
citric acid cycle 65
Citrobacter 387
CJD 445
clarithromycin 171
Class 11, 267
classical pathway 284
class switch 275
clavulanic acid 156, 164
clindamycin 172
clonal selection theory 275
clone 275
cloning vehicle 119
Clostridia gas gangrene 366
Clostridium 85, 87, 88

Clostridium botulinum 367
Clostridium difficile 164, 368
Clostridium novyi 366
Clostridium pasteurianum 74
Clostridium pauteorinum 88
Clostridium perfringens 365
Clostridium propionicum 87
Clostridium septicum 366
Clostridium tetani 366
Clostridium tetanomorphum 87
Clostridium welchii 365
cloxacillin 154, 155
cluster of differentiation 248
CMZ 159
CoA 65
coagulase 216
coagulation 216
Coccidioides immitis 404
coccus 26
codon 97
coenzyme A 65
cohesive end 120
collagenase 216
colonization 210
colony 55
colony-stimulating factor 248, 259
communicable disease 208
competent cell 118
competent state 121
complement 273, 282
complementarity determining region 272
complement-dependent cytotoxicity 286
complement fixation test 307
complement receptor 273
complement system 283
complete antigen 262
complex media 338
compromised host 225
confocal laser scanning microscope 29
conidium 17
conjugation 114
conjugative pili 45
constant region 269

contact dermatitis 316
contact hypersensitivity 316
copy and paste transposition 152
CoQ 66
cord factor 372
core 21, 47
Coronaviridae 421, 436
cortex 46
Corynebacterium diphtheriae 369
co-stimulatory signal 297
Coxiella burnetii 398
coxsackievirus 426
CP 177
CPZ 160
C-reactive protein 362
cresol 233
Creutzfeldt-Jakob disease 445
Crimean-Congo hemorrhagic fever 435
Crimean-Congo virus 435
CRMN 163
cromoglycate 331
cross linking 31
cross-reactivity 262
CRP 362
cryopyrin-associated periodic syndrome 329
cryptococcosis 402
Cryptococcus neoformans 403
Cryptosporidiidae 442
Cryptosporidium parvum 15, 16, 442
CS 162, 179
CSF 248, 259
CTL 300, 302, 321
CTM 159
CTX 160
cultivation 55
culture media 338
culture medium 55
cut and paste transposition 152
CXM-AX 159
cyclophosphamide 328
cycloserine 181

cyst 443
Cyt aa₃ 66
cytokine 245, 257
cytolytic toxin 214
cytomegalovirus 423
cytoplasm 9, 29, 43
cytoplasmic membrane 9, 29, 38
cytosine deaminase 188
cytosine permease 188
cytotoxic hypersensitivity 312
cytotoxic T cell 245
Czapek-Dok's media 341
CZOP 161

D

DAA 200
dark-field microscope 28
death receptor 301
declining phase 56
delayed mutation 109
delayed-type hypersensitivity 310
Deltaretrovirus 421, 437
dendritic cell 246
dengue fever virus 429
denitrification 74
Densovirus 425
deoxyribonucleic acid 93
Dependovirus 420, 425
Desomer 407
dexamethasone 327
dibekacin 169
DIC 218
differential media 339
diphenhydramine 331
dipicolinic acid 47
Diplococcus 26
direct acting antiviral agent 200
direct-acting mutagen 113
direct transmission 224
discontinuous sterilization 4
disinfection 231, 336
Division 11
DNA 93
DNA-dependent RNA polymerase 409
DNA ligase 93
domain 269
Domain Archaea 9
Domain Bacteria 9
Domain Eucarya 9
donor 316
doripenem 162
DOTS 179
doxycycline 176
DPA 47
DPT 370
DPT-IPV 366, 370
DRPM 162
dry heat sterilization 336
dumb rabies 433
Dussoix 418

E

EAEC 381
EAggEC 381
early mRNA 408
EB 179
ebolavirus 434
Ebolavirus 421, 434
Echerichia coli 351
echovirus 426, 427
eclipse phase 408
EcoR I 120
Edwardsiella 387
effector cell 293
EF-G 99
EHEC 381
eicosanoid 331
EIEC 381
electron microscope 29
Elek's method 370
ELISA 307, 308
elongation factor 99
endocytosis 209
endospore 45
endotoxin 36, 211, 216
end point mutation 109
enoxacin 175
enrichment media 339
Entamoeba histolytica 13, 443
Entamoebidae 443
enteroadherent *E. coli* 381
Enterobacteriaceae 380
Enterobacter 383
Enterobacter aerogenes 351
Enterococcus faecalis 362
Enterococcus faecium 147, 362
enterohemorrhagic *E. coli* 381
enteroinvasive *E. coli* 381
enteropathogenic *E. coli* 381
enterotoxigenic *E. coli* 381
enterotoxin 212
enterovirus 426, 427
Enterovirus 420, 426
Entomophthoromycotina 18
envelope 21
enviomycin 180
enzyme immunoasssay 307
enzyme-linked immunosorbent assy 307
eosinophil 246
EPEC 381
epidemic cerebrospinal meningitis 375
Epidermophyton 405
epinastine 331
epitope 263
EPS 149, 221
Epstein-Barr virus 424, 440
Erwinia 387
Erysipelothrix rhusiopathiae 369
erythromycin 171
erythromycin esterase 145
Erythrovirus 420, 425
ESBL 145
Escherichia coli 120, 380
etanercept 329
ETEC 381
ETH 179
ethambutol 181
ethanol 233
ethionamide 180
ethylene oxide 239
eukaryote 9
excision enzyme 416
exfoliative toxin 359

Exophiala jeanselmei 405
exosporium 46
exotic infectious disease 228
exotoxin 211
exponential phase 55
extended-spectrum
　β-lactamase 145
extracellular enzyme 216
extracellular polysaccharide
　149, 221

F

FACS 310
facultative anaerobe 54, 357
$FADH_2$ 66
Family 11
faropenem 163
fatal familial insomnia 445
5-FC 185
Fc receptor 273
fermentation 5
fertility factor 115
α-fetoprotein 320
fexofenadine 331
fibrinolysin 361
filament 43
Filoviridae 421, 434
fimbriae 44
fimbrillin 44
1st generation cephems 157
FK506 325, 326
FKBP 325
flagella 29, 43
flagellar phase variation 110
flagellin 44
flaming sterilization 336
Flaviviridae 421, 429
Flavivirus 421, 429
FLCZ 183
flomoxef 161
flora 218
flow cytometry 308
fluctuation 103
fluctuation test 112
fluorescence-activated cell
　sorter 310
fluorescence microscope 29

flush end 120
Fonsecaea pedrosoi 405
formalin 236
Forssman antigen 262
fosfomycin 166
fradiomycin 168
frameshift mutation 106
Francisella tularensis 379
Freund's complete adjuvant
　276
FTC 195
5-FU 188
fungi 17, 400
fungus 17
furious rabies 433
Fusobacterium necrophorum
　392
Fusobacterium nucleatum 392

G

Gammaherpesvirinae 420
garenoxacin 176
G-CSF 248
GCV 192
gene 103
gene manipulation 119
generalized transduction 119
generation time 55
genetic code 97
genome 104
gentamycin 169
gentiana violet 238
Genus 11
germ 2
germ cell wall 46
germination 50
germ theory 5
Gerstmann-Sträussler-
　Scheinker syndrome 445
Giardia lamblia 13
Giemsa stain 349
GlcNAc 31, 134
gluconeogensis 70
glucosylation 418
glutamate dehydrogenase 75
glutamate synthase 75
glutaraldehyde 236

glycocalix 221
glycolysis 58
glycopeptides 164
glycyrrhizin 332
glyoxylate cycle 67
GM-CSF 248
golimumab 329
graft 316
graft rejection 316
graft-versus-host reaction
　318
Gram-negative bacteria 27
Gram-positive bacteria 27
Gram stain 27, 348
granule 29
granulocyte 245
granuloma 299, 316
green sulfur bacteria 57
growth curve 55
growth factor 52
GTP 66
gusperimus 328

H

HA 430
Haemophilus ducreyi 392
Haemophilus influenzae 120,
　391
Hafnia 385
Hantaan virus 435
Hantavirus 421
H-2 antigen 317
hapten 262
HAV 438
HBc 439
HBs 439
HBV 438
HCV 430, 439
HDV 440
healthy carrier 223
heat-labile enterotoxin 381
heat-stable enterotoxin 381
heavy chain 268
helicase 94
Helicobacter mustelae 393
Helicobacter pylori 223, 393
helper T cell 245

hemagglutination 304
hemagglutinin 211
hemin 52
hemolytic uremic syndrome 381
hendra virus 432
Henipavirus 421, 432
Hepacivirus 421, 430
Hepadnaviridae 425
heparin 311
hepatitis A virus 438
hepatitis B core antigen 439
hepatitis B surface antigen 439
hepatitis B virus 438
hepatitis C virus 430, 439
hepatitis D virus 440
hepatitis E virus 440
hepatitis G virus 440
Hepatovirus 420, 427
heredity 103
heritable mutation 103
heritable variation 103
herpes simplex virus 1, 2 422
Herpesviridae 420, 422
herpes zoster 422
heterophile antigen 262
heterotrophic bacteria 51
HEV 253, 440
HGV 440
high endothelial venule 253
high frequency of recombination 116
Hind Ⅲ 120
hinge region 269
histamine 311
histiocyte 219, 246
histocompatibility antigen 317
Histoplasma capsulatum 404
HIV 437
HLA 265
homofermenter 368
homology 12
hook 43
host 207
host-induced restriction and modification 418
HPV 424

HSV 422
HTLV-1 437
human herpes virus 3 422
human herpes virus 4 424
human herpes virus 5 423
human immunodeficiency virus 437
human leukocyte antigen 317
human papilloma virus 424
human T cell leukemia virus type 1 437
humoral immunity 242
Huntavirus 435
HUS 381
hyaluronidase 216
hybridization 12
hybridoma 281
hydrocortisone 327
hyperacute rejection 318
hypersensitivity 243, 310
hypervariable region 272

I

ibudilast 331
identification media 340
IFN 199, 220, 259
IgA 267, 270
IgD 267, 271
IgE 267, 271
IgG 267, 269
IgM 267, 270
IL-1 295, 296, 329
IL-1Ra 329
IL-1 receptor antagonist 329
IL-2 296, 330
IL-3 248
IL-4 296
IL-5 296
IL-6 296, 329
IL-8 260
IL-12 322
imipenem 161, 162
immediate-type hypersensitivity 310
immune surveillance 242
immunity 241
immunogen 262

immunogenecity 262
immunoglobulin 245, 267
immunoglobulin superfamily 290
immunomodulator 324
immunopotentiator 332
immunostimulant 332
immunosuppressant 325
immunotoxin 323
IMVIC system 351
inapparent infection 223
inclusion 29
inclusion body 412
incomplete antigen 262
incubator 342
indirect-acting mutagen 114
indirect transmission 224
induced mutation 105, 108
infection 207
infectious disease 208
inflammation 220
infliximab 329
influenza virus 430
Influenzavirus A 421
INH 179
inner forespore membrane 46
inner membrane 31, 35
inosine pranobex 333
insertion sequence 106, 152
integrase 416
integron 152
interference 220
interferon 220, 259
interleukin 259
invasiveness 208
inverted repeat 152
IPM 162
isepamicin 169
isoniazid 180
isopropanol 233
isotype 267
ITCZ 184

J

Japanese encephalitis virus 429
JCV 425

JEV 429
Joklik 408
josamycin 172

K

kanamycin 168
Kathan 407
α-ketoglutarate 75
α-ketoglutaric acid 66
ketotifen 331
killer cell 273
Kingdom 11
Klebsiella pneumoniae 384
KM 179
Koch's laws 5
Koch's postulates 5, 207
Krebs cycle 65
Kupffer cell 219, 246
kuru 445

L

β-lactamase 145
β-lactams 153
lactate dehydrogenase 60
Lactobacillus 60, 368
Lactobacillus bifidus 64
LAF 295
lag phase 55
L-AMB 181, 183
Lancefield 360
large granular lymphocyte 245
Lassa virus 436
latamoxef 160, 161
late mRNA 409
LCMV 436
lectin 284
Lederberg 418
leflunomide 328
Legionella pneumophila 377
Legionnaires' disease 377
lenampicillin 156
Lentivirus 421, 437
Leptospira interrogans 395
Leptospira serovar *autumnalis* 395

Leptospira serovar *hebdomadis* 395
Leuconostoc 60
Leuconostoc mesenteroides 63
leukocidin 215
levamisole 333
levofloxacin 175
light chain 268
light microscope 28
limulus test 218
lincomycin 172
lipopolysaccharide 35, 102, 211, 217, 261
lipoprotein 35
lipoteichoic acid 34
liquid media 338
Listeria monocytogenes 368
logarithmic phase 55
lomefloxacin 175
loratadine 331
LPS 35, 211, 217
LT 301
lymph node 252
lymphocyte activating factor 295
lymphocytic choriomeningitis virus 436
lymphokine 259
lymphokine-activated killer cell 303, 321
lymphotoxin 299
lysogenic bacteria 416
lysogenization 416
lysosome 222
lysozyme 31
Lyssavirus 421, 433

M

MAC 283, 285
macrolides 169
macrophage 246
macrophage chemotactic factor 299
major basic protein 273
major histocompatibility complex 265
malaria 441

Malassezia 405
Marburgvirus 421, 434
Marburg virus 434
Mar V 434
MASP 286
Mastadenovirus 420, 424
mast cell 247
MBC 128
MBL 286
MBL-assocaited serine protease 286
MCF 299
MCFG 184
MCP 42
MCP-1 260
M-CSF 248
MCZ 183
measles virus 431
Medusa's head 363
membrane attack complex 283, 285
memory cell 275
MEPM 162
mequitazine 331
meropenem 162
Mesophile 53
mesosome 43
messenger RNA 97
metabolism 57
methicillin 154, 155
methicillin-resistant *Staphylococcus aureus* 37, 147, 156, 358
methicillin-sensitive *Staphylococcus aureus* 37
methotrexate 327
methyl-accepting chemotaxis protein 42
methylation 418
methylene blue 238
MHC 265, 317
MHC antigen 265
MHC restriction 290
MIC 128, 231
MIC$_{50}$ 128
micolic acid 149
microglial cell 219, 246
β$_2$-microglobulin 266

micronomicin 169
microsatellite DNA 110
Microsporum ferrugineum 405
MIF 299
migration inhibitory factor 299
minimum bactericidal concentration 128
minimum inhibitory concentration 128, 231
minocycline 176
missense mutation 105
mixed infection 208
mixed lymphocyte culture 301
mixed lymphocyte reaction 301
mizoribine 328
MLC 301
MLR 301, 302, 316
modification enzyme 418
mold 17
Molluscipoxvirus 420
molluscum contagiosum virus 422
monobactam 153, 163
monoclonal antibody 280
monocyte 246
monocyte chemotactic protein-1 260
monokine 259
mononuclear phagocyte 219, 245
montelukast 331
Moraxella catarrhalis 376
Morbillivirus 421, 431
Morganella morganii 386
moxiflloxacin 175
M protein 34
mRNA 97
MRSA 37, 147, 151, 156, 169, 300
mucopeptide 31
Mucorales 403
mucormycosis 403
Mucoromycotina 18
mucosa-associated lymphoid tissue 252
multilocus sequence typing 151
mumps virus 431
murein 31
murein monomer 38
MurNAc 31, 134
mushroom 17
mutagen 108
mutagenic agent 108
mutant 105
mutation 103
mycelium 17
Mycobacterium bovis 372
Mycobacterium leprae 141, 373
Mycobacterium tuberculosis 372
mycolic acid 34
mycophenolate mofetil 328
mycoplasma 395
Mycoplasma 21
Mycoplasma hominis 396
Mycoplasma pneumoniae 396
Mycoplasma urealyticum 396

N

NA 430
NAD 52
NADH 66
NAG vibrio 389
Nairovirus 421, 435
natural immunity 241
natural killer cell 245
Neisseria gonorrhoeae 110, 375
Neisseria meningitidis 375
neoplastic transformation 440
netilmicin 169
neurotoxin 212
neutrophil 246, 246
nicotinamide adenine dinucleotide 52
nipah virus 433
nitrate respiration 74
nitrification 74
nitrogen fixation 74
Nitrosomonas 74
NNRTI 195
Nocardia asteroides 374
Nocardia brasiliensis 374
Nocardia caviae 374
nocardioform actinomycetes 374
non-agglutinable vibrio 388, 389
nonsense mutation 106
norfloxacin 173
normal flora 219
Norovirus 420, 427
Norwalk virus 427
NRTI 194
nuclear membrane 9
nucleocapsid 21
nucleoid 9, 43
nucleus 9
numerical taxonomy 11
nutrient agar 339
nutrient broth 339

O

obligate aerobe 54
obligate anaerobe 54
ofloxacin 175
OFLX 179
OK-432 332
olopatadine 331
oncofetal antigen 320
oncogene 210
oncogenic virus 440
one-step growth 406
Opisthokonta 17
opportunistic infection 225
opsonin 220
opsonization 273
optimal pH 53
optimal temperature 53
Order 11
ORF 152
Orientia tsutsugamushi 397
origin 119
Orthohepadnavirus 420, 425
Orthomyxoviridae 421, 430

Orthopoxvirus 420
Orthoreovirus 427
osmotic lysis 34
osteoclast 219, 246
outer forespore membrane 46
outer membrane 31, 35
oxacephem 153, 156, 161
oxaloacetate 66
2-oxoglutaric acid 66
oxytetracycline 176
ozagrel 331

P

PABA 178
PAE 168
PAF 246, 312
panipenem 161, 162
Papillomaviridae 420, 424
Papillomavirus 420
PAPM 162
Paracoccidioides brasiliensis 404
Paramyxoviridae 421, 431
paratope 269
paromomycin 168
Parvoviridae 420, 425
Parvovirus 425
PAS 179, 181
passive transport 39
Pasteurellaceae 391
pathogen 207
pathogenecity 207
pattern recognition receptor 255
pazufloxacin 175
PBP 36, 136
PCG 155
PCP 404
PCR 120
PCV 155
Peg-IFN 200
pemirolast 331
penam 153
penem 153, 163
penicillin 153
penicillin amidase 143

penicillinase 143
penicillin-binding protein 36, 136, 147
penicillin G 155
penicillin-resistant *Streptococcus pneumoniae* 362
penicillin V 155
Penicillium 154
Penicillium marneffei 404
Penicillium notatum 153
peplomer 412
peptidoglycan 99
peptidyl-transferase center 139
Peptococcus aerogenes 87
Peptostreptococcus 363
perforin 273
periplasm 31
persister cells 149
persisters 149
pertussis toxin 215
Peyer's patch 252
PFA 192
phaeohyphomycosis 405
phage 414
phagocytosis 219
phagolysosome 222
phagosome 222
phase-contrast microscope 28, 346
phase variation 110
phenol 233
phenotypic lag 109
phenoxymethylpenicillin 155
Philipson 408
Photobacterium 387
phototroph 57
phylogenetic classification 11
phylogenetic tree 12
Picornaviridae 420, 426
pili 29, 44, 210
pilin 44
PIPC 155
piperacillin 155, 156
placental infection 224
plasma cell 245
plasma membrane 9

plasmid 29, 43, 104
Plasmodium 16
Plasmodium falciparum 441
Plasmodium malariae 441
Plasmodium ovale 441
Plasmodium vivax 441
platelet activating factor 246, 312
plate media 338
pleomorphism 26
Plesiomonas 387
Plesiomonas shigelloides 390
pluripotent hematopoietic stem cell 247
PML 425
Pneumocystis carinii 404
Pneumocystis jirovecii 189, 404
Pneumocystis pneumonia 189, 404
Pneumovirus 421, 432
point mutation 105
pol I 93
pol III 93
pol V 93
polio 426
poliomyelitis 426
poliovirus 426
poly D-β-hydroxybutyrate 73
polymerase chain reaction 120
polymorphonuclear leukocyte 219, 245
Polyomaviridae 420, 425
Polyomavirus 420
pore-forming toxin 214
porin 36
post antibiotic effect 168
post-translational cleavage 410
potassium clavulanate 164
potato-dextrose agar 341
povidone-iodine 236
Poxviridae 419, 420
pranlukast 331
Prausnitz-Küstner reaction 311

precipitation 305
prednisolone 327
Pribnow box 95
primer 94
prion 445
progressive multifocal leukoencephalopathy 425
prokaryote 9
promotor 95
prophage 414, 416
β-propiolactone 239
propylene oxide 239
protein A 34, 306
protein G 306
Proteus mirabilis 385
Proteus vulgaris 385
proto-oncogene 441
protoplast 34
protozoa 12, 441
Providencia alcalifaciens 386
Providencia rettgeri 386
PRPP 89
PRSP 362
Prusiner 445
Pseudomonas 62, 67
Pseudomonas aeruginosa 376
Pseudomonas cepacia 377
Pseudomonas denitrificans 74
Pseudomonas fluorescens 377
Pseudomonas maltophilia 377
Pseudomonas putida 377
P site 99
PSK 332
Psychrophile 53
PT 215
PTC 139
pulsed field gel electrophoresis 151
PulseNet 151
pure culture 343
purple non-sulfur bacteria 57
purple sulfur bacteria 57
pyorubin 376
pyoverdin 376
pyrazinamide 180
PZA 179

Q

quarantine 228
quormone 222
quorum sensing 139, 222

R

RA 315
rabies virus 433
ramatroban 331
reagin 311
Rec assay 353
receptor 406
recipient 316
recombinant 120
recombination 116
red pulp 252
I-region associated antigen 266
regulatory T cell 297
Reoviridae 420, 427
repellent 42
repirinast 331
replicon 152
resistance determinant 117
resistance transfer factor 117
respiratory chain 66
respiratory syncytial virus 201, 432
Respirovirus 421, 432
restriction enzyme 120, 418
reticular endothelial tissue 252
Retroviridae 421, 437
reverse transcriptase 95, 410, 437
RF 315
RFP 179
Rhabdoviridae 421, 433
rheumatoid arthritis 315
rheumatoid factor 315
Rhinovirus 420, 427
Rhizobium 73, 74
Rhizopoda 443
Rhodospirillum 73
Rhodospirillum rubrum 68,
74
RIA 308
ribosomal RNA 97
ribosome 29, 43
ribostamycin 168
rickettsia 396
Rickettsia 21
Rickettsia japonica 397
Rickettsia prowazekii 397
Rickettsia rickettsii 397
Rickettsia tsutsugamushi 397
Rickettsia typhi 397
rifabutin 180
rifampicin 180
RNA-dependent RNA polymerase 409
RNA polymerase 95
RNA replicase 97
Rochalimaea 398
rod 25
rokitamycin 172
Rotavirus 420, 428
roxithromycin 171
rRNA 12, 97
RSV 432
RTF 117
rubella virus 428
Rubivirus 421, 428
Rubulavirus 421, 431

S

Saccharomyces 60
Sal I 120
Salmonella bongori 383
Salmonella enterica 383
Salmonella Enteritidis 384
Salmonella Paratyphi B 383, 384
Salmonella Sendai 383
Salmonella Typhimurium 76, 102, 110, 113, 354, 384
Sarcina 26
SARS 436
SARS coronavirus 436
satellite DNA 110
SBT 164
SC 270

scrapie 445
secondary infection 208
2nd generation cephems 158
secretary component 270
seed 2
segment 277
seminaria 5
Sendai virus 432
seratrodast 331
serotonin 311
Serratia marcescens 120, 385
serum sickness 314
serum therapy 230
severe acute respiratory syndrome 436
sex pili 45
sexually transmitted disease 224, 375, 392
Shigella dysenteriae 382, 383
Shigella sonnei 383
signal peptide 40
silent mutation 105
simian virus 40 425
similarity 11
single stranded DNA binding protein 94
sisomicin 169
sitafloxacin 176
slant media 338
SLE 315
slime layer 29, 45
slipped-strand mispairing 110
SM 179
Sma I 120
S-9 Mix 355, 356
sodium sulbactam 164
solid media 338
sparfloxacin 175
SPE 215
specialized transduction 119
Species 11
specific reaction 262
specific soluble substance 362
spectinomycin 169
spherical 25
spheroplast 34
spike 21

spiral 25
spiramycin 172
spirillum 27
spirochetes 393
spleen 251
splenic cord 252
splenic sinus 252
splicing 409
spontaneous mutation 104
spore 45
spore coat 46
spore photoproduct 48
sporotrichosis 405
sporulation 49
sreak method 343
SSB 94
SSPE 432
SSS 362
stab culture 343
stab media 338
Staphylococcus 26
Staphylococcus aureus 99, 357
staphylokinase 216
stationary phase 56
STD 201, 224, 375, 392, 394
sterilization 336
stick end 120
strain 344
streak culture 343
streptococcal pyrogenic exotoxin 215, 360
Streptococcus 26
Streptococcus pneumoniae 362
Streptococcus pyogenes 360
streptokinase 216, 361
streptolysin O 360
Streptomyces 154
Streptomyces albus 120
Streptomyces cattleya 161
Streptomyces fradiae 166
Streptomyces griseus 166
Streptomyces orientalis 164
Streptomyces tukubaensis 325
Streptomyces venezuelae 177
streptomycin 166, 168
subacute sclerosing panencephalitis 432
subclass 270

substitution 105
sulbactam 156, 164
sulfonamides 178
sultamicillin 164
superantigen 303
superantigenic exotoxin 215, 303
superoxide anion 254
suplatast 332
suppressor mutation 106
surveillance 227
SV40 425
synthetic media 338
systemic lupus erythematosus 315

T

talampicillin 156
TAZ 164
tazanolast 331
tazobactam 164
T cell 245
T cell receptor 288
TCR 288
TDF 195
teichoic acid 34, 99
teicoplanin 164
telithromycin 171
temperate phage 414
terfenadine 331
tetanolysin 366
tetanospasmin 366
tetracycline 176
Tetrad 26
T-even phage 414
TGF-β 323
Th1 296
Th2 296
theophylline 332
Thermophile 53
thiamphenicol 177
thienamycin 161
3rd generation cephems 159
thoracic duct 250
thymine dimer 109
thymus 245, 251
TLR 255

TNF 259
TNF-α 273, 328
tobramaycin 169
tocilizumab 329
Togaviridae 421, 428
tolerance 250
Toll-like receptor 255
Tolypocladium inflatum 325
tonsil 252
tosfloxacin 175
toxic shock syndrome 215, 358
toxic shock syndrome toxin-1 215
toxin 208, 211
toxoid 230
Toxoplasma gondii 15, 16, 443
Toxoplasmatidae 443
TP 177
tranilast 331
transaminase 76
transduction 119
transendothelial migration 219
transfer RNA 97
transformation 118
transforming groth factor-β 323
transglycosylation 36, 38
transition 105
translocation 138
transmissible spongiform encephalopathy 445
transpeptidation 36
transplantation 316
transplantation antigen 317
transposase 152
transposing 106
transposon 106, 152
transversion 105
Treg 297
Treponema carateum 394
Treponema denticola 394
Treponema pallidum 394
triacylglycerol 71
tricarboxylic acid cycle 65
Trichomonadidae 443
Trichomonas hominis 443

Trichomonas tenax 443
Trichomonas vaginalis 15, 443
Trichophyton interdigitale 405
Trichophyton mentagrophytes 405
Trichophyton rubrum 405
Trichosporon asahii 403
trichosporonosis 403
triglyceride 71
trimethoprim 178
tRNA 97
trophozoite 443
Trypanosoma 444
Trypanosoma brucei gambiense 444
Trypanosoma brucei rhodesiense 444
Trypanosomatidae 444
TSS 215, 358
TSST-1 215, 358
tuberculin reaction 315
tumor-associated antigen 320
tumor necrosis factor 259
tumor virus 440

U

ubenimex 333
ubiquinone 66
UDP-GlcNAc 99
uncoating 408
undecaprenyl pyrophosphate 36
Ureaplasma 395
urease 223

V

vaccination 229
vaccine 229
vaccinia virus 419
VACV 192
vancomycin 38, 164
vancomycin-resistant Enterococci 362
variable region 269

variation 103
varicella-zoster virus 422
variola virus 419
vector 119
vector-borne infection 224
vegetative phage 119
vertival infection 224
VGCV 192
VHF 434
viable but non-culturable 388
Vibrio cholerae 388
Vibrio fluvialis 390
Vibrio parahaemolyticus 389
Vibrionaceae 387
viral hemorrhagic fever 434
virion 21, 406
virulence 208
virulent phage 414
virus 21, 406
VNC 388
VRCZ 184
VRE 362
VTEC 381

W

Waksman's media 341
wild-type strain 105

Y

yeast 17
yellow fever virus 429
Yersinia enterocolitica 387
Yersinia pestis 386
Yersinia pseudotuberculosis 387

Z

zafirlukast 331
zero point mutation 109
Zimmerman 409
Zooglea 73
zur Hausen 424
Zymomonas 60